第 2 版

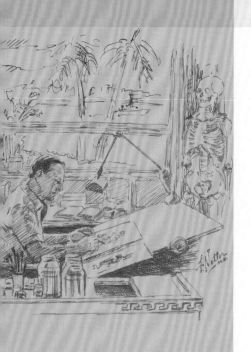

奈特消化系统医学图谱

——第1分册：上消化道

The Netter Collection of Medical Illustrations

Digestive System

Part I –Upper Digestive Tract

原 著 者	Frank H. Netter
主 编	James C. Reynolds
副 主 编	Peter J. Ward
主编助理	David A. Katzka
	Henry P. Parkman
	Michele A. Young
再版绘图	Carlos A.G. Machado
绘图助理	John A. Craig
	Tiffany S. DaVanzo
	Kristen Wienandt Marzejon
	James A. Perkins
主 译	高 春 李连勇
副主译	尚瑞莲 房 龙 李 菲

北京大学医学出版社

NAITE XIAOHUA XITONG YIXUE TUPU —— DI 1 FENCE：SHANG XIAOHUADAO（DI 2 BAN）

图书在版编目（CIP）数据

奈特消化系统医学图谱. 第2版. 第1分册，上消化道/（美）弗兰克·奈特（Frank H. Netter）原著；高春，李连勇主译. —北京：北京大学医学出版社，2024.1

书名原文：The Netter Collection of Medical Illustrations Digestive System: Part Ⅰ——Upper Digestive Tract, Second Edition

ISBN 978-7-5659-2838-3

Ⅰ. ①奈…　Ⅱ. ①弗…②高…③李…　Ⅲ. ①消化系统疾病–诊疗–图谱　Ⅳ. ①R57–64

中国国家版本馆CIP数据核字（2023）第013406号

奈特消化系统医学图谱——第1分册：上消化道（第2版）

主　　译：高　春　李连勇
出版发行：北京大学医学出版社
地　　址：（100191）北京市海淀区学院路38号　北京大学医学部院内
电　　话：发行部　010-82802230；图书邮购　010-82802495
网　　址：http://www.pumpress.com.cn
E-mail：booksale@bjmu.edu.cn
印　　刷：北京金康利印刷有限公司
经　　销：新华书店
责任编辑：陶佳琦　　　责任校对：靳新强　　　责任印刷：李　啸
开　　本：889 mm×1194 mm　1/16　印张：24.75　字数：940千字
版　　次：2024年1月第1版　2024年1月第1次印刷
书　　号：ISBN 978-7-5659-2838-3
定　　价：260.00元

北京市版权局著作权合同登记号：图字：01-2023-1395

Elsevier (Singapore) Pte Ltd.

3 Killiney Road, #08-01 Winsland House I, Singapore 239519

Tel: (65) 6349-0200; Fax: (65) 6733-1817

This translation of The Netter Collection of Medical Illustrations Digestive System: Part I —Upper Digestive Tract, Second Edition by Frank H. Netter was undertaken by Peking University Medical Press and is published by arrangement with Elsevier (Singapore) Pte Ltd.

The Netter Collection of Medical Illustrations Digestive System: Part I —Upper Digestive Tract, Second Edition by Frank H. Netter 由北京大学医学出版社进行翻译，并根据北京大学医学出版社与爱思唯尔（新加坡）私人有限公司的协议约定出版。

《奈特消化系统医学图谱——第1分册：上消化道》（第2版）（高　春　李连勇　主译）

ISBN: 978-7-5659-2838-3

译校者名单（按姓名笔画排序）

于　雷　哈尔滨医科大学附属第四医院
王　驰　北京大学第一医院
王刚石　中国人民解放军总医院第二医学中心
王志永　内蒙古医科大学赤峰临床医学院
王冶兰　四川省医学科学院·四川省人民医院
邓　珂　上海交通大学医学院附属第九人民医院
朱　丹　首都医科大学附属复兴医院
刘　芳　中日友好医院
刘　亮　山东第一医科大学附属中心医院
刘　珣　北京大学第三医院
刘作静　北京大学第三医院
李　菲　北京大学口腔医院
李连勇　中国人民解放军战略支援部队特色医学中心
李妮矫　中日友好医院
李晓宇　青岛大学附属医院
杨　炯　北京大学第三医院
杨志云　首都医科大学附属北京地坛医院
吴　昆　内蒙古科技大学包头医学院第一附属医院
沈睿炜　宁波市医疗中心李惠利医院东部院区
张　辉　首都医科大学附属北京天坛医院
张伟硕　中日友好医院
张晓梅　中国人民解放军总医院第一医学中心
陈国栋　北京大学人民医院
尚瑞莲　中国人民解放军联勤保障部队第九〇六医院
周晓涛　新疆医科大学基础医学院
房　龙　中日友好医院
孟灵梅　北京大学第三医院
胡爱荣　中国科学院大学宁波华美医院
夏先明　中山大学附属第七医院
高　春　中日友好医院
高　巍　北京大学第一医院
高福生　首都医科大学附属北京同仁医院
陶　凯　山西省肿瘤医院
梁文燕　中国科学院大学附属北京怀柔医院
董　菁　福建医科大学附属第一医院
焦　健　吉林大学中日联谊医院
谢步善　南昌大学第一附属医院
谭　俊　中国科学院大学宁波华美医院
魏　慧　北京大学第三医院

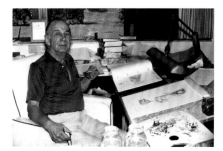

弗兰克·奈特博士（Dr.Frank Netter）工作照

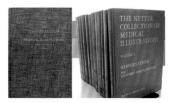

这本单卷的"蓝皮书"，为多卷的《奈特绘图版医学全集》（*The Netter Collection of Medical Illustrations*）奠定了基础，后者又被亲切地称为"绿皮书"

弗兰克·奈特博士（Dr.Frank H.Netter）是一名医师，同时也是一名艺术家和教育家。更重要的是，他将这些角色完美融合。《奈特绘图版医学全集》（*The Netter Collection of Medical Illustrations*）总是以细致的研究深入人体临床解剖学和病理学的核心，这也是他为什么对医学有广泛而深刻理解的原因。他常说："阐明观点是最终目标。医学图谱画得再好看，如果不能阐明具体的医学观点，那就没什么价值。"他面临的最大挑战以及最大成功之处是在艺术明晰度和教学复杂性之间绘制出了一条折中路线，并自1948年开始运用于本系列图谱中。当时由CIBA制药公司出版的首个单卷奈特作品合集，就体现了这种路线。在接下来的40年中，它扩展为8卷的系列图谱，每一卷针对一个人体系统。

在这个传奇系列的第2版中，我们很高兴能够有机会让人们见证奈特博士永恒的作品。该版由世界著名医学

机构的神经学领域权威专家们提供前沿的文本和放射影像学信息，并增加了新的插图，这些插图由承袭奈特风格的画家绘制而成。在经典的绿皮书中，学生和从业者将会看到数百幅的原创作品，这些人体图片保留了弗兰克·奈特博士的卓越风格，并与最新的医学知识和创新相结合。

著名的艺术家兼医生卡洛斯·马查多博士（Dr.Carlos Machado）是主要的继任者，承袭并延续奈特博士的卓越风格，对"绿皮书"系列非常赞赏。"对于那些像我一样深深钦佩奈特博士作品的人来说，生殖系统分卷具有特殊的意义。在该分卷中，他将不同的表面纹理的特征表现得淋漓尽致，我喜欢称之为'笔触的节奏'，因为这需要掌握好画笔的方向、维度和间隔，创建出纹理视觉：器官的外在表面、腔体的表皮和实质的纹理，这些都表现得非常逼真。这就形成了后续各分卷奈特系列图谱的一贯风格——每一卷都是绘画杰作与准确科学知识的完美结合。"

虽然医学及医学教育经历了术语定义、实践和发现的变化，但有些东西维持了原状。病人还是病人，教师还是教师。奈特博士的这些插图，他称之为照片，而不是图画，依然是美学和教学资源的结合，在半个多世纪里，引导着医生的手，培养着他们的想象力。

如果没有奈特博士的杰出贡献，没有所有编辑、作者及其他各类人员的努力和付出，原版系列就不可能面世。对于这个令人兴奋的第2版，我们也感谢作者、编辑、顾问和艺术家们，他们的不懈努力使得这些永恒的经典作品成为今天临床医生在教学和实践中可靠的参考。我们也感谢来自爱思唯尔的奈特出版团队。

1例卡尼综合征患者合并库欣综合征

卡尼综合征的特征是皮肤出现斑点状色素沉着。色素痣和蓝痣常见于面部和生殖器官，包括眼睑、唇边朱红处、结膜、巩膜，以及阴唇和阴囊。

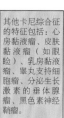

其他卡尼综合征的特征包括：心房黏液瘤、皮肤黏液瘤（如眼睑）、乳房黏液瘤、睾丸支持细胞瘤、分泌生长激素的垂体腺瘤、黑色素神经鞘瘤。

原发性色素结节性肾上腺皮质增生（PPNAD）的肾上腺通常大小正常，多布满黑色、棕色或红色结节。结节的直径多小于4mm，散在分布于邻近的萎缩皮质。

卡洛斯·马查多博士为第2版《奈特绘图版医学全集》（*The Netter Collection of Medical Illustrations*）第2卷——内分泌系统绘制的全新图谱

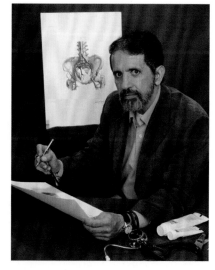

卡洛斯·马查多博士（Dr.Carlos Machado）工作照

（张伟硕 译 高春 校）

原著编者介绍

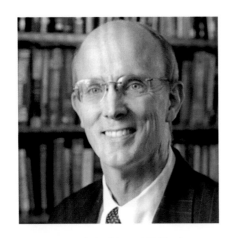

主编： 詹姆斯·雷诺兹（James C.Reynolds），医学博士，费城德雷克塞尔大学医学院医学系教授及"June F. Klinghoffer"名誉主任。

雷诺兹博士，佛罗里达人，毕业于佛罗里达州立大学，获得医学学位。在校期间他担任班长，并获得了多项荣誉，其中包括以大三学生身份加入Alpha Omega Alpha，获得John B.Gorrie最具潜力奖以及其他研究类奖项。他在康奈尔大学纽约医院和纪念斯隆-凯特琳癌症中心完成住院医师规范化培训，在宾夕法尼亚大学医院完成了为期3年的专科医师规范化培训。随后留在宾夕法尼亚大学任教，并成为项目负责人和部门副主任。他的神经肽对胃动力影响的研究获得美国国立卫生研究院（NIH）和其他国立机构资助。1990年，他成为匹兹堡大学胃肠病学、肝病学和营养学系的主任，并取得匹兹堡大学医学和细胞生物学的终身副教授。他还是消化健康中心的联合主任以及医学和细胞生物学副教授。1996年，他成为MCP哈尼曼大学（现为德雷克塞尔大学医学院）的终身医学教授和消化病学和肝病学系主任，并于1996—2008年担任项目主任。在这12年里，他在医院和医学院担任多个领导职务。1999—2007年，他当选并担任大学医师实践计划（德雷克塞尔大学医师）副主席。2006—2008年，担任哈尼曼大学医院医务主任，同时是医院董事会成员。2002年，他成为医学临时主席。2005年，他被任命为医学系"June F.Klinghoffer"名誉主任。作为系主任，他领导部门的临床收入增加了5倍，同时使教师规模和校外研究收入翻了一番。该部门因其突出的医疗质量和对移植的贡献持续获得赞誉，他负责的多个领域也都获得了国家的认可。

雷诺兹博士是《消化系统疾病与科学》（*Digestive Diseases and Sciences*）期刊的编辑委员会委员，也是许多其他期刊的审稿人。他在同行评审的期刊上发表了100余篇文章，并合作完成了5本专著。他获得了包括Phi Beta Kappa、AOA颁发的众多荣誉，1995年获得美国克罗恩病和大肠炎基金会大匹兹堡分会的"年度医师"殊荣，2次被《匹兹堡杂志》（*Pittsburgh Magazine*）评为匹兹堡最杰出的胃肠病学家，10次被《费城杂志》（*Philadelphia Magazine*）评为费城"顶尖医师"之一。他曾在宾夕法尼亚大学和德雷克塞尔大学获得基础和临床科学的教学奖。

雷诺兹博士在内科学、胃肠病学和肝病学领域获得美国内科学委员会认证。他的主要临床研究领域是癌症的早期发现和预防、胃食管反流病的并发症和胃肠动力障碍性疾病。

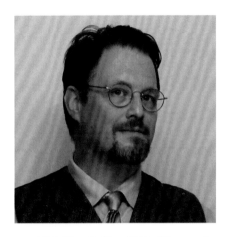

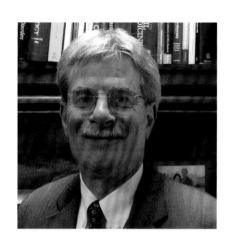

副主编：彼得·沃德（Peter J. Ward），博士，出生于丹佛，但主要在怀俄明州的卡斯珀长大。1992年他从凯利沃尔什高中毕业后进入匹兹堡卡内基梅隆大学，并于1996年获得生物学（遗传学、生物化学、分子生物学）理学学士学位，辅修化学。1998年，他在兽医学院第一次接触到了大体解剖学、组织学、胚胎学和神经解剖学。这些课程令他非常着迷，继而他在普渡大学兽医学院以及印第安纳大学医学院分校完成了上述课程。沃德博士在凯文·汉农博士的肌肉研究实验室取得了硕士学位，然后在詹姆斯·沃克博士的指导下开始了解剖学教育的博士课程。他于2005年完成了他的论文工作——《提高学生的研究成果和医学解剖学的记忆策略——一项定性和定量研究》。

2005年7月，沃德博士加入了位于西弗吉尼亚州路易斯堡的西弗吉尼亚州骨科医学院（WVSOM）。他教授过大体解剖学、胚胎学、神经学、组织学、放射学和医学史。其间，他还担任WVSOM生物塑化部门的主任、研究生助教协调员、课程委员会主席，是临床解剖学精读选修课程的创建者和负责人，多次主持WVSOM与日本骨科学院和阿特拉斯骨病学院以解剖为主题的学术活动。沃德博士还曾在美国临床解剖学家协会理事会和同一组织的几个学术小组团队中任职。他还是美国解剖学家协会、美国医学史协会和美国兽医解剖学家协会的成员。他持续研究并探索医学生如何有效地学习，特别是对解剖学的学习。在与Bone Clones公司的合作中，沃德博士制作了一系列触诊模型，这些模型能够模拟出解剖结构完整或损伤状态下的触感。他喜欢探索使用视频和其他媒介作为医学教育的补充手段。这些视频可以在YouTube"临床解剖学解释！（Clinical Anatomy Explained！）"中找到。

主编助理：戴维·卡兹卡（David A.Katzka），医学博士，明尼苏达州罗彻斯特市梅奥诊所医学教授，食管疾病学组负责人。他曾就读于西奈山医学院，并在那里完成了他的实习和住院医师规范化培训，随后在宾夕法尼亚大学医院进行了专科培训。在费城的27年时间里，他不断提升自己并晋升为宾夕法尼亚大学医学教授。他花了数年的时间先后与詹姆斯·雷诺兹博士（Dr.James Reynolds）、西德尼·科恩博士（Dr.Sidney Cohen）、唐纳德·卡斯特尔博士（Dr.Donald O.Castell）研究食管疾病。他的获奖列表中包括作为宾夕法尼亚大学的杰出专家获得"Louis Duhring奖"和美国胃肠病学会颁予的"杰出临床医师奖"。他发表了200多篇经过同行评议的文章、章节和社论，研究的内容涉及嗜酸细胞性食管炎、食管运动障碍、巴雷特食管和胃食管反流病。

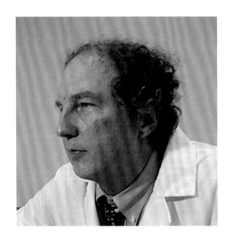

主编助理：亨利·帕克曼（Henry P.Parkman），医学博士，获得哈佛大学学士学位和凯斯西储大学医学学位。他在约翰霍普金斯医院完成了住院医师规范化培训，在宾夕法尼亚大学医院完成了消化病学专科规范化培训，后者是在西德尼·科恩博士（Dr. Sidney Cohen）和詹姆斯·雷诺兹博士（Dr.James Reynolds）的指导下，他同时在梅奥诊所进行了胃肠道病研究方面的训练。自1990年加入天普大学医学院以来，帕克曼博士一直积极致力于胃肠道动力学的基础和临床研究。他的临床重点研究方向是治疗胃肠动力障碍性疾病，主要是胃轻瘫。为此，他与胃肠病学、核医学、外科学、病理学、生理学和药学院的同事开展了多项科研和临床合作。

帕克曼博士目前是美国国立卫生研究院胃轻瘫临床研究联盟的资助成员，联盟由美国国立糖尿病、消化系统疾病和肾病研究所（NIDDK）建立，旨在提高对胃轻瘫的理解。这项研究更好地定义了糖尿病相关的特发性胃轻瘫综合征，该联盟正在进行临床试验以提高难治性恶心、呕吐症状患者的疗效。

帕克曼博士负责天普大学的胃肠道动力学实验室，该实验室评估病人的胃肠动力障碍情况。这个临床实验室开发出一套专业的综合性胃肠动力学检测技术，用于临床评估病人，其中包括对食管和胃动力的专门检查。目前天普大学医学院是胃肠动力障碍性疾病诊断和治疗的转诊中心。

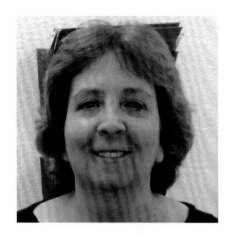

主编助理：米歇尔·杨（Michele A.Young），医学博士，临床医学助理教授，亚利桑那大学菲尼克斯医学院胃肠病学专科培训项目主任，菲尼克斯退伍军人医学中心消化内科副主任。在进入纽约州立大学石溪分校医学院之前，她在威斯康星大学麦迪逊分校获得了沟通障碍专业硕士学位。杨博士随后在纽约州白原市的伯克康复中心作为语言病理学家工作了数年。后来，她为了最初的医学追求，在哥伦比亚大学的综合研究学院攻读医学学位。她在匹兹堡大学医院完成了实习、住院医师规范化培训和专科培训。随后，杨博士作为胃肠动力学组的负责人加入菲尼克斯退伍军人医学中心胃肠病学团队，并在亚利桑那大学医学院图森分校任教。她后来在菲尼克斯退伍军人医学中心担任消化内科副主任，并在亚利桑那大学菲尼克斯医学院担任临床医学助理教授和胃肠病学专科培训项目主任。

（张伟硕 译 高春 校）

我和我尊敬的副主编和主编助理们非常荣幸能够有机会继续优化更新弗兰克·奈特博士（Dr.Frank Netter）的具有非凡教育和精湛艺术价值的经典系列作品。奈特图谱为医学生带来的卓越价值已经有60余年，如今经过修订的更新版将会使未来几代学生受益。新版的消化系统部分已被改编和更新，内容包括尖端的科学和最先进的内镜图像、病理切片和放射学影像，奈特博士经典的图画和影像使医学生和从业人员能够从解剖学、生理学、病理生理学角度更深刻地理解构成完美而实质复杂的消化系统的全部8个部分。

弗兰克·奈特博士一直被视为医学教育领域的标志，他被《周六晚报》（Saturday Evening Post）称为"医学界的米开朗基罗"。他的富有洞察力且形象的医学插图为各阶段试图深刻理解消化系统结构和功能的医学生提供了巨大价值，这在医学教育史上绝无仅有。他将这些事实信息文本与视觉信息结合起来的远见为著作提供了无与伦比的见解。虽然他出生在20世纪初，但与许多现代医学生一样，在成为科学家之前，他起初接受的是艺术教育。遵循母亲的期望，他超越艺术，投身于医学。弗兰克·奈特用他的激情和画笔，以无与伦比的方式展示着科学和医学艺术。与仅能提供结构图像的解剖学课本不同，奈特图谱给疾病的病理生理学带来了难以置信的另一种解读。同样重要的是，他和他的弟子们用图画展现病人如何受疾病之苦的影响，在这方面奈特图谱一直未被其他书籍超越。以卡洛斯·马查多博士（Carlos Machado, MD）为首的艺术家们对消化系统的这3个分册进行修订，在致力于保持奈特图谱画风和价值观的基础上，使各个消化系统插图的科学性和艺术性更具现代感。

对消化系统解剖以及疾病部分的更新采用了一种新方法来表现这个迷人的器官系统的复杂性和综合美感。奈特博士的经典图画被尽可能地保留下来，只在必要时才进行修改。几十张现代放射学影像和内镜图像已被添加到相关章节中。第1分册和第2分册的第1章都总结了消化系统的共同特征。随后的每一章都关注特定的器官，并阐述正常状态下的解剖结构和生理学、病理学、病理生理学以及疾病的表现和治疗。

每一章都是由致力于教学研究的专家编写的，我有幸在我的职业生涯中与这些杰出的主编助理们合作。在每个案例中，他们都发挥了各自在器官组织系统研究领域的专业知识，展现出了他们对医学教育的责任和素养。他们的知识和见解带来了对疾病机制新的科学理解和新的治疗方法，这将有助于揭示这个庞大而又复杂的器官系统，而这些是其他著作所无法比拟的。在每一章节中，彼得·沃德博士（Dr.Peter Ward）都更新了正常解剖和生理学的每一个细节。他尽可能地保留了奈特博士的原始图片，同时确保文本中当前专业术语和知识的准确性。

在第1分册，我负责撰写上消化道概述和主要内容。亚利桑那大学菲尼克斯退伍军人医学中心消化内科副主任米歇尔·杨博士（Michele Young, MD）撰写了第一个以器官为中心的章节，来介绍咽部以及食管上部的复杂解剖、生理学和病理生理学特征。这为理解吞咽功能的复杂性提供了新的影像和生理学的见解。戴维·卡兹卡博士（David A.Katzka, MD）是梅奥诊所的著名医学教授，负责修订食管部分，显然，他是全世界这个领域的权威之一。对于在第1版时还未被完全了解但如今是常见病的巴雷特食管和嗜酸细胞性食管炎等疾病的新的认识，本版通过精美的图画很好地给予阐释和讨论。第1分册以亨利·帕克曼博士（Henry Parkman, MD）的章节结尾，他是天普大学著名的胃生理学家和医生。帕克曼博士带来了新的特殊的视角，通过神经生理学和电生理学研究，了解生理和病理状态下的胃功能。

在第2分册的第1章，我回顾了肠道疾病的常规解剖学、生理学和临床特征。在第2章，弥撒·所罗门博士（Dr.Missale Solomon）出色地撰写了小肠作为主要消化器官的常见病和少见病的治疗。在第3章，现代胃肠病学的著名教育家之一，康涅狄格大学院长苏珊娜·罗斯博士（Suzanne Rose, MD）探讨了结肠部分。

第3分册介绍了肝、胆道和胰腺的正常生理学和病理生理学特征。为了更好地阐述人体内最大的实体器官，密歇根大学杰出的临床医学和科学家格瑞斯·苏博士（Grace Su, MD）精心地修订了关于肝的部分。约翰·马丁博士（John Martin, MD）是梅奥诊所的另一位著名的医学专家，他在第2章带来了很多精彩的胆道现代影像以及许多相关疾病的介绍。第3章胰腺功能和相关疾病是由匹兹堡大学胃肠病学和肝病学主任戴维·惠特科姆博士（Dr.David Whitcomb）编写的，他是全球胰腺病学领域顶级的科学家和临床医生之一。

我要对所有为这精彩的修订版付出努力且才华横溢的编者表达感激之情。首先也是最重要的，我要感谢的是已故奈特博士为我们提供了最初版本和精彩的图画。我特别要感谢副主编、主编助理及其他编者。我也要感谢那些与出版商合作的杰出的艺术家们，包括吉姆·帕金斯（Jim Perkins）、蒂芙尼·达文佐（Tiffany DaVanzo）、克里斯汀·维南特·玛泽恩（Kristen Wienandt），尤其是马查多博士，感谢他们的才华和对保留奈特博士绘画的宏伟风格和形象的承诺。我要感谢爱思唯尔的编辑——玛丽贝丝·蒂埃（Marybeth Thiel）和莉丝欧格·雷迪（Elyse O'Grady），感谢她们的专业、耐心和支持。最后，我要感谢我亲爱的妻子40多年来坚定地支持我在胃肠病学领域的努力，这一领域让我如此着迷且从未停止挑战自我。

詹姆斯·雷诺兹博士
（James C. Reynolds, MD）
（张伟硕 译 高春 校）

原著第1分册第1版简介

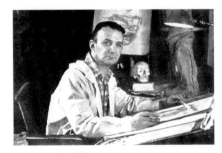

弗兰克·奈特博士
（Frank H. Netter, MD）

图谱制作的背后包含着极其严谨的程序。即便对于细节尚不完全确定的主题，当画笔在手开始作图前，绘图者都必须对主题能够做到精确逼真地把握。空白的画板将要呈现的是真实，不允许出现空白区域或连续性的空白。我在绘制本书图谱时，经常会遇到一时无法解决的问题，这些问题是我在进行初步规划时没有想到的，只有当我开始着手画这个主题时才会出现。然后，我不得不暂停下来寻找所需的资料，有时碰巧找到了，我就会对图画进行全面修改和重新设计。在这样的研究过程中，我会间断地对文献中错综复杂的数据产生困惑，这时候就需要找到一个能给我正确答案的人。

在绘制胃肠道神经支配相关的一个主题时，我初次结识了英国曼彻斯特大学医学院院长兼解剖学教授米切尔博士（Dr.G.A.G.Mitchell）。在拜读过他的文章和著作后，我确信他可以帮我解决许多让我困惑的问题。令我兴奋的是，他答应了我的请求，同意担任食管、胃和十二指肠神经支配以及胃肠道内在神经系统部分的顾问，他在这个领域做出了突出的贡献，很多著作堪称经典。我的兴奋并非毫无根据，当我在英国拜访他时，发现他能够帮我解决比我预想中更多的问题，此外，他还非常亲切友好。米切尔博士后续不仅又针对我们原先计划的部分给出了宝贵的建议，

还针对第4章上消化道神经调节（咀嚼、流涎、吞咽、胃活动和呕吐）部分给出建议，后者相关问题的处理则更为复杂，很多问题是在最近的神经生理学研究中才被揭示的。针对这部分内容，我也得到了爱荷华州立大学英格拉姆博士（Dr.W.R.Ingram）的宝贵建议，我们曾经合作绘制过下丘脑的18幅系列图片，作为补充出版在《CIBA医学图谱全集》的第1卷。

另一位顾问是约翰·富兰克林胡贝尔博士（Dr.John Franklin Huber），他是费城天普大学解剖学教授。我们在合作中建立了温馨持久的友谊。他的观点加上对这门学科的深刻理解对我绘制复杂困难的口腔和咽部解剖图谱有着巨大的帮助。事实上，我也很高兴能够多次去拜访他，我与他和他的学生一起在他的"圣所"里共同制定了这一部分的计划以及涉及的无数细节。

对于食管、胃和十二指肠血管解剖部分，我有必要求助于对这一特殊领域的贡献无人能及的专家——尼古拉斯·米歇尔斯博士（Dr.Nicholas A. Michels），他与他的同事们，尤其是施罗伊博士（Dr.P.C.Schroy），耗时多年利用特殊的技术来阐明复杂多变的上消化道血管。根据米歇尔斯博士的建议，对本书第3分册已经出版的4幅插图进行了再版，对动脉及其吻合端的多样化排列尽可能予以完整呈现，这也符合《CIBA医学图谱全集》的初衷，同时免去了读者在阅读该部分时再去参考其他书籍的麻烦。

仅仅在最近10年左右，我们对食管的解剖、功能和疾病的认识和理解才逐渐明确。正因为如此，我非常幸运地得到了纽约马克斯·佐姆博士（Dr. Max L.Som）的建议并与其合作，他对于该领域的贡献巨大。他是食管解剖和疾病以及咽部疾病部分的顾问。他的辉煌成就和他在这些领域的不可思议的知识储

备对我来说是无尽的惊喜。此外，他的才华和他在解释问题时的方式使我们的合作非常愉快。

医学本身就是国际化的，这在本书中也得到了体现，本书首次邀请了美国以外的专家担任顾问，不单指我之前提到的米切尔博士，还包括瑞士巴塞尔大学外科学教授鲁道夫·尼森博士（Dr. Rudolf Nissen）和解剖学教授格哈德·沃尔夫·海德格尔博士（Dr.med. et phil.G.Wolf Heidegger）。胃和十二指肠疾病部分，我与尼森教授和他的同事们进行了合作，包括马里奥·罗塞蒂博士（Dr.Mario Rosetti）和赫斯博士（Dr.W.Hess）；胃和十二指肠解剖部分，我与沃尔夫·海德格尔（Wolf Heidegger）教授进行了合作。我和这些人一起在巴塞尔度过的日子是一次难忘的经历，不仅因为他们的热情好客，更因为他们对专业领域的浓厚兴趣以及他们的知识储备与洞察力。他们的帮助使我克服了身处他乡通常可能会产生的种种困难。

口腔病理学虽然自身具有学科专业性，但对内科医生、消化科医生、外科医生、放射科医生、口腔科医生、病理科医生以及其他科医生在多个阶段都至关重要。这个领域非常庞大，看到利奥·斯特恩博士（Dr.Leo Stern, Jr.）在该领域能有如此多的研究和见解让我非常兴奋，他担任这一部分的顾问并承担选题工作。正因为他有着1953年为临床专题研讨会提供口腔病理学论著的经历并不断更新参考文献，才使得我们能够以审慎的态度对口腔病理学进行客观阐述。对于第121页、122～129页的组织病理学资料及其描述，我衷心感谢哥伦比亚大学医学院口腔病理学副教授和西奈山医院口腔病理学专家莱斯特·卡恩博士（Dr.Lester R.Cahn）。

第4章上消化道生理学在我看来是我面临的一个巨大挑战。毕竟生理学或

功能意味着动态，而以静态图片呈现是曾令我惶恐的挑战。因此，我需要一名精通实验生理学和临床消化病学领域的专家。因机缘巧合，我找到了威廉·巴克拉克博士（Dr.William H.Bachrach）担任该部分的首席顾问。他通过大量的文献以及许多错综复杂的概念，以一种清晰、简化但又精确的视觉展示方式，不断引导我，使我的疑虑消失，并在我的脑海中形成了图画。

巴克拉克博士最希望的是，他对他的导师——艾维博士（Dr.A.C.Ivy）所做的承诺能够被充分认可，"从其未发表的胃肠道生理学文章中，许多所讨论的内容能够被一字不差地刻画出来"。我借此机会做到了。此外，我和巴克拉克博士得到了洛杉矶退伍军人管理总医院消化内科几位专家的大力帮助。格罗斯曼博士（Dr.M.I.Grossman）一直非常关切，在本书的筹备阶段给出了重要建议，对终稿也给出了建设性的意见。塔特尔博士（Dr.S.Tuttle）和戈茨博士（Dr.F.Goetz）也通过多种方式表达了对本书的关注。

在生理学方面的同一章节，我们使用了2个双页面（74～77页）形象地描述了吞咽过程，这是在伯纳德·沃尔夫博士（Dr.Bernard Wolf）的亲自指导下完成的，他对于阐述清楚食管的运动现象起到非常重要的作用。在他的帮助下，我们还完成了下食管环形成的插图和文字内容（第5章，第144页）。

在此，我要对纽约西奈山医院病理科主任汉斯·波普尔博士（Dr.Hans Popper）表示衷心感谢，感谢他慷慨地向我提供非常宝贵的建议和实际信息。在本卷的整个筹备过程中，我经常向他寻求信息或建议。尽管他很忙，但他仍然会抽出时间以他特有的方式和丰富的医学知识给予帮助。我还要感谢耶鲁大学医学院的斯皮罗博士（Dr.H.M.Spiro），感谢他就间接（无管）胃酸分析方面给予的建议。

完成图谱的过程充满考验和磨难，编者的乐观自信一直是我感到欣慰的源泉。

弗兰克·奈特博士
（Frank H.Netter, MD）

（张伟硕 译 高 春 校）

顾问专家

Julio C. Bai, MD
Chair of Gastroenterology
University of El Salvador
Hospital de Gastroenterología Dr. Carlos Bonorino
 Udaondo
Buenos Aires, Argentina

Brian P. Bosworth, MD
Associate Professor of Medicine
Director, Gastroenterology Fellowship Program
Weill Cornell Medical College
New York Presbyterian Hospital
New York, New York

Marcia Cruz–Correa, MD, PhD
Associate Professor of Medicine and Biochemistry
University of Puerto Rico
Director, Gastrointestinal Oncology Program
University of Puerto Rico Cancer Center
San Juan, Puerto Rico

Juan Andrés de Paula, MD
Chief of the Intestinal Diseases Section
Gastrointestinal Division
Hospital Italiano de Buenos Aires
Associate Professor of Medicine and Physiology
University Institute Hospital Italiano de Buenos
 Aires
Buenos Aires , Argentina

Janusz A. Jankowski, MD, PhD
Consultant Physician
University Hospitals of Coventry and Warwickshire
Honorary Professor
Warwick Medical School, University of Warwick
Coventry, United Kingdom

David Rubin, MD
Joseph B. Kirsner Professor of Medicine
Section Chief, Gastroenterology, Hepatology, and
 Nutrition
Co–Director, Digestive Diseases Center
University of Chicago Medicine and Duchossois
 Center for Advanced Medicine
Chicago, Illinois

Peter D. Siersema, MD, PhD
Professor of Gastroenterology
Head, Department of Gastroenterology and
 Hepatology
University Medical Center Utrecht
Utrecht, The Netherlands

主编

James C. Reynolds, MD
June F. Klinghoffer Distinguished Professor and
 Chair
Department of Medicine
Drexel University College of Medicine
Philadelphia, Pennsylvania
Plates 1–42–1–53, 1–55–1–66

副主编

Peter J. Ward, PhD
Associate Professor of Anatomy
Department of Biomedical Sciences
West Virginia School of Osteopathic Medicine
Lewisburg, West Virginia
Plates 1–1–1–41, 2–1–2–30, 3–1–3–14, 4–1–4–19

主编助理

David A. Katzka, MD
Professor of Medicine
Mayo Clinic
Rochester, Minnesota
Plates 3–15–3–38

Henry P. Parkman, MD
Professor of Medicine
Director, GI Motility Laboratory
Temple University School of Medicine
Philadelphia, Pennsylvania
Plates 4–20, 4–23–4–26, 4–28–4–30, 4–33–4–35,
 4–40–4–45, 4–47–4–57, 4–60–4–67

Michele A. Young, MD
Professor of Medicine
Associate Chief of Gastroenterology
Phoenix VA Health Care System
Phoenix, Arizona
Plates 2–31–2–72

著者

Asyia Ahmad, MD
Associate Professor of Medicine
Chief of Gastroenterology
Program Director in Gastroenterology and
 Hepatology
Drexel University College of Medicine
Philadelphia, Pennsylvania
Plates 4–31, 4–38, 4–46, 4–69, 4–70

Rosemarie Arena, MD
Gastroenterology Fellow
Drexel University College of Medicine
Philadelphia, Pennsylvania
Plates 4–32, 4–39, 4–58, 4–59

James N. Kimbaris, MD
Fellow in Gastroenterology
Temple University Hospital
Philadelphia, Pennsylvania
Plates 4–36, 4–68

Neilanjan Nandi, MD
Assistant Professor of Medicine
Associate Program Director
Division of Gastroenterology
Drexel University College of Medicine
Hahnemann University Hospital
Philadelphia, Pennsylvania
Plate 1–54

Ron Schey, MD, FACG
Associate Professor of Medicine
Associate Director, Neurogastroenterology and
 Esophageal Disorders Program
Section of Gastroenterology
Temple University Physicians
Philadelphia, Pennsylvania
Plates 4–21, 4–22, 4–36, 4–37, 4–68

Missale Solomon, MD
Assistant Professor of Medicine
Director, Nutrition and Small Bowel Disorders
Drexel University College of Medicine
Philadelphia, Pennsylvania
Plate 4–27

总目录

第 1 章

上消化道概述

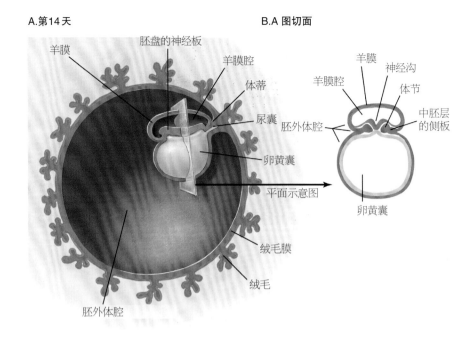

A.第14天

羊膜
胚盘的神经板
羊膜腔
体蒂
尿囊
卵黄囊
绒毛膜
绒毛
胚外体腔

B.A 图切面

羊膜
羊膜腔
神经沟
体节
中胚层的侧板
胚外体腔
卵黄囊
平面示意图

C.第16天

羊膜
羊膜腔
头褶
尾褶
前肠
后肠
心区
连接蒂
胚外体腔
尿囊
中肠
卵黄囊
平面示意图

D.C 图切面

羊膜
神经沟
羊膜腔
体节
胚内体腔
体壁中胚层
胚外体腔
脏壁中胚层
中肠
卵黄囊

内胚层
中胚层
外胚层

胃肠道的发育

　　首先，我们将简单介绍三胚层形成之前的胚胎早期发育阶段，详细介绍这段时间胃肠道的发育情况。因此，对胃肠道的每一部分，我们都将从简短介绍与该部分结构相关的胚胎学开始。卵母细胞与精子受精后大约30小时，单细胞受精卵开始分裂。直至分裂至16个细胞时，被称为桑葚胚。在桑葚胚中，外细胞团环绕着内细胞团生长，分别发育成胎盘与胚胎。在这一专题中，我们主要介绍内细胞团是如何发育成身体及内部器官的。

　　透明带是卵母细胞及受精卵的保护层，随着透明带的逐渐消失，液体进入桑葚胚后在内、外细胞团之间形成一个空间。此时，内、外细胞团在某一处仍然是相互衔接的，这部分最终将发育成连接蒂和脐带，使胚胎与胎盘相连。这时，内、外细胞团之间那个充满体液的空间被称为囊胚腔，大约受精4天后，整个结构又被称为囊胚（胚泡）。一般从第6天开始，囊胚植入到子宫内膜并进一步发育。

　　第8天，在内细胞团与胚泡的其余部分之间形成了另一个充满体液的空间，被称为羊膜腔。尽管羊膜腔开始很小，但随着胚胎的发育，它会逐渐扩大最终将环绕整个胚胎。内细胞团中接触羊膜腔中羊水的部分，被称为上胚层（初级外胚层）；而接触囊胚腔的部分被称为下胚层（初级内胚

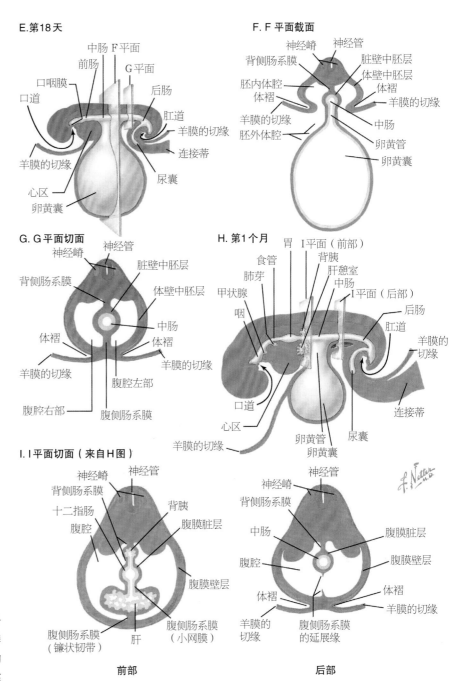

E. 第18天

F. F 平面截面

G. G 平面切面

H. 第1个月

I. I 平面切面（来自H图）

前部

后部

胃肠道的发育（续）

层）。上胚层细胞为高柱状细胞，略小的下胚层细胞多为立方形细胞或鳞状（扁平）细胞。上胚层和下胚层构成了双胚层胚盘。第9天，当胚泡完全植入子宫时，囊胚腔被称为初级卵黄囊。从发育中的胎盘中分离出的初级卵黄囊、双胚层胚盘、羊膜腔细胞（细胞滋养层和合体滋养层）形成了胚外中胚层。

第12天，胚外中胚层内充满液体的缝隙合并形成另一个空间，被称为胚外体腔。在其与双胚层胚盘一起从发育的胎盘中分离之前，胚外体腔会压迫初级卵黄囊，而连接蒂最终将发育为脐带。到第13天和14天时，伴随着胚外体腔的扩张，初级卵黄囊被压

缩并紧贴成两层。除一小部分残余离开双胚层胚盘外，较大的部分仍与下胚层接触，被称为次级卵黄囊。次级卵黄囊的细胞来自下胚层。在一个区域内，这些下胚层细胞扩大并形成脊索前板，脊索前板是标记胚胎发育中颅/上极的结构。相对于脊索前板而言，上胚层细胞开始在胚胎的尾/下极

周围增殖。这些细胞将会形成原条，原条最终发育成原肠胚，同时双胚层胚盘被三胚层胚盘取代。第15天时，原肠胚开始形成，这时三个新胚层替代了上胚层与下胚层，被称为三胚层胚盘。它包括胚胎外胚层、胚胎中胚层和胚胎内胚层。此后，"胚胎"这个词我们就不会再提了。

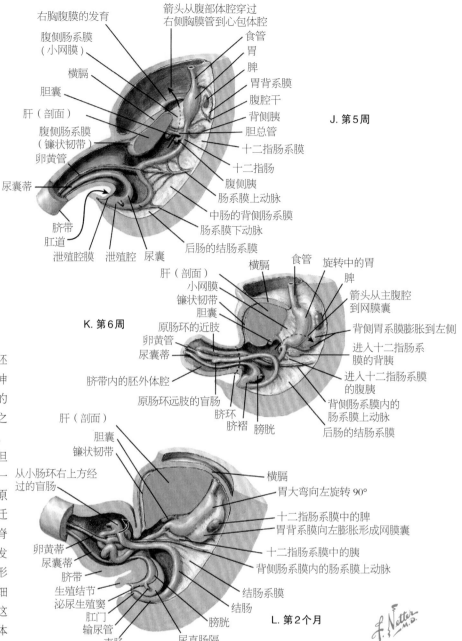

右胸腹膜的发育
腹侧肠系膜（小网膜）
横膈
胆囊
肝（剖面）
腹侧肠系膜（镰状韧带）
卵黄管
尿囊蒂
脐带
肛道
泄殖腔膜　泄殖腔　尿囊

箭头从腹部体腔穿过
右侧胸膜管到心包体腔
食管
胃
脾
胃背系膜
腹腔干
背侧胰
胆总管
十二指肠系膜
十二指肠
腹侧胰
肠系膜上动脉
中肠的背侧肠系膜
肠系膜下动脉
后肠的结肠系膜

J. 第5周

肝（剖面）
小网膜
镰状韧带
胆囊
原肠环的近肢
卵黄管
尿囊蒂
脐带内的胚外体腔
原肠环远肢的盲肠
脐环
脐褶
膀胱

横膈　食管　旋转中的胃
脾
箭头从主腹腔到网膜囊
背侧胃系膜膨胀到左侧
进入十二指肠系膜的背胰
进入十二指肠系膜的腹胰
背侧肠系膜内的肠系膜上动脉
后肠的结肠系膜

K. 第6周

肝（剖面）
胆囊
镰状韧带
从小肠环右上方经过的盲肠
卵黄蒂
尿囊蒂
脐带
生殖结节
泌尿生殖窦
肛门
输尿管
直肠

横膈
胃大弯向左旋转90°
十二指肠系膜中的脾
胃背系膜向左膨胀形成网膜囊
十二指肠系膜中的胰
背侧肠系膜内的肠系膜上动脉
结肠系膜
结肠
膀胱
尿直肠隔

L. 第2个月

胃肠道的发育（续）

为形成三胚层胚盘，原条从上胚层的尾端向脊索前板延伸。当它延伸至颅极时，上胚层细胞消失在原条的延伸轨迹里，进入上胚层和下胚层之间，产生了一个裂缝，被称为原沟。这个过程是沿着整个原条发生的，但在颅极一个被称为原节的区域还有一些重要的特征。上胚层细胞通过原节，并且在上胚层和下胚层之间迁移，向脊索前板延伸，形成称为"脊索突"的标志结构，脊索突进一步发育成三个生殖细胞层。随着胃管的形成，下胚层完全被从原条迁移来的细胞所取代，并与次级卵黄囊衔接。这层就成为内胚层，最终会发育成身体的腺体及呼吸道、泌尿生殖道和胃肠道的细胞。前上胚层的细胞现在被称为外胚层，这一层会发育成表皮、中枢神经系统、外周神经节和神经嵴的其他细胞。在内胚层和外胚层之间是中胚层，这层会发育成肾和性腺，以及血管、肌肉和结缔组织。在这里，我们主要介绍胃肠道系统的发育，当某些组织的发育影响到胃肠道系统的发育时，我们会粗略地提及。

在发育的第14天时，外胚层的中央区域汇聚在一起，侵入中胚层，形成中线神经沟。发育到第16~18天时，神经沟汇聚并侵入中胚层形成神经管，从而分化成脊髓、脑干和大脑皮层。在神经管与外胚层分离后，其他被称为神经嵴细胞的外胚层细胞迁移到中胚层。在中胚层中移动的这些细胞最终形成了交感干神经节、脑神经节和突触后副交感神经节等。中胚层也经历了多次变化：在神经管的左右出现轴旁中胚层，将形成体节，进而发育成中轴骨、肌肉和皮肤。在轴旁中胚层的外侧是间介中胚层，它发育成性腺和肾的前体细胞。间介中胚层的外侧是侧板中胚层，它发育成体壁、四肢和体腔内连接脏器的结缔组织。在消化系统中，侧板中胚层发育成包含腹腔内容物的腹壁（腹壁内包含了腹腔的内容物）、平滑肌及环绕和支撑胃肠道的结缔组织。它还发育成将消化器官固定到前、后腹壁的肠系膜。正如前面提到的，内胚层发育成了胃肠道的内层及由它发育而成的几个器官。接着，我们将描述三层胚胎是如何发育成腹腔和内部器官的。

在胚胎中，侧板中胚层的外侧边缘与胚外中胚层是连续的。在背侧，

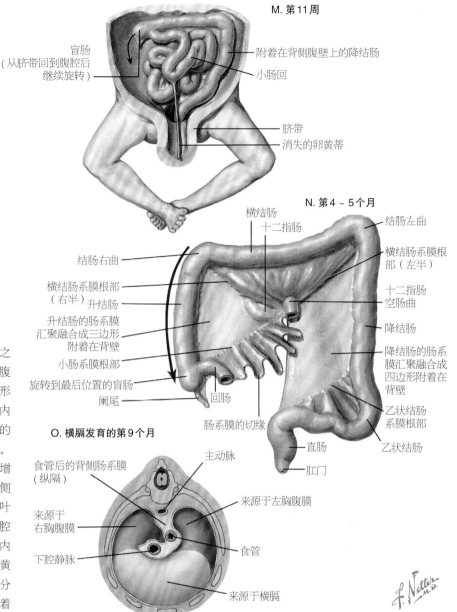

M. 第11周

盲肠
（从脐带回到腹腔后
继续旋转）

附着在背侧腹壁上的降结肠

小肠回

脐带

消失的卵黄蒂

N. 第4~5个月

横结肠

十二指肠

结肠左曲

结肠右曲

横结肠系膜根
部（左半）

横结肠系膜根部
（右半）升结肠

十二指肠
空肠曲

升结肠的肠系膜
汇聚融合成三边形
附着在背壁

降结肠

小肠系膜根部

降结肠的肠系
膜汇聚融合成
四边形附着在
背壁

旋转到最后位置的盲肠

阑尾

回肠

肠系膜的切缘

乙状结肠
系膜根部

乙状结肠

直肠

肛门

O. 横膈发育的第9个月

食管后的背侧肠系膜
（纵隔）

主动脉

来源于左胸腹膜

来源于
右胸腹膜

食管

下腔静脉

来源于横膈

胃肠道的发育（续）

侧板中胚层被夹在外胚层和羊膜腔之间；内胚层和次级卵黄囊位于其腹侧。在发育的第14天，侧板中胚层形成了一个单一的中胚层区，很快它内部的空隙从右到左延伸，绕着胚胎的颅端，形成一个连续的马蹄形空间。这个空间被称为内胚腔。随着它的增大，它与外胚腔连在了一起，并将侧板中胚层分为两层。侧板中胚层的顶叶（体）层先发育，并与外胚层和羊膜腔直接接触。后发育的是侧板中胚层的内脏层，其与底层的内胚层和次级卵黄囊相接触。在发育的16天前，这种分离是完整的但并不明显。然而，随着这个空间的扩增，它会将内脏和内胚层推到内侧，在第18天时分离明显。侧板中胚层的内脏层和内胚层相互靠近，在左右两侧挤压内胚层，形成一个与其余的次级卵黄囊分开的管。紧接着，卵黄囊从发育中的肠管中延伸出来，并通过位于中消化道的卵黄管与它相连，这将形成小肠和大肠的一部分。除了与卵黄管和次级卵黄囊相连外，其余的内胚层与侧板中胚层的内脏层融合形成了一个从口咽膜（发育口）延续到泄殖腔膜（最终的肛门和泌尿生殖孔）的完整的管。这个管就是发育初期的胃肠道，它会发育成所有的消化器官及呼吸道和泌尿生殖

道。从颅侧到尾侧，它分为前肠（食管、胃、近端十二指肠、肝、脾、胰腺）、中肠（远端十二指肠、空肠、回肠、阑尾、盲肠、升结肠和横结肠）和后肠（降结肠、乙状结肠、直肠）。除了卵黄管外，另外一组内胚层从发育的肠管中延伸出来呈囊袋状，即尿囊。这个囊袋来源于初级卵黄囊的尾部延伸，一直延伸至发育的后肠，随着发育的进展，会继续延伸

到连接蒂，并延伸到泄殖腔膜。尿囊有可能参与了膀胱壁的发育过程，但这并不是目前我们所关注的重点。最终，卵黄管和尿囊彼此都延伸至脐带中，两者结构的畸变分别与中肠和膀胱的畸形有关。

肠管是由内胚层和侧板中胚层的内脏层形成的，在外胚层和侧板中胚层的顶叶层也有类似的过程，左右侧褶在前面融合形成体壁。左右侧褶先

胃肠道的发育（续）

向卵黄囊延伸，再向内侧转。就像这样，这些层拉住之前覆盖了一小块区域的羊膜囊去环绕整个发育中的胚胎。发育第 18 天的胚胎的横切面与之前比较显示出明显不同，包含了次级卵黄囊和卵黄管。从一个包含卵囊黄的横切面可以看到在中肠内存在一个不完全融合的肠管，卵黄管从这里离开进入一个膨胀的卵黄囊。侧褶还没有足够的长度移行到前面去形成完整的体壁。然而，在更后一个不包含卵黄囊的横切面上，可以看到一个融合的前体壁围绕着一个环形的肠管。肠管由腹侧肠系膜固定在前体壁，大部分被肠系膜覆盖从而看不见；而背侧肠系膜主要用于固定连接肠管和身体其他部分的血管和神经。肠管的周围是侧板中胚层的内脏层，将左右腹膜腔分隔开，这是胚内腔的延续。当腹侧肠系膜消失时，就会呈现一个单一的腹膜腔。这时，除了狭窄的中胚层分离左右侧褶，羊膜腔几乎完全覆盖胚胎。

在发育第 1 个月前，心脏已经降入胸廓，而中胚层结构——横膈有助于自身最终的生长发育。横膈的狭窄会使腹膜腔相应缩小，并在胸腔内的心包腔和腹部的腹腔之间留下两个小开口。这些是心包腹腔管，因为横膈被体壁上的左右胸腹膜覆盖，它们通常是关闭的。食管的背侧肠系膜和体壁的肌肉协助关闭心包腹腔管，并且在发育第 9 周时出现横膈。随后，横膈的肌肉组织发育成体壁的一部分。从胚胎颈椎水平上横膈的第一次发育开始，从颈椎脊髓到横膈的膈神经支配就已经存在了。当横膈移动到低胸椎水平时，膈神经伸长。横膈最常见的发育异常是左侧腹膜的不正常生长，导致腹腔脏器可能疝入左侧胸膜腔。

横膈的尾部是前肠。腹侧和背侧肠系膜仍然与前肠连在一起，但沿着中肠和后肠，腹侧肠系膜逐渐消失，只剩下悬在腹腔内的肠管。前肠由来自背主动脉的腹腔干供血，腹腔干的分支也滋养发育中的所有前肠器官。

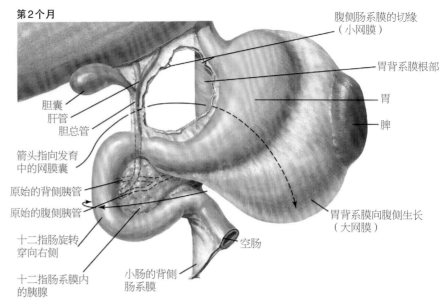

第 2 个月

腹侧肠系膜的切缘（小网膜）
胃背系膜根部
胃
脾
胆囊
肝管
胆总管
箭头指向发育中的网膜囊
原始的背侧胰管
原始的腹侧胰管
十二指肠旋转穿向右侧
十二指肠系膜内的胰腺
小肠的背侧肠系膜
空肠
胃背系膜向腹侧生长（大网膜）

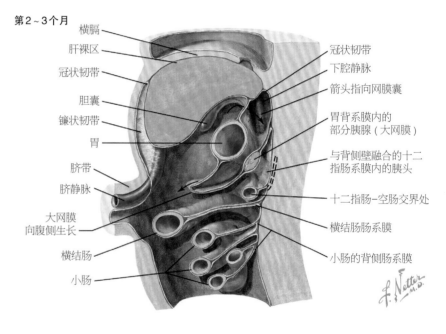

第 2～3 个月

横膈
肝裸区
冠状韧带
胆囊
镰状韧带
胃
脐带
脐静脉
大网膜向腹侧生长
横结肠
小肠
冠状韧带
下腔静脉
箭头指向网膜囊
胃背系膜内的部分胰腺（大网膜）
与背侧壁融合的十二指肠系膜内的胰头
十二指肠-空肠交界处
横结肠肠系膜
小肠的背侧肠系膜

延展的前肠伸入腹侧及背侧肠系膜，分别形成肝憩室与背侧胰芽。肝憩室将形成肝和胆囊，也会产生腹侧胰芽，腹侧胰芽与背侧胰芽形成整个胰腺。腹侧肠系膜连着发育中的肝，最终形成镰状韧带。这一区域进一步发育出前肠器官、食管、胃、十二指肠、肝、胆囊和胰腺。

在第 6 周，中肠开始大幅延长，远远超出了腹腔内的空间。它进入脐带

后，形成了生理上的脐疝，这在胃肠道系统的发育过程中属于正常情况。卵黄管已经缩窄，但仍然连接着中肠与次级卵黄囊，并将中肠拉入脐带，这也是生理性疝发生的原因之一。发育第 10 周后，当中肠开始返回腹膜腔时，卵黄管一般会消失。肠系膜上动脉来源于卵黄动脉，为发育的中肠组织及最终由中肠发育成的所有器官提供血供。这一区域进一步发育出小肠

胃肠道的发育（续）

与大肠。

后肠的发育与泌尿系统和生殖系统的形成密切相关。最初它们都来源于泄殖腔，那是一个通过泄殖腔膜与羊膜腔分离而成的中空腔室。尿囊从泄殖腔的头端延展并伸入至卵黄管旁的脐带。在发育第 4 ~ 7 周，位于尿囊和卵黄管/中肠之间的中胚层，被称为尿直肠隔，其向尾端延伸并将后肠与泄殖腔的其他部分分开，在此之后又被称为泌尿生殖窦。在第 7 周末，尿直肠隔完全分隔了消化系统和泌尿生殖系统，在身体的外表面泄殖腔膜的位置留下了一个泌尿生殖膜和肛膜。肠系膜下动脉为所有的后肠器官提供血供。这一区域进一步发育出大肠与肛门。

尽管前肠最初为由内胚层来源的上皮细胞排列成简单的、居于中线的管状结构，但它会扭曲、膨胀、拉长，从而呈现出成人各个腹部脏器之间的关系。背侧肠系膜的融合与延展在这一过程中起着关键作用。胃的前肠部分开始在矢状面上延展，在前后表面上向外膨胀。然而，后表面的扩张速度很快超过了前表面，胃部开始弯曲。后侧的继续扩张会使胃产生较大的曲率，而前侧则会产生较小的曲率。当这发生时，假定的胃会旋转，后侧会向身体的左侧偏移，而前侧向右侧偏移。后侧的旋转和延展使胃具有其特有的形状，伴随着食管正好进入底端的右侧并且具有更大的曲率，而胃的出口、幽门区向右偏移，比更大的曲率还要略高一点。这将使胃在腹腔中从上/下轴移动成了右/左轴。位于胃末端内部的环形肌肉层会明显增大，形成幽门括约肌。

胃的旋转和扩张并不是孤立发生的。前肠通过背侧（后）肠系膜附着在后体壁上，称为胃背系膜，脾和胰腺的背部将会在此处发育。肠系膜在脾与胃之间的部分，将成为大网膜。它在前面与肝相连，之后通过腹侧（前）肠系膜连接到前体壁。腹侧肠系膜的一部分将肝连接到前体壁，成

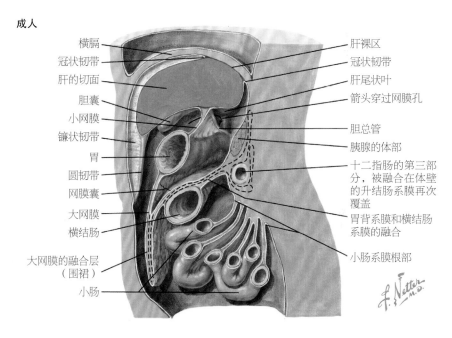

第 3 ~ 4 个月

横膈 — 肝裸区
冠状韧带 — 冠状韧带
肝的切面 — 下腔静脉
— 箭头穿过网膜孔
镰状韧带 — 胆总管
网膜囊 — 胃背系膜内的部分胰腺（大网膜）
脐静脉 — 十二指肠-空肠交界处
脐带 — 横结肠系膜
大网膜向尾侧生长 — 小肠系膜
横结肠
小肠

成人

横膈 — 肝裸区
冠状韧带 — 冠状韧带
肝的切面 — 肝尾状叶
胆囊 — 箭头穿过网膜孔
小网膜 — 胆总管
镰状韧带 — 胰腺的体部
胃 — 十二指肠的第三部分，被融合在体壁的升结肠系膜再次覆盖
圆韧带
网膜囊 — 胃背系膜和横结肠系膜的融合
大网膜
横结肠 — 小肠系膜根部
大网膜的融合层（围裙）
小肠

f. Netter m.d.

为镰状韧带，在肝、胃和十二指肠之间的部分形成小网膜。胃的后表面延展并向左侧旋转，附着的肠系膜将脾沿腹腔的左侧放置。胃和脾之间的背肠系膜延展、自我折叠、并在两层之间出现了一个"大口袋"，这个"口袋"被称为"网膜囊"。持续的旋转和大曲率的增加使这个双层的"围裙"从胃向下延展，向前下降到横结肠和小肠。发育中的胃与肝的运动使

得胃移行到腹腔的左边，肝移行到腹腔的右边。这样，网膜囊在胰的前面，肝的下表面之下，胃和小网膜的后部，又被细分为肝胃韧带和肝十二指肠韧带。偶尔，网膜囊可以向肝的上方和后方延展，被称为网膜囊的上凹处。网膜囊发育成熟后，除了位于肝十二指肠韧带右缘后方的一个小口——网膜孔外，它与腹腔的其余部分是完全隔开的。

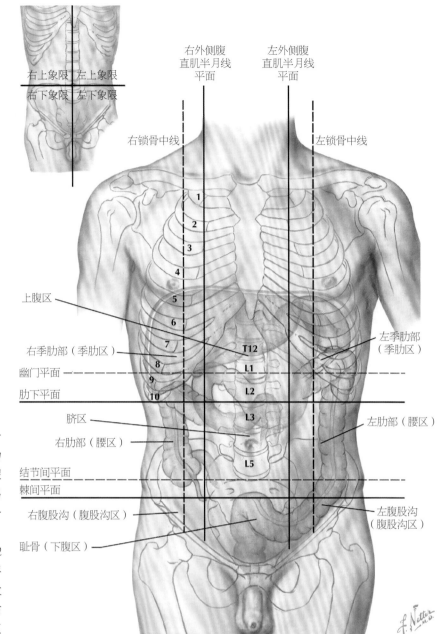

右上象限　左上象限
右下象限　左下象限

右外侧腹
直肌半月线
平面

左外侧腹
直肌半月线
平面

右锁骨中线　　　　　　　　　左锁骨中线

上腹区

右季肋部（季肋区）

幽门平面

肋下平面

脐区

右肋部（腰区）

结节间平面

棘间平面

右腹股沟（腹股沟区）

耻骨（下腹区）

左季肋部
（季肋区）

左肋部（腰区）

左腹股沟
（腹股沟区）

腹部分区

为了方便起见，传统上将腹部分为4个或者9个区域。在这2个（人为的）分类中，比较简单的是使用2个假想的平面，一个平面垂直穿过脐，另一个平面水平穿过脐，将腹部分为4个象限：右上、左上、右下和左下象限。

腹部的九分法是由2个垂直的和2个水平的平面分割完成的。2个水平平面上方的区域被2个垂直平面划分为位于中央的上腹部（上腹区）及其左右两侧的季肋；2个水平平面之间的区域划分为位于中央的脐区及其左右两侧的腰区；2个水平平面下方的区域划分为位于中央的下腹区及其左右两侧的腹股沟区。

作为绘制9个区域方案的标志有很多种。上水平（上横）线或平面，可以画在胸骨上缘和耻骨联合上缘的中间。这个平面被认为是通过幽门的，因此被称为幽门平面，有些情况下这个平面也被描述为介于胸骨剑突和脐之间，其通过第9肋软骨末端、胆囊底部及第1腰椎下部。另一种定位上水平平面的方法是通过肋缘的最下半部分（通常是第10肋软骨的最末端部分）。这个平面被称为肋下平面。

下水平（下横）线或平面，位于髂结节的水平面并被称为结节间平面，它通常通过第5腰椎下部；或者位于髂前上棘的水平面并被称为棘间平面。它也定义为位于髂嵴的最高点并被称为嵴上平面。

两个垂直平面或线，一侧一个，可能位于正中面和髂前上棘之间（或位于耻骨结节和髂前上棘之间或腹股沟韧带的中点；左、右腹股沟中线）。另一种常见的定位每侧垂直平面的方法是使用腹直肌外侧缘或半月线，如果沿下内侧朝向耻骨结节划分，可将整个腹股沟管划入腹股沟区。

在试图使用四分法或更小的九分法定位内脏器官时，我们会发现很多内脏器官并不局限于一个区域。需要注意，因为膈肌是腹腔的上界，大部分季肋区（如名字所示）和部分腹上区都在肋骨的覆盖下。由于这三个区域组成了右上和左上象限的相当一部分，因此这些象限也会延伸至肋骨下方。

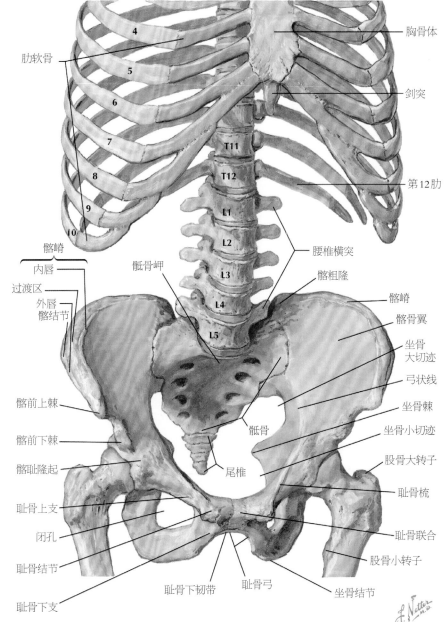

腹盆腔的骨架结构

骨骼框架是构成腹腔和盆腔壁肌肉的附属部分，包括位置较低的肋骨及其肋软骨、第5腰椎和骨盆腔。第5、6、7肋软骨斜向上内侧连接至胸骨和剑突外侧。第8、9、10肋软骨的末端逐渐变细汇聚至一点，并附着在上一肋软骨下缘。第11和第12肋软骨非常短，末端略尖，它们都没有附着在上一肋软骨上。第10肋软骨下缘通常为胸腔的最下缘。从第10肋软骨开始到第7肋软骨和胸骨，形成了肋软骨边界，它经常被称为"肋弓"（肋缘），尽管这个术语用于描述左右肋软骨边界所形成的拱形连接可能更准确，因为它们连接于胸骨体的下方，在胸骨中提到的胸骨剑突，即胸骨体下端。后者是第10（或第11）胸椎椎体的骨性标志。

5节腰椎呈现的部分表现为典型的椎体（中枢）和椎弓（神经），以此支持一对横突、棘突以及上、下关节突。

骨盆腔由两个髋骨及从其后方楔入的骶骨和尾骨组成。为了方便描述，骨盆被穿过骶骨岬和耻骨嵴的平面分成两部分，位于平面上方的为大骨盆（假骨盆），位于平面下方的为小骨盆（真骨盆）。位于真骨盆入口的平面，由骶骨岬、髂骨弓状线、骶骨翼前缘、耻骨梳和耻骨嵴构成，所有这些组成了界线。

髋骨（又称坐骨或无名骨）由髂骨、耻骨和坐骨组成，在年幼个体上均为独立的骨骼，但在成人时在髋臼处融合。从髂骨的髂前上棘延伸至髂后上棘，终止于可触及的髂骨嵴的这片区域被称为髂骨翼，髂骨弓状线位于髂骨的内表面、髂骨翼的下缘。髂骨嵴包括一个外（侧）唇，一个内（间）唇，在它的侧面及髂前上棘后方有一处增厚的区域，被称为髂结节。两侧的耻骨体借助被称为耻骨联合的纤维软骨层相互连接。耻骨联合面上方有一转向前下且增厚、粗糙的部分，称

为耻骨嵴，在它的侧面末端有一骨性突起，称为耻骨结节。耻骨上支向后上方延伸形成髋臼（髋臼窝部分，有时称为髋臼体），并呈现出明显的耻骨梳，或耻骨线，与髂骨弓状线相连续。耻骨下支向前下方延伸，与坐骨支相连续并组成了闭孔的边缘。坐骨的主要部分由髋臼向后下方延伸、投射到坐骨结节。在坐骨髋臼下缘内侧的后缘，坐骨棘向后突出并介于坐骨大、小切迹之间。坐骨的一个分支从骨的主体下端向前延伸，与耻骨下支相连续，形成了通常所说的坐骨-耻骨支。

前侧腹壁

在描述腹壁之前，我们有必要说明一下：目前"腹部"这个词有许多不同的含义。有时"腹部"指的是腹腔和盆腔的统称，而有时则仅指从横膈到小骨盆（真骨盆）之间的体腔范围。有时，"腹部"又泛指身体的躯干部分。

我们建议把横膈以下的体腔统称为腹盆腔，然后再把它分为固有腹腔和盆腔（小骨盆）两部分。固有腹腔和盆腔以骨盆入口平面（穿过骶骨岬和耻骨嵴的平面）为界。需要注意的是，有些器官虽然起源于腹腔（比如一些结肠和小肠），但是经常垂入盆腔，这些腹腔脏器的下部和后下部是由盆腔壁而不是理论上的骨盆入口平面支撑的。方便的方法是将腹盆腔的边缘分为4部分，即前侧腹壁、腹腔后壁、横膈（腹腔和腹盆腔的上壁或顶部）和盆腔的底部。因为我们处理的是一个曲线的轮廓，所以它们之间的界限并不是截然分开的，但为了描述的需要，我们会在某些时候武断地定义一些界限。

前侧腹壁填充了在肋缘和髋骨之间的骨-软骨框架。寻着身体侧部的曲线，会出现肌肉层、神经、血管和筋膜层。目前，我们把腰方肌和其中的结构纳入腹腔后壁的范畴内。由于肌肉的组成不同，前侧腹壁的肌肉可以收缩和松弛，因此可通过调节腹盆腔的容量来适应其所容纳脏器体积的变化，并且参与控制腹内压。腹盆腔脏器的外科手术大多是通过前侧腹壁入路的。

从外向内，前侧腹壁依次为皮肤、皮下脂肪（浅层筋膜）、深筋膜外层、肌肉及其筋膜、腹横筋膜、腹膜外筋膜、壁腹膜。腹部皮肤厚度较均一（后部皮肤稍厚，前部次之，侧部较薄），除了脐部以外，其他部位与皮下组织连接较疏松。

皮下脂肪柔软、活动度较大，由于个体的营养状态和脂肪分布的不同，皮下脂肪内的脂肪含量也不同。皮下脂肪的厚度可以通过测量皮肤褶皱的厚度减去双倍皮肤的厚度来粗略得到（所得数据是两层皮下脂肪的厚度）。浅层的筋膜，特别是前腹壁脐水平附近的浅层筋膜，具有浅表的脂肪层，称为"Camper筋膜"（腹壁浅筋膜浅层）。而深层的膜样结构（不连续）称为Scarpa筋膜。这种经典的描述是对实际情况的一种简化，这些结构不是总能清晰地分开的，只是作为一种描述方法方便记忆。Camper筋膜与周围的脂肪层相连，例如大腿的浅层筋膜。Scarpa筋膜在沿着腹股沟韧带下方与腹股沟韧带平行走向融入阔筋膜。两层筋膜从耻骨结节内侧进入尿生殖区，这与尿道和膀胱颈损伤时尿液溢出的途径密切相关。当尿和血进入会阴区的筋膜后，会继续进入前侧腹壁。在男性，这两层筋膜进入阴囊，然后融合成一层光滑的内含肌肉的结构，且脂肪成分在进入阴囊时消失。在耻骨联合上方，有大量致密的韧带纤维汇入Scarpa筋膜形成阴茎袢状韧带，继续往下延伸至阴茎的背部和侧部。

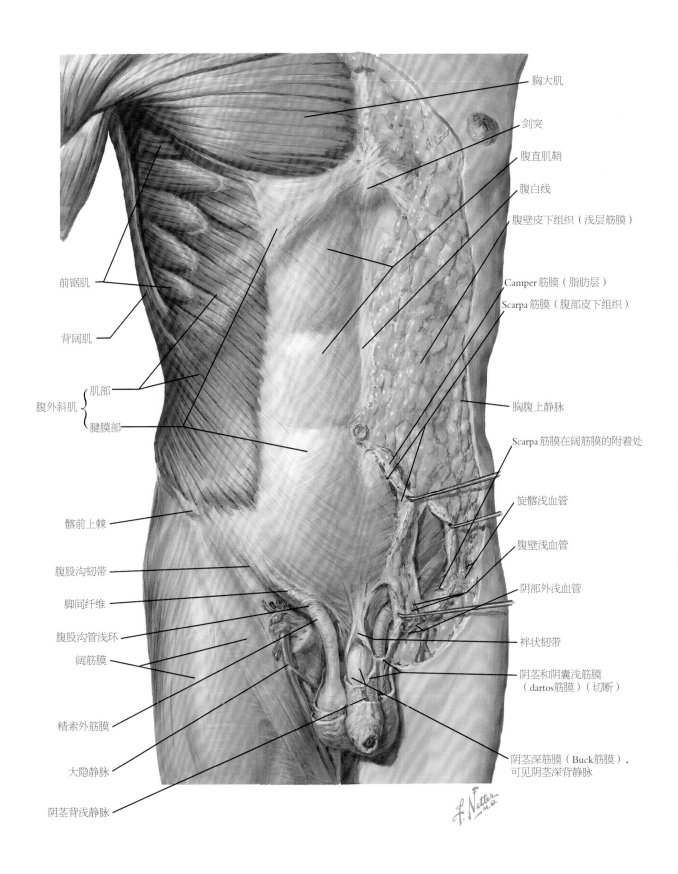

胸大肌

剑突

腹直肌鞘

腹白线

腹壁皮下组织（浅层筋膜）

Camper 筋膜（脂肪层）

Scarpa 筋膜（腹部皮下组织）

胸腹上静脉

Scarpa 筋膜在阔筋膜的附着处

旋髂浅血管

腹壁浅血管

阴部外浅血管

袢状韧带

阴茎和阴囊浅筋膜
（dartos 筋膜）（切断）

阴茎深筋膜（Buck 筋膜），
可见阴茎深背静脉

前锯肌

背阔肌

肌部

腹外斜肌 {

腱膜部

髂前上棘

腹股沟韧带

脚间纤维

腹股沟管浅环

阔筋膜

精索外筋膜

大隐静脉

阴茎背浅静脉

前侧腹壁（续）

　　深筋膜的外层（与腹外斜肌外表面的肌筋膜和腱膜不容易区分）容易从肌肉的肉质上区分出来，但很难从肌肉的腱膜部分分离出来。这一层与腹股沟韧带相连，并与从阔韧带下方出来的筋膜融合成阔筋膜。它也与腹外斜肌内表面的筋膜在腹股沟管浅环相连，形成精索外筋膜。在腹白线下末端的外侧，外层增厚形成阴茎悬韧带，将阴茎固定在耻骨联合和耻骨弓状韧带上。它也继续延续与包裹阴茎的深筋膜相连。

　　腹外斜肌如指状突起起源于下8肋的外侧至肋骨-肋软骨交界处，与上部及下部相比，中间部分的指状突起从肋外侧到达肋骨-肋软骨交界处的距离更长些。上5肋的指状突起与前锯肌相连，下2肋的指状突起与背阔肌相连。这些肌纤维的走行一般是朝前下方的，因此造成下部的2或3个指状突起的纤维插入髂嵴外侧缘前半部分的肌肉内。此处的肌肉具有游离的后侧缘，构成了腰三角的前部。余下的肌肉部分垂直向下走行形成强壮的腱膜，在纵向上从第9肋软骨尖部到髂前上棘水平，在横向上非常明显地向脊柱延伸。经过腹直肌前面的腱膜（融合了部分腹内斜肌的腱膜）与腹白线中线对侧的腱膜融合，在腹白线的上末端附着于剑突，下末端附着于耻骨。腱膜的下缘在髂前上棘和耻骨结节之间向内上方反折，反折缘和它周围的纤维构成了腹股沟韧带。

　　支配腹外斜肌的神经起源于胸6～12脊神经的腹侧支。第6～11胸神经是肋间神经，从肋间间隙走行到前侧腹壁，走行于腹内斜肌和腹横肌之间。第12胸神经是肋下神经，其走行与肋间神经相似。髂腹下神经起源于腰1脊神经的前支，也参与了腹外斜肌的神经支配。根据肌肉初始的节段分布状态，神经也呈节段性分布。第10胸神经伸展至脐水平，第12胸神经伸展至脐与耻骨联合的中点水平。

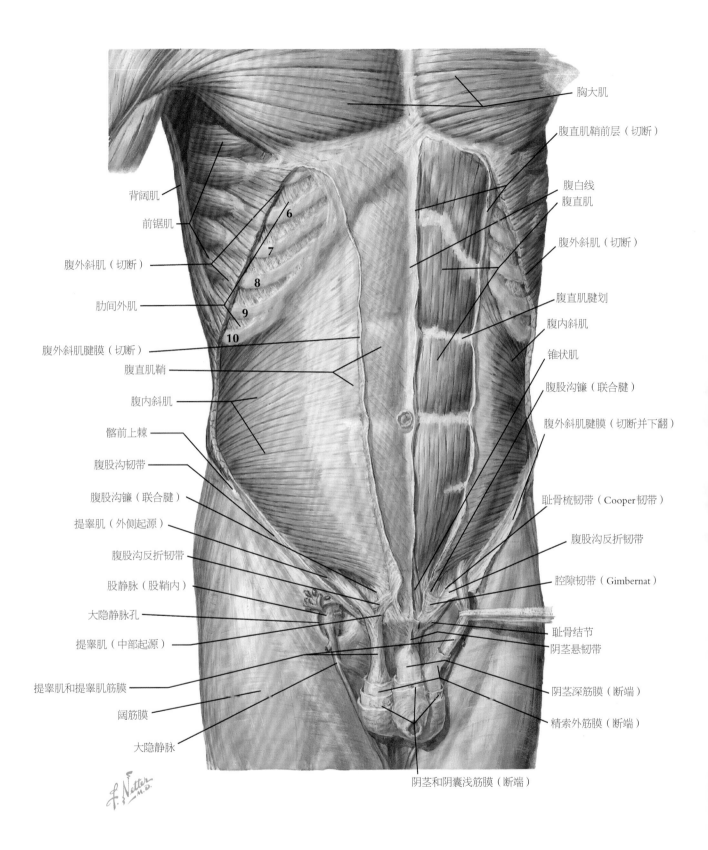

背阔肌

前锯肌

腹外斜肌（切断）

肋间外肌

腹外斜肌腱膜（切断）

腹直肌鞘

腹内斜肌

髂前上棘

腹股沟韧带

腹股沟镰（联合腱）

提睾肌（外侧起源）

腹股沟反折韧带

股静脉（股鞘内）

大隐静脉孔

提睾肌（中部起源）

提睾肌和提睾肌筋膜

阔筋膜

大隐静脉

6
7
8
9
10

胸大肌

腹直肌鞘前层（切断）

腹白线
腹直肌

腹外斜肌（切断）

腹直肌腱划

腹内斜肌

锥状肌

腹股沟镰（联合腱）

腹外斜肌腱膜（切断并下翻）

耻骨梳韧带（Cooper韧带）

腹股沟反折韧带

腔隙韧带（Gimbernat）

耻骨结节

阴茎悬韧带

阴茎深筋膜（断端）

精索外筋膜（断端）

阴茎和阴囊浅筋膜（断端）

前侧腹壁 （续）

　　腹外斜肌可以和前侧腹壁的其他大肌肉一起完成以下功能：①支撑腹部脏器，通过挤压使脏器内的内容物排出；②呼气时挤压胸部；③使脊柱弯曲；④辅助胸腔和盆腔的相对转动。固定骨盆，一侧的腹外斜肌收缩使同侧肩部向前旋转。

　　腹内斜肌比腹外斜肌小一些，薄一些。它起源于胸腰部筋膜的后部，髂嵴的前2/3或多于中线、腹外斜肌反折缘腱膜的外侧1/2～2/3及紧邻的髂筋膜。源自胸腰筋膜和髂嵴的大部分肌纤维向上、向内走行，因此腹内斜肌的肌纤维走行与腹外斜肌垂直。最内层肌纤维延续至下3（或4）肋和肋软骨前缘。其余的肌纤维最终形成腱膜，从第10肋软骨至耻骨嵴，呈线状向下向内延伸。在腹部的上2/3（或3/4）范围内，这个腱膜在腹直肌外侧缘分裂成前后两层，分别从腹直肌的前方和后方穿过。这两层腱膜将每两个腹直肌的内侧连接起来，并与腹白线对侧的腱膜相汇合。在腹部的下1/3，腹内斜肌腱膜不会分裂，而是完整地从腹直肌前方跨过，达到腹白线。纤维到达腹外斜肌腱膜和相关髂筋膜边缘时变得苍白和薄弱，向下向内走行，呈拱形跨过男性的精索或女性的子宫圆韧带。这部分腹内斜肌一般与相邻的腹横肌紧密相连甚至融合在一起形成共同的腱膜，止于耻骨嵴和耻骨梳上，形成联合腱（腹股沟镰）。腹内斜肌一般是由2～3个肋间神经及肋下神经、髂腹下神经、髂腹股沟神经支配的。支配腹内斜肌的神经与腹外斜肌的支配神经相似（见前述），但是腹内斜肌的收缩使同侧肩部在骨盆固定时向后旋转。

　　腹内斜肌下缘沿精索向下移行形成提睾肌，提睾肌只有在男性才比较发达。提睾肌附着于腹外斜肌腱膜反折缘的中部、腹内斜肌边缘的下面。从此处，一些零散的肌纤维沿着结缔组织（提睾肌筋膜）跨过精索，止于耻骨结节和腹直肌鞘的前层。提睾肌的支配神经是生殖股神经的生殖支和髂腹股沟神经的分支。提睾肌的收缩使睾丸向腹股沟管浅环移动。

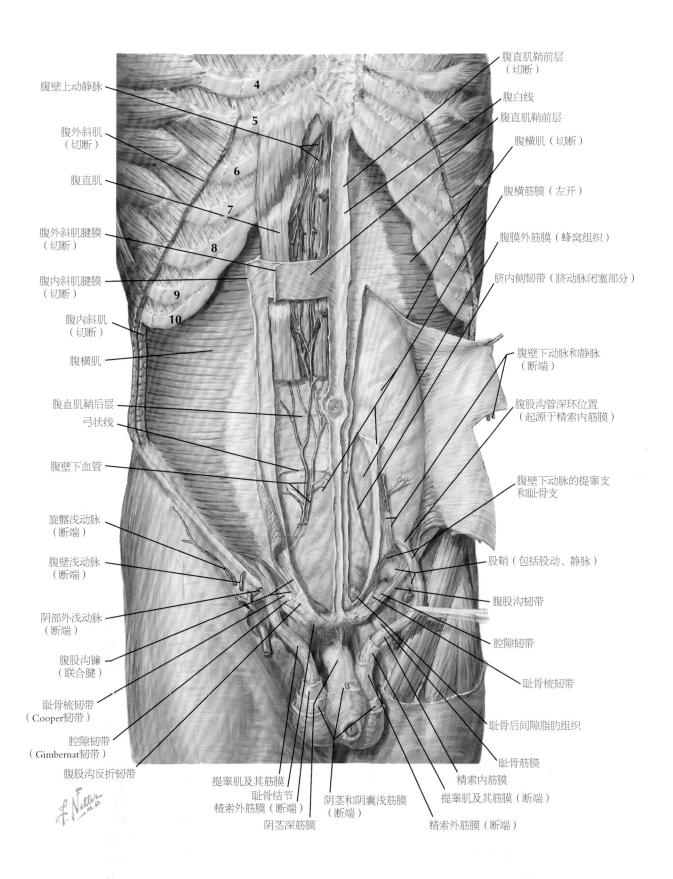

腹壁上动静脉

腹外斜肌
（切断）

腹直肌

腹外斜肌腱膜
（切断）

腹内斜肌腱膜
（切断）

腹内斜肌
（切断）

腹横肌

腹直肌鞘后层

弓状线

腹壁下血管

旋髂浅动脉
（断端）

腹壁浅动脉
（断端）

阴部外浅动脉
（断端）

腹股沟镰
（联合腱）

耻骨梳韧带
（Cooper韧带）

腔隙韧带
（Gimbernat韧带）

腹股沟反折韧带

腹直肌鞘前层
（切断）

腹白线

腹直肌鞘前层

腹横肌（切断）

腹横筋膜（左开）

腹膜外筋膜（蜂窝组织）

脐内侧韧带（脐动脉闭塞部分）

腹壁下动脉和静脉
（断端）

腹股沟管深环位置
（起源于精索内筋膜）

腹壁下动脉的提睾支
和耻骨支

股鞘（包括股动、静脉）

腹股沟韧带

腔隙韧带

耻骨梳韧带

耻骨后间隙脂肪组织

耻骨筋膜

精索内筋膜

提睾肌及其筋膜（断端）

精索外筋膜（断端）

阴茎和阴囊浅筋膜
（断端）

提睾肌及其筋膜
耻骨结节
精索外筋膜（断端）
阴茎深筋膜

前侧腹壁（续）

腹横肌是宽薄型的肌肉，水平走行，位于前外侧腹壁的内部。谈及腹横肌的起源，一般来说有这几种情况：①起源于下6肋肋软骨的内侧面，起源处交叉连接构成了横膈的肋缘；②竖脊肌外侧缘和胸腰筋膜层共同形成的腱膜，该腱膜与腰椎横突和同一腰椎的棘突相连（非直接起源于腰椎）；③髂嵴缘内侧的前1/2～3/4；④腹外斜肌腱膜反折部外侧1/3和其相邻的髂筋膜。肌纤维向前内方横行，移行为腹横肌腱膜，终止于腹股沟韧带中部。在腹部的上2/3～3/4，腱膜进入腹直肌后部与腹内斜肌腱膜的后层融合，在腹白线处与对侧腱膜融合。腹白线在剑突处终点也同样存在腹横肌腱膜的插入。在腹部的下1/4～1/3，腹横肌腱膜从前方跨过腹直肌到达腹白线。腹横肌下部的纤维和腹内

斜肌下部的纤维共同插入其后方的肌肉里。腹横肌的前缘是游离存在的，它起于腹外斜肌腱膜，止于耻骨，拱形跨过男性的精索或女性的圆韧带。支配腹横肌的神经起源于下5～6肋间和肋下神经的前支，以及髂腹下神经、髂腹股沟神经和生殖股神经。腹横肌的作用与腹外斜肌和腹部其他大肌肉相似。单侧腹横肌的收缩不会产生身体的转动。

腹直肌是垂直的平坦的肌肉，位于前正中线的两侧，上部又宽又薄，下部较窄较厚。腹直肌有上下两个附着点，对于哪个是肌肉的起点，哪个是止点，学者们的意见还没有统一。腹直肌内有一些不完整、"之"字形和横行的腱划，这形成了腹直肌的特征性外观。特别是在腹直肌的前面，这些腱划与腹直肌鞘前层紧密结合。

通常在脐与剑突之间有两个腱划，在脐水平以下。腹直肌的上部附着于第5、6、7肋软骨前表面，剑突和肋剑突韧带上。腹直肌的下部形成短肌腱，其侧缘较宽，附着于耻骨嵴的粗糙区域，从耻骨结节扩展到耻骨联合。这个短肌腱的中部比较窄，附着于前方的耻骨联合，此处与对侧的纤维交叉融合。腹直肌是由第6、7肋间神经的前支支配的，神经进入腹直肌深处接近侧缘处，分出皮支，或间接穿过肌肉形成肌间神经丛。第10胸神经的分支通常进入脐水平处腱划下的肌肉内。腹直肌与上述的其他肌肉协作，在呼吸时固定腹腔器官。腹直肌在脊柱屈曲运动时起到非常大的作用，从而使剑突和耻骨靠近。

锥状肌是一块很小且不重要的肌肉，甚至有20%～25%的人没有这块

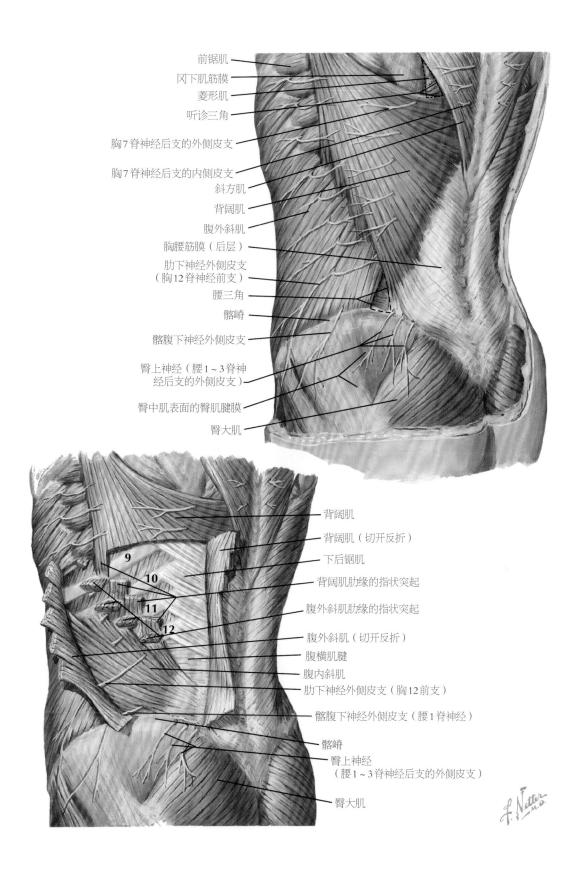

前锯肌
冈下肌筋膜
菱形肌
听诊三角
胸 7 脊神经后支的外侧皮支
胸 7 脊神经后支的内侧皮支
斜方肌
背阔肌
腹外斜肌
胸腰筋膜（后层）
肋下神经外侧皮支
（胸 12 脊神经前支）
腰三角
髂嵴
髂腹下神经外侧皮支
臀上神经（腰 1～3 脊神
经后支的外侧皮支）
臀中肌表面的臀肌腱膜
臀大肌

背阔肌
背阔肌（切开反折）
下后锯肌
背阔肌肋缘的指状突起
腹外斜肌肋缘的指状突起
腹外斜肌（切开反折）
腹横肌腱
腹内斜肌
肋下神经外侧皮支（胸 12 前支）
髂腹下神经外侧皮支（腰 1 脊神经）
髂嵴
臀上神经
（腰 1～3 脊神经后支的外侧皮支）
臀大肌

9
10
11
12

前侧腹壁（续）

肌肉。它起源于耻骨嵴，在腹直肌耻骨附着处的前方。它的肌纤维向上朝向腹白线，终止于耻骨与脐连线的中下1/3处。锥状肌受肋下神经的分支支配，有时也受髂腹下神经或髂腹股沟神经的支配。尽管锥状肌的收缩可以绷紧腹白线，将腹白线固定在耻骨上，但它的生物机械作用并不重要。

　　大部分的腹直肌和锥状肌被包裹在腹直肌鞘中，腹直肌鞘是由前侧腹壁的三大块肌肉的腱膜形成的。腹直肌鞘的下1/4～1/3处组成与其上部不同。在腹部的上2/3～3/4处，腹外斜肌的腱膜与腹内斜肌腱膜前层交织融合形成腹直肌鞘的前层，腹横肌的

腱膜与腹内斜肌腱膜后层交织融合形成腹直肌鞘的后层；腹直肌鞘的前后层与腹白线处腹直肌内侧缘融合在一起。在腹直肌外侧缘，腹直肌鞘的前后层融合在腹内斜肌腱膜分割线上。腹直肌鞘的后层未与肋缘相连，因此腹直肌的最上部分直接附着在胸壁上。在腹部的下1/4～1/3处，腹内斜肌腱膜并未分成前后两层，腹内斜肌腱膜和大部分腹横肌腱膜一起位于腹直肌前方，故这个部位的腹直肌鞘后层仅由腹横筋膜构成。通常，腹直肌鞘后层腱膜部分的上缘非常明显，被称为弓状线。

　　腹横筋膜在某些位置较薄、较固

定，某些位置较厚、较独立。在腹横肌的弓状下缘，腹横筋膜被认为与腹横肌外表面的筋膜交织，形成片状结构伸展至腹股沟韧带。这个筋膜向深处伸展形成股鞘的前壁。腹横肌起源于腹外斜肌反折缘处及其相邻的髂筋膜，在此处腹横筋膜与髂筋膜交织融合在一起。

　　腹膜外筋膜（浆膜下筋膜）在腹壁的顶端和前侧壁是菲薄且比较游离的，但在腹壁下部则比较疏松，这有利于膀胱的扩张。与顶端及大部分前侧壁相比，腹腔后壁的腹膜外组织体积巨大且脂肪较多，特别是在肾和大血管周围的部位。

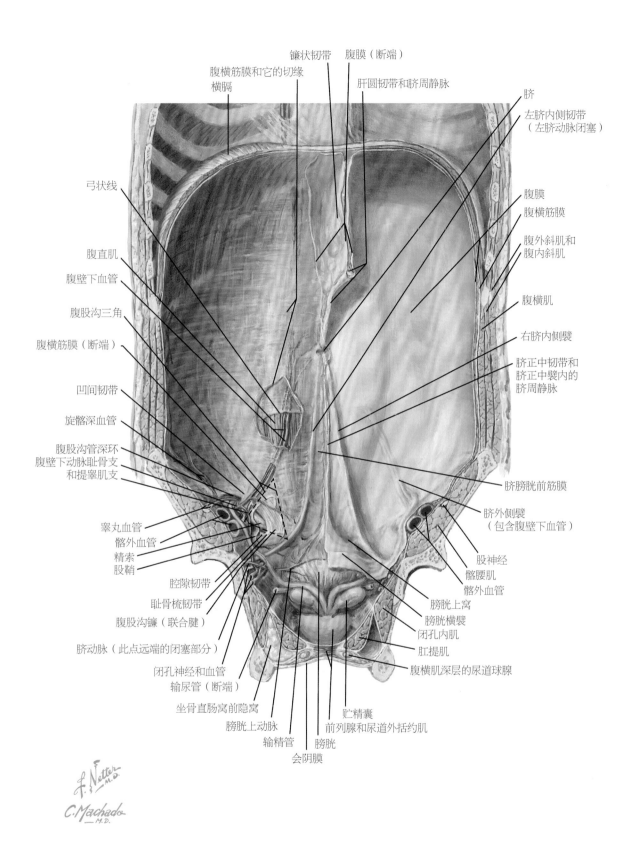

镰状韧带
腹膜（断端）
腹横筋膜和它的切缘
横膈
肝圆韧带和脐周静脉
脐
左脐内侧韧带
（左脐动脉闭塞）
弓状线
腹膜
腹横筋膜
腹直肌
腹外斜肌和
腹内斜肌
腹壁下血管
腹横肌
腹股沟三角
腹横筋膜（断端）
右脐内侧襞
脐正中韧带和
脐正中襞内的
脐周静脉
凹间韧带
旋髂深血管
腹股沟管深环
腹壁下动脉耻骨支
和提睾肌支
睾丸血管
髂外血管
精索
股鞘
脐膀胱前筋膜
脐外侧襞
（包含腹壁下血管）
股神经
髂腰肌
髂外血管
腔隙韧带
膀胱上窝
耻骨梳韧带
膀胱横襞
腹股沟镰（联合腱）
闭孔内肌
脐动脉（此点远端的闭塞部分）
肛提肌
闭孔神经和血管
腹横肌深层的尿道球腺
输尿管（断端）
坐骨直肠窝前隐窝
膀胱上动脉
贮精囊
前列腺和尿道外括约肌
输精管
膀胱
会阴膜

腹股沟管

男性精索斜向通过前侧腹壁的管道称为腹股沟管，同样的结构在女性也存在，子宫圆韧带由此穿行，终止于大阴唇。为了方便起见，此处是基于男性的结构描述的，一般来说，女性的腹股沟管结构与男性相同，但稍窄一些。

腹股沟管是一个倾斜走行的管道，3~5 cm 长，穿过前腹壁肌肉和深层筋膜在腹股沟韧带上方与腹股沟韧带平行走行。腹股沟管位于腹股沟管深环与浅环之间，腹股沟管深环位于髂前上棘与耻骨联合连线中点的腹横筋膜处，腹股沟管浅环位于耻骨结节外上方腹外斜肌腱膜处。腹股沟管深环呈漏斗形开口于腹横筋膜，筋膜向下延续包裹精索成为精索内筋膜。腹壁下静脉位于腹股沟管深环的内下方，腹横肌的内侧缘位于腹股沟管深环的外上方。腹股沟管浅环是由腹外斜肌腱膜纤维分裂形成的，纤维向浅环的内上方走行，与对侧的纤维交叉融合附着于耻骨联合前下方。此处的腹外斜肌腱膜叫做腹股沟管浅环内侧脚。腹外斜肌腱膜向下走行至腹股沟管浅环的纤维称为腹股沟管浅环外侧脚，此处是腹股沟韧带的内侧终点。

腹外斜肌腱膜下缘形成反折缘，反折缘内汇入周围的纤维形成腹股沟韧带。大腿前方的阔筋膜与腹股沟韧带全程紧密相连。腹股沟韧带的外侧1/2向腱膜深处反折，与髂筋膜紧密交织，髂肌通过此处进入大腿。腹股沟韧带的内侧1/2是由腱膜纤维反折形成的，这些纤维构成了腹股沟管浅环的下缘。最下方的纤维附着于耻骨，更内侧的纤维附着于耻骨结节。起源于更下方的纤维向上方走行，沿着耻骨梳内侧依次附着于耻骨结节上方。从反折缘向后向上走行到耻骨梳的腱膜部分称为腹股沟韧带的耻骨部或称为腔隙韧带。上述的腹外斜肌腱膜的纤维有些附着于耻骨结节和耻骨梳，有些继续上行附着于更靠上的部位。那些从耻骨梳继续向上向内的纤维经过腹股沟镰到达中线，与对侧腹外斜肌腱膜结合，称为腹股沟反折韧带。

腹股沟管浅环的旁边有一些纤维束大致呈直角向腹外斜肌腱膜走行并附着于该腱膜浅层，这些纤维称为脚间纤维。这些纤维被认为可防止在腹股沟管浅环处被分开的腹外斜肌腱膜进一步撕裂。

另一个经常被提到的由腹外斜肌腱膜纤维组成的结构是耻骨梳韧带（Cooper韧带），常在外科疝修补手术时用到。它沿耻骨梳走行，加强了耻骨梳的边缘。它是由腹股沟韧带（腔隙韧带）耻骨部的外侧纤维形成的，当这些纤维到达耻骨梳，突然向上外侧转向，沿耻骨梳走行。耻骨梳韧带也经常被解释为耻骨梳的骨膜。

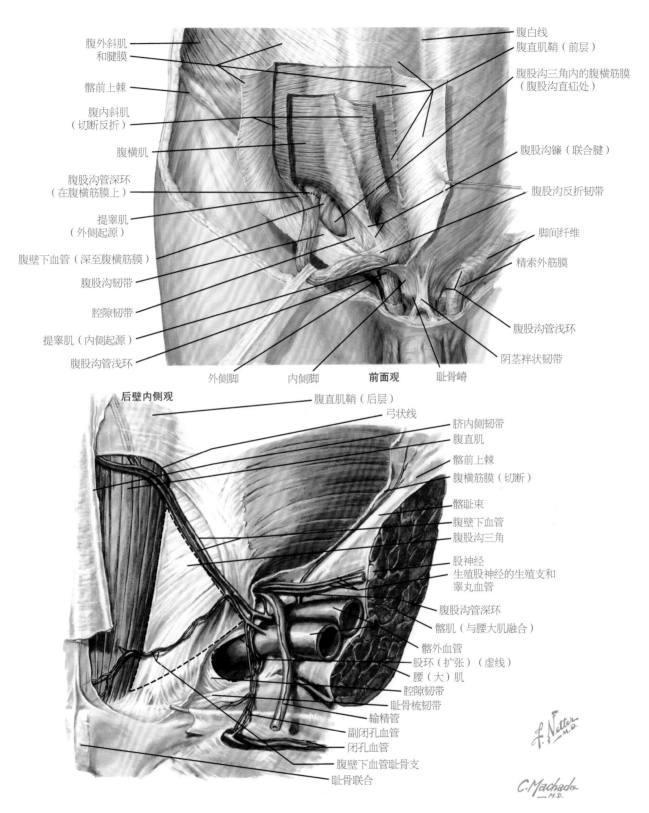

腹外斜肌和腱膜

髂前上棘

腹内斜肌（切断反折）

腹横肌

腹股沟管深环（在腹横筋膜上）

提睾肌（外侧起源）

腹壁下血管（深至腹横筋膜）

腹股沟韧带

腔隙韧带

提睾肌（内侧起源）

腹股沟管浅环

外侧脚　　内侧脚　　前面观　　耻骨嵴

腹白线

腹直肌鞘（前层）

腹股沟三角内的腹横筋膜（腹股沟直疝处）

腹股沟镰（联合腱）

腹股沟反折韧带

脚间纤维

精索外筋膜

腹股沟管浅环

阴茎祥状韧带

后壁内侧观

腹直肌鞘（后层）

弓状线

脐内侧韧带

腹直肌

髂前上棘

腹横筋膜（切断）

髂耻束

腹壁下血管

腹股沟三角

股神经

生殖股神经的生殖支和睾丸血管

腹股沟管深环

髂肌（与腰大肌融合）

髂外血管

股环（扩张）（虚线）

腰（大）肌

腔隙韧带

耻骨梳韧带

输精管

副闭孔血管

闭孔血管

腹壁下血管耻骨支

耻骨联合

卡洛斯·马查多在弗兰克·奈特之后画的腹股沟三角

腹股沟管（续）

腹内斜肌和腹横肌的起源和走行在上文中已经谈过，但是它们与腹股沟管的关系还有一些细节需要说明。这两块肌肉起源的腹外斜肌腱膜（以及与腱膜边缘密切相关的髂筋膜）的确切数量差异相当大，可能很难分离该区域的肌肉。大部分人的腹内斜肌起始部向内伸展过长，以致一些肌束向前伸入精索并成为它的固有结构一起走行入腹股沟管深环，从而使这一区域得到了一定程度的加固。腹横肌的起始部（在能被充分分离的前提下）通常向内侧延展但不会超过腹股沟管浅环的外侧缘。联合腱插入耻骨梳和耻骨嵴，由于耻骨梳与耻骨嵴的连线存在一个角度，因此插入耻骨梳的联合腱在一个平面上，插入耻骨嵴的联合腱在另一个平面上。插入耻骨梳部分的联合腱部分固定于精索的外

缘，它们附着于耻骨梳的后部，沿精索走行与腔隙韧带（腹股沟韧带耻骨部）相连，腔隙韧带在精索下方与耻骨梳相连。

腹股沟管和它的结构也可以用顶、地板、前壁和后壁来更好地阐述。由于它是一个圆管状结构，因此这4个壁之间没有明确的分界线。需要注意的是，腹股沟管末端的开口不是在垂直于腹股沟长轴的平面上，而是在与腹股沟长轴形成一个锐角的平面上。因此腹股沟管的后壁比前壁更向内侧伸展，前壁比后壁更向外侧伸展。腹股沟管有两个开口，一个是腹股沟管深环，位于管的内终端腹横筋膜处；另一个是腹股沟管浅环，位于管的外终端腹外斜肌腱膜处。被脚间纤维加固的腹外斜肌腱膜构成了腹股沟管的前壁。在腹股沟管外侧1/4~1/3处，

起源于腹股沟韧带和相关髂筋膜的腹内斜肌纤维形成了深入腹外斜肌腱膜部分的腹股沟管前壁。在腹外斜肌腱膜的表面是浅筋膜和皮肤，它们在腹股沟管浅环上方向内跨过腹股沟管前壁。腹股沟管的地板（下壁）的内侧2/3~3/4由腹外斜肌腱膜和腔隙韧带（腹股沟韧带耻骨部）共同形成，它们形成一个"架子"，其上有精索走行。腹股沟管的后壁全部由腹横筋膜形成。在腹横肌和腹内斜肌的联合腱前方的腹股沟反折韧带加强了腹股沟管浅环内侧的后壁。腹直肌肌腱与联合腱（又称腹股沟镰）后端融合后可容纳一定程度的扩张改变。上述的所有加强结构都是在腹横筋膜前方，腹横筋膜后方是疏松的腹膜外筋膜和腹膜。腹膜外筋膜和腹膜可以到达腹股沟管深环。在腹股沟管的外侧壁，腹

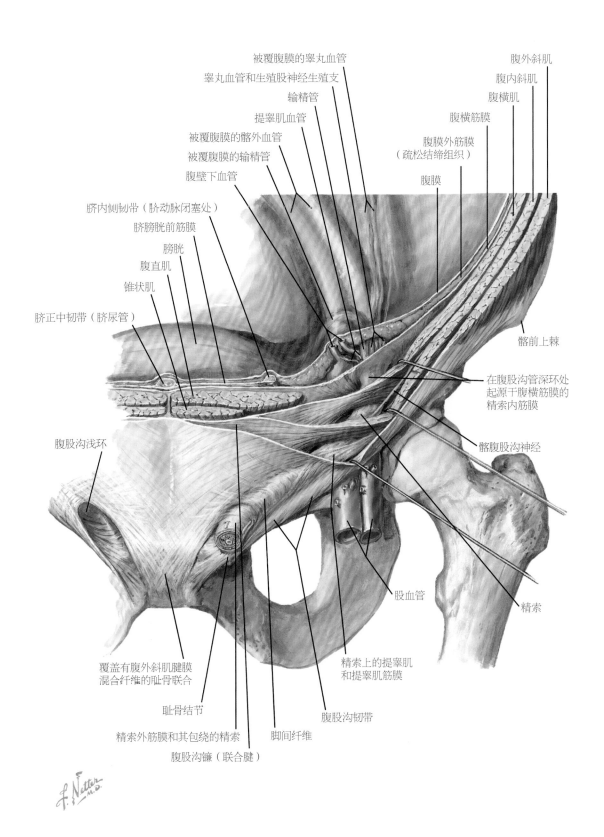

被覆腹膜的睾丸血管

睾丸血管和生殖股神经生殖支

输精管

提睾肌血管

被覆腹膜的髂外血管

被覆腹膜的输精管

腹壁下血管

脐内侧韧带（脐动脉闭塞处）

脐膀胱前筋膜

膀胱

腹直肌

锥状肌

脐正中韧带（脐尿管）

腹股沟浅环

腹外斜肌

腹内斜肌

腹横肌

腹横筋膜

腹膜外筋膜
（疏松结缔组织）

腹膜

髂前上棘

在腹股沟管深环处
起源于腹横筋膜的
精索内筋膜

髂腹股沟神经

股血管

精索

覆盖有腹外斜肌腱膜
混合纤维的耻骨联合

耻骨结节

精索外筋膜和其包绕的精索

腹股沟镰（联合腱）

脚间纤维

腹股沟韧带

精索上的提睾肌
和提睾肌筋膜

腹股沟管（续）

壁下动脉和静脉在腹股沟管深环与腹膜外筋膜交汇处的后方走行。在这个血管上方覆盖着增厚了的腹横筋膜。一般在腹股沟深环处的壁腹膜上可以出现轻微的凹陷。腹股沟管的顶可以说是由腹内斜肌的最下面的束状结构形成的，因为它们逐渐以一种轻微拱形的方式通过，从它们原来在管道前面的位置（通过联合腱）到它们在管道后面的位置。在管道的外侧端，腹横肌下束同样在管道上方形成拱形。需要指出的是，尽管我们出于描述的目的称腹股沟管的上壁和下壁为顶和地板，但其前壁和后壁也在某种程度上参与了上壁和下壁的形成。

前侧腹壁最薄弱的部位是腹股沟管浅环，它或多或少地被腹股沟反折韧带、联合腱、腹直肌到耻骨梳处的肌腱加固。常见的薄弱区域位于腹股沟三角（又称海氏三角，Hesselbach 三角），此处好发腹股沟直疝。这个三角的上外侧边为腹壁下血管，上内侧边为腹直肌外侧缘，下边为腹股沟韧带。

从发育角度看，腹股沟管可以算作前腹壁下部的外翻。鞘突包括壁腹膜外层的所有结构，为睾丸从后腹壁通过腹股沟管下降到阴囊做准备。起初，这个过程是直行的前后方向，但是随着进化的过程，变成了倾斜走行的。一般来说，鞘突与腹盆腔的壁腹膜没有联系，在鞘突内所剩的壁腹膜变为双层的浆膜囊，即部分围绕睾丸的鞘膜。腹壁的其他层次外翻后包绕精索和睾丸，睾丸被精索吊着连续穿过前腹壁的各层。从腹横筋膜延续而来的是精索内筋膜，精索从腹横肌下缘下通过。从腹内斜肌延续而来的是提睾肌及其筋膜。从腹外斜肌延续而来的是精索外筋膜和脚间筋膜。

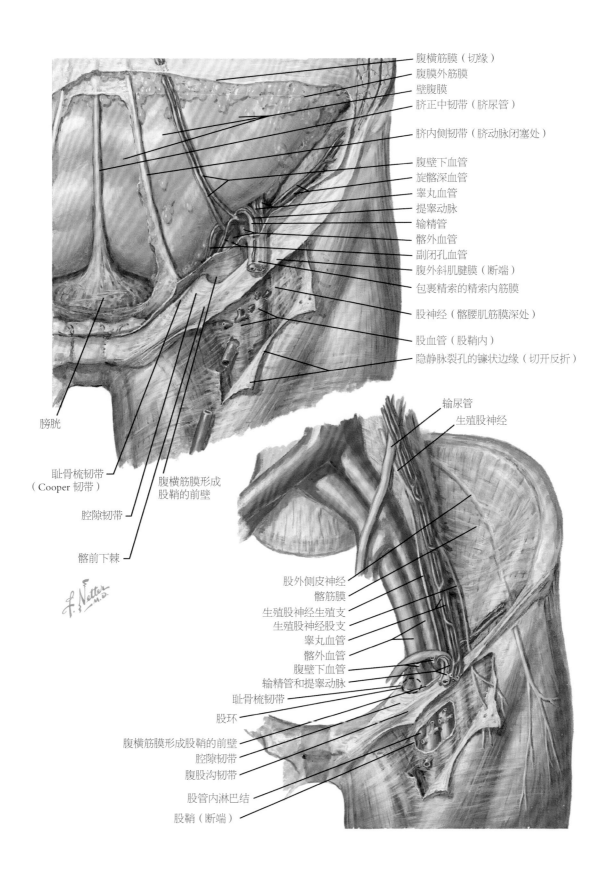

腹横筋膜（切缘）
腹膜外筋膜
壁腹膜
脐正中韧带（脐尿管）
脐内侧韧带（脐动脉闭塞处）
腹壁下血管
旋髂深血管
睾丸血管
提睾动脉
输精管
髂外血管
副闭孔血管
腹外斜肌腱膜（断端）
包裹精索的精索内筋膜
股神经（髂腰肌筋膜深处）
股血管（股鞘内）
隐静脉裂孔的镰状边缘（切开反折）

膀胱

耻骨梳韧带
（Cooper 韧带）

腔隙韧带

髂前下棘

腹横筋膜形成
股鞘的前壁

输尿管
生殖股神经

股外侧皮神经
髂筋膜
生殖股神经生殖支
生殖股神经股支
睾丸血管
髂外血管
腹壁下血管
输精管和提睾动脉
耻骨梳韧带
股环
腹横筋膜形成股鞘的前壁
腔隙韧带
腹股沟韧带
股管内淋巴结
股鞘（断端）

腹腔后壁

　　5个腰椎的椎体被椎间盘连在了一起，组成了一个独立的、纵行的、位于腹腔后壁的隆起结构。这个结构与腹前壁的内表面距离较近（仅几厘米）。椎间盘在这个隆起型结构的表面形成小凸起，表面有紧密附着于膈脚的前纵韧带覆盖。在腰椎旁边是腰大肌和腰小肌（如果存在的话）。腰大肌的旁边与髂嵴的下方是髂肌，在第12肋和髂嵴之间是腰方肌。

　　腰大肌起源于：①腰椎横突的前表面和下缘；②每一个椎间盘和它上、下腰椎的侧面；③跨过第1～4腰椎旁凹处的腱弓。这些肌肉沿骨盆内缘走行，然后向下至腹股沟韧带，进入大腿肌肉，伸入股骨小转子。

　　在40%～60%的个体中，腰小肌起源于胸12、腰1椎体和它们之间椎间盘的侧方。它从下面走行至腰大肌的前面，止于插入耻骨梳和髂耻隆起的长扁平肌腱。

　　髂肌位于髂窝（髂窝形成了这部分腹盆腔的侧壁），它起源于髂窝的上2/3，髂嵴顶端的内唇，骶髂前韧带和髂腰韧带的前方和骶骨的基底部。髂肌的纤维向下聚集，从下方插入腰大肌腱的侧缘。也有一些纤维伸入腿部肌肉止于股骨小转子的前下方。由于大部分髂肌纤维插入腰大肌肌腱，因此经常把这两个肌肉合称为髂腰肌，当然它们的功能也是相同的。

　　腰方肌起源于髂嵴（内唇）的后部、髂腰韧带和第5腰椎的横突（肌肉的前层也可能起源于第4、第3或第2腰椎椎体），插入第12肋下缘中部，一些插入第1～4腰椎的横突。它将第12肋向下拉，因此成为膈肌与髂嵴的锚定点，并固定了腰椎外侧的椎体部分。它的前面被覆有胸腰筋膜的前层。它的后方是胸腰筋膜的中层。

　　膈肌的下后部分可被认为是后腹壁的一部分。根据前侧腹壁后缘的位置，位于腰方肌旁的腹横肌的一部分（被腹外斜肌和腹内斜肌覆盖）也可被认为帮助了后腹壁的形成。

　　当然，背部下部的表面结构位于我们上述结构的外面，若是从后面描述腹腔结构的话，不得不穿过这些结构。

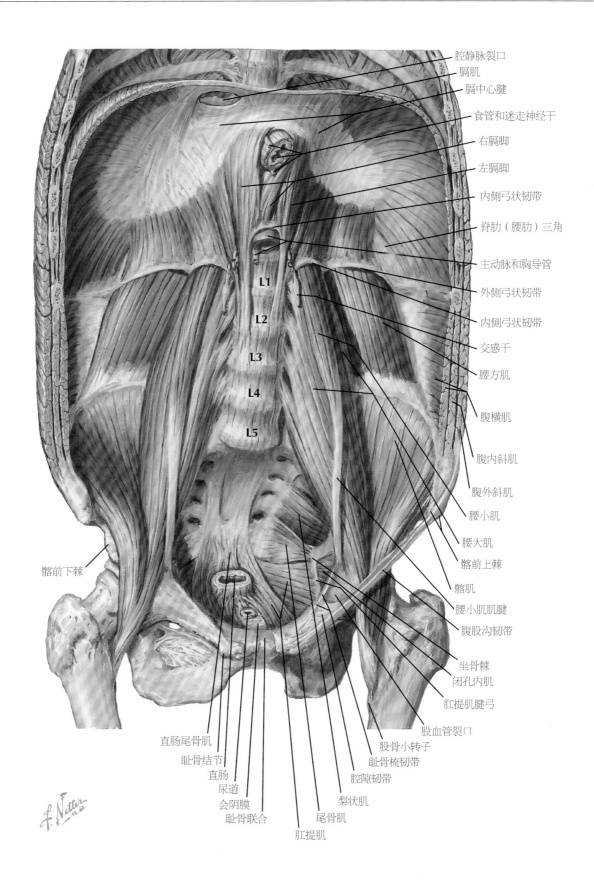

腔静脉裂口
膈肌
膈中心腱
食管和迷走神经干
右膈脚
左膈脚
内侧弓状韧带
脊肋（腰肋）三角
主动脉和胸导管
外侧弓状韧带
内侧弓状韧带
交感干
腰方肌
腹横肌
腹内斜肌
腹外斜肌
腰小肌
腰大肌
髂前上棘
髂肌
腰小肌肌腱
腹股沟韧带
坐骨棘
闭孔内肌
肛提肌腱弓
股血管裂口
股骨小转子
耻骨梳韧带
腔隙韧带

L1
L2
L3
L4
L5

髂前下棘

直肠尾骨肌
耻骨结节
直肠
尿道
会阴膜
耻骨联合
肛提肌
尾骨肌
梨状肌

膈

膈构成了腹盆腔穹窿形顶部，同时也构成了胸腔底部，它是腹盆腔与胸腔的分隔。这种独特的肌肉结构由胸腔下缘的内侧面向中心生发，肌纤维向上和向内插入膈中心腱。胸骨左右两侧各一个相当短的、肉质的条状结构生发出一样多的肌纤维，通过剑突软骨后方，到达膈中心腱前缘。事实上，由于个体差异和膈肌收缩程度的不同，胸骨来源的纤维甚至可能生发至膈下缘。

肋骨来源的膈肌纤维一般是肋软骨表面和下6对肋骨生发的肌纤维与腹横肌来源的肌纤维互相交叉形成。腰椎来源的膈由两侧膈脚和内侧弓状韧带以及外侧弓状韧带组成。膈脚来源于腱膜结构，与上腰椎的前侧和外侧（右侧为1~3个或4个，左侧为1~2个或3个）和相关的椎间盘、前纵韧带交叉融合。右膈脚较左侧更厚更长，逐渐移行为肌肉组织，其分裂出的肌束至食管裂孔左侧。两侧膈脚向中心汇聚，在主动脉前方形成内侧弓状韧带。内侧弓状韧带包括腰大肌上方筋膜增厚形成的腱弓，从第2（或第1）腰椎体侧面开始，混合了相应侧膈脚的侧缘，终止于第1（或第2）腰椎横突上。外侧弓状韧带由腰方肌上方筋膜增厚形成，从第1（或第2）腰椎横突开始，终止于第12（或第11）肋上

缘与下缘。

膈中心腱虽薄但却是坚固且密集的腱膜，它的生发距胸骨较肋及腰椎更近，外形像厚且打开的"V"，有轻微的压痕，产生3个裂孔。纤维心包与膈中心腱上表面融合在一起。

膈的几个裂孔（裂隙）可以允许重要脏器从胸腔和腹腔之间通过。下腔静脉穿过由膈中心腱右侧与中部交界后形成的腔静脉孔，这也是三大裂孔中最前和最高的一个，位于胸8和胸9之间的椎间盘水平处。膈神经的一个

分支常穿过腔静脉孔。食管裂孔约平胸10，在膈中心腱后部，由膈的肌束形成，食管和迷走神经前、后干穿过此孔到达腹腔。主动脉裂孔（实际上是膈后缘的凹口）处于胸12水平，主动脉与胸导管、奇静脉伴行穿过。内脏大、小神经穿过膈脚，而半奇静脉穿过左膈脚。

胸肋三角为膈的肌纤维三部起点之间的三角形小区，无肌纤维，仅覆以网状结缔组织，为薄弱区，该区在外侧弓状韧带处有较大变化。

膈的胸骨部
右膈神经前支
右膈下动脉
腔静脉孔
右膈脚
内脏大神经
内脏小神经
膈神经节
内脏最小神经
膈的肋部

左膈神经前支
膈的肋部
膈中心腱
食管裂孔
由右膈脚发出的肌纤维
穿过食管裂孔左侧
左膈下动脉
食管返支
前支
侧支 左肾上腺上动脉
左膈神经
左膈脚

L1
L2
L3
L4

腰肋三角
第12肋
外侧弓状韧带
膈腰部
内侧弓状韧带
第1腰椎横突

腰方肌
腰大肌
交感干
腹腔干

主动脉裂孔
内侧弓状韧带
腹主动脉

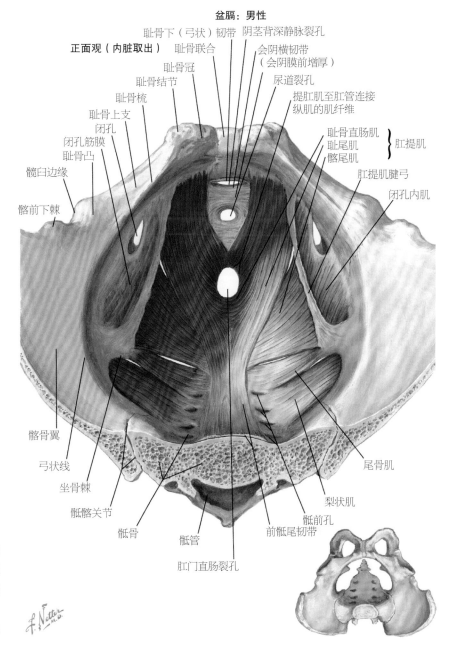

盆膈：男性

正面观（内脏取出）

耻骨下（弓状）韧带
阴茎背深静脉裂孔
耻骨联合
会阴横韧带
（会阴膜前增厚）
耻骨冠
尿道裂孔
耻骨结节
提肛肌至肛管连接
纵肌的肌纤维
耻骨梳
耻骨上支
耻骨直肠肌
闭孔
耻尾肌　　肛提肌
闭孔筋膜
髂尾肌
耻骨凸
肛提肌腱弓
髋臼边缘
闭孔内肌
髂前下棘

髂骨翼
尾骨肌
弓状线
梨状肌
坐骨棘
骶前孔
骶髂关节
前骶尾韧带
骶骨
骶管
肛门直肠裂孔

腹盆腔底部

骨盆出口（骨盆下孔）大部分被盆膈的吊带状结构封闭，盆膈与泌尿生殖膈一起为位于腹部骨盆的内脏提供下部和后腹部的支撑。一般来讲，盆膈由左右肛提肌、左右尾骨肌以及这些肌肉表面的筋膜组成。

肛提肌分布组成：①从耻骨的盆腔面沿耻骨联合向侧下到闭孔；②从肛提肌腱弓（为闭孔内肌骨盆腔面上的筋膜增厚形成），沿着从肛提肌起源的耻骨侧缘线性延伸至坐骨棘；③从坐骨棘盆腔面。一般来说，左右侧肛提肌纤维向后、下、内方，止于会阴中心腱、直肠壁、尾骨和肛尾韧带，两侧前部的肌纤维汇合成漏斗状，围成盆膈裂孔。肛提肌可至少描述为三部分：①耻骨直肠肌，肌纤维止于会阴体内，包裹男性前列腺和女性阴道，其余肌纤维在肛门直肠交界处形成一个形襻，像一条吊带将肛

管直肠交界处向前上方牵引而形成肛管直肠角；②耻尾肌起自耻骨盆面和肛提肌腱弓，止于骶、尾骨侧缘和肛尾韧带；③肛提肌的其他部分是髂尾肌，起自肛提肌腱弓和坐骨棘盆面，止于肛尾韧带和尾骨侧缘。第4骶神经经阴部神经的会阴分支支配肛提肌活动。

尾骨肌紧邻骶棘韧带的深部表面，与髂骨肌处于大致相同水平，起自坐骨棘，止于尾骨的外侧缘。由第4骶神经分支支配。

真骨盆（小骨盆）有上口和下口，血管、神经、肌肉及肌腱经此两口出入，开口很大程度上被肌肉闭合。闭孔被闭孔筋膜封闭，闭孔筋膜的上缘与耻骨的闭孔沟围成闭膜管，闭孔神经、血管经较小的坐骨神经孔（大部分填充该开口）止于股骨大转子内侧。闭孔内肌附着于盆壁内面，是盆腔壁的一部分。梨状肌起自骶骨盆面外侧部，在第2、3、4前骶骨孔之间的骶骨表面，经坐骨大孔出盆腔，止于股骨大转子窝。

腹膜

腹膜是衬贴于盆腹腔内面和脏器表面的广泛分布的浆膜。胸膜和心包膜浆膜层可能向腹膜延伸融合。覆盖在腹盆腔脏器表面的腹膜称为腹膜脏层（或脏腹膜），贴在腹盆腔内面的称为腹膜壁层（或壁腹膜），壁腹膜与脏腹膜彼此延续而围成不规则的潜在腔隙称为腹膜腔。在正常生理状态下，脏器充分地充盈了体腔，而腹膜腔内仅有少量的浆液。女性腹膜腔籍输卵管腹腔口经由输卵管、子宫和阴道与外界相通。

腹膜的结构分布远比单纯用脏腹膜或壁腹膜来划分要复杂得多。这首先是由于胚胎时期组织的生发和分化决定的。肠道周围基本都有腹膜包被或三面有腹膜覆盖。胃（被用来举例脏腹膜位置关系）被两层腹膜包被覆盖，被腹侧胃系膜固定在腹侧体壁上，被背侧胃系膜固定在背侧体壁上。当胃发生旋转，原先胃左侧变成向前上的表面，原先胃右侧则成为朝向后下方的表面；背侧胃系膜被挤向左侧形成了外翻的腹膜腔，这个结构在胚胎发育早期（6周）已经生发为网膜囊（小腹膜腔），通过网膜孔（Winslow孔）与小腹膜腔后方的其他腹膜腔（大网膜）相连，其右后侧方与肝相连。

了解腹膜结构最好的途径是从正中矢状平面、幽门水平面和脐水平面三个角度来进行描述，如果有新鲜的尸体样本则能获得更好的解剖信息。虽然缺少这样实体解剖的机会，但以上述三个角度从理论上学习腹膜延续性和它与盆腹腔脏器的关系仍然是有获益的。

在正中矢状平面，大、小网膜是分别独立的，因为它们在这个解剖平面是不连续的。沿着大网膜的切缘向下，腹前壁内侧的壁腹膜延伸至脐平面稍下方，然后向后上折返至横膈的下表面，直到达肝，成为左三角韧带的上（前）层。从左三角韧带处开始，腹膜延伸到肝的前表面，跨过肝的游离缘，覆盖肝的脏面，直到胃小弯处反折，成为小网膜的前层。它继续向下盖住胃前侧，余下的部分被称为大网膜的前壁。从大网膜的游离缘处，开始翻转成为大网膜的后壁，继续向上延伸至横结肠的后表面，成为横结肠系膜的后层。从横肠系膜的后层，腹膜从胰脏的下缘处反转，在十二指肠的第三部分的前表面，成为肠系膜的右（上）层。在它的游离部分，肠系膜（肠系膜连接区除外）环绕包裹小肠，并延续到后体壁作为肠系膜的左（下）层。当它到达体壁时，作为体腔后壁的壁腹膜，沿着主动脉前表面内侧走行，沿着脊柱到骶二水平，在那里它覆盖在直肠的前表面，从那开始，对于男性而言，它包围膀胱的后表面，形成直肠膀胱陷凹。而在女性，腹膜从直肠前方延伸至阴道穹隆的后方，形成直肠子宫陷凹（道格拉斯陷凹）。

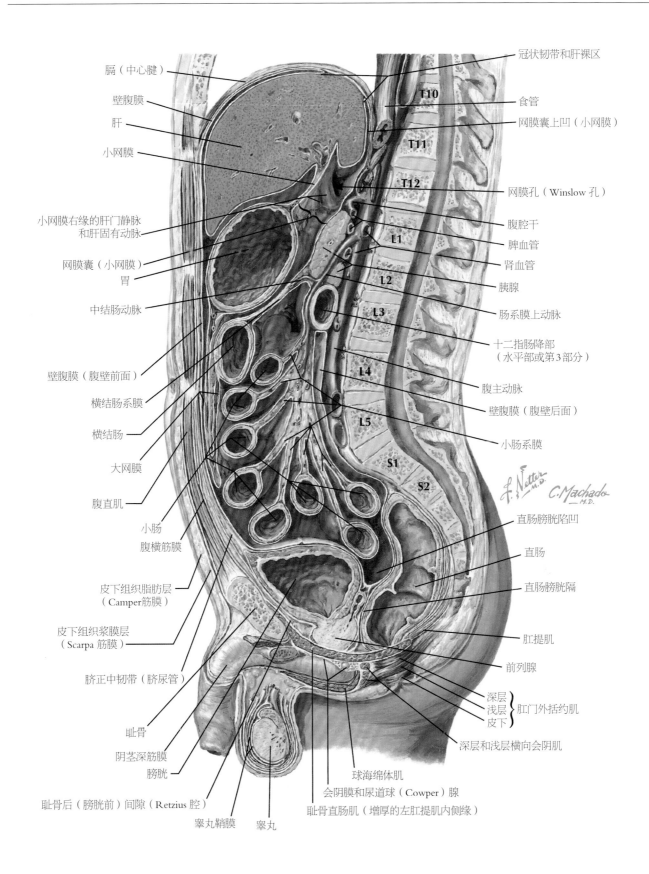

膈（中心腱）

壁腹膜

肝

小网膜

小网膜右缘的肝门静脉
和肝固有动脉

网膜囊（小网膜）

胃

中结肠动脉

壁腹膜（腹壁前面）

横结肠系膜

横结肠

大网膜

腹直肌

小肠

腹横筋膜

皮下组织脂肪层
（Camper 筋膜）

皮下组织浆膜层
（Scarpa 筋膜）

脐正中韧带（脐尿管）

耻骨

阴茎深筋膜

膀胱

耻骨后（膀胱前）间隙（Retzius 腔）

睾丸鞘膜

睾丸

冠状韧带和肝裸区

T10

食管

网膜囊上凹（小网膜）

T11

T12

网膜孔（Winslow 孔）

腹腔干

L1

脾血管

肾血管

L2

胰腺

L3

肠系膜上动脉

十二指肠降部
（水平部或第3部分）

L4

腹主动脉

壁腹膜（腹壁后面）

L5

小肠系膜

S1

S2

直肠膀胱陷凹

直肠

直肠膀胱隔

肛提肌

前列腺

深层
浅层 } 肛门外括约肌
皮下

深层和浅层横向会阴肌

球海绵体肌

会阴膜和尿道球（Cowper）腺

耻骨直肠肌（增厚的左肛提肌内侧缘）

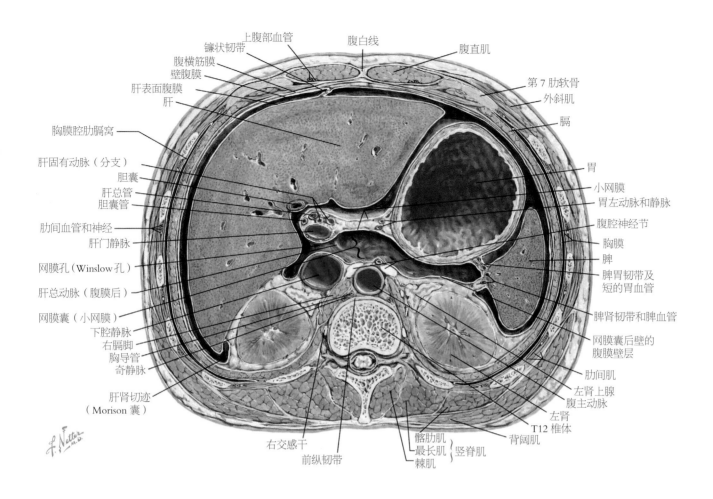

镰状韧带　　上腹部血管　　腹白线　　腹直肌
腹横筋膜
壁腹膜　　　　　　　　　　　　　　　　　　第 7 肋软骨
肝表面腹膜　　　　　　　　　　　　　　　　外斜肌
肝　　　　　　　　　　　　　　　　　　　　膈
胸膜腔肋膈窝
肝固有动脉（分支）　　　　　　　　　　　　　胃
胆囊　　　　　　　　　　　　　　　　　　小网膜
肝总管　　　　　　　　　　　　　　　胃左动脉和静脉
胆囊管　　　　　　　　　　　　　　　　腹腔神经节
肋间血管和神经　　　　　　　　　　　　　胸膜
肝门静脉　　　　　　　　　　　　　　　　脾
网膜孔（Winslow 孔）　　　　　　　　脾胃韧带及
肝总动脉（腹膜后）　　　　　　　　　　短的胃血管
网膜囊（小网膜）　　　　　　　　　脾肾韧带和脾血管
下腔静脉　　　　　　　　　　　网膜囊后壁的
右膈脚　　　　　　　　　　　　腹膜壁层
胸导管　　　　　　　　　　　　肋间肌
奇静脉　　　　　　　　　　　　左肾上腺
肝肾切迹　　　　　　　　　　　腹主动脉
（Morison 囊）　　　　　　　　左肾
右交感干　　髂肋肌　　　　T12 椎体　　背阔肌
前纵韧带　　最长肌 } 竖脊肌
棘肌

腹膜（续）

腹膜从子宫后上方向下延伸至子宫底，在子宫体与子宫颈的连接处强化固定，形成膀胱子宫陷凹。腹膜从膀胱的上表面向前体壁的内表面延展，耻骨联合上方的可变距离取决于膀胱的扩张程度。而该陷凹也是腹膜开始向上的地方。

从正中矢状面角度看，网膜囊腹膜的边缘从胰腺的前表面开始，向上至膈再折返并覆盖肝，成为左三角韧带的下（后）层。腹膜从肝后面、下表面移行至前面，之后离开肝向胃小弯移行成为小网膜后层，延续至胃下后方并达到胃大弯，之后离开胃移行一大段距离融合入大网膜。这个移行距离取决于腹膜的融合程度，通常不会越过横结肠。腹膜从横结肠前面向

上折返，在成人中，如果原始背肠系膜与横结肠原始肠系膜的融合已经完成，向上折返的腹膜通常形成横结肠系膜的前层。横结肠系膜移行至后体壁回到小网膜囊腹膜开始的位置。

从网膜孔水平看，大网膜从腹壁前正中线内侧开始移行。沿着壁腹膜的切缘向左沿着前外侧壁的内表面到后壁的区域，沿着左肾的前外侧表面，之后折返到脾的肺门区域，形成脾肾韧带的外层，然后包绕除肺门区以外的全部脾。从脾门前缘开始，腹膜作为胃脾韧带的外层包绕胃。腹膜之后沿胃前上表面移行至胃小弯处成为小网膜前层，之后向右以较短的距离到达腹中线右侧。腹膜在这里通过小网膜的自由缘（网膜孔的前

边界），成为网膜囊的腹膜部分，继续向左延伸，作为小网膜的后层到达胃小弯侧，向胃后下表面移行，直到它离开胃形成胃脾韧带的内层（小囊）。腹膜从脾开始形成脾肾韧带的内层，然后向右前方移行至主动脉和下腔静脉。在下腔静脉的右侧缘，腹膜再次与大囊相连并继续向右延伸至右肾的前面。从这里开始，腹膜的移行可能会有所不同，这取决于肝裸区在延伸平面上是否延伸得足够远，或延伸平面是否略低于肝裸区。前一种情况，腹膜从肾开始作为冠状韧带的下层移行至肝，并沿着肝到达其前上表面，在那里离开肝成为肝镰状韧带的左层，并到达前体壁的内表面，腹膜起始点的左侧。腹膜从镰状韧带的

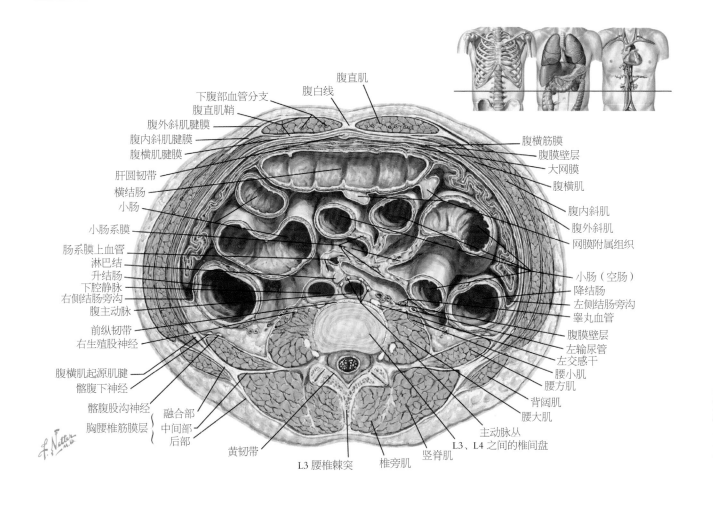

右层延展至肝前上表面，顺着这个表面的右侧又到了冠状韧带的上层、到达膈肌，然后再向前延伸到镰状韧带的右层。若延伸平面低于肝裸区，当腹膜离开下腔静脉的前表面（网膜孔后界）时，它穿过右肾的前表面，之后到达膈肌，沿着体壁的内表面向前延伸至镰状韧带。

　　从脐水平观察腹膜，可以看到从腹前壁的内表面中线开始，壁腹膜向左沿着体壁内表面到后壁，反折到降结肠的左侧，覆盖降结肠的前面和右面、并到达后体壁。在早期发育中，降结肠被原始背肠系膜悬吊，在胚胎发育期腹膜的融合与成人腹膜的解剖结构关系被提及。腹膜继续向右延伸到达后体壁中线的位置，向前折返形

成肠系膜的左（下）层。小肠在肠系膜的边缘部位被完全包绕（肠系膜附着处除外），从这里腹膜继续向后移行至后体壁成为肠系膜的右（上）层。之后，腹膜沿右侧延伸到达后体壁，之后折返以覆盖升结肠的左、前和右表面。腹膜的这种走行最初终止于原始的背肠系膜。从升结肠的右侧开始，腹膜延展至体后壁，之后向腹壁前外侧的内表面上前行，从起始的地方直到中线。在大约脐水平，大网膜可能存在一个较大的空缺，该部分不与腹膜的其余部分相连。如果横结肠悬垂得足够低，那么它会与其他内脏相隔离开，而其系膜将与大网膜相连续。

　　通过仔细研究腹腔后部的视图，

可以获得通过上述几个平面上腹膜移行分布的一般情况，其中所有的内脏（不包括膀胱和直肠）已经去除了所有的腹膜，沿着其从体后壁或内脏的前表面折返的线以及没有伸入腹膜的血管切割腹膜。双侧肾、胰腺（除外胰尾部）、十二指肠的降部、水平部和大部分升部以及主动脉和下腔静脉不会直接移行入腹腔。腹膜覆盖在腹部体壁内表面作为壁腹膜，除了上述列出的结构（与膈肌紧贴的肝裸区、升结肠和降结肠、肠系膜根部、横结肠系膜和乙状结肠系膜、输尿管和肠系膜下血管、直肠和膀胱，以及女性子宫和子宫韧带，骨盆中的其他褶皱以及前腹壁内表面的褶皱）。前腹壁内表面的褶皱是肝镰状韧带（腹

腹膜（续）

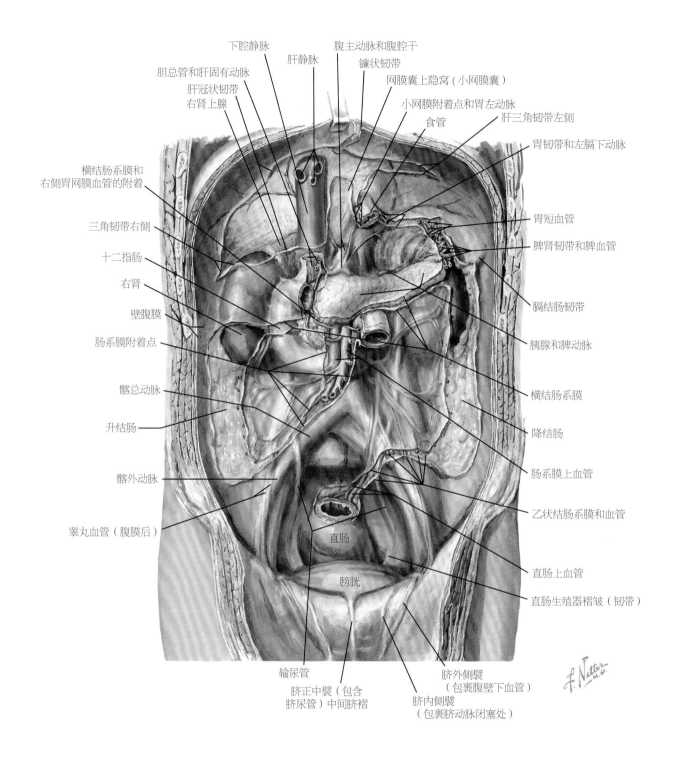

下腔静脉
肝静脉
腹主动脉和腹腔干
镰状韧带
网膜囊上隐窝 (小网膜囊)
胆总管和肝固有动脉
小网膜附着点和胃左动脉
肝冠状韧带
食管
右肾上腺
肝三角韧带左侧
胃韧带和左膈下动脉
横结肠系膜和右侧胃网膜血管的附着
胃短血管
三角韧带右侧
脾肾韧带和脾血管
十二指肠
膈结肠韧带
右肾
壁腹膜
胰腺和脾动脉
肠系膜附着点
横结肠系膜
髂总动脉
降结肠
升结肠
肠系膜上血管
髂外动脉
乙状结肠系膜和血管
睾丸血管 (腹膜后)
直肠
直肠上血管
膀胱
直肠生殖器褶皱 (韧带)
输尿管
脐外侧襞 (包裹腹壁下血管)
脐正中襞 (包含脐尿管) 中间脐褶
脐内侧襞 (包裹脐动脉闭塞处)

腹膜 (续)

侧肠系膜的残留物,腹侧至肝生长的部位),从脐向上伸展并向右延伸一点,到达其游离边缘的肝韧带(脐静脉被闭塞);从膀胱上部突出的脐正中襞在中线向上延伸至脐部;脐内侧襞也向脐部移行并包含已经闭塞消失的右侧和左侧脐静脉;左、右侧的脐襞,每侧包含腹壁下动脉和静脉(通过将腹膜拉离体壁稍远一点,这可能会产生一种轻微的升高,使人联想到褶皱)。脐正中襞和脐内侧襞之间的陷凹称为膀胱上窝,每个脐内侧和外侧襞之间的陷凹是上腹部褶皱。脐外侧襞外面是腹股沟外侧窝。由此可见壁腹膜的概念实际上指前外侧腹壁内表面的整个范围,且实际上通过该壁的任何孔径都将通向腹膜腔。大部分横膈在其腹部表面具有壁腹膜,但后腹壁部的肌肉则少得多,其内表面直接被覆腹膜。这是因为几个脏器、主要血管和大量脂肪组织位于腹膜后面,并且大部分腹腔脏器从腹后壁突出到腹膜腔内。

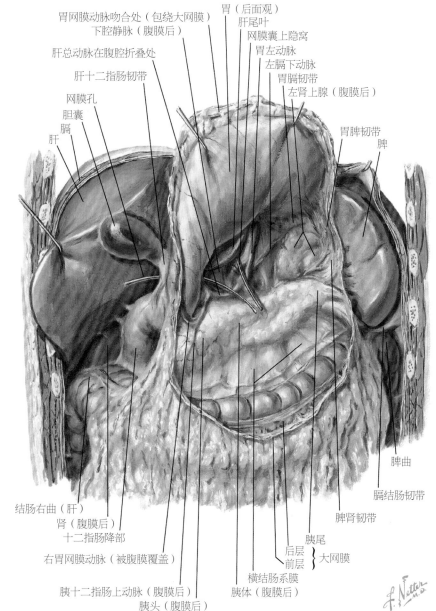

胃网膜动脉吻合处（包绕大网膜）
下腔静脉（腹膜后）
肝总动脉在腹腔折叠处
肝十二指肠韧带
网膜孔
胆囊
膈
肝

胃（后面观）
肝尾叶
网膜囊上隐窝
胃左动脉
左膈下动脉
胃膈韧带
左肾上腺（腹膜后）
胃脾韧带
脾

结肠右曲（肝）
肾（腹膜后）
十二指肠降部
右胃网膜动脉（被腹膜覆盖）
胰十二指肠上动脉（腹膜后）
胰头（腹膜后）

脾曲
膈结肠韧带
脾肾韧带
胰尾
后层
前层 } 大网膜
横结肠系膜
胰体（腹膜后）

腹膜（续）

从前面的描述可以清楚地看出，腹腔内脏被腹膜（脏腹膜）覆盖的程度是不同的，有的覆盖了脏器的一部分，有的甚至覆盖了全部的脏器，仅在双层腹膜皱襞形成的悬带部分无腹膜覆盖。"后腹膜"通常用来表达"在腹膜后"的意思，但一些涉及后腹膜脏器的命名还没有被广泛接受。通常，"主要的腹膜后位器官"指的是仅一面被腹膜所覆盖且从未形成过系膜的脏器，如输尿管、肾等；"次要的腹膜后位器官"指的是曾被脏腹膜包裹形成系膜，但在发育过程中由于紧贴腹壁致脏腹膜与壁腹膜融合的脏器，如升结肠、十二指肠降部等；"腹膜内位器官"指的是被系膜系连于腹后壁的脏器，系膜内含出入该器官的血管和神经，如胃、回肠等。具体信息将在接下来各器官或区域的章节中加以详述。

系膜通常指小肠的系膜（即将空肠和回肠系连于腹后壁的双层腹膜结构）。肠系膜根长约15cm，附着线随十二指肠的形状而变化，但通常起自第2腰椎左侧，斜向右下跨过十二指肠水平部、主动脉、下腔静脉、右输尿管和右腰大肌，止于右骶髂关节前方。肠系膜的肠缘系连空、回肠，折叠褶皱呈扇形，长度可达3~6m。肠系膜根到肠缘约15~22cm，随着年龄的增加而增长，可能与前腹壁松弛伸展有关。肠系膜的两层腹膜间含有肠系膜上动脉及其分支，伴行静脉、淋巴管、大约100~200个淋巴结、自主

神经丛、结缔组织和越靠近根部越多的脂肪组织。肠系膜将横结肠系膜下面的区域分成了两部分，这在体液回流和局灶感染方面发挥了重要作用。

横结肠系膜是将横结肠系连于腹后壁的横位双层腹膜结构，其根部跨过右肾前面、十二指肠降部和胰头部，沿胰体和胰尾的下方到达十二指肠空肠曲，止于左肾前方。横结肠系膜内含有中结肠动脉，右结肠动脉和左结肠动脉的分支，伴行静脉、淋巴组织、自主神经丛和较厚的结缔组织。

乙状结肠系膜是将乙状结肠固定

于左下腹的双层腹膜结构，起自近髂嵴的顶部，附着于左髂窝后壁的中下部，止于第3骶段。但亦可见其他变异，结肠紧靠在髂窝里，乙状结肠系膜的附着线向后走行于骨盆边缘，跨过骶髂关节的前侧，后沿着骶骨的前面向下到达第2~3骶段。乙状结肠被乙状结肠系膜的游离缘所包裹，从附着点到第一骶段的最宽处，约5~18cm，有时可达25cm，其中走行乙状结肠和直肠上动脉，伴行静脉、淋巴组织，自主神经丛和包括大量脂肪组织的结缔组织。

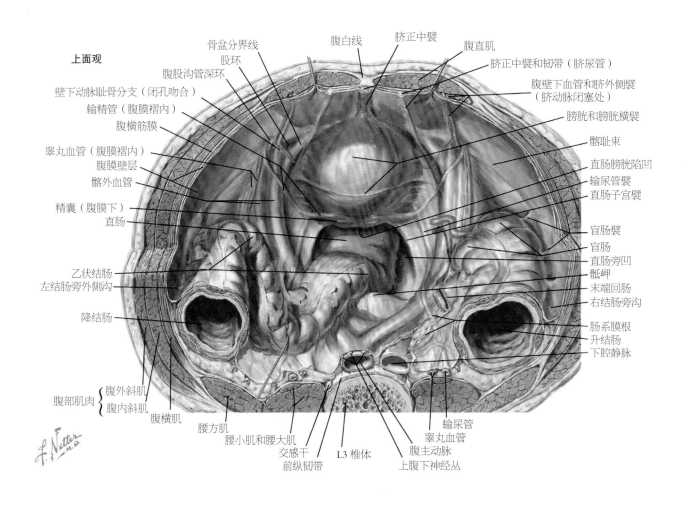

上面观

骨盆分界线
股环
腹股沟管深环
壁下动脉耻骨分支（闭孔吻合）
输精管（腹膜褶内）
腹横筋膜
睾丸血管（腹膜褶内）
腹膜壁层
髂外血管
精囊（腹膜下）
直肠
乙状结肠
左结肠旁外侧沟
降结肠
腹部肌肉｛腹外斜肌 / 腹内斜肌｝
腹横肌
腰方肌
腰小肌和腰大肌
交感干
前纵韧带
L3 椎体
腹白线
脐正中襞
腹直肌
脐正中襞和韧带（脐尿管）
腹壁下血管和脐外侧襞（脐动脉闭塞处）
膀胱和膀胱横襞
髂耻束
直肠膀胱陷凹
输尿管襞
直肠子宫襞
盲肠襞
盲肠
直肠旁凹
骶岬
末端回肠
右结肠旁沟
肠系膜根
升结肠
下腔静脉
输尿管
睾丸血管
腹主动脉
上腹下神经丛

腹膜（续）

大网膜是最大的腹膜折叠皱襞，从胃大弯向下直至盆腔边缘甚至盆腔，就像一个巨大的围裙在前面遮挡住腹腔脏器，有时还会进入腹股沟形成通常发生于左侧的疝；也可以很短，只达到了胃大弯的边缘；还可以不同程度地折叠在小肠肠袢间或卷进左侧季肋部，或向上翻转至胃的前部。大网膜的左上缘是脾胃韧带，右上缘延伸到十二指肠的起始处。大网膜通常较薄，由弹性纤维组织构成框架，虽然表面看似筛状的，但通常含

有许多脂肪组织，肥胖者的大网膜中更是聚集了大量脂肪组织。在大网膜的构成中，胃后下方小网膜囊的腹膜与胃前上方大网膜囊的腹膜在胃大弯处汇合，并继续向下一直到大网膜的游离缘，自此走行在横结肠的前面。在发育过程的早期，这两层是胃系膜背侧的延伸，在横结肠及横结肠系膜前上方走行至胰腺前方。

由于这两层腹膜彼此融合，并与横结肠、横结肠系膜前面的腹膜融合，它似乎处于完全发育的状态，就好像"两层"腹膜走行于大网膜的后层上方，彼此分开以围绕着横结

肠，并继续作为横结肠系膜的两层。通常，在横结肠系膜下的4层原始大网膜中有足够的融合，因此各层之间没有大网膜囊的延伸。在靠近胃的大弯处，左右胃网膜血管走行，在大网膜内相互吻合。大网膜（如果长度足够）具有很大的活动性，可以移动来填补内脏之间的暂时空隙，或者通过在潜在的危险点附着来建立一个阻止细菌侵入腹膜腔的屏障。

小网膜可由肝胃韧带和肝十二指肠韧带，从肝的后下方延伸到胃小弯和十二指肠的起始部。它的左侧部分很细薄，有时还有孔。

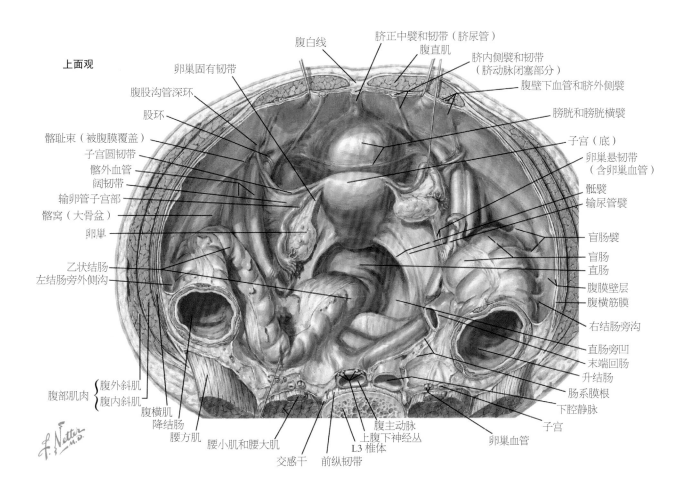

上面观

腹白线　脐正中襞和韧带（脐尿管）
卵巢固有韧带　腹直肌
腹股沟管深环　脐内侧襞和韧带
股环　　（脐动脉闭塞部分）
髂耻束（被腹膜覆盖）　腹壁下血管和脐外侧襞
子宫圆韧带　膀胱和膀胱横襞
髂外血管　子宫（底）
阔韧带　卵巢悬韧带
输卵管子宫部　（含卵巢血管）
髂窝（大骨盆）　骶襞
卵巢　输尿管襞
乙状结肠　盲肠襞
左结肠旁外侧沟　盲肠
　直肠
腹部肌肉 { 腹外斜肌 腹内斜肌 　腹膜壁层
腹横肌　腹横筋膜
降结肠　右结肠旁沟
腰方肌　直肠旁凹
腰小肌和腰大肌　末端回肠
交感干　升结肠
前纵韧带　肠系膜根
L3 椎体　下腔静脉
上腹下神经丛　子宫
腹主动脉　卵巢血管

腹膜（续）

右侧较厚，末端是游离的圆形边缘，其中包括胆总管、肝动脉和门静脉，胆总管居右，肝动脉居左，门静脉在它们后面；它还构成了网膜孔前缘。除上述结构以外，小网膜还包含有胃左右动脉（胃左动脉靠近胃小弯），伴行静脉、淋巴组织和自主神经丛。小网膜在肝门处与肝相连，并在肝门左侧延伸到静脉韧带窝的底部，后者是胎儿时期脐静脉运送富氧血液至下腔静脉后闭塞形成的静脉导管。

网膜囊又称小腹膜腔，是腹膜腔的一部分。前壁从上到下依次为肝尾状叶、小网膜、胃下后壁和部分大网膜前层腹膜；后壁从下到上为大网膜后层腹膜（取决于网膜囊的大小）、横结肠、横结肠系膜的前层腹膜、胰腺前表面、左肾上腺、左肾上极和食管贲门处右侧支撑肝尾状叶的膈部分；右侧经网膜孔与腹膜腔的其余部分；左侧为脾门、脾胃韧带和脾肾韧带；下壁为大网膜前后两层的愈着处，最远可达横结肠；肝尾状叶和膈肌下的腔隙称为网膜囊上隐窝，从网膜孔跨过胰头到达脾胃皱襞的狭窄腔隙称为网膜囊前庭。

网膜孔又称Winslow孔，是网膜囊与其余腹膜腔联系的通道，形状类圆形，可容纳1~2指。前界为小网膜游离缘，包括胆总管、肝动脉和门静脉；后界为覆盖下腔静脉的腹膜，上界是覆盖肝尾状叶的腹膜，下界是覆盖十二指肠上部和肝动脉的腹膜。

外科医生对复杂多变的隐窝更感兴趣，因为小肠袢可进入其中形成疝，最常见于十二指肠升部和回盲肠交界处。乙状结肠系膜根部左侧在腹后壁顶端形成的乙状结肠隐窝也很常见。

大部分结肠表面分布着许多包含脂肪组织的小突起，称为网膜附件，即肠脂垂。

壁腹膜通过神经与腹壁相连，对痛觉敏感。脏腹膜对普通疼痛刺激不敏感，但对缺血、胀气和炎症敏感。当相互接触的湿润的腹膜表面受到刺激时容易形成永久粘连。

骨盆筋膜和会阴

骨盆内的压力和充填情况处于经常性的变化之中，这就需要盆腔结构有其独特的适应性，正是盆腔漏斗状的独特框架结构，成为内脏的重要支持。这种支持作用的一部分来自肛门直肠的肌肉组织和肛提肌，但这些肌肉的支撑作用必须借助结缔组织结构（如盆底筋膜），以便产生足够的组织牵引力，因为它们的主要功能是括约肌的作用和肛门直肠的排空作用。盆底筋膜和相关肌肉的解剖学关系在生理学及外科手术上有重要的意义。盆底筋膜通常可以分为脏筋膜和壁筋膜两部分，前者完全位于盆膈上，形成了包饶盆腔脏器的筋膜、血管周围鞘、脏器间和盆底脏器的韧带，以下将详述。

壁筋膜分为肛提肌上筋膜和肛提肌下筋膜，前者为壁腹膜的延伸。髂腰肌筋膜和腹横筋膜沿着骨盆线附着，向下进入盆腔覆盖闭孔内肌成为闭孔筋膜，腹横筋膜向前附于耻骨联合。腹腔的椎前筋膜向下进入盆腔延伸为骶前筋膜。

盆底的表层筋膜起自肛提肌的腱弓，后者是从耻骨联合后面（闭孔前 1~2 cm）至坐骨棘之间的显著增厚的盆壁筋膜。脏筋膜从肛提肌腱弓开始延伸，覆盖肛提肌和尾骨肌。

盆底筋膜向前在会阴横韧带前面跨过耻骨下间隙，向下仅几毫米处形成一个隐窝，底部有阴茎或阴蒂背静脉穿过，两侧增厚的筋膜从耻骨联合处的下端向后延展至男性的前列腺或女性的膀胱。这些增厚的筋膜在男性被称为内侧耻骨前列腺韧带（或前列腺前韧带），相对应地在女性被称为内侧耻骨膀胱韧带（或耻骨尿道前韧带），而耻骨前列腺侧韧带或耻骨膀胱侧韧带（前列腺或膀胱的外侧真韧带）则位于上述韧带的后侧，由从筋膜到前列腺或膀胱的侧面组成。

骨盆上增厚的筋膜构成了耻骨前列腺或耻骨膀胱韧带，弧形向后向下逐渐分散至坐骨棘部位，在侧面形成骨盆筋膜腱弓，同骨盆上筋膜一样平均分布于肛提肌腱弓的中间和下方。骨盆膈上筋膜也继续向内侧延伸并分布于其腱弓下方。在直肠前方，它跨过耻尾肌间隙，绕过其游离缘，融合成尿生殖膈的深层，形成男性的前列腺与膀胱筋膜鞘和女性的阴道筋膜鞘。

骨盆上筋膜向后则包绕穿过盆膈的直肠形成直肠筋膜鞘，与直肠纵行肌混合，并延伸形成纤维肌与肛管纵行肌相连。

盆腔内筋膜和潜在的间隙
女性：上面观（切除腹膜和游离乳晕组织）

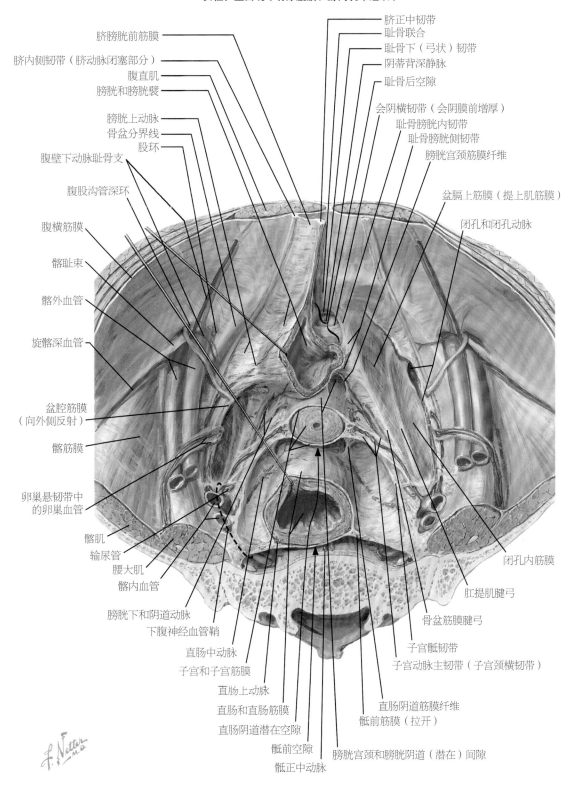

脐膀胱前筋膜

脐内侧韧带（脐动脉闭塞部分）

腹直肌

膀胱和膀胱襞

膀胱上动脉

骨盆分界线

股环

腹壁下动脉耻骨支

腹股沟管深环

腹横筋膜

髂耻束

髂外血管

旋髂深血管

盆腔筋膜
（向外侧反射）

髂筋膜

卵巢悬韧带中
的卵巢血管

髂肌

输尿管

腰大肌

髂内血管

膀胱下和阴道动脉

下腹神经血管鞘

直肠中动脉

子宫和子宫筋膜

直肠上动脉

直肠和直肠筋膜

直肠阴道潜在空隙

骶前空隙

骶正中动脉

脐正中韧带

耻骨联合

耻骨下（弓状）韧带

阴蒂背深静脉

耻骨后空隙

会阴横韧带（会阴膜前增厚）

耻骨膀胱内韧带

耻骨膀胱侧韧带

膀胱宫颈筋膜纤维

盆膈上筋膜（提上肌筋膜）

闭孔和闭孔动脉

闭孔内筋膜

肛提肌腱弓

骨盆筋膜腱弓

子宫骶韧带

子宫动脉主韧带（子宫颈横韧带）

直肠阴道筋膜纤维

骶前筋膜（拉开）

膀胱宫颈和膀胱阴道（潜在）间隙

骨盆筋膜和会阴（续）

在肛提肌下方，闭孔筋膜继续向下在肛提肌腱弓下面的骨盆内侧壁延伸，覆盖闭孔内肌和与之相连的骨盆壁。下方的筋膜或多或少形成水平阴部管（Alcock管）的一部分，后者包括会阴内血管和会阴神经或阴茎背神经。盆膈下筋膜是一个由肛提肌腱弓延伸而来的薄层筋膜，覆盖盆膈下方和尾骨肌，包饶直肠下部和肛管，形成坐骨肛门窝的前部。

会阴筋膜由浅表的皮下层和深部的膜层组成。前者由腹壁的皮下脂肪层（Camper筋膜）延续而成，后者称为会阴浅筋膜（Colles筋膜），相当于腹壁的Scarpa筋膜。浅层的Camper筋膜在会阴各处有较大变化，在肛三角上方，它形成了肛门周围间隙的脂肪层；在坐骨结节的旁上方，它形成了与下方骨组织连接的纤维束，恰好在坐骨结节上方，进一步形成纤维滑囊。深层的Colles筋膜的主要部分与耻骨支和尿生殖膈的后缘紧密相连，它从尿生殖三角中间穿过，构成了会阴浅隙的底部，包含会阴浅层肌肉组织的会阴浅隙，其位于会阴浅筋膜和尿生殖膈下筋膜之间。

脏筋膜包绕盆腔脏器形成了各种筋膜囊，如膀胱筋膜、前列腺筋膜、阴道-子宫筋膜和直肠筋膜等；同样也包绕了各脏器之间、脏器与盆底和盆壁相连的韧带和血管周围鞘。血管周围鞘构成髂内动脉鞘，后者起自盆壁筋膜各处，跨过骨盆后外侧角的三角形区域，向下延伸至坐骨棘。该鞘管内走行髂内血管及其分支，输尿管及其伴行神经和淋巴管；向前与盆底筋膜腱弓延续，而盆底筋膜腱弓则向前延伸为膀胱外上缘的上下两层，与膀胱筋膜的上下层相混合。盆底筋膜腱弓前面包含闭塞的脐动脉和膀胱上韧带内的膀胱上血管，在女性髂内动脉鞘向后与包含卵巢血管的卵巢悬韧带融合。

子宫骶韧带从髂内动脉鞘向下延伸，在两侧与肛提肌上筋膜融合，平均分布于膀胱或前列腺筋膜囊的前外侧，因此也可以从某种意义上说是由肛提肌上筋膜沿肛提肌腱弓至膀胱筋膜的折返，而肛提肌腱弓的前部包含膀胱或前列腺侧韧带。

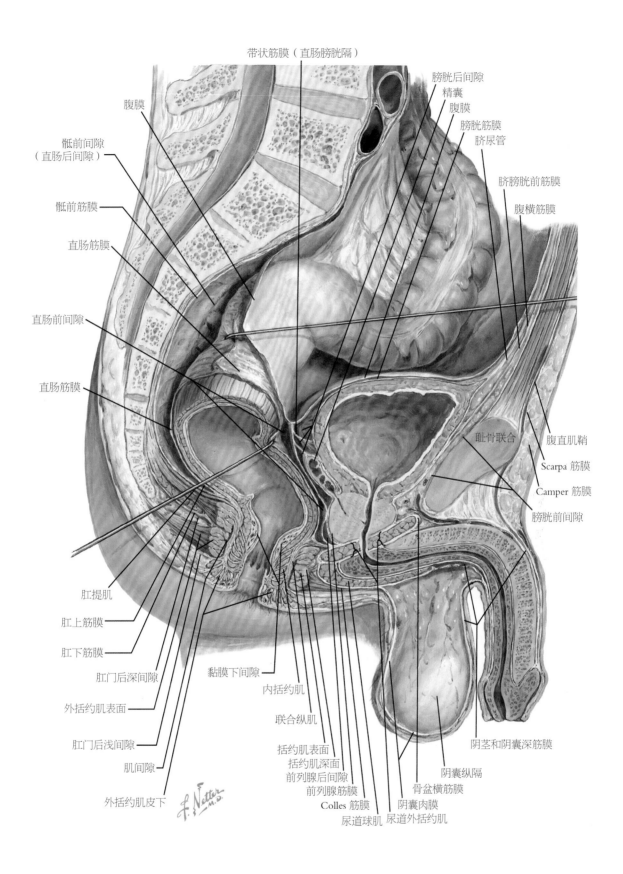

带状筋膜（直肠膀胱隔）
膀胱后间隙
精囊
腹膜
膀胱筋膜
脐尿管
脐膀胱前筋膜
腹横筋膜
腹膜
骶前间隙
（直肠后间隙）
骶前筋膜
直肠筋膜
直肠前间隙
直肠筋膜
耻骨联合
腹直肌鞘
Scarpa 筋膜
Camper 筋膜
膀胱前间隙
肛提肌
肛上筋膜
肛下筋膜
肛门后深间隙
黏膜下间隙
外括约肌表面
内括约肌
肛门后浅间隙
联合纵肌
肌间隙
括约肌表面
括约肌深面
前列腺后间隙
前列腺筋膜
Colles 筋膜
尿道球肌
尿道外括约肌
阴茎和阴囊深筋膜
阴囊纵隔
骨盆横筋膜
阴囊肉膜
外括约肌皮下

骨盆筋膜和会阴（续）

在后面，子宫横韧带始自子宫骶韧带，包含输尿管、膀胱下血管、子宫血管和自主神经。

骶前筋膜从骶骨前的髂内动脉鞘和几乎覆盖所有纵切面的骶前筋膜均匀地展开，与几乎在横切面上展开的上翼和下翼形成对照。到达直肠面时，骶前翼分成了两叶，环绕直肠形成直肠（内脏）筋膜。此翼中包括了痔上和痔中（直肠）静脉、髂内动脉下或骨盆神经丛以及诸多淋巴管。

骨盆肌肉的起点、走行和附着以及包括肛上提肌和肛下提肌筋膜在内的肛门直肠肌肉组织的结构，形成了许多会阴周围的间隙。这些结构对于充分理解盆腔和会阴的感染或肿瘤的发病机制及蔓延途径特别重要。上述的筋膜结构把这些间隙分为肛上提肌和肛下提肌两部分。男性的肛上提肌水平主要有四个间隙：膀胱前间隙（Retzius间隙）、直肠膀胱陷凹、双侧的直肠周围间隙和直肠后间隙。

膀胱前间隙即Retzius间隙在男性和女性中都存在，是环绕膀胱前壁和侧壁的潜在、宽大的腔隙。膀胱前的主要腔隙由两个重叠的前内侧隐窝和两个侧窝组成。上方的前内侧隐窝位于前腹壁的后方，以从脐尿管和脐膀胱前筋膜支持着的膀胱底反折来的腹膜为顶，外侧为闭塞的脐动脉（脐外侧韧带）。下方的隐窝与上面的相延续，位于耻骨和耻骨联合的后方、膀胱的前方，它的底部在女性由耻骨膀胱的（或耻骨尿道的）韧带构成，在男性则耻骨前列腺韧带（膀胱真正的韧带）构成。膀胱前间隙的侧隐窝由闭孔肌和肛上筋膜构成外侧壁，由膀胱和腹下部筋膜构成中央壁，其内包含着输尿管和主要分布到膀胱的神经和血管，在男性还包括到前列腺的神经和血管。侧隐窝的底部是肛上筋膜，它附着到膀胱真正的外侧韧带。在背侧，膀胱前间隙的侧隐窝尽可能地延伸到了坐骨棘部位的髂内动脉鞘的根部。顶部由被腹膜所覆盖的髂内动脉筋膜翼的上面构成，腹膜是从骨盆侧壁反折而来的。

可以分为三部分的男性的膀胱后间隙位于膀胱和前列腺之间，前方被膀胱和前列腺的筋膜覆盖，后方是直肠和覆盖的直肠筋膜，顶部是直肠膀胱隐窝或从直肠到膀胱腹膜反折的延续形成的腹膜陷窝，底部是尿生殖膈的后部。始于直肠膀胱腹膜陷凹底面的Denonvillier筋膜（直肠生殖器隔膜），在冠状切面延伸并分为两部分，前叶与前列腺筋膜或囊融合，后叶向下附着于尿生殖膈的内侧和下方的髂内动脉环的侧面。由此，直肠膀胱间隙被分为由直肠膀胱和前列腺后间隙形成的前部和由直肠前间隙形成的后部。髂内动脉筋膜鞘的下环及其内容物是两个前间隙的侧界，也是Retzius间隙侧隐窝的分界。在尾部，直肠前间隙终止于直肠尿道肌，直肠尿道肌被起自直肠筋膜的纤维所覆盖，并附着于尿生殖膈或其上方的筋膜。前列腺后间隙（Proust间隙）在尾部终止于相同的区域，但略有变化，取决于Denonvillier筋膜尾部的止点和附着于前列腺被膜的位置。

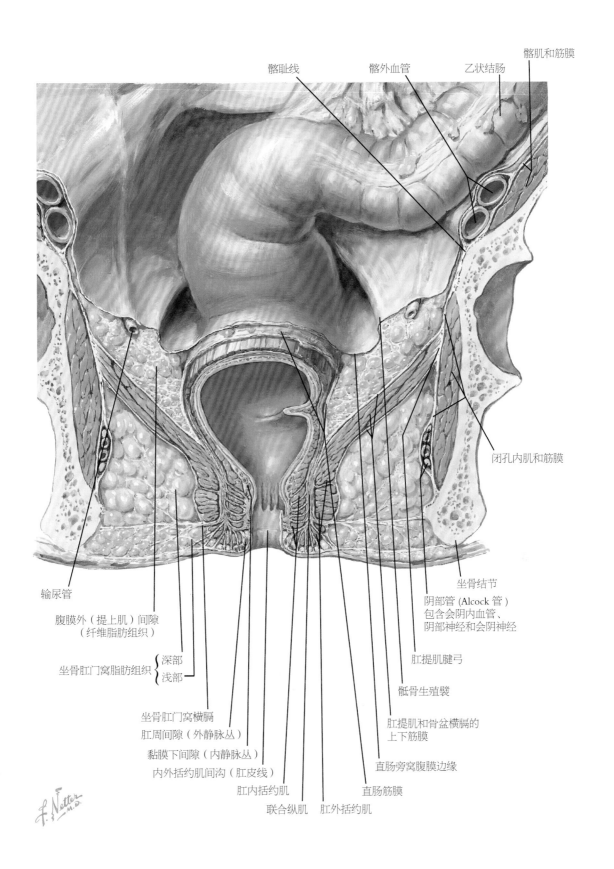

髂耻线　　髂外血管　　乙状结肠　　髂肌和筋膜

闭孔内肌和筋膜

输尿管

腹膜外（提上肌）间隙
（纤维脂肪组织）

坐骨肛门窝脂肪组织 { 深部 浅部

坐骨肛门窝横膈

肛周间隙（外静脉丛）

黏膜下间隙（内静脉丛）

内外括约肌间沟（肛皮线）

肛内括约肌

联合纵肌　　肛外括约肌

坐骨结节

阴部管 (Alcock 管)
包含会阴内血管、
阴部神经和会阴神经

肛提肌腱弓

骶骨生殖襞

肛提肌和骨盆横膈的
上下筋膜

直肠旁窝腹膜边缘

直肠筋膜

骨盆筋膜和会阴（续）

女性与男性一样，膀胱和直肠之间的区域被分成三个空间。然而，主要的分隔结构不是直肠前列腺筋膜，而是更实质性的阴道、子宫颈和子宫。在这些结构的前面，存在两个间隙，即上方膀胱颈间隙和下方的膀胱阴道间隙。它们被筋膜隔膜、阴道上隔膜或膀胱颈韧带分隔开，且膀胱颈韧带形成了膀胱颈间隙的底部和膀胱阴道间隙的顶部。膀胱颈间隙由腹膜的子宫颈褶皱覆盖，并向下延伸到尿道和阴道，位于泌尿生殖膈上方的位置。在这个间隙的底部，内侧和外侧耻骨膀胱韧带环绕着尿道。从侧面看，膀胱阴道间隙受到膀胱和子宫颈之间紧密的筋膜连接的限制。

由于子宫颈、子宫和阴道实质组织较男性提供更大的空间，女性的直肠阴道间隙距离耻骨膀胱前间隙更远。直肠与生殖器官之间的小间隙是否可分为阴道前间隙和直肠前间隙，这是一个无实际意义但有争议的问题。更重要的是，直肠阴道间隙由形成子宫直肠陷凹（道格拉斯陷凹）的深腹膜褶皱覆盖。该间隙的界在前面是阴道筋膜，后面是直肠筋膜。在侧面，其延伸到阴道和直肠筋膜的融合处，在该区域中，这些筋膜形成了阴道的两侧。直肠阴道间隙终止于阴道后壁和肛管之间的融合线。在这个区域，许多筋膜和肌肉融合在一起，终止于会阴体，也称为"会阴中心点"。

直肠前间隙从直肠前列腺筋膜（男性）或主韧带（女性）向两侧延伸至骶前筋膜。它位于覆盖耻尾肌上表面的肛门筋膜上，旁边是直肠的下外侧部分或它的筋膜外壳。无论男女，其顶由腹膜组成，从直肠侧面反射到盆腔壁，形成直肠旁腹膜窝的底。

男性女性较为相似，骶前间隙是骨盆壁筋膜与骶前筋膜之间构成的间隔，并且涉及骶骨、梨状肌、尾骨肌和耻尾肌。而且，骶前筋膜作为直肠筋膜包裹直肠。骶前间隙的腹侧由直肠筋膜环绕水平走行的直肠后壁构成。间隙顶部与椎前腹膜后网状组织相连。下腹鞘与顶叶筋膜的连接成为该间隙强的侧屏障，这一解剖结构解释了为什么直肠脓肿更容易破裂进入直肠而不是渗透进入肛提肌上方的间隙。

在肛提肌下方，环绕直肠括约肌部分并从肛门直肠肌环延伸至齿状线的黏膜下间隙是最高处。其实际意义在于，直肠内静脉丛的末端吻合网络和丰富的淋巴丛，两者均嵌入支持性纤维结缔组织中。

位于肛门内括约肌和肛门外括约肌之间的联合纵向肌肉内存在一个潜在的、边界有些不明确的非真正的解剖间隙。该间隙围绕在整个肛管的周

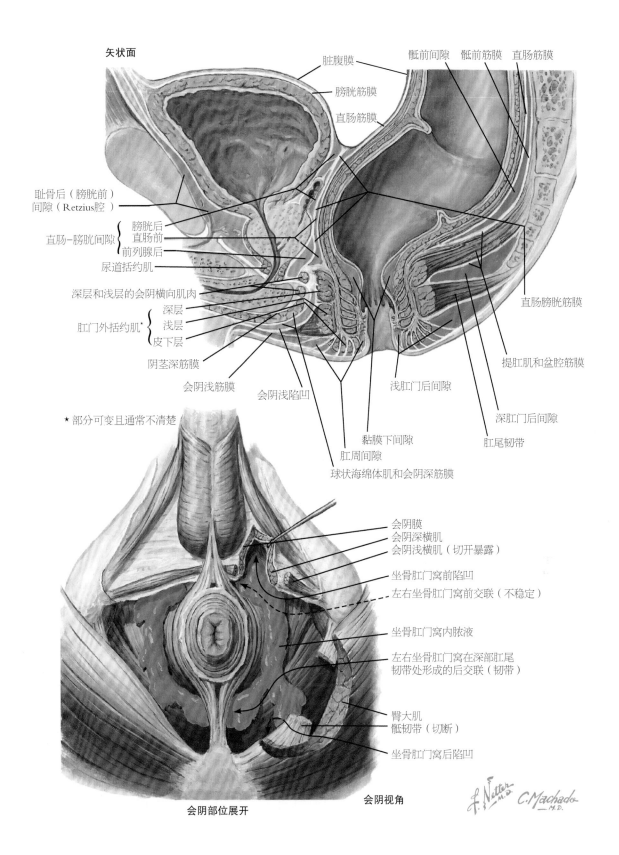

矢状面

脏腹膜
膀胱筋膜
直肠筋膜

骶前间隙 骶前筋膜 直肠筋膜

耻骨后（膀胱前）
间隙（Retzius腔）

直肠-膀胱间隙 { 膀胱后
直肠前
前列腺后

尿道括约肌

深层和浅层的会阴横向肌肉

肛门外括约肌* { 深层
浅层
皮下层

阴茎深筋膜

★ 部分可变且通常不清楚

直肠膀胱筋膜

提肛肌和盆腔筋膜

深肛门后间隙

肛尾韧带

深肛门后间隙

会阴浅筋膜

会阴浅陷凹

黏膜下间隙

肛周间隙

球状海绵体肌和会阴深筋膜

浅肛门后间隙

会阴膜
会阴深横肌
会阴浅横肌（切开暴露）

坐骨肛门窝前陷凹

左右坐骨肛门窝前交联（不稳定）

坐骨肛门窝内脓液

左右坐骨肛门窝在深部肛尾
韧带处形成的后交联（韧带）

臀大肌
骶韧带（切断）

坐骨肛门窝后陷凹

会阴部位展开   会阴视角

骨盆筋膜和会阴（续）

边，从肛门外括约肌与肛提肌的交界处一直到肌内沟。此肌间间隙内的脓肿可能是因肛周腺体感染所致。黏膜下间隙和肌间间隙二者均不是筋膜间隙，而是内脏间隙。

肛周间隙位于坐骨肛门窝的皮肤和横膈之间。肛周间隙投影到会阴表面的边界对应于肛门三角区。该间隙向前延伸至会阴浅横肌后缘，并横向延伸至坐骨结节。肛周间隙中部被肛门内括约肌牢固地连接。这种连接的纵向肌肉的大量肌纤维延伸穿过皮下肛门外括约肌，横贯肛周间隙。值得高度注意的是，肛周间隙的范围可达皮下肛门外括约肌内至肛门内括约肌下端。该间隙还包含了外部直肠静脉丛和肛周浅表淋巴管。肛周间隙向后延伸至尾骨，此处称为表面肛门间隙，从肛管延伸至肛门外括约肌表面并延伸至其下方的皮下组织并附着在尾骨的后表面，称为肛侧韧带。值得

注意的是，与两侧的坐骨髁窝通过深部的肛门间隙相沟通的方式相同，两侧的肛周间隙通过肛侧韧带的表面的肛门间隙与对侧的肛门间隙相连通。在后部，连接纵肌和肛皱肌肌纤维的延伸将脓肿和瘘管合并肛裂局限于浅表组织。

肛提肌下方最大和最重要的间隙是成对的坐骨肛门窝（前后平均6~8 cm，宽2~4 cm，深6~8 cm）。它们中的每一个都是不规则的楔形，其顶点在耻骨角，基底位于臀大肌。而内膜壁则由筋膜覆盖肛门外括约肌的浅表和深部以及肛提肌、耻骨直肠肌和耻骨尾骨部分形成。这种肌肉和肛下筋膜与泌尿生殖膈的连接标志着前延伸部（瓦耳代尔氏窝）的内侧壁，其向前延伸到泌尿生殖膈上方的间隙中。内壁连接外壁，外壁由闭孔筋膜形成，且覆盖在闭孔内肌上，呈坐骨结节进一步延伸。覆盖髂球肌的肛下筋膜是坐骨肛门窝的顶部。尾骨、骶棘韧带、骶结节韧带和重叠的臀大肌

构成坐骨肛门窝的底壁或后壁。这些结构限制了坐骨肛门窝向后延伸，且在肛管的后部无内侧壁。肛管后深间隙位于肛门外括约肌的肛尾韧带或其后部延伸位于肛提肌下方，并且肛周间隙通过肛门后深间隙彼此连通。因通过它连接左右连测坐骨肛门窝，该肛门后深间隙也称为后连接间隙。因此，肛门后深间隙是化脓性感染从一个坐骨肛门窝扩散到另一个坐骨肛门窝的常见途径，导致半圆形或"马蹄形"后肛瘘。位于泌尿生殖膈后面的坐骨神经间隙的底部是坐骨肛门窝的横膈。在前凹陷中，底部由泌尿生殖膈形成。坐骨神经间隙在薄胶原纤维的基质中充满脂肪组织。直肠下血管和神经在从阴部血管和闭孔神经到肛管的途中从其后外侧角倾斜地穿过每个间隙。

泌尿生殖膈的浅层和深层隔室占据耻骨弓内的间隙，并含与骨盆隔膜和肛门直肠括约肌密切相关的泌尿生殖肌肉组织。

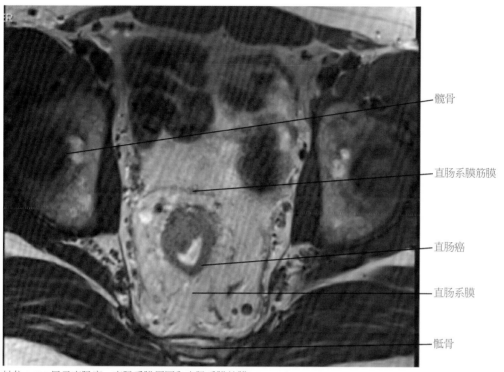

髋骨

直肠系膜筋膜

直肠癌

直肠系膜

骶骨

轴位 MRI 显示直肠癌、直肠系膜周围和直肠系膜筋膜

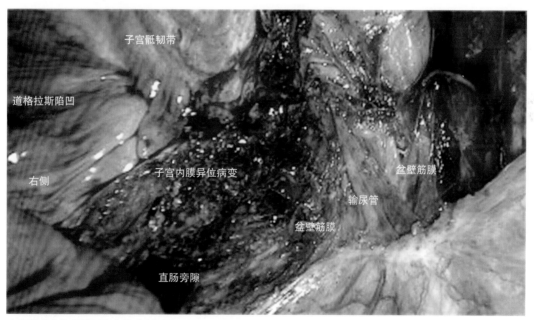

子宫骶韧带

道格拉斯陷凹

右侧

子宫内膜异位病变

盆壁筋膜

输尿管

盆壁筋膜

直肠旁隙

右浆膜外盆腔筋膜切除术的手术视图 (From Ballester M, Belghiti J. Surgical and clinical impact of extraserosal pelvic fascia removal in segmental colorectal resection for endometriosis. J Minim Invasive Gynecol 2014;21:1041-1048.)

腹部的血供

主动脉在T12水平处穿过膈肌的中央弓状韧带后进入腹部。其第一分支是成对的膈下动脉，它们通常起源于膈肌，并延伸到膈穹顶的下侧，在那里分成前支和后支。后者与肋间动脉吻合，而前者与膈下动脉的分支以及肌肉、心包、胸内动脉吻合。冠状韧带和肝裸露区与肝动脉系统之间也存在沟通连接。膈下动脉的大小和起源差异很大。它们的管径为1~4 cm。它们可以从主动脉或腹腔动脉双侧（60%）穿出，或者一个从前者穿出，另一个从后者穿出。它们可以从主动脉（20%）、腹腔动脉（18%）或胃左动脉（2%）作为共同主干（40%）出现，然后分支成左膈下动脉和右膈下动脉。

从膈下动脉后支的主干分支出多条上肾动脉，这些上肾动脉与中肾上动脉（来自主动脉）和下肾上动脉（来自肾或副肾动脉）一起将血液供

应到肾上腺。另一个重要的血管是食管返支，它是在左膈下动脉通过食管后不久由左膈下动脉发出的。右膈下动脉发出几个分支，为下腔静脉提供氧合丰富的血供。

从主动脉的后表面，与4个上腰椎体相对，通过主动脉干或每侧分支的4个腰椎动脉。因为主动脉终止于L4水平，第5对腰椎动脉通常起源于骶动脉或髂内动脉。腰动脉在椎体周围走行，并在交感神经干、腰大肌和腰方肌后方通过，但第4腰段动脉通常在腰大肌前方穿过。右腰动脉在下腔静脉后方走行，L1和L2动脉在乳糜池后走行。每个腰动脉都发出一个长的后支，穿过内侧、外侧和脊柱分支提供背部皮肤和肌肉、脊柱韧带和脊髓的血供。腰动脉在腹横肌和腹内斜肌层之间继续延伸，离开腰方肌的外侧边缘。当它们向腹直肌移行时，发出外侧皮支和前皮支，并与肋间动脉、髂

腰肌、腹腔上动脉和下动脉以及旋髂深动脉的升支吻合。腰动脉参与由肾动脉、肾上腺动脉和性腺动脉的脂肪囊分支形成的动脉环。

未配对的腹主动脉内脏分支分别为腹腔动脉、肠系膜上动脉和肠系膜下动脉，分别对应前肠、中肠和后肠的血供。肾动脉在L1水平或L1~L2之间离开主动脉，并提供肾、肾上腺和近端输尿管的血供。性腺（睾丸或卵巢）血管以L1~L3的水平从主动脉的前表面分支出来，到达肾动脉下方，但偶尔可能来源于肾上腺上动脉、膈动脉、肠系膜上动脉、腰椎动脉、髂总动脉或髂内动脉。它们可以表现为一侧的并行动脉（17%），或者不太常见的两侧并行动脉。一个重要的异常现象是弓状性腺动脉（睾丸弓动脉），其起源于肾静脉后下方的主动脉，但其上行至弓状部位并下行至肾静脉。

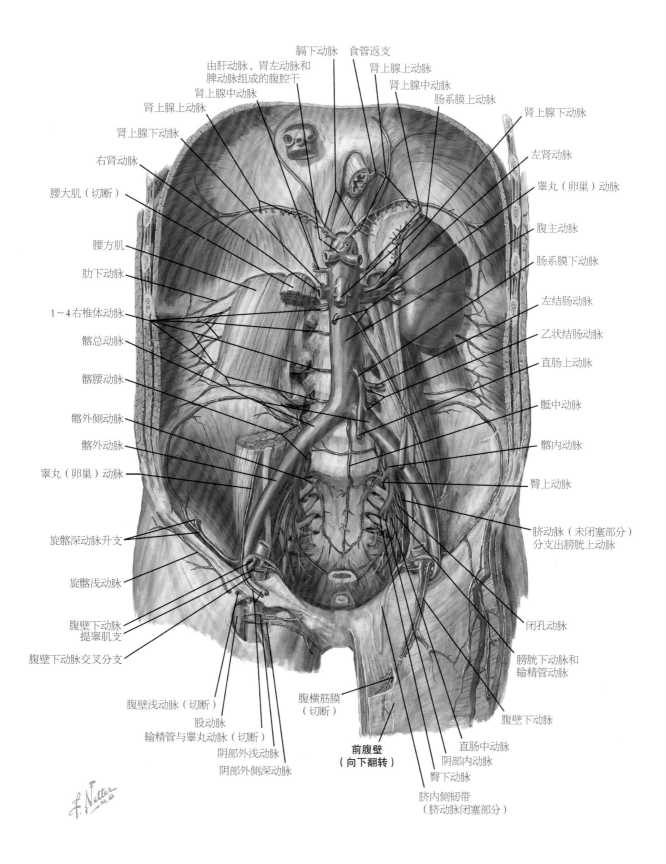

膈下动脉
食管返支
由肝动脉、胃左动脉和
脾动脉组成的腹腔干
肾上腺上动脉
肾上腺中动脉
肾系膜上动脉
肾上腺中动脉
肾上腺上动脉
肾上腺下动脉
右肾动脉
腰大肌（切断）
腰方肌
肋下动脉
1～4右椎体动脉
髂总动脉
髂腰动脉
髂外侧动脉
髂外动脉
睾丸（卵巢）动脉
旋髂深动脉升支
旋髂浅动脉
腹壁下动脉
提睾肌支
腹壁下动脉交叉分支

肾上腺下动脉
左肾动脉
睾丸（卵巢）动脉
腹主动脉
肠系膜下动脉
左结肠动脉
乙状结肠动脉
直肠上动脉
骶中动脉
髂内动脉
臀上动脉
脐动脉（未闭塞部分）
分支出膀胱上动脉
闭孔动脉
膀胱下动脉和
输精管动脉
腹壁下动脉

腹壁浅动脉（切断）
股动脉
输精管与睾丸动脉（切断）
阴部外浅动脉
阴部外侧深动脉
腹横筋膜
（切断）
**前腹壁
（向下翻转）**
直肠中动脉
阴部内动脉
臀下动脉
脐内侧韧带
（脐动脉闭塞部分）

腹部的血供（续）

主动脉在L4椎骨的下1/3处分成大约6 mm宽的髂总动脉，其长度为1～9 cm。直到髂总动脉分为髂外动脉和髂内动脉，除了腹膜和腹腔下组织的小的、未命名的分支外，髂总动脉没有其他分支。

上腹部动脉和肌内动脉（胸内动脉的两个末端分支）向上供应前外侧腹壁。后者血管在下肋软骨后面的间隙中向下移行，并向第7～9肋间、下心包和腹部肌肉的上部区域发出分支。它们与肋间和肋下动脉吻合，终止于第10和第11肋间隙，并与腰部和旋髂深动脉有较小的连接。穿透膈肌的分支与膈下动脉的前支连通。腹上动脉在第7肋软骨后进入腹直肌鞘，在腹直肌后下行，分支供应腹直肌，并发出许多小皮支。最后与腹壁下动脉吻合。

下腹壁的主要血管是腹壁下动脉和旋髂深动脉。两者均起源于髂外动脉，分别位于腹股沟韧带的内外侧。腹壁下动脉向脐上方延伸，向腹膜、腹横筋膜和直肠鞘供血。腹壁下动脉有几个分支分别供应腹部肌肉、皮下组织以及皮肤。腹壁下动脉常与腹壁上动脉和肋下动脉紧密吻合。胃底下动脉起源后不久，随即分出提睾肌动脉和耻骨小动脉。耻骨小动脉与闭孔动脉的分支吻合以提供耻骨后部结构的血供。提睾肌动脉与精索一起提供提睾肌和筋膜的血供，最终与睾丸动脉吻合。在女性中，该动脉的分布伴随圆韧带走行。

旋髂深动脉在由髂横肌和髂筋膜（或髂横肌和腹膜之间）的结合形成的鞘中向髂前上棘侧和上方移行。在沿髂嵴内唇穿过横筋膜后，继续到髂嵴中点并穿过腹横肌，在腹横肌和腹内斜肌之间继续移行。离开髂前上棘附近的主动脉升支与肋下动脉、腰椎动脉和肋间下动脉吻合；其他分支与旋髂浅动脉、腹壁下动脉、髂腰动脉和臀上动脉相吻合。

向腹壁供血的最后三条动脉是股动脉的分支。腹壁浅动脉向上穿过腹股沟韧带并向脐延伸，供应腹股沟浅淋巴结以及内侧、下腹部的皮肤和皮下组织血供。旋髂浅动脉位于腹股沟韧带的前方并与腹股沟韧带平行（穿过阔筋膜后），为大腿上部和腹部外侧提供血液。阴部外动脉穿过卵圆窝，穿过精索或圆韧带，以提供耻骨上区域为皮肤和皮下组织血供。阴部外动脉的一个分支与阴茎或阴蒂的背动脉吻合。

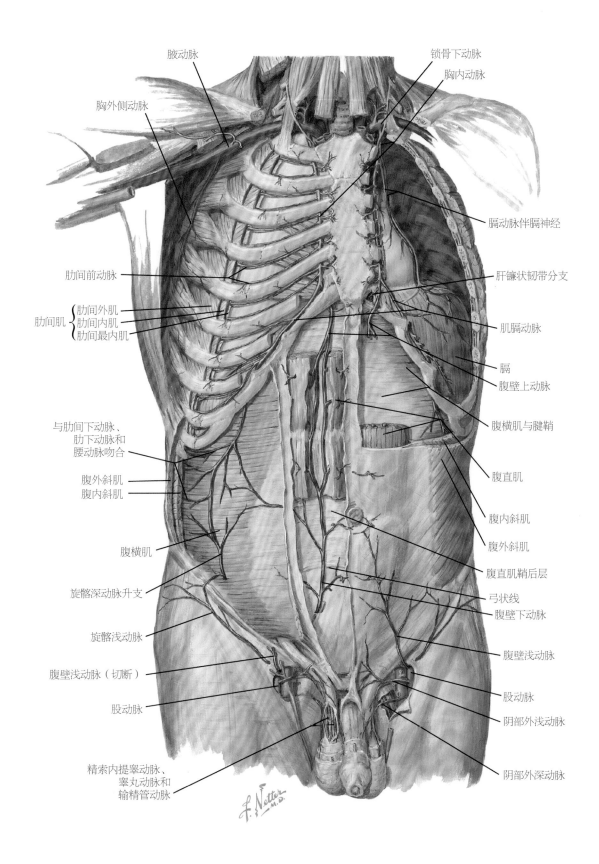

腋动脉

锁骨下动脉

胸内动脉

胸外侧动脉

膈动脉伴膈神经

肋间前动脉

肝镰状韧带分支

肋间外肌

肋间肌 { 肋间内肌

肌膈动脉

肋间最内肌

膈

腹壁上动脉

与肋间下动脉、
肋下动脉和
腰动脉吻合

腹横肌与腱鞘

腹外斜肌

腹直肌

腹内斜肌

腹内斜肌

腹横肌

腹外斜肌

腹直肌鞘后层

旋髂深动脉升支

弓状线

腹壁下动脉

旋髂浅动脉

腹壁浅动脉

腹壁浅动脉（切断）

股动脉

股动脉

阴部外浅动脉

精索内提睾动脉、
睾丸动脉和
输精管动脉

阴部外深动脉

腹腔静脉引流

腹部的主要回流血管是下腔静脉和肝门静脉。肝门静脉向肝回流，来源于较小的静脉，流向消化道、相关腺体和脾。我们重点关注下腔静脉及其分支，从腹壁浅外侧的浅静脉开始描述。这些静脉伴随着相同名称的动脉，大部分在动脉的两侧，被包裹在同一鞘。

阴部外静脉除了源自耻骨联合上方区域的分支以外，还接收来自外生殖器的静脉血（阴茎或阴蒂的浅背静脉和阴囊或大阴唇的皮下静脉），并且在许多情况下连接大隐静脉或股静脉。腹壁浅静脉和旋髂浅静脉分别流向下腹壁的内侧和外侧部分，经浅静脉进入腹股沟韧带，穿过筛状筋膜，进入股静脉（其他情况下为大隐静脉）。在人体的腋中线、躯干上半部和下半部的浅静脉通过胸腹上静脉连通，胸腹上静脉在腋窝与胸廓外侧静脉连接，每条静脉是腋静脉的分支。这种吻合系统在上腔静脉或下腔静脉阻塞时起着重要作用。胸腹上静脉接

收来自周围浅筋膜的许多分支以及来自乳腺侧面的静脉回流。

另一种具有临床意义的侧支静脉循环来自脐上浅静脉和脐下浅静脉，它们通过由被膜和肌腱结构或腹壁产生的5条或6条脐旁静脉，在圆韧带内走行并进入门静脉的左支。肝硬化门脉压升高时，脐旁静脉与上腹部和下腹部及胸腹部静脉形成侧支，呈放射状扩弯曲，称为美杜莎头（希腊神话的女妖的头）。

腹壁前外侧的两条较深的静脉是腹壁下静脉和旋髂深静脉，这两条静脉在接收相应动脉血供区的静脉回流后进入髂外静脉（股静脉的延伸）。这种吻合网状，包括肌肉和腹壁上静脉，与对应动脉的位置相符。起源于腹股沟韧带后面的髂外静脉沿着小骨盆的边缘向上行进，以与骶髂关节前面的髂内静脉一起形成髂总静脉。

髂内静脉接收所有盆腔结构的血液回流，它们通过除直肠上部和乙状结肠的肠系膜下静脉流入门静脉系

统，并且卵巢和睾丸通过性腺静脉直接到达下腔静脉。髂内静脉从坐骨大孔的上部开始，上行到达梨状肌和腰大肌肉，接收臀上和臀下静脉、阴部内静脉、闭孔静脉、髂外静脉、直肠中段静脉和膀胱上静脉的静脉血。许多血管起源于丰富的静脉丛，如阴部静脉丛、尿道静脉丛和子宫阴道静脉丛。

髂总静脉沿着髂外静脉的路线在中间方向继续走行，直到左右静脉相汇成为下腔静脉的起点。左髂总静脉通常比右髂总静脉稍长，当该不成对血管不汇入两髂静脉时，成为骶中静脉。两条髂总静脉均接收髂腰静脉，并且在某些情况下，如果骶外侧静脉没有进入髂内静脉或未连接第5腰静脉时，则接收骶外侧静脉的回流。

下腔静脉起始于L5的右侧，沿脊柱前方的主动脉向上移行，并在肝裸区和尾叶之间的凹槽中在肝后方继续移行。在下腔静脉接收到3条肝静脉（流出肝的血流）后，下腔静脉立即

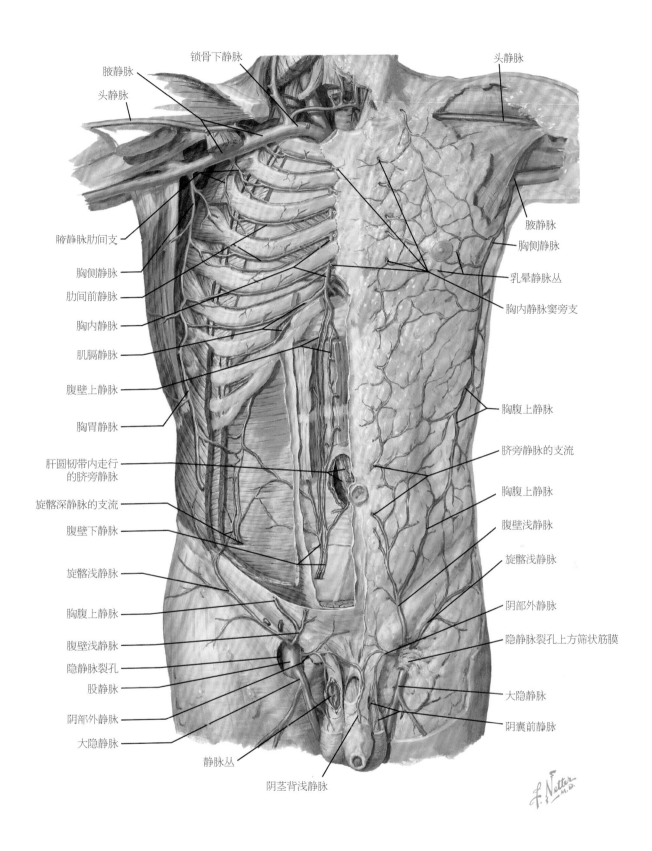

锁骨下静脉
头静脉

腋静脉
头静脉

腋静脉
胸侧静脉
乳晕静脉丛
胸内静脉窦旁支

腋静脉肋间支
胸侧静脉
肋间前静脉
胸内静脉
肌膈静脉
腹壁上静脉
胸胃静脉

胸腹上静脉

肝圆韧带内走行
的脐旁静脉
旋髂深静脉的支流
腹壁下静脉

脐旁静脉的支流
胸腹上静脉
腹壁浅静脉

旋髂浅静脉
胸腹上静脉
腹壁浅静脉
隐静脉裂孔
股静脉
阴部外静脉
大隐静脉

旋髂浅静脉
阴部外静脉
隐静脉裂孔上方筛状筋膜
大隐静脉
阴囊前静脉

静脉丛
阴茎背浅静脉

腹腔静脉引流 （续）

通过中央腱中的膈裂孔离开腹部。腔静脉裂孔位于主动脉裂孔的上方，并且髂总静脉的连接处位于主动脉分叉的下方，故腹部下腔静脉比腹主动脉长约7~8cm。汇入下腔静脉的第一条静脉是腰静脉。最低（第5）腰静脉回流至髂腰静脉，而位于椎骨体上并伴随动脉的上4条腰静脉在下腔静脉后壁汇入，但同时可汇入奇静脉或半奇静脉。腰静脉与肾静脉、肾上腺静脉、性腺静脉、旋回深静脉、髂静脉和其他腹部的静脉的连接是多方面的。最重要的是上行至腰静脉进行纵向吻合。这些静脉从骨盆开始，作为骶外

侧静脉的延续，在腰大肌腱性起源和椎骨体及横突之间的沟内深处上行；在接收来自腰静脉的分支之后，右腰静脉上行流入奇静脉，左腰静脉流入半奇静脉，或者有时流入左肾静脉。之后，上行的腰静脉与脊椎静脉系统的无瓣静脉形成许多连接，从而使腔静脉系统与脊柱、脊髓、硬脑膜、椎骨和大脑的静脉形成交通关系。这些交通关系解释了感染、肿瘤和血栓从骨盆、腹部或胸部扩散到中枢神经系统或颅骨和脊柱骨骼的原因。

右侧性腺（睾丸或卵巢）静脉进位于腰静脉上方的下腔静脉，而左侧性腺静脉通常与左肾静脉合并，或与腰静脉合并。睾丸静脉从精索的旁腺

丛开始、沿输精管上行，穿过腹股沟管，然后沿动脉、走行于腰大肌上。卵巢静脉来源于子宫阴道和卵巢丛，走行途径类似。

大的肾静脉位于相应动脉之前，并且变化比肾动脉小得多。右肾静脉很少接受支流汇入，而左肾静脉经常连接其他的血管，如左侧性腺静脉和肾上腺静脉。右肾上腺静脉通常与下腔静脉直接相连，有时与右肾静脉直接相连。左肾上腺静脉通常流入左肾或膈下静脉。

肝静脉的上方是下腔静脉的最上面的分支膈下静脉，其通常遵循同名动脉的走行。左肾静脉可单独或经共同主干与左肾上腺静脉连接（5%）。

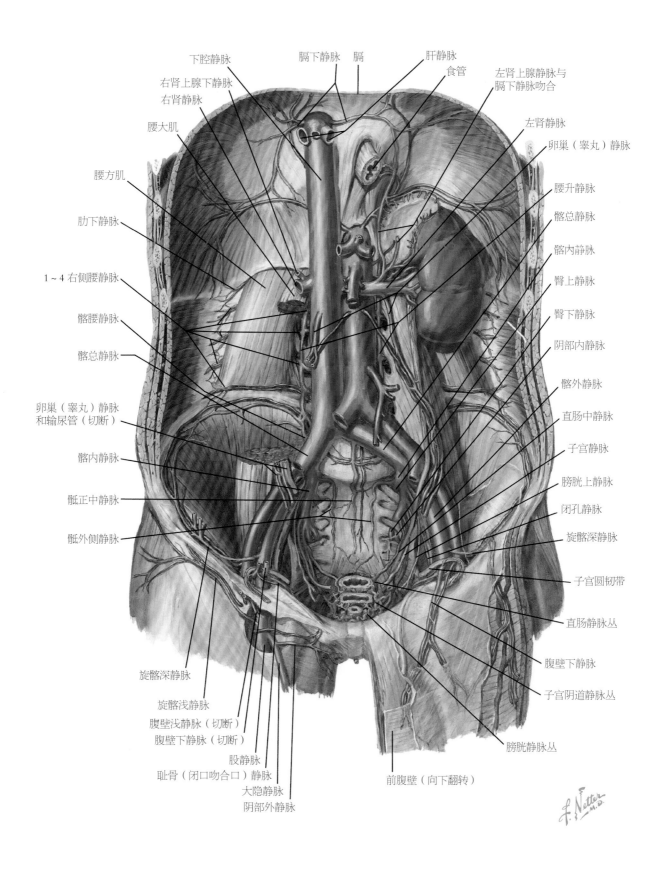

下腔静脉　膈下静脉　膈　肝静脉
右肾上腺下静脉　　　　　　　　食管　左肾上腺静脉与
右肾静脉　　　　　　　　　　　　　　膈下静脉吻合
腰大肌　　　　　　　　　　　　　　左肾静脉
　　　　　　　　　　　　　　　　卵巢（睾丸）静脉
腰方肌　　　　　　　　　　　　　腰升静脉
肋下静脉　　　　　　　　　　　髂总静脉
　　　　　　　　　　　　　　　髂内静脉
　　　　　　　　　　　　　　　臀上静脉
1～4 右侧腰静脉　　　　　　　臀下静脉
髂腰静脉　　　　　　　　　　阴部内静脉
髂总静脉　　　　　　　　　　髂外静脉
卵巢（睾丸）静脉　　　　　　直肠中静脉
和输尿管（切断）　　　　　　子宫静脉
髂内静脉　　　　　　　　　　膀胱上静脉
骶正中静脉　　　　　　　　　闭孔静脉
骶外侧静脉　　　　　　　　　旋髂深静脉
　　　　　　　　　　　　　　子宫圆韧带
　　　　　　　　　　　　　　直肠静脉丛
旋髂深静脉　　　　　　　　　腹壁下静脉
旋髂浅静脉　　　　　　　　　子宫阴道静脉丛
腹壁浅静脉（切断）
腹壁下静脉（切断）　　　　　膀胱静脉丛
股静脉
耻骨（闭口吻合口）静脉
大隐静脉　　　　前腹壁（向下翻转）
阴部外静脉

腹部淋巴引流

　　后腹壁的主要淋巴管基本上沿着大血管分布。因此，髂外淋巴管与髂外动静脉相连，被同名的淋巴结中断。这些血管大约在髂前上棘和耻骨联合之间进入腹股沟韧带后面的骨盆，接收来自腹股沟深层（同时也有浅层）淋巴结的淋巴并通过该淋巴结，穿过下肢、前外侧腹壁的下部和会阴（包括外生殖器和肛门区域）的淋巴结引流。髂内淋巴管由髂内淋巴结中断，动脉和静脉同名，引流大部分器官和真骨盆壁，而该区域的剩余部分通过骶前淋巴管引流淋巴。髂外淋巴管和髂内淋巴管连接形成同名的髂总淋巴管和淋巴结。髂总淋巴管也从骶前淋巴管及其外侧中骶中淋巴结接收淋巴引流。后者位于骶骨前表面上方的直肠后结缔组织中。在主动脉分叉区，髂总淋巴管沿主动脉侧壁向上延伸，成为左右腰椎干。这些淋巴干和插入的主动脉外侧淋巴结接收来自肾和内脏（前主动脉）淋巴结的引流。因此，腰椎管所涵盖的超大引流区域包括下腹壁腹腔脏器和下肢。

　　两个腰椎管在主动脉裂孔区域、脊柱前方（大多数情况下）在L1椎骨上1/3和T12与L1之间的椎间盘处结合，成为胸导管的起始部。在约50%的个体中，胸导管起始于独特的细长囊状扩张（直径1~1.5cm，长度5~7cm）的乳糜池。它的三个主要分支是单肠干和两个腰椎干；然而，两个较小的分支也连接乳糜池，分别来自颅骨并通过膈肌的主动脉裂孔下行。

　　胸导管首先经过主动脉的后表面，穿过横膈的主动脉裂孔进入纵隔，在主动脉和奇静脉之间上行，在下胸椎和右肋间动脉之前走行。在到达第5胸椎时，在食管后面移行到至主动脉右侧一小段距离的脊柱左侧，穿过主动脉弓后继续上行。与第3胸椎相对，胸导管在脊柱前远离脊柱，并在左颈总动脉和左锁骨下动脉之间走行，穿过胸廓上口，进入左锁骨上窝。它走行到锁骨下动脉之上，并通过向左颈静脉和左锁骨下静脉接合形成左头臂静脉，偶尔与左颈静脉或左锁骨下静脉之一相接合。胸导管在进入静脉时并不总是单一整体，有时分成由两个或者多个分支组成的三角形结构。在通过胸腔的过程中，胸导管与连接后顶叶、气管支气管和后纵隔淋巴结的血管，以及胸壁和胸腔器官的较小淋巴管相连接。

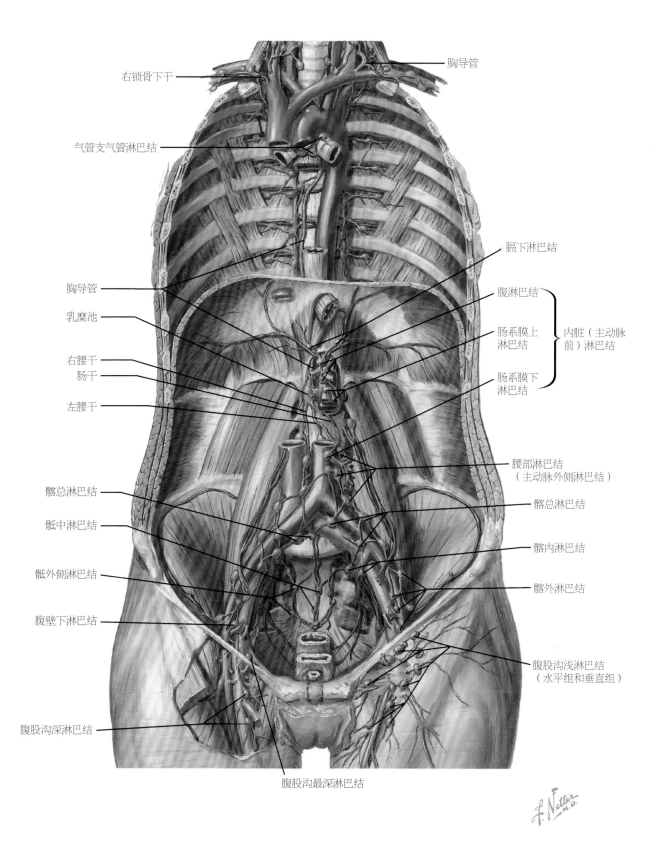

右锁骨下干

胸导管

气管支气管淋巴结

胸导管

乳糜池

右腰干

肠干

左腰干

髂总淋巴结

骶中淋巴结

骶外侧淋巴结

腹壁下淋巴结

腹股沟深淋巴结

腹股沟最深淋巴结

膈下淋巴结

腹淋巴结

肠系膜上淋巴结

肠系膜下淋巴结

内脏（主动脉前）淋巴结

腰部淋巴结（主动脉外侧淋巴结）

髂总淋巴结

髂内淋巴结

髂外淋巴结

腹股沟浅淋巴结（水平组和垂直组）

腹部和盆腔的神经支配

节段排列的神经通过一系列前（腹侧）和后（背侧）根连接到脊髓的两侧。每个脊柱节段的前根和后根融合形成脊神经，脊神经从相应的椎间孔穿出。前根由脊髓前角运动神经元的轴突组成，后根由位于后（背）根神经节（脊髓感觉神经节）的假单极感觉神经元的轴突组成。

脊神经仅很短一段，然后分为前支和后支，且前后支都将携带运动神经元的轴突和感觉神经元的轴突到达其靶组织。在分裂成前支和后支之前，每根脊神经都发出一个小的复发性脑膜分支，以传递相邻的脊髓硬脑膜和椎间盘的感觉。从椎间孔穿出后，每根脊神经从交感神经干的相邻神经节接收一个或多个分支（灰色交通支），其中包含源自该神经节细胞的节后交感神经轴突。在第1胸椎到第

2（偶尔第3）腰椎的脊神经前支，每个都发出一个或多个分支（白色交通支）到相应的交感神经节，其中包含交感神经的节前纤维。

通常，后支比前支细小，并且不形成神经丛。它们进一步分为内侧和外侧支，分布于背部肌肉和皮肤。前支支配躯干和四肢的前外侧。在颈部、腰部、骶骨和尾椎区域，前支会聚形成神经丛，但在胸椎区域，它们保持其节段性，并各自独立地通向所支配的区域或结构。

胸前支，即肋间神经，主要分布在胸廓和腹部的前外侧壁上。每边有12支，但只有11支位于肋间。第12对位于最后一根肋骨下方，称为肋下神经。尽管第1和第2肋间神经也支配上肢的臂丛神经，但上6对肋间神经对胸壁体壁的支配是有限的。第4根肋间神

经支配乳头水平的皮肤。下5对肋间神经和肋下神经支配胸腔和腹壁体壁，并为膈肌提供神经纤维。

通常，第7～11肋间神经沿着相应肋骨和肋间血管下方的胸壁向前延伸。在后部，神经位于胸膜和后肋间膜之间，并贯穿在内部和最内肋间肌之间。每个神经发出一个侧支和一个侧皮支。前者从距离椎骨仅几厘米的神经主干分出，沿着肋间隙的下缘走行在肋间神经主干的下方，并且终止于前侧的一根小的皮神经。侧皮支伴随主肋间神经一直到腋中线，然后穿过肋间肌并分成前后分支，分布以皮支为主。肋间神经管理肋间肌、肋下肌和胸横肌。下5或6对肋间神经也包含支配横膈的外周部分的感觉神经元的轴突。

下5对肋间神经和肋下神经经过肋

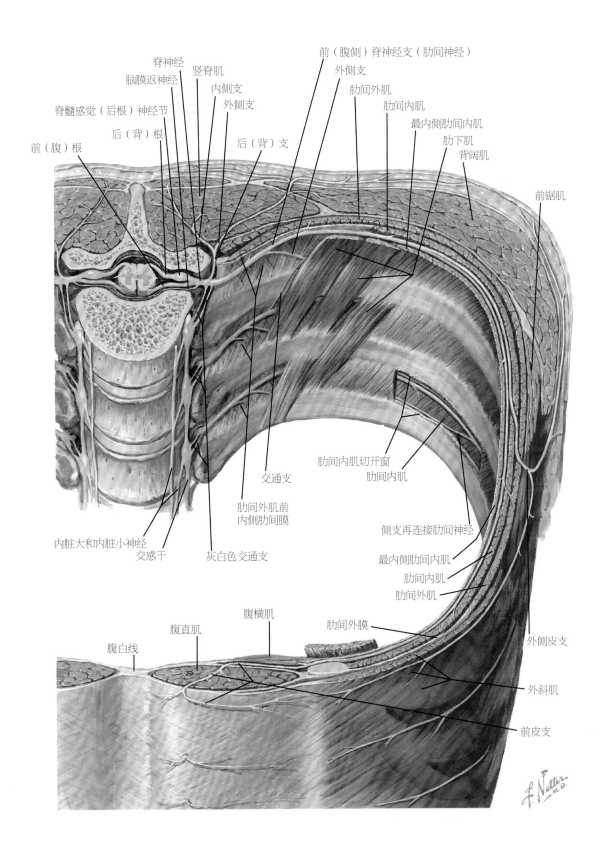

前（腹侧）脊神经支（肋间神经）
脊神经
脑膜返神经
脊髓感觉（后根）神经节
后（背）根
前（腹）根
竖脊肌
内侧支
外侧支
后（背）支
外侧支
肋间外肌
肋间内肌
最内侧肋间内肌
肋下肌
背阔肌
前锯肌

交通支
肋间外肌前
内侧肋间膜

内脏大和内脏小神经
交感干
灰白色交通支

肋间内肌切开窗
肋间内肌

侧支再连接肋间神经
最内侧肋间内肌
肋间内肌
肋间外肌

腹横肌
腹直肌
腹白线
肋间外膜

外侧皮支
外斜肌
前皮支

腹部和盆腔的神经支配（续）

软骨进入腹壁，进入腹壁内外斜肌、腹横肌和腹直肌，终止为腹前皮支。第10对肋间神经支配脐部水平的皮肤。肋下神经（T12）的外侧皮支穿过腹内斜肌和腹外斜肌，并向下延伸至髂嵴，支配大腿外侧部的皮肤。

下脊神经的前支（5个腰椎、5个骶骨和1个尾骨）以丛状方式分裂并重新组合形成腰椎、骶骨和尾椎神经丛。如上所述，它们通过交通支与交感神经干相互连接。

腰丛由前3对腰神经的前支和第4对腰神经的大部分以及肋下神经组成。它位于腰椎横突的前方，并嵌入腰大肌的后部，需要将其切开才能暴露腰丛。此处描述并说明了腰丛的各部分最常见的走形和分布，但需要记住的是，腰丛的解剖变异是十分常见的。

第1腰神经在接受肋下神经的分支后，分裂成上支和较细小的下支。前者分为髂腹下神经和髂腹股沟神经，后者与第2腰神经的细支结合形成生殖股神经。第2腰神经的其余部分，第3以及第4腰神经参与构成这个神经丛，每个也分成前部和后部，它们分别组合构成闭孔和股神经。副闭孔神经（如果存在的话）由来自第3和第4神经的前分支的分支形成，而股外侧皮神经是第2和第3腰神经的后分支的小分支的融合而成。肋下神经和上4对腰神经的肌支支配腰方肌，而第1和第2腰神经发出的肌支支配腰大肌和腰小肌。腰大肌由第3腰神经的分支进一步支配，有时也受第4腰神经的支配，并且这些腰神经也支配髂肌。

髂腹下神经和髂腹股沟神经的走行和分布与胸神经相似，分别类似于肋间神经的主干和侧支。前神经发出一个外侧支，它在肋骨神经的相应分支后面的一小段距离处穿过髂嵴，这两个神经支配大腿外侧上分的皮肤。髂腹下神经继续向前发出分支到腹横肌和斜腹肌，穿透位于腹股沟浅表环上方约3 cm的外斜肌腱膜，并支配耻骨上方的皮肤。

髂腹股沟神经发出分支支配邻近的肌肉，在穿过与髂腹下神经相同的肌肉后，进入腹股沟管，深入精索，并穿过腹股沟浅环进而支配大腿内侧、阴茎的根部、男性阴囊的前部以及女性的阴阜和阴唇。

生殖股神经从腰丛分出后，穿过腰大肌，并向下延伸至前表面，深入腹膜，在第5腰椎水平附近分成生殖支

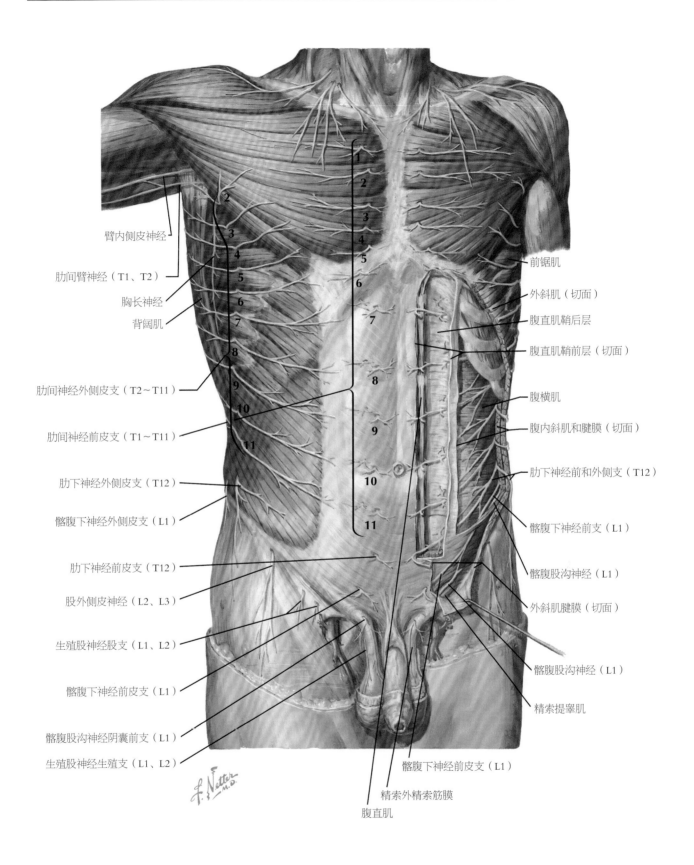

臂内侧皮神经

肋间臂神经（T1、T2）

胸长神经

背阔肌

肋间神经外侧皮支（T2～T11）

肋间神经前皮支（T1～T11）

肋下神经外侧皮支（T12）

髂腹下神经外侧皮支（L1）

肋下神经前皮支（T12）

股外侧皮神经（L2、L3）

生殖股神经股支（L1、L2）

髂腹下神经前皮支（L1）

髂腹股沟神经阴囊前支（L1）

生殖股神经生殖支（L1、L2）

前锯肌

外斜肌（切面）

腹直肌鞘后层

腹直肌鞘前层（切面）

腹横肌

腹内斜肌和腱膜（切面）

肋下神经前和外侧支（T12）

髂腹下神经前支（L1）

髂腹股沟神经（L1）

外斜肌腱膜（切面）

髂腹股沟神经（L1）

精索提睾肌

髂腹下神经前皮支（L1）

精索外精索筋膜

腹直肌

腹部和盆腔的神经支配（续）

和股支。前支通过深腹股沟环进入腹股沟管，支配提睾肌，并发出细支管理阴囊或女性大阴唇的皮肤。股支走行于髂外动脉和股动脉的外侧，经腹股沟韧带后方，再穿过股鞘的前层和筋膜后，发出分支管理股骨三角区的表面组织和皮肤。生殖股神经包含很多髂总动脉、髂外动脉和股动脉的传入和传出神经纤维。

腰丛（例如，股神经）的其他分支，除了支配腰方肌、腰大肌和髂肌的肌肉外，均分布到下肢，因此，不在本章中讨论。

与腰神经相比，骶神经和尾椎神经的前支较细小，随着它们向下延伸，分裂并重新会聚形成骶神经和尾骨神经丛。它们位于骨盆后壁，输尿管、髂内动脉和肠管后，以及梨状肌和尾骨肌之前。第4腰神经的下部与第5腰神经的前支融合形成腰骶干，其与上3对骶神经以及第4骶神经的上部共同构成骶丛。第4骶骨的下部与第5骶神经和尾椎神经相连形成尾椎小丛。

进入这2个神经丛的每一根神经都通过一根或数根灰交通支接收神经节的交感神经节后纤维。副交感神经的节前纤维起源于第2~4骶骨水平的脊髓；它们与第2、3和4骶神经一起发出，然后作为盆腔内脏神经离开。

骶神经丛的根会聚融合，于坐骨神经穿过梨状肌下的坐骨大孔之前，形成一条扁平的束，从中产生许多分支。这根粗大的神经由胫骨部分和共同的腓骨部分组成，它们通常融合在一起，直到大腿下部1/3处，但偶尔可能在起始部或者股神经离开盆腔时分开。骶神经丛的神经分裂成前后分支，在某些个体中，它们重新融合形成神经。骶神经丛的大部分分支支配下肢，我们将会在骨骼肌系统那一章中进行讨论。其余分支分布于盆腔和会阴区域。

梨状肌、肛提肌和尾骨肌的神经穿过这些肌肉的前部或盆腔表面。闭孔内肌的神经（不要与闭孔神经混淆）穿过梨状肌下缘的坐骨大孔，离开盆腔，从阴部神经和阴部内血管的外侧跨过坐骨棘，穿过坐骨小孔再次进入盆腔，分布于闭孔内肌内侧的盆腔表面。

阴部神经在梨状肌和尾骨肌之间

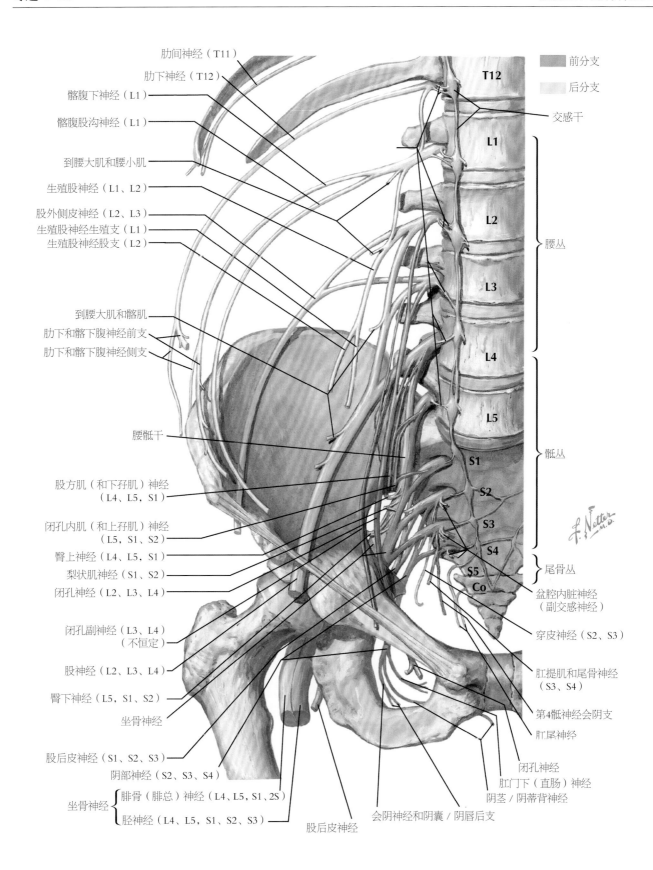

肋间神经（T11）
肋下神经（T12）
髂腹下神经（L1）
髂腹股沟神经（L1）
到腰大肌和腰小肌
生殖股神经（L1、L2）
股外侧皮神经（L2、L3）
生殖股神经生殖支（L1）
生殖股神经股支（L2）
到腰大肌和髂肌
肋下和髂下腹神经前支
肋下和髂下腹神经侧支
腰骶干
股方肌（和下孖肌）神经
（L4、L5，S1）
闭孔内肌（和上孖肌）神经
（L5、S1、S2）
臀上神经（L4、L5、S1）
梨状肌神经（S1、S2）
闭孔神经（L2、L3、L4）
闭孔副神经（L3、L4）
（不恒定）
股神经（L2、L3、L4）
臀下神经（L5、S1、S2）
坐骨神经
股后皮神经（S1、S2、S3）
阴部神经（S2、S3、S4）
坐骨神经 { 腓骨（腓总）神经（L4、L5、S1、2S）
胫神经（L4、L5、S1、S2、S3）
股后皮神经
会阴神经和阴囊 / 阴唇后支

前分支
后分支
T12
L1
L2
L3
L4
L5
S1
S2
S3
S4
S5
Co
交感干
腰丛
骶丛
尾骨丛
盆腔内脏神经（副交感神经）
穿皮神经（S2、S3）
肛提肌和尾骨神经（S3、S4）
第4骶神经会阴支
肛尾神经
闭孔神经
肛门下（直肠）神经
阴茎 / 阴蒂背神经
会阴神经和阴囊 / 阴唇后支

腹部和盆腔的神经支配（续）

穿过，通过坐骨大孔离开骨盆，与坐骨神经一起，穿过下方至坐骨棘（内阴部动脉内侧），并伴随该血管通过坐骨小孔进入闭孔内膜筋膜上的阴部管。当神经进入管道时，它会发出直肠下神经，很快通过分裂成会阴神经和阴茎或阴蒂的背神经而终止。

　　直肠下神经穿过阴部管的内侧壁，与下直肠血管斜交穿过坐骨神经窝，并分支，主要支配肛门外括约肌，内壁下部的肛管和肛门周围的皮肤。其分支与股骨后皮神经、第4骶神经、穿孔皮神经和会阴神经的会阴分支相通，该会阴神经是阴部神经的较大末端分支。会阴神经在阴部管中向前走行于内阴动脉的下方，朝泌尿生殖膈的后缘突出，在其附近分成浅支和深支。浅支分为内侧和外侧阴囊（或阴唇）神经，它们延伸到阴囊或

大阴唇的皮肤上，与股骨后皮神经的会阴分支相连。深支管理肛门外括约肌的前部，浅表和深部会阴横机，球海绵体肌和坐骨神经肌肉，以及尿道括约肌（以及辅助的肛提肌）。一根被称为球茎神经的神经分支从球根到球海绵体肌，并分布到海绵体的勃起组织和尿道黏膜上。

　　阴茎背神经与阴部内动脉一起穿过在会阴横肌，在阴茎海绵体肌和阴茎海绵体的阴茎下穿过耻骨弓前方。神经穿过下筋膜和泌尿生殖膈的顶点之间的间隙，并来到阴茎背侧动脉旁边，一直延伸到龟头和包皮。女性阴蒂的背神经较小，但其分布相似。

　　股后皮神经，除了支配大腿后部皮肤外，还发出臀部分支（臀下神经）支配臀大肌下部的皮肤区域，并在同一区域发出会阴支，该会阴支在

坐骨结节下方向前和内侧弯曲，为阴茎根部、会阴、阴囊的皮肤和筋膜提供营养。这种分布与女性的会阴、大阴唇和阴蒂根部的分布相似。其末端细枝与髂腹股沟神经的阴部和末端细丝的直肠下支和会阴分支相通。穿孔皮神经穿过骶结节韧带并绕到臀大肌的下缘，成为尾骨侧面的一小段距离处变成皮肤。然而，它的起源和分布并不是一成不变的。它可以由来自第3和第4骶神经之间产生的阴部神经、后股神经皮神经或第4骶神经的会阴神经的分支连接或取代。该分支通过对尾骨肌到达坐骨肛窝的后角，然后分成一些向前延伸的小支，以辅助外部肛门括约肌和其他在上覆皮肤和筋膜中分枝的神经支配。

　　尾神经丛是由第4骶神经前支的下半部分与第5骶神经和尾神经前支的下

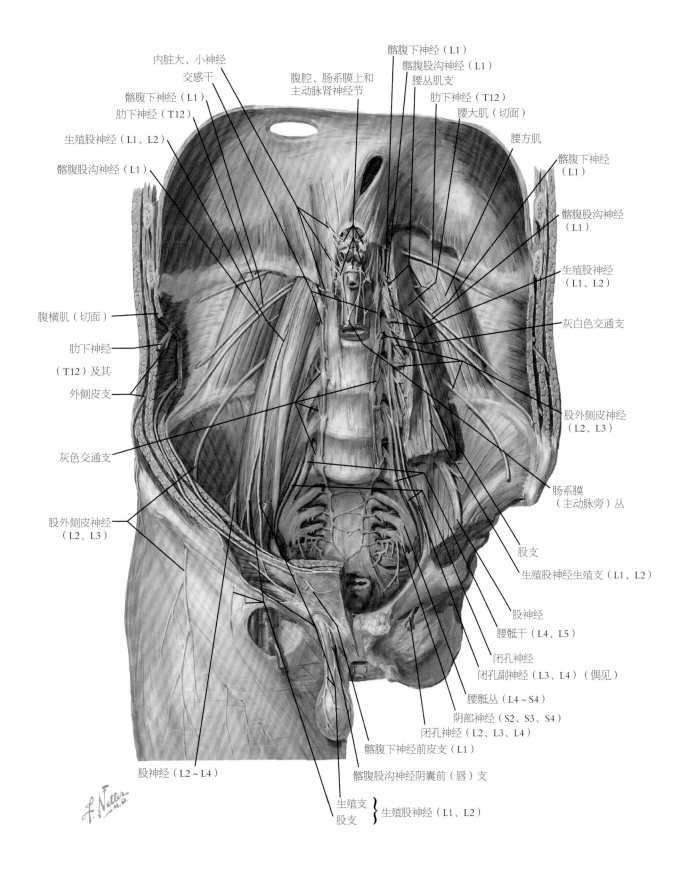

内脏大、小神经
交感干
髂腹下神经（L1）
肋下神经（T12）
生殖股神经（L1、L2）
髂腹股沟神经（L1）

腹腔、肠系膜上和主动脉肾神经节

髂腹下神经（L1）
髂腹股沟神经（L1）
腰丛肌支
肋下神经（T12）
腰大肌（切面）
腰方肌

髂腹下神经（L1）
髂腹股沟神经（L1）
生殖股神经（L1、L2）
灰白色交通支

腹横肌（切面）

肋下神经（T12）及其
外侧皮支

灰色交通支

股外侧皮神经（L2、L3）

股外侧皮神经（L2、L3）

肠系膜（主动脉旁）丛

股支
生殖股神经生殖支（L1、L2）
股神经
腰骶干（L4、L5）
闭孔神经
闭孔副神经（L3、L4）（偶见）
腰骶丛（L4~S4）
阴部神经（S2、S3、S4）
闭孔神经（L2、L3、L4）
髂腹下神经前皮支（L1）
髂腹股沟神经阴囊前（唇）支

股神经（L2~L4）

生殖支
股支 ｝生殖股神经（L1、L2）

腹部和盆腔的神经支配 （续）

半部分联合而形成的。这一神经丛较小，支配盆腔表面的尾骨肌和肛提肌两个环路。它向与这两个结构相邻的部分发出细支，同时也发出纤细的肛尾神经穿过骶结节韧带支配尾骨周围的皮肤。

我们已经讨论了支配腹腔壁、腰椎、骶骨和尾椎神经丛的神经，以及它们发出的分支，以支配腹腔的腹部内脏和骨盆（骨盆以及会阴）的一部分神经，我们仍然需要考虑形成了腹腔的顶部的横膈的神经支配。横膈由膈神经和下肋间神经支配。每根膈神经都包含运动和感觉纤维；后者传递来自胸膜、心包膜、腹膜和其他结构的传入冲动。运动神经纤维是第3、4和5颈髓节段的膈神经核的轴突。如果一根膈神经被破坏，同侧的膈肌将完全萎缩，由此推测肋间神经为感觉神经纤维。

膈神经主要分布于横膈的下表面。右侧穿过位于腔静脉裂孔外侧的中央肌腱，并分为前后分支，支配同侧的所有肌纤维，包括食管右侧以及弧形韧带形成的肌纤维。左侧神经在中央肌腱前方约3 cm处穿过横膈，然后支配肌肉的左半部分，包括位于食管裂孔左侧的右侧小腿纤维。膈神经分支与伴有下膈动脉的腹腔神经丛的自主神经纤维相通。在右侧，一个小神经节就标志着其中一个这样的神经交通。

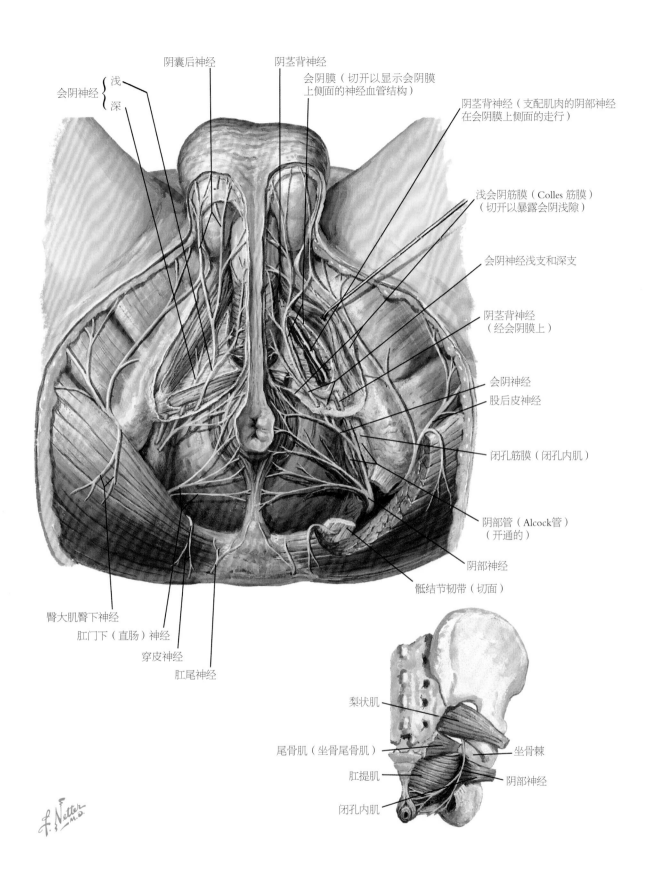

阴囊后神经

阴茎背神经

会阴膜（切开以显示会阴膜上侧面的神经血管结构）

会阴神经 { 浅 深

阴茎背神经（支配肌肉的阴部神经在会阴膜上侧面的走行）

浅会阴筋膜（Colles 筋膜）（切开以暴露会阴浅隙）

会阴神经浅支和深支

阴茎背神经（经会阴膜上）

会阴神经

股后皮神经

闭孔筋膜（闭孔内肌）

阴部管（Alcock 管）（开通的）

阴部神经

骶结节韧带（切面）

臀大肌臀下神经

肛门下（直肠）神经

穿皮神经

肛尾神经

梨状肌

尾骨肌（坐骨尾骨肌）

肛提肌

闭孔内肌

坐骨棘

阴部神经

消化系统概述

消化系统是迄今为止发现的最大和最复杂的内部器官系统。其多个器官的相互作用，其内在的激素和神经系统，以及其复杂和相互作用的生理功能是人体生理学中最具吸引力的方面之一。虽然每个器官的主要功能是与其他器官有效地相互作用，为身体的其他部分提供营养，但是一些器官也具有独特的代谢功能，这些功能是至关重要的。

要了解每个器官的作用，首先要了解的是每个器官的4个基本功能是如何调节的，以及免疫和其他防御机制是如何保护该器官的。每个管腔器官的壁由3层功能明显的肌肉群组成，支配营养物和液体从口腔下移，直到从肛门排出。对于每个器官而言，负责运动的机电耦合机制是截然不同的。一个电子合胞体通过称为慢波和收缩诱导去极化的节律性去极化产生动作电位。整个管腔器官的动作电位相似，但胃、十二指肠和结肠中的慢波活动频率不同。

所有管腔和实体胃肠器官产生分泌物，以促进消化、保护黏膜、从而使营养吸收。相反，食管分泌最少且无吸收，并且肝和胰腺仅参与分泌而不参与蠕动和吸收。

肝是最重要和最大的代谢器官。小肠合成的蛋白质和胃、胰腺和小肠分泌的激素也参与代谢。

通过外在自主神经系统，内在或肠神经系统与消化系统内外分泌的激素之间的复杂相互作用来实现对每个器官的调节。消化系统的激素是最早被发现的内分泌物质。小肠是最大的内分泌器官。大脑中也存在肠神经系统中发现的所有神经递质。同样，许多都是最先在肠道中被发现。

各个消化器官的内腔充满了潜在致命的化学物质和微生物。各个器官均具有独特的、器官特异性的、高效的防御机制来预防疾病。在人出生后不久，肠道的微生物群就开始发育，并且生长到含有10万亿个生物体，几乎是身体其他部分细胞数量的10倍！具有器官特异性的其他重要防御机制包括运动、内在分泌、用液体和黏液润滑，以及频繁的细胞更新。

当这些保护系统崩溃或受损时，就会导致疾病的发生。在患者接受初级治疗或工作（学习）缺勤的原因中，消化道疾病是仅次于呼吸道疾病的第二大最常见的原因。在典型的一年中，大约60%的人经历一些消化系统功能障碍，无论是急性还是慢性。15%~20%的美国人常见的消化紊乱包括功能性肠紊乱、胃食管反流病、消化性溃疡病、肝炎、胆囊结石以及胃和肠的传染病。这些以及其他胃肠道疾病的患者占所有住院治疗患者的25%。在导致死亡的所有原发性肿瘤中，1/3起源于消化系统器官。消化系统的癌症仍然是所有癌症死亡的最常见原因。肺癌是最常见的癌症类型，但结肠癌、胰腺癌、肝癌、胃癌和食管癌均是前十种最常见的癌症之一。

消化系统病理生理学最引人入胜的一个方面就是男性和女性在疾病患病率上的显著差异。嗜酸性食管炎、食管腺癌和肝细胞癌在男性中更为常见，而肠易激综合征和胆结石病在女性中更为常见。

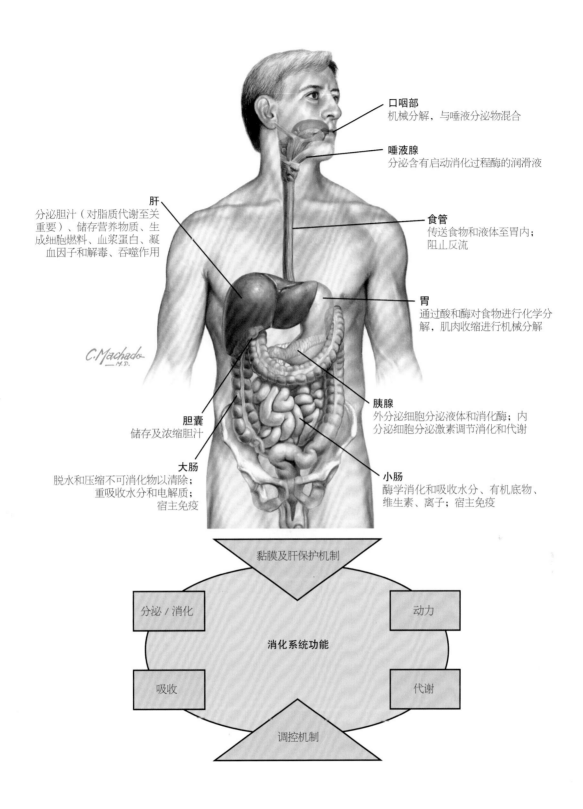

口咽部
机械分解，与唾液分泌物混合

唾液腺
分泌含有启动消化过程酶的润滑液

肝
分泌胆汁（对脂质代谢至关重要）、储存营养物质、生成细胞燃料、血浆蛋白、凝血因子和解毒、吞噬作用

食管
传送食物和液体至胃内；阻止反流

胃
通过酸和酶对食物进行化学分解，肌肉收缩进行机械分解

胰腺
外分泌细胞分泌液体和消化酶；内分泌细胞分泌激素调节消化和代谢

胆囊
储存及浓缩胆汁

大肠
脱水和压缩不可消化物以清除；重吸收水分和电解质；宿主免疫

小肠
酶学消化和吸收水分、有机底物、维生素、离子；宿主免疫

黏膜及肝保护机制

分泌 / 消化

动力

消化系统功能

吸收

代谢

调控机制

控制机制概述

消化系统由外在和内在激素，外在和内在神经系统以及独特的电子控制系统之间的美妙而复杂的相互作用控制。最近，我们进一步地了解到神经和激素调节系统中，有许多对中枢神经系统功能至关重要的神经递质也存在于肠道中。事实上，最初在肠道中发现的很多神经递质也存在于包括大脑在内的其他器官中。

电气控制系统

在消化系统的管状器官中，有效且有节律的收缩对于腔内内容物在混合和推进中消化和吸收至关重要。与其他肌肉一样，收缩是由细胞膜去极化引起的，其被记录为动作电位。这些膜电位的变化使钙通道开放，刺激肌动蛋白-肌球蛋白相互作用，从而形成了有效的机电耦合。为了引起有效移动管腔内容物的协调的循环收缩，这些去极化必须发生在管腔周围。这是通过电子合胞体优先在腔体周围同步去极化而实现的。卡哈尔间质细胞产生的电起搏器电位有节律地发生去极化。这些有助于管腔周围协调收缩的有节率的去极化，被称为慢波。它们不出现在食管或胃底，而是首先以每分钟3个周期的频率首先出现在胃体上部。胃起搏的慢波从胃部下行至在幽门括约肌。在小肠中，起搏器产生的慢波的速率在十二指肠中（每分钟17~18次循环）最快，其次是空肠，而在回肠中最慢（每分钟14~16次循

环）。这种慢波频率的梯度有助于管腔内容物从近端至远端移动。慢波从近端到远端腔的渐进运动也允许蠕动沿尾部方向发生。结肠中的慢波频率更复杂且更不均匀，但通常认为每分钟3~6个周期。

只有在有刺激的情况下，慢波才会导致强烈的混合或蠕动收缩，从而导致进一步的细胞膜去极化，从而产生动作电位。电合胞体（有利于管腔周期去极化）的存在允许产生动作电位的刺激产生周期收缩。因此，慢波控制由产生电反应的动作电位引起胃和肠腔收缩的空间关系和运动方向。动作电位刺激可能源自外源性激素、外源性神经递质、内源性激素或内源性神经递质。

外源性内分泌系统

外源激素对包括肠道在内的所有器官系统都有广泛影响；包括甲状腺激素、促肾上腺皮质激素、皮质类固醇、盐皮质激素、促肾上腺皮质激素释放因子和瘦素。瘦素是一种中枢神经系统激素，通过减少食物摄入量和调节营养物质的代谢来影响消化。激素在调节食欲和饱腹感中的复杂作用将在专题1-56和专题1-57中讨论。甲状腺激素的缺乏和过量都可能导致肠道功能紊乱。甲状腺功能减退患者经常抱怨便秘和食欲缺乏。如果疾病进展为黏液性水肿，则整个消化系统将会出现运动功能障碍，蠕动和收缩能力下降。

促肾上腺皮质激素释放激素在生理性应激反应中起重要作用。例如当一个人面临创伤等实际的压力以及在没有实际压力但感觉有压力时，这种下丘脑激素的水平会增加。后一种情况使诊断和治疗功能性肠病时面临挑战。

外源性神经系统

先前的理论认为，消化系统的功能主要受自主神经系统的调节，因此，使得中枢神经系统过于简单化。自主神经系统的影响是通过副交感神经系统的刺激作用和交感神经系统中肾上腺素能神经元的抑制作用之间的平衡来调节的。仅有10%~20%的迷走神经是传出神经，无法控制7种消化器官的许多复杂反应，更不用说所有其他内脏器官了。通过自主神经系统直接输入肠功能是重要的，但该系统仅通过颅神经在咽部和上部食管的横纹肌区域以及通过骶神经和盆腔神经在直肠和肛门括约肌区域起主要控制作用。交感神经通过中间外侧柱到达内脏神经（T2~L3），在战斗或者逃跑反应过程中，交感神经到达肠道，介导血流，帮助"关闭"肠道。然后，位于腹腔、肠系膜上节或肠系膜下神经节的神经来支配胃肠道。

自主神经系统主要用于调节局部肠道反射，但它也在各种肠道反射和向大脑传递传入信息中起关键作用。抑制胆碱能神经元的药物是治疗整个胃肠道痉挛性疾病的基础。抗胆碱能

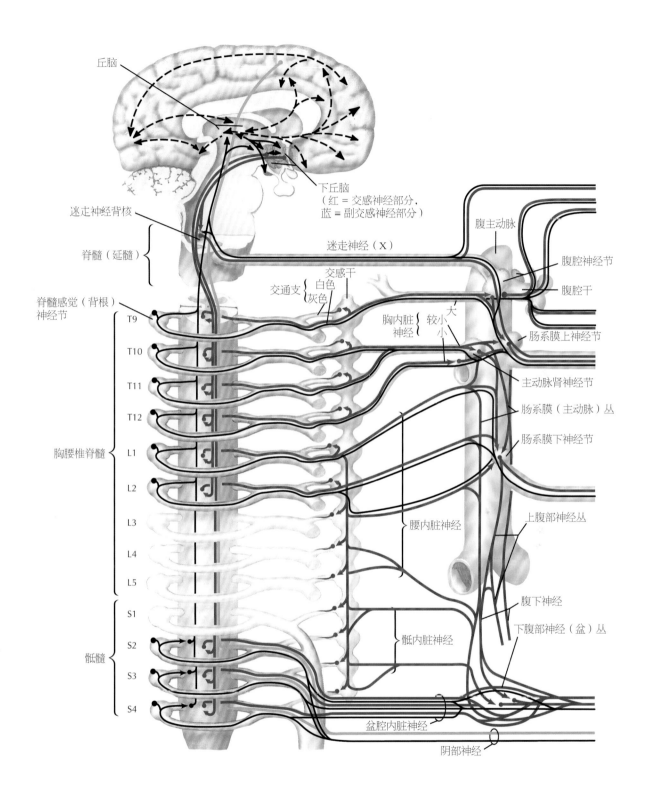

丘脑

下丘脑
（红＝交感神经部分，
蓝＝副交感神经部分）

迷走神经背核

腹主动脉

脊髓（延髓）

迷走神经（X）

腹腔神经节

腹腔干

交感干
白色
交通支
灰色

脊髓感觉（背根）
神经节

T9

T10

胸内脏
较大
神经
小
小

肠系膜上神经节

T11

主动脉肾神经节

T12

肠系膜（主动脉）丛

L1

肠系膜下神经节

L2

胸腰椎脊髓

L3

腰内脏神经

上腹部神经丛

L4

L5

腹下神经

S1

下腹部神经（盆）丛

S2

骶髓

骶内脏神经

S3

S4

盆腔内脏神经

阴部神经

控制机制概述（续）

药也广泛用于减少内镜检查、口腔手术或麻醉期间的口腔分泌物。迷走神经刺激胃分泌物的重要性解释了为什么外科选择性迷走神经切断术有时用于治疗复杂的溃疡病。

交感神经系统的战斗或逃避反射可引起腹泻，并导致焦虑和过度警觉困扰的患者的功能紊乱。在与创伤或败血症相关的应激中，需要增加交感神经张力以维持血压和血液循环，但通常导致肠道血流量的严重减少，称为肠系膜窃血。血流减少可减少胃内在保护机制的代谢支持，导致不可逆的酸性损伤和严重的、有时甚至是出血性的胃炎。

肠神经系统

我们对固有神经系统或肠神经系统的理解在实验和临床上都有惊人的扩展，表明了该系统的复杂性与中枢神经系统的复杂性相似。在没有中枢神经系统输入的情况下，通过观察肝、胰腺、小肠甚至结肠移植的成功功能，可以最好地理解肠神经系统的优势。肠神经系统对于消化至关重要，因此，将会有单独的章节对其进行描述（专题1-46）。

内源性内分泌系统

内分泌学领域在1914年发现了第一种激素——促胰液素——一种消化系统中的激素。从那时起，我们对消化系统的内在内分泌系统的传递、功能和分子处理的认识呈指数增长。肠道激素刺激各消化器官中广泛多样化功能的协调，以协同消化和吸收食物。肠道激素通过改变分泌、吸收、运动和新陈代谢来实现这一目标。肠道激素不仅会改变消化系统的新陈代谢，还会改变整个身体的新陈代谢。胰岛细胞分泌的胰岛素是肠道激素发挥这一重要作用的最好例子。其他在改变代谢中起主要作用的肠激素包括胰高血糖素、缩胆囊素、YY肽、胰岛素样生长因子1和胃促生长素。胃促生长素是一种从胃和近端小肠释放的激素，可增加食物的摄入量。

许多肠道激素影响肠胃蠕动。胆囊收缩素和促胰液素通过改变胃排空、十二指肠蠕动、胆囊收缩以及奥迪括约肌（松弛）和幽门括约肌（收缩）的收缩来协调对食物的摄入的反应。也许消化系统最吸引人的生理活动就是在禁食期间协调上消化道排空。当激素促胃动素启动消化间运动复合体（称为肠管家）的Ⅲ期强力收缩时，就会发生这种情况。

目前已经认识到明确的临床综合征是由神经内分泌肿瘤引起的。技术的进步已经使人们认识到这种激素分泌肿瘤比以前更为常见。这些重要的肠功能激素调节因子和已知它们引起的疾病在专题1-49中讨论。

可以容易地理解，消化系统的7个器官受外在神经系统和外在激素系统的复杂相互作用调节，其调节肠神经系统和内源性激素系统的反射性更强的"硬连线"反射。临床医生面临的挑战是确定这些机制中的哪一种在引起患者症状和疾病方面起作用。

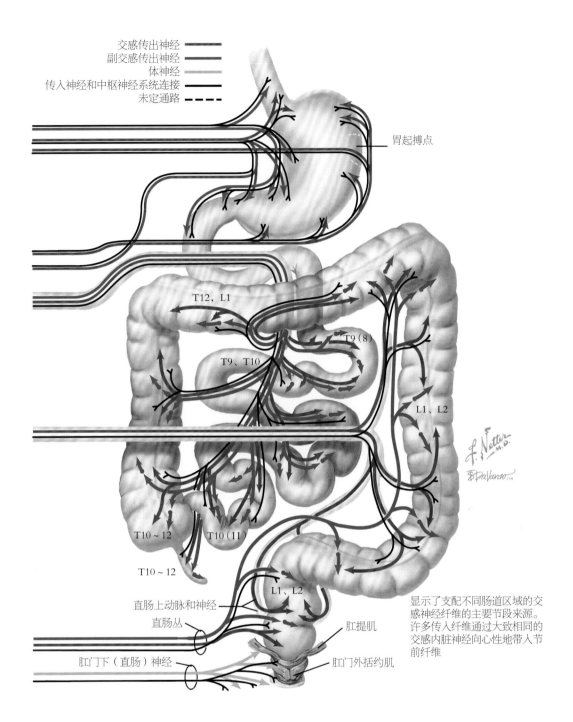

交感传出神经
副交感传出神经
体神经
传入神经和中枢神经系统连接
未定通路

胃起搏点

T12，L1

T9（8）

T9、T10

L1、L2

T10 ~ 12　　T10（11）

T10 ~ 12

L1、L2

直肠上动脉和神经

直肠丛

肛门下（直肠）神经

肛提肌

肛门外括约肌

显示了支配不同肠道区域的交
感神经纤维的主要节段来源。
许多传入纤维通过大致相同的
交感内脏神经向心性地带入节
前纤维

脑-肠相互作用和内脏反射

　　肠道和中枢神经系统神经递质的相似性进一步促使我们对脑与肠道间相互作用的理解。从巴甫洛夫（Pavlov）和科马罗夫（Komarov）及其同事团队开始，脑-肠反射和肠-肠反射已经被证明控制了很多正常的生理病理过程。内脏反射能解释很多临床症状，许多脊髓和中枢神经系统通路介导的复杂相互作用也参与其中。迷走神经和交感神经反射引发通常涉及多个器官的模式化行为。这些由外部神经元刺激引发的反射应答随后通过局部肠内神经元通路或内源激素介导。

　　最重要和研究最为透彻的脑-肠反射之一是与胃和胰腺分泌控制相关的反射。图像、味道、声音甚至对食物的渴望都可作为外部诱因刺激迷走神经介导的反射。最著名的反射可能是胃酸分泌反射性增加，这使胃为消化做准备。这些反射既是本能的又是后天习得的。虽然胃酸分泌由自主神经系统的迷走反射启动，但最终由胃内分泌细胞释放的组胺与系统性释放的胃泌素间复杂相互作用介导。现已明确过度精神压力可引起胃部不适。据

Cushing的描述，这些压力常被归因于"神经性"而不被重视，但却是某些疾病（包括消化性溃疡）的重要原因。例如，在第二次世界大战期间，英格兰穿孔性胃、十二指肠溃疡发生率明显上升。

　　另一个非常重要的内脏反射是胃结肠反射。餐后结肠排空的正常生理反应在进食后随即发生，在30~60分钟内结肠收缩明显增强。胃结肠反射由十二指肠的特异性受体引发，该受体对脂肪酸的摄入产生应答，但对液体或非必需氨基酸无应答。肠易激综合征患者的胃结肠反射增强。结肠的收缩不仅更有力，而且比正常情况下开始得更快。结肠痉挛性收缩在进食开始不久即发生，在进食未结束时就达到高峰，从而导致腹泻、绞痛和（或）腹胀。在这个由中枢启动的反射中，肌间神经丛的局部羟色胺能神经元刺激结肠同时发生推进性和痉挛性收缩，从而导致患者便秘、腹泻交替。来自高收缩性并且通常扩张的乙状结肠的传入冲动可引发中枢神经系统的反射（如头痛、头部不适）、支气管的反射（呼吸困难）、胃反射

（上腹痛、消化不良）和腹部皮肤反射（紧身衣耐受不良）。

　　内脏躯体反射的传入支起源于肠，能影响其他内脏和躯体结构；该过程可能涉及交感和副交感神经。传出支常通过副交感神经。内脏感觉反射是由共同的神经传入通路引起的，在这种通路中，来自内脏器官的无髓鞘纤维、C类神经纤维与脊髓背角或者脊柱的躯体传入纤维相交叉。这可以解释"牵涉痛"和"皮肤痛觉过敏"的现象，在交感神经反射中，受累皮肤区域（皮节）与病变内脏的供应神经受同一脊髓节段支配。

　　不同寻常危险的内脏-躯体和内脏-内脏反射也时有发生。胃肠疾病引起血管迷走反射，导致严重腹痛、极度恶心、特殊有害物质暴露和严重腹泻，可导致晕厥。在这些情况下，内脏的"脑-肠"刺激因子引发迷走神经介导的低血压、心动过缓和大汗。吞咽晕厥是一种相关反射，当患者出现食管痉挛、刺激或扩张时，可引发迷走神经介导的心律失常或心动过缓和晕厥。胃食管反流很少导致相似的反射。

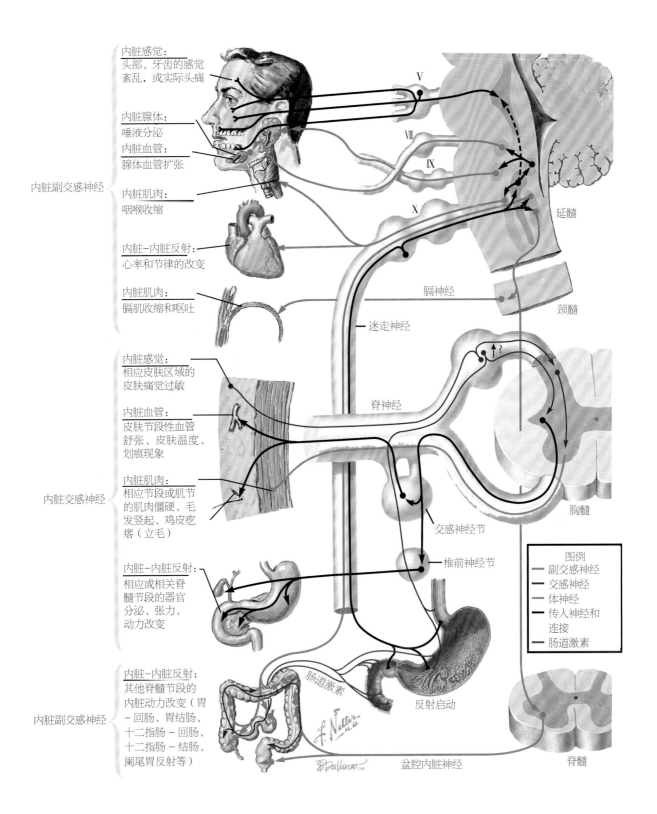

内脏感觉：
头部、牙齿的感觉
紊乱，或实际头痛

内脏腺体：
唾液分泌

内脏血管：
腺体血管扩张

内脏副交感神经

内脏肌肉：
咽喉收缩

内脏–内脏反射：
心率和节律的改变

内脏肌肉：
膈肌收缩和呕吐

内脏感觉：
相应皮肤区域的
皮肤痛觉过敏

内脏血管：
皮肤节段性血管
舒张、皮肤温度、
划痕现象

内脏交感神经

内脏肌肉：
相应节段或肌节
的肌肉僵硬、毛
发竖起、鸡皮疙
瘩（立毛）

内脏–内脏反射：
相应或相关脊
髓节段的器官
分泌、张力、
动力改变

内脏副交感神经

内脏–内脏反射：
其他脊髓节段的
内脏动力改变（胃
–回肠、胃结肠、
十二指肠–回肠、
十二指肠–结肠、
阑尾胃反射等）

V

VII

IX

X

延髓

膈神经

颈髓

迷走神经

脊神经

胸髓

交感神经节

椎前神经节

图例
副交感神经
交感神经
体神经
传入神经和
连接
肠道激素

肠道激素

反射启动

盆腔内脏神经

脊髓

肠道神经系统

消化系统的肠道神经系统是目前为止除中枢神经系统以外的最大的神经网络，比脊髓包含更多的神经元。神经递质的多样性与中枢神经系统相似。这些神经递质的相互作用错综复杂，引人入胜。肠道神经系统为所有的局部肠道反射（主要是肠蠕动）提供局部"硬连接"。局部反应是由其他调节系统（外源性激素、内源性激素、自主神经系统的副交感及交感神经以及其他肠道神经）调节的。

肠道神经系统的神经元胞体位于肠道的两层，奥尔巴赫（Auerbach）黏膜下神经丛和迈斯纳（Meissner）肌间神经丛。奥尔巴赫（Auerbach）黏膜下神经丛位于环形肌的腔面，具有感觉神经元、效应神经元和中间神经元。其功能最简单的描述是其神经元主要用于将肠腔内的事件和条件与黏膜肌层的运动功能、黏膜下层的分泌和血管功能进行整合。然而，将来自黏膜下层神经的反射与介导蠕动的肌间神经、脊髓背角神经节和肠系膜上神经节的感觉神经传入部位连接起来非常重要。例如，轻度的黏膜刺激通过黏膜中的肠道神经，传导到黏膜下神经节、肠系膜中的壁外神经节和椎外神经节，改变蠕动反射。

肌间神经丛对于整合所有的局部反射（包括局部收缩和蠕动）和用于实现上述功能的血流供应有相同的作用。例如，虽然多数运动神经元非常短，包含5-羟色胺的中间神经元可传输数厘米，整合蠕动反射。

两种内在神经丛的神经递质的数量和复杂性是难以置信的。肠神经元的形态和其包含的神经递质很有特点。已经鉴定并测序了30多种神经肽。基于氨基酸序列的相似性，这些递质被分为不同家族类别。虽然百科全书式的总结不适用于本章，但此处还是列出了在消化系统的肠道神经系统中发现的定义明确的神经递质家族的分类简表。遗憾的是，这些神经递质的命名与后来发现的它们的功能没有联系。此外，功能列表简化了每一个神经递质的作用。表中列出了它们受到递质影响的功能，使为简化所做的努力付之东流。防止过度简化递质功能的解剖学因素是一个神经元可能包含多种神经递质。神经递质的共存发生在不同类别的递质之间，包括肽能神经元递质和非肽类递质[主要是一氧化氮（NO）]。在对不同刺激的反应中，同一神经元可能选择性释放共存递质，阐述了这些神经对于功能的复杂而特异的影响。

根据特定的功能对递质进行分类存在过度简化的风险，因为根据细胞来源的不同，递质可能承载着不同的功能。然而，已经发现了同样的模式。速激肽-神经激肽家族，特别是NK-1（特别是P物质和K物质），通常被证明是刺激运动神经元。相反，血管活性肠肽常常抑制运动神经元，与NO共存。生长抑素还抑制许多胃肠功能，包括吸收、分泌和血流。神经肽Y分布于全消化道，与去甲肾上腺素等交感神经递质共存。胃泌素释放肽不仅刺激胃泌素释放，在肠道神经系统内，它可作为中间神经元递质。降钙素基因相关肽通常被视为影响传入神经的递质，尤其是那些被视为到达食管和肠腔的传入神经。

肠道神经系统的功能，高度多元化的神经元和神经递质复杂的交互作用，强调了局部肠道运动、分泌、吸收和循环的令人难以置信的精细调节和高度整合。

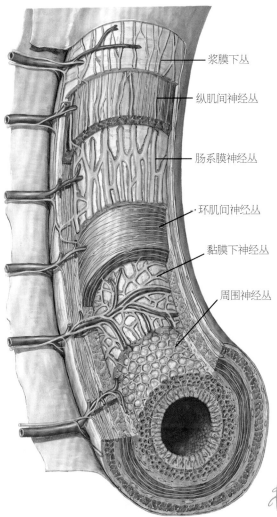

浆膜下丛

纵肌间神经丛

肠系膜神经丛

环肌间神经丛

黏膜下神经丛

周围神经丛

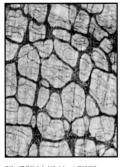

肠系膜神经丛（豚鼠，铱染色，20倍）

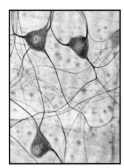

肠系膜神经丛的多极神经元，Ⅱ型（猫，银染，200倍）

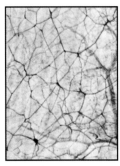

黏膜下神经丛（豚鼠，高尔基染色，20倍）

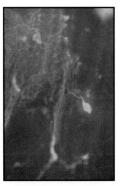

有VIP免疫活性的人肠系膜神经丛神经元

激　素	细胞类型和定位
EPGF 　表皮生长因子	肠神经元
胃泌素 - 胆囊收缩素 　胃泌素 　CCK	 胃窦 G 细胞 近端小肠 I 细胞
胃促生长素 　促胃动素	 近端小肠 M 细胞
生长因子 　转化生长因子	
胰岛素 　胰岛素样生长因子	 胰岛 B 细胞
胰多肽 　多肽 YY 　神经肽 Y 　P 物质	 回肠 L 细胞 交感神经元 肠神经元

激　素	细胞类型和定位
促胰液素 - 胰高血糖素 　促胰液素 　GLP-1&2 　VIP 　胰高血糖素 　GHRH 　PACAP 　胰多肽 　食欲肽	 远端小肠 S 细胞 小肠 L 细胞和胰岛 B 细胞 肠神经元 胰岛 A 细胞 肠神经元 肠神经元和胰岛 胰岛细胞 平滑肌、黏膜；肠神经丛和下丘脑
生长抑素 　生长抑素 　胃促生长素	 胃、肠、胰腺 D 细胞； 胃 X/A 样内分泌
速激肽 　神经激肽	 肠神经元

内脏痛的阐释

疼痛是消化系统紊乱的最重要线索之一。继上呼吸道感染之后，腹痛是旷工或旷课的第二大常见原因。在消化系统的四大主要症状（疼痛、出血、梗阻、穿孔）中，腹痛的分析是最难解释的。理解内脏感受神经的生理和病生理机制是分析和诊断所有胸腹腔内脏性疼痛的基石。解释患者疼痛经历的第一步是描述疼痛的严重性、关联性、一致性、持续时间和位置。疼痛若伴有呕吐，或与饮食、排便相关，但与活动无关，更提示消化系统疾病。

疼痛经常是患者最重要的问题，评估其严重性非常主观，而临床医生需要分辨出致命性疾病相关疼痛和功能性疾病相关疼痛。上述两种情况下的疼痛程度可能是相似的。疼痛的严重程度可以通过1~10的评分来描述，1为轻微不适，而10为患者经历过的最严重的疼痛。不幸的是，疼痛的程度与疾病的严重程度没有很好的相关性。例如，胃食管反流病内镜检查结果正常的患者通常比腐蚀性食管炎、食管狭窄甚至巴雷特食管这类癌前病变的患者经历更严重的疼痛。此外，由于部分患者消化系统的高敏感性，

功能性疼痛有时会被描述为不能忍受的疼痛。一些患者忽视腹部不适的早期迹象，后来才发现它们是由于严重炎症或恶性疾病造成的梗阻。鼓励患者在关注身体信息和忽略或否认来自肠道的疼痛信号之间取得适当的平衡，这是帮助他们获得健康身体的关键。

功能性疼痛的定义为胃肠功能紊乱，外观和解剖结构正常，初始血液测试结果正常。功能性疼痛不代表性格脆弱或面容虚弱，也不是想象中的疼痛、伪造的疼痛或装病。澄清这些症状是"真实的"对于由于这类肌肉痉挛或亚临床损伤所导致的疾病，包括食管痉挛、非糜烂性食管反流病、非溃疡性消化不良、胆管运动异常和肠易激综合征引起的功能性疼痛更为困难，这些症状的特点是运动障碍，在运动试验中很少发现，更不用说在内镜或放射学检查中发现了。诊断这些和其他功能障碍可以尝试作为"排除性诊断"。对于任何希望将不必要的医疗费用保持在最低水平的医生来说，这种尝试都是不可接受的。

疼痛的严重程度受多种非器质性因素的影响，包括患者心理状态、过往经历、教育水平及社会学因素。与

此同时，重要的是要认识到，将患者症状视为"功能性"往往会导致遗漏罕见的诊断，如吸收不良、可预防的食物过敏、卟啉病、血管炎或克罗恩病。例如，多年来，疼痛经常被归因于肠易激综合征的常见功能性肠问题；然而，现在我们可以轻易地诊断出小肠细菌过度生长、乳糖或其他双糖不耐受、乳糜泻或非麸质敏感等疼痛的原因。

疼痛的定位同样非常重要。不幸的是，由于内脏感觉神经的生理学原因使得疼痛的定位诊断十分具有挑战性。在记录病史时，临床医生应该尝试疼痛发作时的位置，并确定疼痛是否发生改变。功能性腹痛的特点是性质、位置、严重程度多变。白天和有压力时疼痛很严重，但晚上不痛，则更提示为功能性疾病。在某些情况下，感知到疼痛的运动可能有助于定位源，特别是病情在不断加重时。这方面的经典例子就是急性阑尾炎，这一急腹症经常始于全腹或脐周的模糊疼痛。当腹膜发炎时，定位变得更加清晰，最终会局限于右下腹麦克伯尼点（McBurney point）附近（髂前上棘与脐连线外1/3处）。

腹痛最可能的病因通常是由详细

内脏牵涉痛

牵涉痛

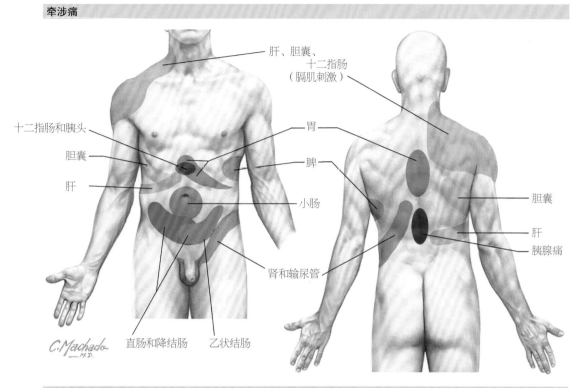

肝、胆囊、
十二指肠
（膈肌刺激）

十二指肠和胰头

胆囊

肝

胃

脾

小肠

胆囊

肝

胰腺痛

肾和输尿管

直肠和降结肠　　乙状结肠

就医行为的关键因素

病理过程	临床表现	影响就医的因素
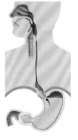	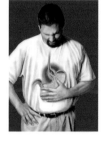	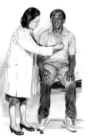

病理过程

临床表现

影响就医的因素

·组织损伤

·食管裂孔疝

·反流

·酸暴露增加

·廓清受损

·黏膜受损

·菌群失调和神经激活

·胸痛

·胀气

·吞咽困难

·出血

·糜烂

·梗阻

·受教育程度

·焦虑

·社会因素

·药物滥用史

·医疗的获得

·睡眠剥夺

内脏痛的阐释（续）

的病史和体格检查发现的。可以考虑采用腹部四分法。判定腹痛位于哪一边也是有帮助的，但即使是胆囊炎和阑尾炎也可能表现为左侧腹痛。询问病史、体格检查对于内脏痛的定位能力有限，这一点与躯体痛大为不同，躯体痛通常可以精确定位到几毫米内。这些局限性是由于内脏神经系统和躯体神经系统之间的解剖和生理的差异造成的。

内脏受体不能区分疼痛的病因，诸如炎症、缺血、恶性或者感染性病变、腹胀（最常见的病因）等。在受体水平，内脏感觉依赖于密集分布于皮肤和由中枢神经系统支配的横纹肌的不同受体组合。与之相反的是，内脏的传入受体很少，多数为裸露神经末梢，对于不同的刺激都有应答（多觉性）。通常用于定位疼痛的受体是固有层的肌梭或者肠系膜中的环层小体。

另一个通常导致消化道症状混乱的因素是患者对于慢性持续性刺激的适应倾向。随着时间的推移，肠道受体的持续刺激逐渐导致显著的信号输出，而不是增加对中枢神经系统的反馈。当刺激持续时，它们和其他受体释放电活动的频率随着时间逐渐减

少。当机体不再识别因便秘发生的严重腹胀或者源于恶性肿瘤的损害时，适应是极其危险的。

携带传入信息的神经多通过无髓鞘的C型神经纤维。这些神经可能在迷走神经中，80%的神经纤维为传入神经纤维，最终终止于结状神经节。其他神经通过来自内脏神经（20%为传入神经纤维）或盆神经（50%传入）的背根神经节走行于交感系统。传入信号与脊髓背角的躯体神经合并后进入脊柱。这就建立了内脏神经和躯体神经结构上的联系，这种联系可能对肌肉和骨骼系统产生不同寻常的放射模式，导致"牵涉痛"。内脏和躯体神经的融合导致牵涉痛的例子是胆囊和肝痛放射至右肩，食管和心脏痛放射至左臂，肾痛放射至会阴或者阴囊。在背根，神经信号可能传导至中枢神经系统双侧，这一事实解释了内脏痛很难定位于躯体的某一侧或者对侧的原因。

内脏痛定位不清的最大的原因可能是每种器官的传入神经均与其他器官一起经过不同水平的内脏神经进入脊柱。膈神经因此通过C3～C5携带来自肝包膜、脾和膈肌的传入信息；来自上消化道器官（包括胆囊、胃、胰

腺、小肠）的较大的内脏神经，通过T6～T9；来自结肠和阑尾、肾、输尿管、膀胱、卵巢、子宫的内脏神经，通过T11～T12。在支配子宫颈、睾丸、附睾、乙状结肠、直肠等器官的内脏神经水平，通过T11～L1。传入束的集合使得患者和医生很难判断疼痛来源。这种集合区域的存在使得脑部内脏传入神经系统不可能像躯体神经一样按器官精确分布。只有咽部和食管表现出器官特异性模式。这种模式分布在靠近吞咽中心的脑干内部发生。

来自中枢神经系统或脊髓的抑制性输入信号可能会在脊髓水平上改变疼痛知觉。传入脊髓丘脑感觉通路的传入神经可能被来自额叶皮层的抑制信号中断。这种现象在患者需要忽略疼痛继续行使功能的时候是有益的。这种反射与疼痛时或者特殊状况下特殊躯体神经和肌肉功能的"门理论"类似。当患者用上述通路去抑制可能使患者寻求就医的重要症状的时候，上述通路可能适应不良。

总之，内脏痛是一种具有重大临床意义的主观症状，只能用生物心理模式而不是严格的医学模式来解释，并且必须考虑内脏伤害感受的许多局限性。

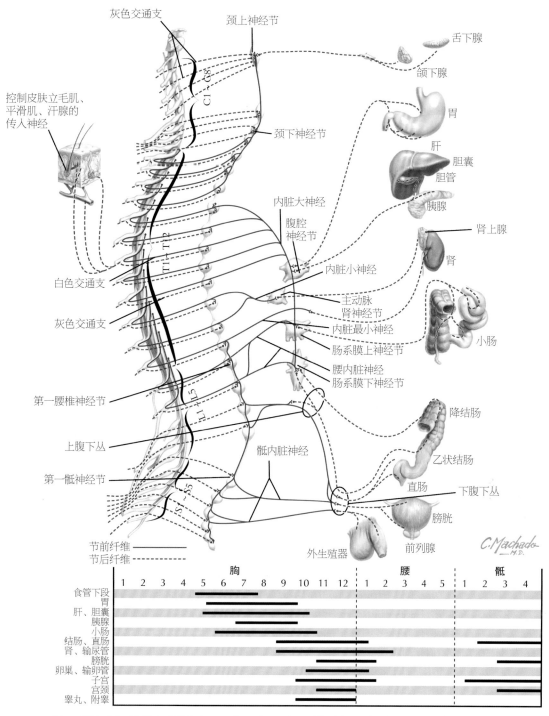

(From Klein KB, Mellinkoff SM. Approach to the patient with abdominal pain. In: Yamada T. ed. Textbook of Gastroenterology. Philadelphia: Lippincott Williams & Wilkins, 1991, 660-681.)

胃肠道激素

内分泌学的科学领域始于1904年Starling发现促胰液素。此后人们发现了一系列令人难以置信的消化道功能是由不同的胃肠道激素影响的。胃肠道激素的特定功能和它们的相对失调会在特定器官的章节详细讨论。下面将列出主要胃肠道激素的简要概述，以及主要消化道激素的列表。

胃肠道激素通过三种机制释放。胰腺内分泌细胞聚集于朗格汉斯胰岛中，并且与腺泡和导管的外分泌细胞混合。它们将不同的激素释放入邻近血管。相比之下，多数消化道的内分泌细胞不像这种激素分泌器官的内分泌系统，而是集中于特定的器官或者形成整个腺体。肠嗜铬细胞包含肽类激素和非肽类递质，散布于胃肠道黏膜表面的上皮细胞之间。这种细胞的尖端抵达管腔，其微绒毛可对管腔内容物的化学浓度的变化做出反应。胃肠道激素通过以下三种调节方式经由上皮细胞释放：①它们可以以典型

的内分泌方式释放到局部毛细血管，从而释放到体循环系统，如同胰腺分泌一样；通过这种内分泌方式释放的激素影响其他消化道功能、血流或者对其他特定黏膜刺激作出反应。②其他内分泌细胞在局部释放激素，通过特定的细胞器释放直接作用于附近细胞，叫做旁分泌。③激素可能以一种特异性较差的外分泌方式释放至特定的间质中。通过这些高度特异化的机制，激素可系统性、局灶性或者特异性地作用于附近靶细胞。

对于控制胃肠道激素释放的细胞内信息传输系统的分离、测序和分子分析显示了这些调节物质在影响肠道功能方面的复杂性。胃肠道激素的一项共同特征就是其合成和翻译后处理的复杂方式。这些激素主要来自包含多种激素序列的大的转录前信使RNA（mRNA），这些mRNA的翻译产物是激素前体的长肽链或者激素前体。翻译后，它们被切割成不同长度的激

素，每一种对于其受体配体有不同的亲和性（例如，胃泌素可分为大胃泌素36，胃泌素34，小胃泌素8）。

神经内分泌细胞可生长为肿瘤，导致复杂的、有特征的临床症状。这些有症状的神经内分泌肿瘤通常为单发的或者作为多发性内分泌腺瘤的遗传症状，多发性内分泌腺瘤是由于编码细胞周期蛋白依赖性激酶抑制剂的MEN-1基因突变所致。这种常染色体显性综合征与胰岛细胞瘤、甲状旁腺瘤、垂体瘤相关，也可与肾上腺皮质瘤、类癌以及非内分泌肿瘤包括血管纤维瘤、平滑肌瘤、胶原瘤、脂肪瘤、脑膜瘤相关。

对胃肠道激素了解的加深促进了它们在诊断治疗中的应用。其中一项用于定位、评估神经内分泌肿瘤的有价值的工具是用于"奥曲肽显像（生长抑素受体显像）"的[111]铟标记的放射活性生长抑素分子。改良的生长抑素也可用于治疗因食管静脉曲张引起的上消化道出血。

临床重要的肽类激素和相关疾病状态		
肽类	疾病状态	临床联系
胃泌素	佐林格-埃利森综合征——严重溃疡、腹泻	五肽胃泌素（类似物）可用于评估胃酸分泌量，刺激 VIP 瘤或甲状腺髓样癌中生物活性神经肽的分泌
胆囊收缩素	食欲过盛、乳糜泻、胃排空延迟	动力性胆囊排空 HIDA 显像用于评估慢性胆囊炎中胆囊功能，胆汁运动不良中奥迪括约肌压力测定
VIP	弗纳-莫里林综合征——大量腹泻、低钾血症、先天性巨结肠、失弛缓症	基于 VIP 的核素显像可用于定位和指引分泌 VIP 瘤、胰腺腺癌、表达 VIP 受体的类癌的切除
促胰液素	在神经内分泌肿瘤中发现，但是通常作为胰腺分泌的潜在刺激因素，分离症状目前尚无报道	用于评估胰腺外分泌功能；分泌刺激实验用于诊断胃泌素瘤；ERCP 过程中辅助胰腺导管插管
生长抑素	生长抑素瘤——糖尿病、腹泻、胆石症、坏死松解性游走性红斑	奥曲肽（生长抑素类似物） 诊断：用于诊断和定位神经内分泌肿瘤 治疗：分泌性腹泻、静脉曲张出血、特定的神经内分泌肿瘤
促胃动素	尚无描述	大环内酯类抗生素（红霉素）刺激促胃动素受体用于糖尿病性胃瘫，上消化道出血急诊内镜检查时用于清除胃内容物，提高可见性

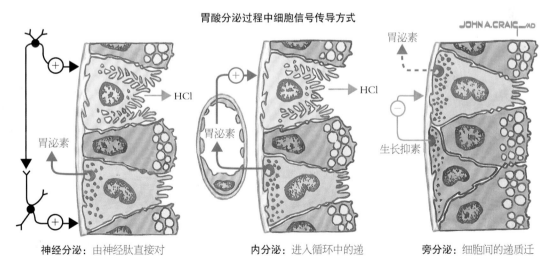

胃酸分泌过程中细胞信号传导方式

神经分泌：由神经肽直接对靶细胞进行刺激或抑制

内分泌：进入循环中的递质转运至靶细胞

旁分泌：细胞间的递质迁移至靶细胞

保护机制概述

许多正常的用于分解和处理消化的营养物质的生理功能也有危害健康的风险。这包括正常的与胃肠道动力相关的机械活动,胃内极酸性的内容物,胰腺和肠道上皮分泌的有活性的酶,具有腐蚀性的胆盐,数万亿个肠内微生物。消化系统还必须保护自身以避免摄入的食物影响黏膜完整和健康。即使没有肉眼可见的空腔脏器完整性损害,如穿透性损伤或者其他导致黏膜溃疡或者穿孔的病变,在细胞水平,黏膜也有潜在受损的可能。

消化系统具有不可思议的复杂的免疫机制使其免于微生物的损害。这些免疫系统是广泛的,包括作用于机体其他部位的免疫系统和特定作用于消化道的免疫系统,如上皮内淋巴细胞、特定的M细胞、IgA、肠道相关免疫球蛋白黏膜下免疫细胞、肠道外的免疫细胞(肠道相关淋巴组织细胞)。

消化系统的上皮衬里细胞有高度特异性的结构使得肠内容物不透过上皮扩散,包括:广泛分泌的黏液、特定的表面极化特性、细胞黏附复合体(如紧密连接)。肠腔内微生物带来了巨大的威胁,但是它们也有保护作用(参见专题 1-54)。在"管中管"这样不利的微环境中,许多非免疫保护机制时刻发挥作用维持消化系统完整性。本节我们将总结这些非免疫屏障,包括:动力、分泌和血流。

动力在保护消化道免于损伤,维持健康方面发挥着重要作用。固有肌层的推进性收缩发生在所有腔器官中,包括蠕动、移行性肌电复合波(消化间期复合运动第三时相)和结肠的运动。多数收缩不是推进性的,但是可将肠腔内容物混合并且增加它们在黏膜面的暴露,有助于消化和吸收。然而,总体来讲,许多推进性收缩和较少的逆行性收缩推动肠内容物由口侧向肛侧运动。这可以避免反流,限制上消化道微生物聚集。括约肌的强直性收缩也有助于保持腔内容物正确的运动方向。黏膜肌层和固有

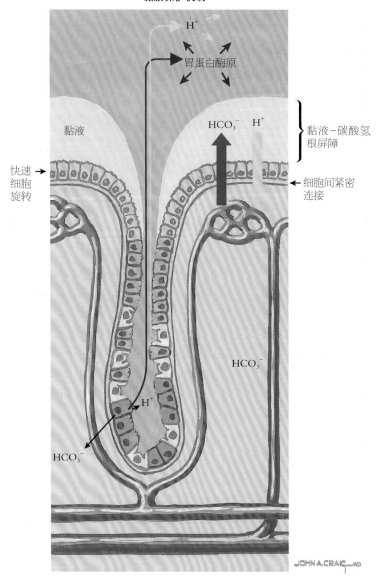

黏膜保护机制

注:胃黏膜和黏膜下层通过黏液-碳酸氢根表面屏障中和胃内 H^+ 并且阻止 H^+ 到达上皮下组织(通过与上皮"紧密连接")。前列腺素是上述保护因素的重要调节因子。

肌层通过主动的混合推进性收缩促进消化,增加肠腔内容物被吸收和接触刷状缘酶的机会,促进营养物质在肠腔内的扩散以及酶类向肠腔内释放,避免肠腔内微生物的聚集以及不流水层厚度的增加,使得潜在的有害物质在造成损伤之前就被化学降解。它们还可以通过减少潜在的有害物质接触黏膜细胞的时间来保护黏膜,包括微生物、药物、可引起机械性损伤的颗粒物质等。通过减少停滞,避免肠内微生物浓度增加、不流动水层(不流动水层的存在使得潜在的有害物质在造成损伤之前需要经过化学降解)的深度增加,强化营养物质的扩散和

酶的释放。它们也可以通过限制潜在有害物质(包括微生物、药物、可引起机械性伤害的特殊颗粒等)的黏膜暴露时间保护黏膜。

口、咽和食管上括约肌通过复杂而有序的放松推动液体和固体远离气道,避免鼻咽反流和误吸入肺。食管收缩力在10s之内通过单环蠕动收缩将食团推进胃内。蠕动产生的清除波使得潜在有害的内容物远离气道,到达食管下括约肌的活瓣以下部位。当括约肌完整性被打破,次级蠕动收缩使得反流的胃内容物远离气道和咽部,回到胃里。

在胃中,摄入的食物被捣碎或被研

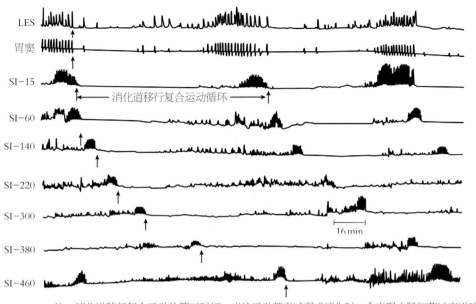

LES
胃窦
SI-15
←——— 消化道移行复合运动循环 ———→
SI-60
SI-140
SI-220
SI-300
16 min
SI-380
SI-460

注：消化道移行复合运动的第三时相。当该运动频率减弱或消失时，会出现小肠细菌过度增殖。

保护机制概述（续）

磨成更小的微粒，使得消化过程更加有效。幽门括约肌起到筛选的作用，只允许小的微粒通过。包裹着黏液的柔软的食糜可以容易地通过幽门进入余下的消化道。这个过程可扩大食糜的表面积，有助于消化，还进一步减小了颗粒的尺寸；同时也可防止较大的食物颗粒梗阻在肠腔或小肠的括约肌中。

最复杂、最难以理解的生理学过程之一就是在消化食物后的消化道移行复合运动。起初，强力的收缩运动用于混合食物并将食物向下推动，随后有一段时间的休息。随后在短暂的活跃的局部收缩后，消化运动的主体从胃食管转换为远端回肠或空回肠括约肌。强力的收缩波为排空胃和小肠中未消化的食物、微生物和废物提供了一种机制，使得胃和小肠得以为消化下一餐做准备。在这个过程中，较大的颗粒，如肌腱、未消化的食物茎干、种子或吞下的口香糖等现代生活中的物体在消化过程中会被留存在胃中，使得它们不会干扰人体将所有吞下的食物全部利用的需求，最终被胃肠道的收缩波作为废物推动至结肠。哺乳动物持续着这个循环，例如狗每90 min就有一个明显的规律的循环，

在人体就没有这样明显的规律。这个循环会被进食打断，可以在促胃动素的作用下开始。

分泌可以破坏也可以保护肠道的上皮，但肠道的蠕动和混合收缩会对黏膜产生难以置信的作用力。为了减少这种作用力的影响，从口腔至肛门上皮细胞以及黏膜下腺体制造了一薄层黏稠的物质，包括黏蛋白、磷脂和三叶因子家族肽，可以润滑肠壁，减少摩擦力。黏液是由表面黏液细胞和黏膜下细胞的高尔基体合成的，分装成分泌颗粒，从细胞上极释放其内容物。分泌黏液的细胞也可以在其胞质中积累大量的黏液，而后整个细胞脱落至肠腔中，从而将保护性物质送至肠腔。

黏液不仅通过润滑提供保护作用，而且还建立了扩散屏障，在面向胃或十二指肠腔的黏液细胞表面创造pH梯度，它可以含有非常高浓度的酸，pH值达到1.0~1.5。尽管仅靠黏液屏障不足以抵抗氢离子的扩散，但是可以有效减慢更大分子的扩散，即由表面黏液细胞和胃腺体分泌的碳酸氢根离子。这通过减缓更大的碳酸氢根离子从黏膜扩散创造了一个酸碱度梯度，使得细胞表面达到一个更安全

的pH（pH=7），使得胃腔1~1.5的pH值不会损伤细胞。

液体的分泌也会提供保护作用。由唾液腺、胃、十二指肠、胰腺、胆囊上皮细胞分泌的电解质和水可以稀释摄入的食物，使消化和转运更加容易。它还提供了一种可以稀释潜在有害化学物质并使其分散、易于被其他保护机制来进一步处理的方法。胃壁细胞分泌高浓度的盐酸创造了1.0~1.5的pH值，这种液体通过有效杀死摄入或定植在口腔和上呼吸道的微生物，从而保护人体免受潜在的有害生物的危害。这样的环境使得胃和十二指肠保持无菌。当药物或胃萎缩病变使得胃酸分泌减少时，感染和小肠细菌过度增殖的风险就会升高，后者会导致胆盐解离，抢占营养物质，最显著的是维生素，如维生素B$_{12}$。消化酶和胆盐的分泌也可以减少大多数细菌的存活，除了最具耐药性的细菌。

每一个非免疫性的防御机制都依赖于黏膜丰富的血流。当低血压或交感神经超负荷引起的"黏膜盗窃"导致黏膜血流减少时，黏膜损伤的风险就会增加。促进黏膜保护机制（如血流量）的调节信号分子，如前列腺素，对保持黏膜健康也非常重要。

消化系统的免疫防御

肠道免疫系统

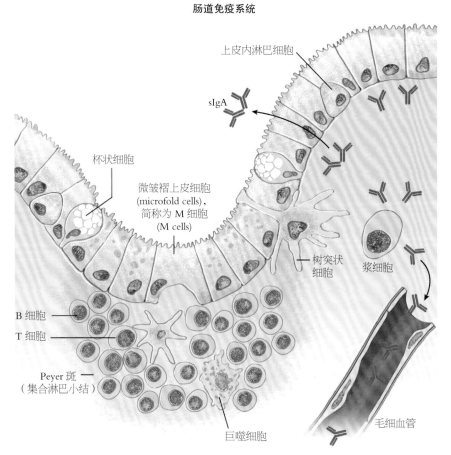

上皮内淋巴细胞

sIgA

杯状细胞

微皱褶上皮细胞
(microfold cells)，
简称为 M 细胞
(M cells)

树突状
细胞

浆细胞

B 细胞

T 细胞

Peyer 斑
（集合淋巴小结）

巨噬细胞

毛细血管

需要强调的是，消化系统的管腔是宿主面对有害管腔内环境的防线，而这种所谓的管腔内环境实际上并不是宿主自身的组成部分。这个管腔内含有大量的微生物和化学物质，如果这些微生物和化学物质得不到抑制，将会很快导致患者死亡。对健康至关重要的是，管腔器官具有高度选择性识别外来抗原的机制，从而防止管腔内微生物透过上皮细胞，或者透过上皮细胞间隙，侵入黏膜下层，继而侵入到身体的其他部位。这个系统还必须能够区分共生菌与致病菌。不断通过可控性炎症（本章将会提到）来持续抵御消化道管腔袭击的免疫细胞，组成了强大而专业的系统，称为GALT系统。如果GALT系统功能减弱，微生物就可以入侵；如果GALT系统功能亢进，将会导致自身免疫性疾病，如慢性萎缩性胃炎、乳糜泻或炎症性肠病。专题1-50、专题1-51、专题1-53、专题1-54也讨论了其他防御机制。

上皮细胞构成了防御的第一道防线，包括物理屏障和免疫屏障。这是有可能的，因为这些细胞不仅可以防止液体和细菌通过细胞或通过细胞间隙进行移动，还具有处理抗原物质和发挥抗原呈递细胞的功能。

淋巴细胞是消化系统的第二道防线。事实上，胃肠道内具有免疫活动的细胞超过1万亿个，使其成为人体中最大的淋巴器官。一个令人惊讶、独特的淋巴细胞亚类——上皮内淋巴细胞，迁移进入上皮细胞之间的细胞间隙，在那里它们通过细胞毒作用构成了一道重要的抗病毒防线，但在免疫级联反应过程中发挥的作用很小。免疫级联反应是由肠黏膜固有层中发现大量的（在胃内也有少量）淋巴细胞、巨噬细胞和树突细胞所完成的。食管中也有淋巴细胞，但正常状态下食管没有嗜酸性粒细胞、肥大细胞或多形核细胞。

终末分化的B淋巴细胞成为固有层中的浆细胞，它们是IgA的主要来源。

在肠道形成的IgA以单体形式释放入血液循环。IgA以分泌型的形式被分泌到包括肠道在内的多个器官的内腔中，分泌型IgA（sIgA）是由2个IgA分子形成的二聚体，含有分泌片，可防止酶的消化。分泌型IgA被黏液糖蛋白包裹，所以能够留在黏膜表面周围。管腔内的分泌型IgA到达回肠末端可被重吸收，然后转运到肝的库普弗（Kupffer）细胞中，在这里抗原被破坏后，分泌型IgA重新释放入胆汁，这样就又循环回到肠腔中了。

高度整合的抗原处理结构，包括修饰的微皱褶上皮细胞（M细胞）及邻近的淋巴滤泡，或Peyer斑（集合淋巴小结），分散在小肠黏膜上皮细胞之间。一个Peyer斑是由巨噬细胞、树突状细胞、T淋巴细胞和B淋巴细胞组成的一个非常活跃的集合体，这些细胞可以评估通过多孔M细胞及邻近特殊的上皮细胞进来的抗原甚至所有微生物。不同于M细胞的黏膜下层树突状细胞也是关键的抗原呈递细胞。一旦活化后，增殖的B细胞和T细胞离开Peyer斑，进入血液循环或通过淋巴管进入邻近的淋巴结或者血流。

消化道免疫防御系统的另一个重要部分是分布在肠系膜和大一些的淋巴结集合上的大量淋巴结，这得益于供应肠道的三大动脉的支持，它们是腹腔干、肠系膜上动脉以及肠系膜下动脉。

最后，需要记住的是，肝是体内仅次于小肠的第二大网状内皮器官。从肠道防御系统中逃脱的抗原和微生物被携带到肝，在肝中，位于肝血窦内的Kupffer细胞将它们从血液中过滤出来。

消化系统的上皮细胞防御机制

消化道内容物可能对患者造成严重的甚至是致命的损伤，必须要有高度特异性、有效的细胞和非细胞防御机制以对抗"管中管"。逐渐被承认的个体特征是，对于易患消化疾病的个体而言，在一定程度上，这些个体的黏膜上皮细胞屏障是无效的，也就是说，是一个"有缺陷的肠道"。这同样也出现在克罗恩病、乳糜泻、食物过敏以及对食物不耐受的患者身上。对抗肠道内容物的第一道防线，是由黏膜下层内的腺体、杯状细胞和上皮细胞（这些细胞遍布整个肠道）分泌的多糖−蛋白质复合物构成的局部屏障。这层厚厚的黏液样物质是由黏蛋白、糖蛋白以及三叶因子样肽组成的一种复杂混合物。它光滑的性质可以使之作为润滑剂以减少由收缩和吞咽固体产生的剪切力。在胃内，黏液阻碍了碳酸氢盐从上皮细胞的扩散，产生一个pH梯度，从黏液表面的pH值为1.0到上皮细胞表面的中性（pH值为7.0）。在肠道内，黏液能阻止外来抗原和微生物向肠黏膜表面扩散，同时还能使释放到腔内的分泌型IgA分子保留在肠黏膜表面。这种多糖−蛋白质复合物也能使抗原陷于这种黏稠的物质之中，最终通过粪便排出。

肠道内的多种细胞能够构成一道有效的物理屏障，这道屏障阻止了微生物和毒素的入侵，以及电解质的扩散。肠上皮细胞也可以通过分泌促炎介质（包括细胞因子、趋化因子和黏附分子）来影响免疫应答。肠上皮细胞还可以处理入侵的微生物及吸收的毒素，中和它们，然后作为抗原呈递细胞提呈给固有层免疫系统中T淋巴细胞。最后，不得不提到上皮细胞内的复杂系统，当细胞被过量抗原所累时，它们能识别信号并触发细胞内信号通路导致细胞凋亡。这些垂死的细胞不断地被挤压到腔内，并被新生健康的细胞所取代。足细胞被插在上皮细胞间的上皮下树突状细胞，是一种非常高效的抗原呈递细胞。

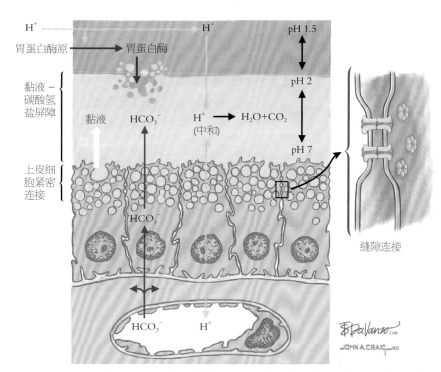

胃黏膜与黏膜下层可免受化学损伤，这是由于黏液 − 碳酸氢盐屏障（它可中和胃内的氢离子）和上皮细胞"紧密连接"（它可防止氢离子进入到黏膜下层的组织中去）

微生物可以通过穿过上皮细胞（跨细胞）或在细胞间转运的方式来入侵肠道。阻止这种入侵的关键是细胞−细胞黏附分子，尤其是紧密连接（闭锁小带）。紧密连接是一种复杂而动态的结构，它有选择性地控制抗原和液体的细胞旁运动，阻止它们遇到上皮内淋巴细胞和进入固有层内。当这些细胞旁间隙通路的保护机制缺陷时，细胞就会受损。在上消化道，药物通常会破坏紧密连接，导致酸反向扩散和黏膜下损伤，从而导致溃疡。在肠道，上皮内淋巴细胞可使病原体易位侵犯得到部分控制。

持续性"可控制炎症反应"伴随着上皮细胞损伤、凋亡和脱落，以维持有效的生物屏障用以抵御肠道内的外部环境。细胞替换必须是常见而活跃的，以提供数十亿健康的上皮细胞来覆盖肠道。当正在进行的细胞替换受损时，健康就受到了威胁。在食管内，非角质化的鳞状上皮细胞不仅与吞咽食物和强烈的食管收缩所产生的剪切力有关，也与胃食管反流所产生的腐蚀性作用有关。在应对损伤的反应中，细胞替换率也增加，这可以通过钉突的增加得以确定。当这个细胞置换过程超负荷时，就会导致黏膜破损、溃疡以及出血。在低血压和休克的情况下，胃和肠道的柱状上皮细胞的替换不足通常更广泛存在。丰富的血液循环供给肠道充足的营养和氧气，在机体休克时，这些被优先转移到了心脏、肾和大脑。在这种情况下，如果细胞继续损伤而不能得到迅速替换，那么肠道的完整性就会丧失。当这种情况发生在胃内，可能会导致弥漫性出血性胃炎。在肠道，肠系膜缺血导致肠道通透性增加和肠道菌群易位；如果不加以纠正，会导致肠系膜缺血所致的许多潜在致命并发症，包括败血症、出血，甚至穿孔。

微生物组

长期以来，微生物群一直被认为是一种看不见的、无处不在的多样化群体，在人体的每一个能想象的表面都存在。这些表面包括：①结膜；②皮肤；③呼吸道；④胃肠道；⑤泌尿生殖道。人体大约有100万亿个细菌，占人体平均重量的2%～3%，占干粪便的55%，远远超过了10万亿的人类细胞。旺盛的新陈代谢活动为它们获得了"被遗忘的器官"总称。

与普遍观点相反的是，许多细菌都可以培养，但这种烦琐的技术和漫长的培养周期，使人们对细菌的识别变得非常困难，同时也影响了科学研究人员对它们临床意义的了解。16S RNA测序技术的出现极大地增强了我们准确识别出单个物种存在的能力。这一技术是代谢组学和蛋白质组学等新兴科学的补充，能用于解释生物和组织产生代谢和蛋白质的临床意义。这些技术将重塑我们对微生物菌群如何影响人类健康和疾病的认识。

重要的是，这个共生群落并不仅仅由细菌组成，而且还含有无数的真菌和病毒，它们共同居住于错综复杂的黏膜网中。维持这种复杂的相互作用被认为是保持黏膜完整性和整体健康的关键。一方面，固有免疫系统和物理屏障维持着一个健康的群落，防

止病原菌的过度增殖。另一方面，多菌群机制促进了黏膜的完整性和宿主的健康。

整个身体的黏膜表面都有白细胞保驾护航，这些白细胞常常可以监视并吞噬那些微生物入侵者。唾液酶包括溶菌酶、IgA和过氧化物酶，这些酶开启了抗菌作用。胃分泌物中的强酸有杀菌作用。胆盐可视作一种去垢剂，通过形成胶束，包裹微生物，防止其直接与黏膜连接。胰酶能够分解细菌的细胞壁成分。而且，肠道的节律性蠕动，定期排出内容物，可防止细菌滞留和过度生长。

事实上，具有城市微型战争剧特点的持续不断的斗争正在上演，在这场斗争中，健康的和有致病性的微生物在争夺统治地位与营养资源。例如，一些物种能够竞争黏膜结合位点，以防止更多的侵入性致病细菌入侵后致病。事实上，众所周知，细菌能够分泌乳酸、过氧化物，甚至它们自己的抗菌肽（即细菌素），这可以阻止邻近的竞争者靠近。

大量临床相关的因素给医学以提示，这些微生物对健康有多么重要。最初，新生儿肠道是无菌的。从理论上讲，患者的固有淋巴系统与后天摄入的营养元素（包括摄入和吸入的微

生物群）在管腔内早期暴露，将会影响日后的健康和（或）疾病的发展。例如，通过剖宫产而非自然阴道分娩的新生儿，罹患哮喘等特应性疾病的风险增加。配方奶粉喂养而非母乳喂养的婴儿患过敏性疾病的风险增加。肠道细菌在维生素K和生物素合成中发挥了重要作用。肠道细菌还从膳食纤维中提取短链脂肪酸，特别是丁酸，可以促进结肠细胞的健康。抗生素的非特异性作用扰乱了结肠内微生物的平衡；这就导致了严重的艰难梭状芽孢杆菌感染的流行。将健康供者的粪便悬液引入到一个艰难梭状芽孢杆菌感染的患者体内，可以将菌群失调逆转为一个健康的平衡态，这种治疗方法临床治愈率很高。此外，牙周病学研究已经证实，牙齿和牙龈疾病患者罹患冠状动脉疾病的概率是健康人的2倍。还有一种观点认为肠道菌群可能对精神疾病有影响；这就进一步增加了精神生物学的发展潜力。无数的研究证实，微生物菌群通过直接和间接的方式影响免疫系统。其他与肠道菌群相关的疾病还包括风湿病、代谢综合征、肥胖以及肠道易激综合征。微生物群是治疗探索的新前沿，它可以通过传统的药物治疗和治疗性多菌株群来缓解慢性疾病。

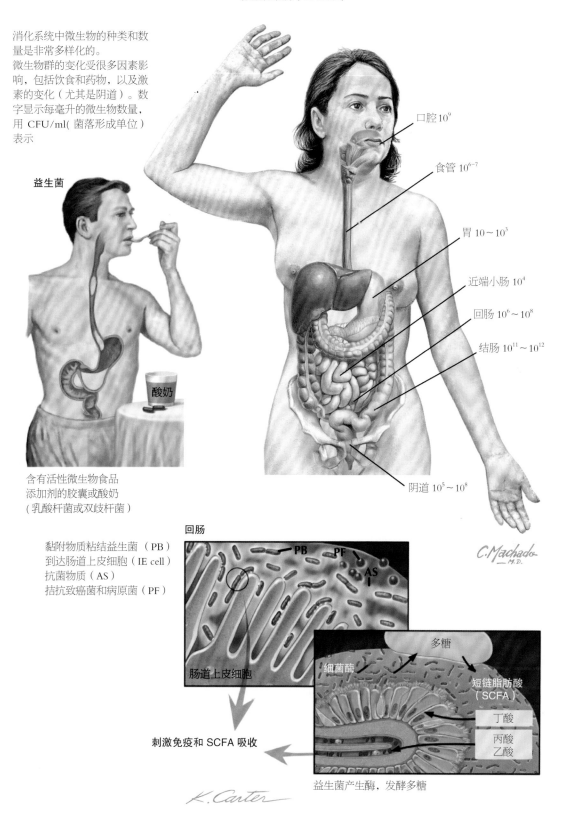

微生物浓度（CFU/ml）

消化系统中微生物的种类和数量是非常多样化的。
微生物群的变化受很多因素影响，包括饮食和药物，以及激素的变化（尤其是阴道）。数字显示每毫升的微生物数量，用 CFU/ml(菌落形成单位) 表示

益生菌

口腔 10^9

食管 $10^{6\sim7}$

胃 $10\sim10^3$

近端小肠 10^4

回肠 $10^6\sim10^8$

结肠 $10^{11}\sim10^{12}$

阴道 $10^5\sim10^8$

含有活性微生物食品
添加剂的胶囊或酸奶
（乳酸杆菌或双歧杆菌）

酸奶

回肠

黏附物质粘结益生菌（PB）
到达肠道上皮细胞（IE cell）
抗菌物质（AS）
拮抗致癌菌和病原菌（PF）

PB   PF

AS

肠道上皮细胞

多糖

细菌酶

短链脂肪酸
（SCFA）

丁酸

丙酸
乙酸

刺激免疫和 SCFA 吸收

益生菌产生酶，发酵多糖

药物对上消化道的副作用

许多药物会对消化系统功能或黏膜完整性产生不良影响。药物引起的肝损伤很常见的，我们在第3分册专门讨论了这个问题。虽然很多药物都有潜在的肝损害，但明智的临床医生会把所有的药物都视为是肝损伤的潜在原因。类似的，肼屈嗪、硫唑嘌呤、几种治疗HIV感染有效的药物、一些抗生素，甚至类固醇，都被认为会损伤胰腺。在对急性胰腺炎患者的病因进行评估时，应考虑最近开始使用的药物；重要的是，服用数月的药物也有可能导致胰腺炎。

药物损伤消化系统机制最常见的是改变了上皮细胞排列的完整性。药物可以直接损伤，或通过损坏黏膜防御屏障进行间接损伤。因此，对于有消化器官疾病的患者，每一项评估都必须包括处方和非处方药物使用的详细病史。病史还应包括膳食添加剂和中草药制剂。了解非甾体抗炎药（NSAIDs）（包括阿司匹林）常见的并且往往危及生命的副作用是非常重要的，我们已经在专题4–51中详细地讨论过了。NSAIDs是最常见的引起黏膜损伤的药物，但是其他种类繁多且与NSAIDs无关的药物也会对黏膜造成直接损伤。这些药物包括铁剂、钾、双膦酸盐、四环素和奎宁。研究表明，在吞咽这些药物之前和之后喝6～8盎司（180～237毫升）的液体可以减轻药物对食管的损伤。食物可以缓冲这些药物对其他器官造成的副作用，这一理论虽然合理，但未经证实。铁剂不仅会引起黏膜损伤，也会增加消化道出血的概率，此时大便颜色变为暗黑色（提示黑便），又被称为黑粪症。在这种情况下，静脉注射铁剂，虽然费用要更加昂贵，但也更慎重。

抗代谢物的药物通常会降低正常活跃的细胞替换率，干扰了黏膜的完整性，从而损伤了正常的防御功能。尤其是在口腔上皮、远端食管和胃部这些细胞替换率高的部位是最明显的；在这些区域可以见到口疮性溃疡，甚至黏膜脱落。与这种损伤相关的最常见药物是甲氨蝶呤与化疗药。通过相同的机制，放疗会引起类似的病变。除了因抑制细胞替换与修复而引起的急性损伤外，放疗通常还会导致黏膜萎缩、黏膜下出血、动脉内膜病、血管扩张以及黏膜出血。

药物常常改变了胃肠道的动力。抗胆碱能药物副作用是会损伤大多数（如果不是全部）管腔消化器官的运动功能，通过减小蠕动幅度使食管的清除能力下降，降低食管下括约肌的张力而导致反流增多，延缓胃排空，并削弱小肠和大肠的运动功能。咖啡因主要通过选择性降低食管下括约肌的张力而引起不良反应。阿片类药物最易引起胃肠道症状，这是由于结肠内存在一定数量的阿片受体，导致便秘，但阿片类药物也可以延缓胃排空，导致胃轻瘫。抗胆碱药物可以影响肠道的运动和分泌功能，有时这是作为主要的治疗目标，有时却在治疗过程中出现不良反应。激素也会损害运动能力。最明显的是，生长抑素类似物抑制胆囊排空，孕激素抑制结肠收缩。

拟副交感神经药物（如醋甲胆碱、胆碱），包括通过抑制胆碱酯酶活性而抑制乙酰胆碱水解的药物（如新斯的明），可以刺激唾液分泌及胃排空。

那些刺激或抑制交感神经作用的药物在胃肠道中的作用比在其他系统要少得多。然而，在重症监护室中会使用到的一种有效的血管活性交感神经兴奋剂，通常会减少肠道的血流量，尤其是胃，这可能导致胃炎和胃排空延迟。

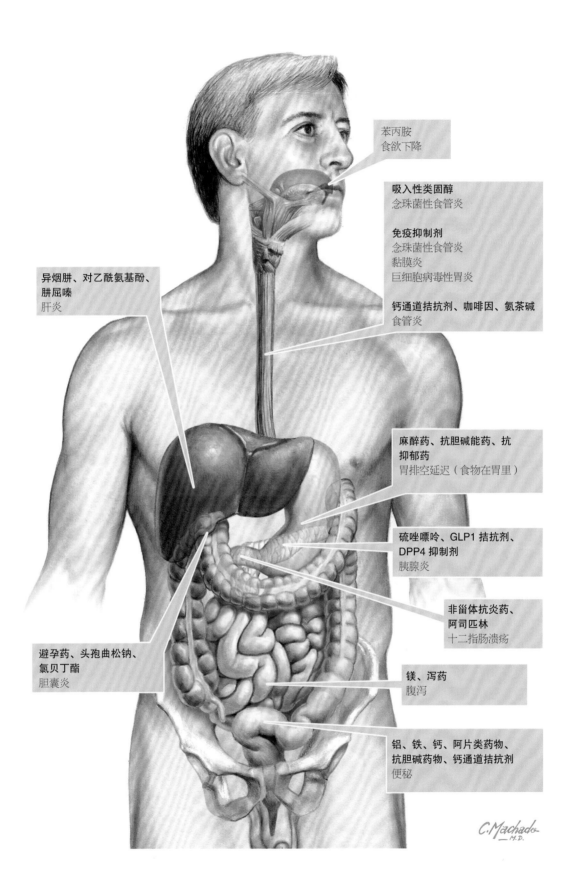

苯丙胺
食欲下降

吸入性类固醇
念珠菌性食管炎

免疫抑制剂
念珠菌性食管炎
黏膜炎
巨细胞病毒性胃炎

钙通道拮抗剂、咖啡因、氨茶碱
食管炎

异烟肼、对乙酰氨基酚、
肼屈嗪
肝炎

麻醉药、抗胆碱能药、抗
抑郁药
胃排空延迟（食物在胃里）

硫唑嘌呤、GLP1 拮抗剂、
DPP4 抑制剂
胰腺炎

非甾体抗炎药、
阿司匹林
十二指肠溃疡

避孕药、头孢曲松钠、
氯贝丁酯
胆囊炎

镁、泻药
腹泻

铝、铁、钙、阿片类药物、
抗胆碱药物、钙通道拮抗剂
便秘

饥饿和食欲

进食是受情感因素、学习行为、中枢神经系统调节、脂肪细胞体温调节作用和消化系统之间的复杂相互作用来调控的。越来越清楚的是，食物的摄入量是受到脂肪"设定点"的影响，所以尽管大多数人努力改变体重，但他们的体重仍然相对稳定。食物的摄入是为了满足需求（饥饿）或欲望（食欲）。饥饿是一种复杂的行为反应，它是由代谢需求所需要消耗的身体营养储备所引起的。巴甫洛夫和他的同事在20世纪初的研究通过学习行为强调了大脑皮层功能和迷走神经的重要性，以及它们与摄食行为的关联。事实上，摄食行为是在无条件状态下表现出来的，就像新生儿或无脑婴儿、无脑动物一样，强调了低层次脑功能的重要作用，包括网状激活系统和下丘脑。

消化系统对食欲和饥饿有很大的影响。患者对饥饿的一种最常见的描述是上腹部的不适感觉，它被认为是空虚、啃咬或牵拉感。胃切除或胃去除神经后的人依然有这种"阵阵的饥饿感"，这一事实表明"饥饿收缩感"并不仅仅与胃收缩有关。另一方面，很明显，胃是胃促生长素的主要来源，这是一种重要的刺激进食的兴奋剂。这种由28个氨基酸组成的多肽是由位于胃底的泌酸腺内X/A样细胞生成的，但在胰腺和小肠中也有发现。它在结构上与促胃动素有关。它的释放会增加胃平滑肌的收缩，刺激中枢神经系统的食欲中枢，从而刺激进食。

在小肠完全失神经支配（如小肠移植）的患者中，厌食症状并不常见。另一方面，一种被称为"回肠制动"现象中释放的激素对食欲有很大的影响，其中就包括抑制进食的肽YY3-36。令人惊讶的是，肥胖患者肽YY的基础水平和餐后水平都是比较低的。

其他多种肠道神经肽影响进食。由胰腺及下丘脑释放的神经肽Y可刺激进食。胰岛素也能增加食物的摄入量。主要由十二指肠释放的胆囊收缩素，减少了食物的摄入量。食欲除了受中枢神经系统和消化系统的影响外，脂肪组织也可以调节食欲。主要抑制食欲的瘦素是由脂肪组织合成和释放的。瘦素是一种对新陈代谢、生长、血管生成以及其他功能有着非常广泛影响的激素。它主要是作为饱腹激素。改变食欲的瘦素主要是由白色脂肪释放的，但棕色脂肪、骨骼肌、胎盘、卵巢、乳腺上皮细胞以及骨髓也能够合成和释放。在消化道内，它由位于胃底部的细胞和胃的主细胞释放。瘦素是能量平衡、新陈代谢和细胞复制的内部调节剂。虽然认为瘦素主要是通过作用于下丘脑来发挥调节作用的，特别是通过血清素细胞介导的，但体内很多类型的细胞都有瘦素受体。很明显，瘦素的释放受到禁食抑制，且早在脂肪储存本身被改变之前，压力、胰岛素和皮质激素就会使瘦素的释放增加，而在肥胖人群中这种改变则是相反的。

脂肪储存，特别是棕色脂肪，也影响食欲。棕色脂肪的主要作用是产热，似乎是由中枢神经系统激素促食欲素调节的。棕色脂肪可能更多地涉及能量消耗，而不是食欲本身。促食欲素是一种与胃肠激素促胰液素结构有关的神经肽激素。它也从下丘脑释放，并负责唤醒和食欲。它增加了脂肪生成。除了下丘脑，它也存在于中枢神经系统的神经元中。瘦素抑制促食欲素释放，而胃内分泌的激素——胃促生长素可刺激促食欲素释放。促食欲素的减少会导致一种能量下降的感觉，这可能会导致一个人吃更多的东西来获取能量。在能量消耗减少的情况下，这种反射性的食物摄入会导致肥胖。

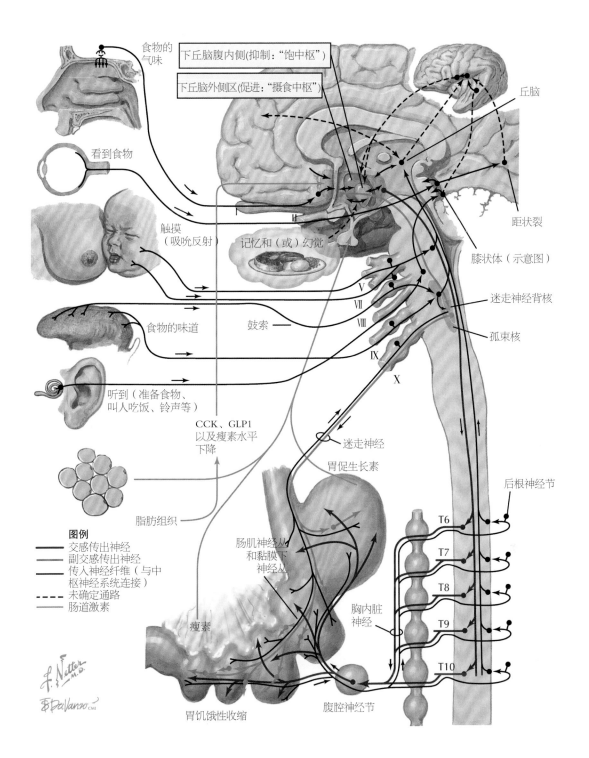

食物的气味

下丘脑腹内侧(抑制："饱中枢")

下丘脑外侧区(促进："摄食中枢")

丘脑

看到食物

距状裂

触摸
（吸吮反射）

记忆和（或）幻觉

膝状体（示意图）

食物的味道

鼓索

迷走神经背核

孤束核

听到（准备食物、
叫人吃饭、铃声等）

CCK、GLP1
以及瘦素水平
下降

迷走神经

胃促生长素

后根神经节

脂肪组织

图例
━━━ 交感传出神经
━━━ 副交感传出神经
━━━ 传入神经纤维（与中
　　　枢神经系统连接）
╌╌╌ 未确定通路
━━━ 肠道激素

肠肌神经丛
和黏膜下
神经丛

胸内脏
神经

瘦素

胃饥饿性收缩

腹腔神经节

饥饿和食欲的紊乱

除了广泛的社会和经济因素影响营养物质的获取和摄入外，进食还受以下因素影响：①意志、学习行为和精神障碍；②胃肠道以及全身激素；③微生物；④中枢神经系统的调节机制；⑤出现胃肠道或全身性疾病；⑥功能或机械性消化道疾病，阻碍了消化道内容物的正常流动。有些人通过减少热量摄入来减肥，这是一种令人惊奇的毅力，但总的来说，通过饮食治疗肥胖的长期疗效非常有限，这是令人失望的。与胃促生长素、瘦素、胆囊收缩素（CCK）、GLP1、神经肽Y和促食欲素有关的脑-肠通路是食欲的有力调节者（专题1-46和专题1-56）。在中枢神经系统中，血清素和神经肽Y通路特别活跃。学习行为和视觉、嗅觉和听觉刺激通过与下丘脑和边缘系统的皮质连接来引发反射。这些复杂的介质以一种目前还不清楚的方式相互作用，导致各种进食障碍。

多食症、过食、暴饮暴食和肥胖是影响我们社会的最重要的问题之一。过度饮食或过量进食会对身体健康造成严重威胁，这个问题目前在医学上仍是一个巨大挑战。这是一种最常见的可预防的病因，包括的疾病有恶性肿瘤、内分泌、心血管、肌肉骨骼和呼吸系统疾病，以及与脂肪肝相关的肝硬化与肝细胞癌。在某些人身上，这种行为可能是对压力、强迫或抑郁的反应，但可明确的是，生活

习性、遗传及后天因素会导致饮食过量，正如基因造成的影响一样。在儿童时期获得的粪便微生物群，以及受抗生素作用而改变的粪便微生物群，都会对肥胖风险有影响。糖尿病和甲状腺功能亢进患者的食欲亢进不会导致肥胖，因为伴随着营养流失或能量消耗，营养储备已经消耗殆尽。

厌食症描述了一种病理状态，即在这种状态下身体营养物质的重度耗竭并不能产生适应性行为。全身性疾病和消化系统疾病（包括肿瘤、胰腺炎、肝炎和结肠炎）常常影响食欲。在这些疾病中，肿瘤坏死因子-α、白介素和促肾上腺皮质激素释放激素的释放会导致厌食。一旦摄入不足导致了热量缺乏，酮体过量会进一步加重厌食和缺乏食欲。激素促食欲素在全身性疾病引发的食欲缺乏中有重要作用。严重的营养缺乏导致胰腺组织和上皮细胞的萎缩，这会导致吸收不良从而进一步加剧摄入不足。

一些精神疾病会导致食物摄入障碍或食物摄入不足，甚至危及生命，这包括暴食症和神经性厌食。神经性厌食是食欲缺乏达到了对食物厌恶或嫌恶的程度，以及对体重增加的恐惧。患者对体型和超重或体重增加有着强烈的担忧。严重的厌食症会导致营养和代谢不足、体液和电解质缺乏、恶病质、骨质疏松症、不孕、闭经、脚气性心脏病以及死亡。在这些营养不良的患者中，胃排空常常是延

迟的，但注意不应被解释为原发病。

暴食症是一种相关的疾病，患者在餐后通过自行诱吐来限制营养的摄入，这种行为通常是偷偷摸摸的，或者是用泻药来清除。反刍综合征和周期性呕吐都是相关的疾病。治疗应该始终包括进食障碍方面专家的精神病学咨询。在严重病例中，必须要住院及进行肠道营养治疗。虽然病因是多方面的，目前还不完全清楚，但往往都涉及遗传因素。

厌恶食物导致的食欲减退被称为"恐食症"。这在吞咽疼痛的患者（吞咽痛）和其他在进食时导致疼痛（如胃炎和胃溃疡）的患者中很常见。吞咽痛是由于口咽或食管黏膜破损引起的。过度吸烟引起的食欲减退可能部分是由于味觉的丧失。在放射治疗或干燥综合征导致的口干症患者中，食欲减退也很常见。

街头毒品，特别是可卡因、麻黄碱、苯丙胺以及其他兴奋剂，都是强力的食欲抑制剂，应该在所有厌食症患者的鉴别诊断中考虑。同样，大麻和其他形式的四氢大麻酚常常导致周期性呕吐，这类似于暴食症。

异食癖是对某些物质异常的需求，如在未治疗的原发性肾上腺功能不足时对盐的渴求，或缺钙时对粉笔的渴求。在妊娠早期，对酸性食品或其他食品的偏好性或对不常见的食物的喜好则是另外一种情况，其机制尚不完全清楚。

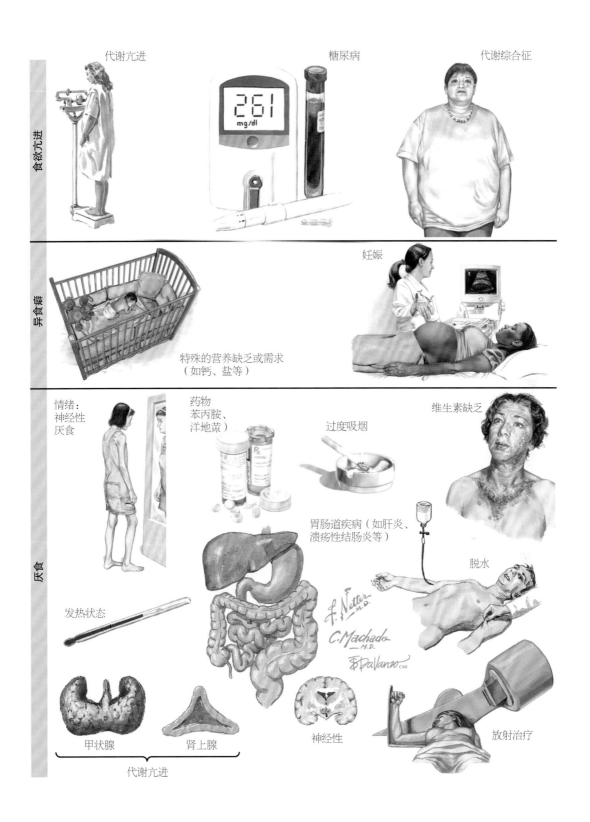

代谢亢进

糖尿病

代谢综合征

食欲亢进

261 mg/dl

异食癖

妊娠

特殊的营养缺乏或需求
（如钙、盐等）

厌食

情绪：
神经性
厌食

药物
苯丙胺、
洋地黄

过度吸烟

维生素缺乏

胃肠道疾病（如肝炎、
溃疡性结肠炎等）

脱水

发热状态

甲状腺

肾上腺

神经性

放射治疗

代谢亢进

胃肠道出血概述

出血是消化系统良性和恶性疾病的常见症状。出血，即使没有其他消化道症状，如疼痛、梗阻或穿孔的征象，也必须要进行明确的评估，因为大出血可能危及生命，并且常常与严重的和（或）潜在的致命疾病相关。出血（贫血、缺铁或显性出血）的证据越多，存在严重疾病的可能性就越大。晚期恶性肿瘤是出血的常见原因，但大多数病因是良性的，可以通过药物和（或）内镜技术来治疗。

出血原因的评估包括消化道出血的部位；还必须评估出血的严重程度和速度。消化道显性出血有明显出血表现，出血仅通过粪便检测、血红蛋白的下降或者缺铁性贫血才能发现则定义为隐性出血。

上消化道显性出血表现为呕吐鲜红色血液，称为呕血。在呕吐物中，部分被消化的血液变为黑色，看上去就像黑色丝状黏液物质或黑色的小斑点，被称为呕吐咖啡渣样物。便血是从直肠排出鲜红色的血液。黑便是显性出血时排出的黑色大便，它有一种独特的气味，这种气味是消化科医师和急诊医师所熟知的，必须紧急呼叫并紧急治疗。便血是由于直肠癌或痔疮所致时，可以看见血滴或便纸染血，或者马桶内有血。在任何一种情况下，都必须要通过内镜检查来诊断病因。

常常是体格检查或化验检查发现患者有贫血，这时才发现患者存在消化道出血。任何年龄的男性和所有绝经期女性的缺铁性贫血都是由于消化道出血引起的。虽然绝经前女性的缺铁性贫血多为月经所致，但胃肠道出血应该考虑。吸收不良也是缺铁性贫血的一个常见病因，这在乳糜泻患者和长期胃酸缺乏（由于重度萎缩性胃炎或长期使用大剂量质子泵抑制剂所致）的患者中尤其常见。隐性出血与吸收不良的鉴别，是通过试纸测验粪便潜血，原理是通过血液与氧化物质发生反应（大便愈创树脂试验）或免疫反应（粪便血红蛋白的免疫检测）；后一种测试对上消化道出血的诊断更特异，但敏感度较低，而且费用更昂贵。当发现有出血时，应一直检查直到明确诊断。隐性出血和吸收不良之间的区分很困难，因为大部分病灶的出血是间歇性的。例如，已经诊断明确的结肠癌，并且范围足够广泛，需要进行外科切除手术的患者，其中只有1/4的患者粪便潜血结果是阳性的。这些测试的敏感性很有限，需要在4~6个标本中重复进行粪便检查，花费2天或3天才能确定无活动性出血。在评估疑似隐匿性出血的病人时，重复的粪便检测、血红蛋白水平和铁含量检测，敏锐的判断力以及密切随访，都是必要的。

最具挑战性的患者是那些有明确消化道出血，但确切的病因却难以找到的患者。"隐匿性消化道出血"一词用于描述这类患者，包括那些接受过由专家使用胃镜与肠道准备充分后的肠镜检查并给予可靠评估的患者。当不明原因的消化道出血最终被诊断出来时，通常是由胃镜或结肠镜检查发现的，因为病变可能是间歇性出血，或者导致黏膜在没有明显的破损下的出血，如Dieulafoy病变出血就属于这种情况。如果胃镜和结肠镜检查结果是阴性的，那么必须使用能够超出胃镜与结肠镜检查范围之外的检查方法，包括胶囊内镜、推进式小肠镜及单气囊或双气囊小肠镜。评估此类患者时，可用的放射线检查有消化道出血核素扫描、血管造影以及计算机断层扫描（CT）的横断面成像。

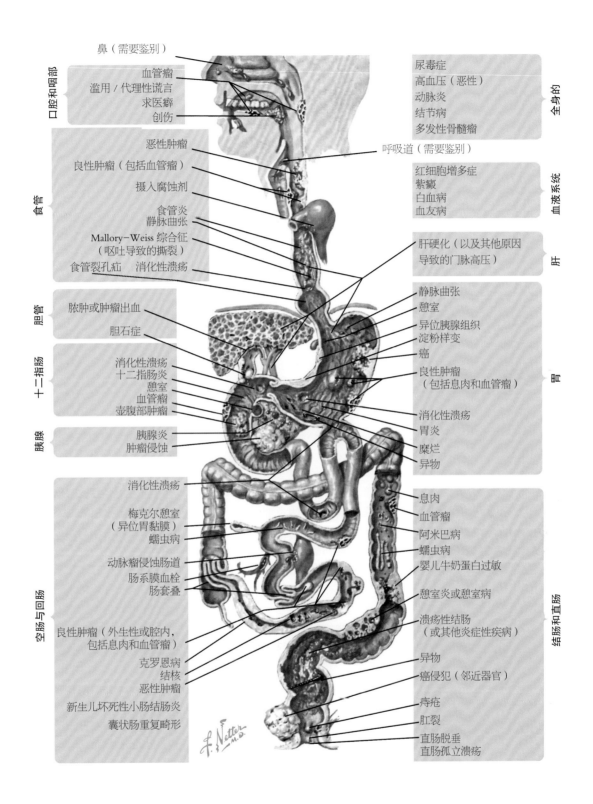

口腔和咽部
鼻（需要鉴别）
血管瘤
滥用 / 代理性谎言
求医癖
创伤

食管
恶性肿瘤
良性肿瘤（包括血管瘤）
摄入腐蚀剂
食管炎
静脉曲张
Mallory-Weiss 综合征
（呕吐导致的撕裂）
食管裂孔疝　消化性溃疡

胆管
脓肿或肿瘤出血
胆石症

十二指肠
消化性溃疡
十二指肠炎
憩室
血管瘤
壶腹部肿瘤

胰腺
胰腺炎
肿瘤侵蚀

空肠与回肠
消化性溃疡
梅克尔憩室
（异位胃黏膜）
蠕虫病
动脉瘤侵蚀肠道
肠系膜血栓
肠套叠
良性肿瘤（外生性或腔内，
包括息肉和血管瘤）
克罗恩病
结核
恶性肿瘤
新生儿坏死性小肠结肠炎
囊状肠重复畸形

全身的
尿毒症
高血压（恶性）
动脉炎
结节病
多发性骨髓瘤

呼吸道（需要鉴别）

血液系统
红细胞增多症
紫癜
白血病
血友病

肝
肝硬化（以及其他原因
导致的门脉高压）

胃
静脉曲张
憩室
异位胰腺组织
淀粉样变
癌
良性肿瘤
（包括息肉和血管瘤）
消化性溃疡
胃炎
糜烂
异物

结肠和直肠
息肉
血管瘤
阿米巴病
蠕虫病
婴儿牛奶蛋白过敏
憩室炎或憩室病
溃疡性结肠
（或其他炎症性疾病）
异物
癌侵犯（邻近器官）
痔疮
肛裂
直肠脱垂
直肠孤立溃疡

胃部疾病的辅助检查

所有的诊断性评估都应当建立在详细的病史采集和完善的体格检查之上，但是为了明确诊断，常常也需要进行必要的辅助检查，从而为患者提供具有针对性的有效治疗方案。病史采集和体格检查完成之后，常需要实验室检查和普通的胸腹部X线平片来辅助诊断。图表（专题1-59）中显示的是常见上消化道疾病X线平片（不使用造影剂）的典型影像学表现。对于更为精确的影像学技术的诊断价值，包括内镜和其他影像学检查（专题1-61至专题1-64），以及呼气试验（专题1-65和专题1-66）将在后续讨论。对于有消化道症状的患者来说，检测粪便内是否含有血液是完善的体格检查的重要内容。使用愈创木脂基技术进行粪便潜血试验检测可以发现来源于上消化道的血液，这一方法的特异性低，但是敏感性高于粪便血红蛋白的免疫学检测，因为进入食管或胃中的血红蛋白分子的免疫原性会被胰酶和小肠消化酶所降解。

上消化道的生理学检查，包括胃酸的分泌和暴露情况，以及动力功能，是常用的且很有价值的检测手段。较为常用的食管和胃部pH监测方法有三种。传统的食管pH检测只能提供经鼻检查的24小时反流情况。这一检查方法历经时间考验、安全有效，可以准确检测食管和胃部的酸暴露情况。另一种检查方法是食管内pH夹检测，使用内镜在食管胃交界上方5 cm处放置pH电极。这种检查方法与经鼻检查相比有一些优点，因为它没有连接线，因此不会造成不方便、患者不会难受，也没有经鼻检查的风险和不适感。检测可达48小时，食管内pH监测包括患者进食和睡眠时的数值，这是经鼻pH检测很难做到的。两种检查方法的最大缺点是pH记录只能反映酸反流的严重程度，其主要进展包括高分辨率测压和电阻抗反流检测。高分辨率测压通过一个多功能记录电极探头完成，可以更快、更准确地检测食管全段的运动情况，而且检测过程中不需要移动装置。更为重要的是，电阻抗技术可以检测酸反流、非酸反流以及液体停留时间，还可以检测食管压力和蠕动波的经过情况。这一方法的局限性在于只能监测24小时，需要经鼻放置导管，不过其准确度高并可提供较多的诊断信息，由于直径很细，使其成为目前食管动力和反流检查的最佳选择。

胃动力和pH的生理学检测也是常用的辅助检查。胃动力检测最常用的检查是患者用餐时在食物中加入放射性标记的液体和固体，在医院核医学科或是门诊检查。检查中放射量很小，易于操作，对于患者基本上无伤害。正常的排空率会有很大程度的变化，这可能会影响结果的判断，因为患者的情绪和整体健康情况也可能改变排空率，检查的可重复性较差。因此，专家建议应至少记录4小时标准化用餐后的情况。此外，胃动力功能可以通过胶囊运动试验与小肠动力功能同时检测。胶囊可以让患者在门诊服用，然后让患者离开，患者可以正常参与日常活动，记录会随之自动进行。

胃酸分泌生理最常使用基础分泌率和刺激后可滴定的胃酸分泌率来检测。对于患有佐林格-埃利森综合征或是其他可以引起高胃泌素血症疾病的患者来说，检测胃酸分泌情况非常重要。胃酸分泌检测将在专题4-27和专题4-36中详细阐述。

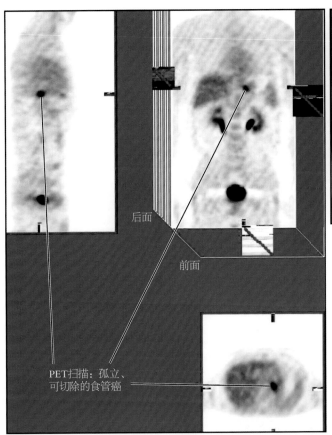

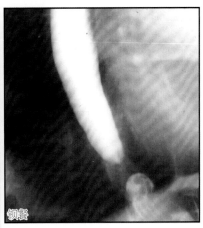

钡餐

后面

前面

PET扫描：孤立、可切除的食管癌

上消化道疾病胸腹部 X 线平片的典型表现		
胸片	食管穿孔	纵隔或颈部间隙出现气体，脓肿内见到气液平面
	食管憩室	气液平面，通常在横膈上或颈部（Zenker 憩室 / 咽下部憩室）
	食管癌	纵隔增宽，左侧膈肌抬高，恶性胸腔积液
	贲门失弛缓症	间质性肺炎，胸腔中部出现气液平面，纵隔增宽，胃泡消失
	分枝杆菌感染	纵隔淋巴结钙化，其他肺结核的证据
	异物	后纵隔区或是膈上区出现异常密度影
	严重的 GERD	吸入性肺炎，尤其是右中肺，间质性肺病
腹部平片	胃穿孔	膈下游离气体，尤其是无急腹症
	出口梗阻	胃部气液平面的轮廓增大
	异物	硬币、电池、其他吞下的异物

上消化道影像

上消化道影像学检查概述

即便完成了详尽的病史采集和体格检查，还是常常需要借助消化道影像学检查才能做出正确诊断。选择进行影像学检查，继续密切观察或者试验性治疗，需要考虑相应的风险因素和价-效比。是否存在"报警体征或症状"有助于作出判断，包括体重减轻、恶心、呕吐、发热、年龄大于45岁，以及出血的证据，包括粪便潜血试验阳性，肉眼可见的出血或贫血。如果疼痛特别严重、进行性加重、一般治疗无效或者影响睡眠，应当考虑进一步检查。上消化道的影像可以通过内镜或是影像学检查获取，内镜检查更常使用。

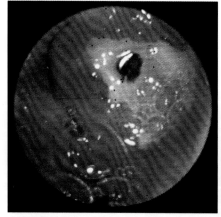

内镜图像提示十二指肠溃疡内可见小的血凝块（"红点"）

影像学检查包括非造影的X线片、造影下透视、断层扫描等。胸部、食管和上消化道的断层影像最常通过CT扫描获取。其他常用的断层扫描技术还有磁共振（MRI）和正电子发射计算机断层扫描（PET）。这些技术特别适用于消化道的管壁、肝或是胰腺出现损伤时，或是怀疑有病变侵及管腔内时。动脉造影是一项常用的诊断与治疗性的放射性检查，有助于判断肿瘤浸润程度以及出血部位的定位。治疗上，这项技术可以用来处理难治性出血，栓塞止血，向肿瘤部位放置化疗药物，或是处理手术后吻合口狭窄。

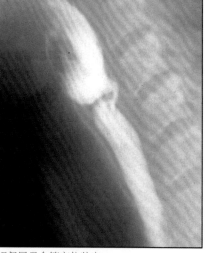

钡餐显示食管高位狭窄

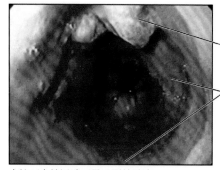

肿瘤

巴雷特黏膜

内镜下食管远端可见巴雷特腺癌

超声检查，不论是否结合多普勒血流显像，对于评价肝、胆囊、胰腺以及部分患者的肠道都很有价值，但是对于食管、胃和十二指肠意义不大。超声检查如果由一名经验丰富的内镜医生进行，是一项非常理想的诊断体内病变的工具，可以用来检查纵隔和腹腔淋巴结，从而辅助肺部和胃肠道肿瘤的分期。

普通非造影的胸、腹部平片在一些特殊的食管和胃疾病中可以提供有价值的诊断信息。腹平片常被称为平片或是KUB显像（肾、输尿管、膀胱），可用于检查肠内气体和胰腺钙化。此外，胸腹部立位平片还常用于辅助诊断梗阻性疾病。如果胃显像明

显，提示可能存在排空延迟，但是确诊尚需依靠其他检查。如果胸片提示纵隔增宽伴气液平面，同时胃泡消失，需要考虑贲门失弛缓症。如果怀疑穿孔或存在梗阻，需要检查是否出现纵隔区积气或腹部立位平片出现膈下游离气体。对于怀疑吞入异物的患者，梗阻相关检查，包括颈部和胸部X线平片，应该是最先进行的检查。在这两种情况下，如果平片为阴性，仍然高度怀疑有穿孔或存在异物，在考虑钡餐或内镜检查之前，应该先进行CT断层扫描。

比造影上消化道影像学检查

由于大多数上消化道系统疾病都是上皮源性的，食管和胃最常用的影像学检查是造影对比透视或内镜检查。两者的专业人员成本基本相同，但是相关技术成本都较高，流动地点与医院检查成本差别很大，这些很少被用来考虑选择哪种检查。对比造影检查没有风险，除非患者存在潜在的穿孔（见下文）。该检查必须在放射科进行，因此患者一定要能够被转送到放射科。患者还需要能够进行吞咽或是留置鼻胃管，并且能够与放射科医生配合体位摆放。从某些方面来说，对比造影检查是一门艺术，其准确性与操作者的技术水平密切相关。

医生开具透视检查时，需要考虑使用的对比造影剂的种类。当考虑到

上消化道影像学检查概述（续）

消化道和气道存在相通的风险时，不管是可能误吸还是存在瘘管，钡剂通常应该是首选。这种情况下使用水溶性造影剂如泛影葡胺，可能会导致突发的肺水肿或支气管痉挛，甚至出现致命的并发症。相比之下，检查食管或胃是否存在穿孔时，水溶性造影剂如泛影葡胺通常应该是首选。钡剂在食管或胃穿孔时漏入胸腔或腹腔很难被清除，之后还可能会成为感染灶。使用增加气体的气钡双重对比造影技术可以显著增加检查的准确性。

当考虑患者存在传输性吞咽困难或病变位于颈部或高位食管时，吞咽性疾病的对比造影检查尤其具有价值。

上消化道的放射断层扫描

CT扫描在评价不明原因的疼痛、肝病变、胰腺病变和病变源于或侵入空腔脏器时意义巨大，包括甲状腺、淋巴、血管或肺的病变影响或侵犯食管。胃和十二指肠可以被邻近器官影响或其病变侵及，包括主动脉、肾、胰腺、胆囊和肝。CT扫描对于大多数肿瘤的评估和分期同样意义巨大。

MRI对于血管性病变的显像则更为准确，包括动脉瘤、侵犯动脉或静脉的肿瘤（包括上皮源性或间质性肿瘤），进行肿瘤分期，决定能否手术切除。MRI还可以提供非常精确的胆管系统和胰管的显像（MRCP，磁共振胆胰管成像）。

PET扫描是与CT扫描类似的功能性显像技术，使用短寿期放射性示踪剂，最常用的是氟脱氧葡萄糖，放射暴露量接近CT。PET扫描常常能够辨认CT或MRI检查遗漏或不能完全显像的转移性病变。

三种断层扫描技术都需要把患者转送到设备所在区域，并且都需要患者一定程度的配合。对于活动自如的患者这不是问题，但是对于病重，尤其是重症监护室（ICU）的患者来说，这就是棘手的问题，并且存在风险。患者还必须能够安静平躺，并耐受密闭的环形空间。CT扫描和MRI如

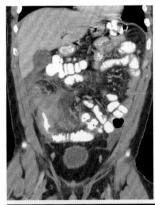
腹部平片（假性梗阻）

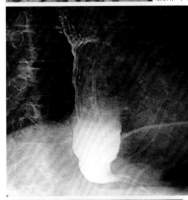
钡餐（贲门失弛缓症）

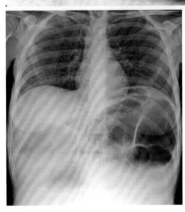
CT 扫描（克罗恩病）

果加入静脉造影剂进行对比观察，价值更大，但也增加风险。CT扫描中使用碘造影剂可以鉴别血管结构。分时输注，可以区分快速充盈期、有无造影剂的不同和静脉期。不过碘造影剂存在导致肾功能不全的风险，尤其是对于患有基础肾疾病、糖尿病、控制不佳的高血压和脱水的患者。患者也经常对这些造影剂过敏。必须提前获知患者有无贝类甲壳类生物和以前使用过造影剂的过敏史，虽然最常见的表现是皮疹，但可以导致过敏反应。口服造影剂不存在这些风险，但只能用于可以灵活吞咽或留置鼻胃管的患者。大部分患者一生中只会接触少数几次的CT扫描，而有的患者可能经历

多次扫描。如此反复的X线暴露可能增加肿瘤发生的风险，尤其是年轻患者。这类肿瘤可能很多年甚至几十年都没有发生，因此风险程度尚不完全清楚。

MRI没有引起肾损伤和肿瘤的风险。钆基造影剂用于MRI可以提升对血管结构的显影效果。该造影剂在罕见情况下可以引起一种严重的皮肤损伤，称为肾源性系统纤维化，特别多见于年老或有肾功能受损的患者。MRI检查期间，患者需要通过一个环形空间，这对于患有幽闭恐惧症或重度肥胖的患者来说可能是个问题。这类患者可以考虑开放的MRI检查，但是准确性要差些。

上消化道内镜检查

目前内镜检查的舒适度、安全性和准确性都有很大提高，因此已经取代钡餐成为食管、胃、小肠和大肠的首选检查。上消化道内镜检查非常准确，被视为大多数上消化道腔内疾病诊断的"金标准"。钡餐透视的效果受检查人员的影响较大，质量高低主要和检查人员有关。例如，对于上消化道出血的病因，钡餐透视能够诊断的不超过65%，有时还是禁忌。内镜可以在流动地点或医院的任何地方进行检查，可以进行病理取材，还可以进行治疗。几乎所有患者都愿意在镇静状态下检查，有的还需要在深度镇静下控制气道，但这并非对所有患者都是必需的，也并非所有国家都能提供。开具检查的医生应该清楚，何时选择钡餐造影，何时选择内镜检查。

对于开具内镜检查申请单的医生，非常重要的是了解其特殊应用和质量标准，以及内镜和钡餐检查的优缺点。虽然从技术上来说，内镜属于有创检查，但是在镇静状态下内镜检查是比较舒适的，因此还是更受患者的偏爱。患者偏爱内镜的另一个原因是其准确性，可以进行标本取材，用于细胞学、微生物学和病理学检查。内镜还可以用于多种治疗。如果需要，内镜检查可以在医院ICU重症患者的床旁进行，用于诊断和治疗。放射检查与之不同的是，除了最简单的平片和超声检查，所有的放射检查都需要把患者转送到安置设备的医院放射科。这一部分将简单介绍上消化道内镜的检查流程和三种上消化道内镜的使用，包括胃镜、经内镜逆行胰胆管造影（ERCP）和超声内镜（EUS）。开具检查的医生应该清楚，何时选择这些检查，可能的风险，以及判断结果的质量标准。

检查前准备与镇静技术

确保患者安全，是内镜检查的首要内容。医生必须清楚，检查是否有确切指征，是否为获得诊断或治疗最

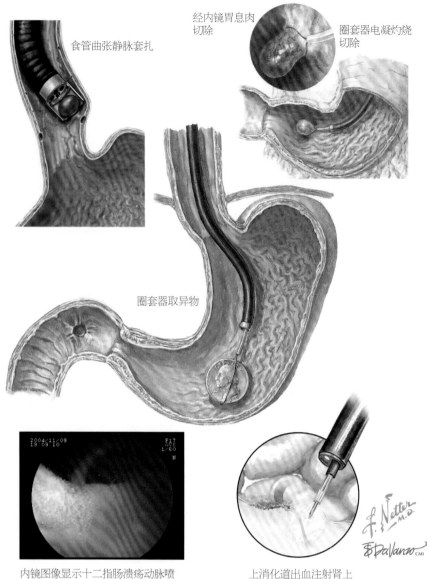

食管曲张静脉套扎

经内镜胃息肉切除

圈套器电凝灼烧切除

圈套器取异物

内镜图像显示十二指肠溃疡动脉喷射状出血

上消化道出血注射肾上腺素止血治疗

安全的方式，是否是患者病程中进行该检查的最佳时机。心、肺和凝血功能检查通常不是必需的，但对于有风险的患者需要完善这些检查。内镜医生必须清楚患者的所有基础疾病，所有正在使用的处方和非处方药物，以及是否存在凝血功能问题。如果条件允许，对于预计要进行治疗的患者，应停用抗凝药物，但有些患者需要谨慎，不能随意停药。对于有理由怀疑可能存在异常，尤其是计划进行治疗的患者，必须了解患者的血小板计数和凝血功能状态。如果患者存在活动性的心肺疾病，包括阻塞性睡眠呼吸

暂停，内镜检查又是必需的，应先请心脏科或呼吸科专家进行评估。对于重度肥胖的患者，因存在特殊风险，不建议在门诊进行内镜操作，检查前要进行全面评估。

一旦确定检查，患者也需要明确自己的职责。上消化道内镜检查最常见的严重并发症是吸入性肺炎。除非特殊患者，内镜检查通常不需要气管插管保护气道。患者在检查前6小时不能进食任何食物，2小时不能进食任何透明液体。对于存在误吸风险，包括患有贲门失弛缓症或胃排空障碍的患者，上述时间应当延长。对于血压和降

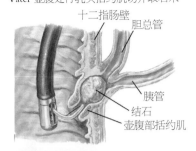
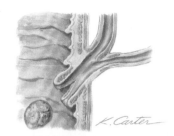

Vater 壶腹处行乳头括约肌切开取石术
十二指肠壁
胆总管
胰管
结石
壶腹部括约肌

上消化道内镜检查（续）

糖药物的服用，需要特殊说明。对于活动性出血的患者，应使用晶体液，必要时输注血液，将血压和脉搏尽量控制正常。开始检查前，应花时间确认所有相关人员，包括器械师和护士，都已明确患者的风险因素，包括过敏，以及即将进行的操作和治疗的风险。

胃镜与小肠镜

胃镜一般来说是非常安全的检查，可以用于几乎所有患者，操作简单，没有副作用，通常需要5～15分钟，如果进行治疗，时间会有所延长。胃镜可以提供非常精确的上消化道影像，最多可到达十二指肠远端，如果使用小肠镜检查，可以到达空肠和回肠。标本的组织学、病理学和细胞学检查可以增加诊断的准确性，风险很小。胃镜常常用来治疗，包括食管或十二指肠扩张，食管与十二指肠难治性狭窄或肿瘤的支架置入，以及放置鼻饲管。质量控制的关键是充分观察每个检查部位，拍照存档，根据指南要求获取数量足够的活检标本。目前已经证明，当检查时间不充分，结构观察不清晰时，就很难观察清楚并获得理想的检查效果，胃镜检查也会发生错误。胃镜检查包括观察完整的食管，记录鳞状-柱状上皮的连接处，用反转镜检仔细观察胃底，观察胃角、幽门和完整的十二指肠球部，以及至少到达十二指肠水平部。开具胃镜检查的医生要熟悉特殊上消化道系统疾病诊断的指南（见第2～4章）。例如，食管要获取至少6块活检标本以排除嗜酸性食管炎，胃溃疡部位要获取至少9块标本以排除恶性肿瘤，十二指肠要至少6块标本，包括球部2块，以排除乳糜泻。

经内镜逆行胰胆管造影（ERCP）

ERCP在胆囊疾病相关章节会详细讨论。只有技术非常精湛的内镜医生才能完成此项操作，通常需要4年的专

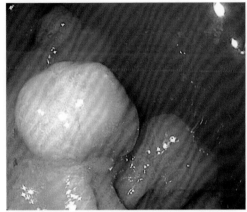

缺铁性贫血患者行胃镜检查评估过程中发现胃内多发较大占位性病变

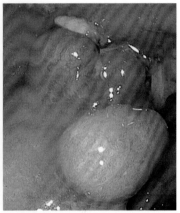

仅通过观察表面情况很难明确较大占位性病变是否可以经内镜安全切除。

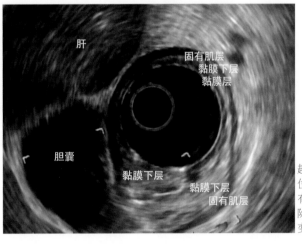

肝
固有肌层
黏膜下层
黏膜层
胆囊
黏膜下层
黏膜下层
固有肌层

超声内镜图像清晰地显示占位性病变局限于黏膜层。所有病变可以经内镜安全切除，推测可能为没有发生癌变的良性腺瘤

门训练和多年的内镜经验。ERCP可以进行治疗以避免较大的外科手术，包括胆管结石取出和胆管支架置入。单纯诊断性ERCP在EUS和MRCP出现后已很少再使用，两者都可以详细检查胆管和壶腹部，风险很小。多年前，常会听闻胆管插管失败，但是目前对于熟练的专家，这种情况已经很少发生。由于操作时间较长，该内镜检查需要提前进行插管和全身麻醉。

超声胃镜

EUS可由内镜医生经过一段时间的训练后进行的操作。该检查使用改装后的胃镜，镜头顶端安装不同类型的转换器。对于检查腹部脏器和食管邻近的淋巴结、远端胆总管、黏膜下层病变、胰腺病变和积液，EUS已经成为首选检查。由于转换器紧贴病变，EUS对病变检测的准确性很高，直径可达毫米级别。通过使用细针穿刺和（或）活检，EUS可以用来采集细胞学标本。对于囊肿或脓肿，EUS在诊断上可以用来采集病灶内的液体进行培养、细胞学和生化检查，在治疗上可以用来对病灶进行引流。EUS还可以用来引导其他治疗，例如EUS引导通过胃造口行胰腺囊肿引流。

组织学与细胞学诊断

　　安全、微创的技术已经用来确诊大多数的消化系统疾病，包括获取细胞学和组织学样本。这对于肿瘤性疾病尤其重要，现如今已经很难接受没有首先进行"组织诊断"就考虑治疗的情况，尽管以前时有发生。对于大多数患者，通过胃镜进行细胞学和病理学诊断可以排除肿瘤或诊断是否需要手术治疗的肿瘤，如胃黏膜相关淋巴组织淋巴瘤（MALT）可以使用抗生素治疗，恶性肿瘤广泛转移无法手术治疗。

　　在很多情况下，高质量的图片资料可能非常有助于诊断和指导治疗。然而在更多情况下，活检至关重要，即使有时候大体外观是正常的。上消化道常见的例子是嗜酸性食管炎和乳糜泻。组织学检查还可以判断看起来类似轻度非特异性红斑的病因，是感染还是克罗恩病所致。胃镜活检的组织学标本和刷检或细针穿刺获取的细胞学标本为临床医生提供确诊资料，指导设计有效的治疗方案。

　　开具申请单的医生接到内镜检查结果后，应该清楚有无活检或细胞学标本及其数量。为病理医生提供数量足够的标本以明确诊断是质量标准的关键。活检少于3块是非常不合适的，即便以前有过；足量取样不会增加活检钳通过的次数和时间，不会增加操作成本。内镜医生应该善于使用活检钳。接到胃镜报告发现图片有明显异常但病理报告显示正常时，需要提高警惕。取样时还应注意最佳方向。从黏膜的切线位进行活检很难得到准确诊断。十二指肠的取样方向尤其重要，活检应该与黏膜垂直并横跨皱襞（环样皱襞），以便能够准确评估绒毛高度和隐窝深度，这对于诸如乳糜泻的小肠黏膜疾病的诊断及严重程度的评估非常关键。

　　大多数脱落细胞学标本是由内镜引导下的刷检细胞学技术或介入放射学专家获取。用于获取组织进行细胞学诊断的钢丝刷（包括食管内刷），

内镜

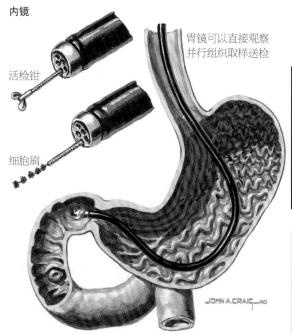

活检钳

细胞刷

胃镜可以直接观察并行组织取样送检

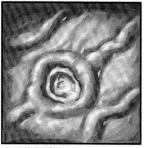

十二指肠溃疡

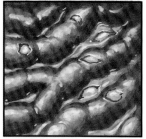

糜烂性胃炎

影像学（钡餐检查）

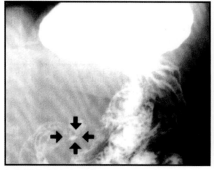

钡餐填充的溃疡凹陷

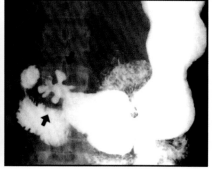

十二指肠球部变形

是诊断食管疾病侵入性较小的方法。尽管风险小于胃镜，但该方法很少能够提供用于治疗和管理的确切依据。不管是通过超声内镜或是放射介入取样，细针穿刺的潜在局限性还包括取样后不适和出血的风险；甚至细针多处穿刺都可能无法提供充足的细胞学资料。为减少资料不足的风险，操作时可以由细胞学专家现场评估标本质量。

　　对于数量不少的功能性胃肠病，由于没有组织学或细胞学标本能够用来确诊，普遍存在的问题是不能提供确切的组织学或细胞学依据来指导治疗。这类疾病极具挑战，因其发病率高，可以导致生活质量的大幅下降，生产能力的丧失，无法正常工作和学习，但又几乎不会引起严重的并发症，也不会缩短寿命。临床医生必须敏锐地做出判断，是否存在可能是其他疾病的风险，尤其是危及生命的疾病，然后决定是否进行内镜以及组织学或细胞学检查。为了辅助判断，针对多数症候群，确定了一些报警体征和症状，包括：经过有效治疗后症状持续存在或症状影响睡眠，年龄大于45岁，出现发热、体重下降、恶心呕吐或贫血，以及严重失血。专家们还制定了一系列功能性疾病的诊断标准，无需不必要的检查即可做出诊断，其中最重要的是罗马标准。尽管这些标准存在争议，但是其提供的诊断方法可以尽量减少不必要的内镜和放射学检查。

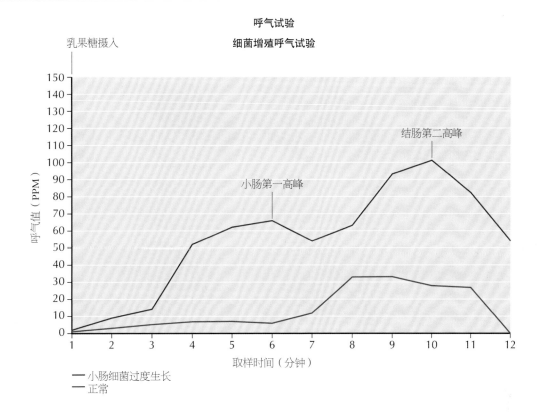

呼气试验

细菌增殖呼气试验

呼气试验与粪便检查

检查呼出的气体或排出的粪便可以为消化系统疾病的诊断提供有价值的信息。呼气试验和粪便检查可以就近进行，也可以进行较为复杂的生化和放射药物分析。掌握这些检查的适用范围及其意义，可以提升临床医生的诊断能力。

呼气试验

呼气试验的使用越来越广泛。在古代，聪明的先人就能够根据病人呼出的气体发现消化系统和肝疾病。呼气带有臭味提示可能存在贲门失弛缓症、胃轻瘫、小肠细菌过多生长或不完全性小肠梗阻。肝臭味有时见于肝硬化患者。

口服营养素后快速检测呼气中氢浓度是否异常增加，这一方法被胃肠病学专家用来诊断小肠细菌过度生长，准确性较高，优于单纯嗅觉检查，甚至能够确诊轻症患者。同样的方法还可以用来诊断常见的二糖吸收不良，只需将蔗糖或乳糖换作底物即可。使用放射性物质标记的底物也可以用来诊断此类物质或是其他物质吸收不良相关的疾病。

呼气试验广泛用于判断幽门螺杆菌抗生素治疗后的疗效。幽门螺杆菌在胃黏液层中能够分解氨离子，从而改变局部环境的pH值，该检查利用的正是这一原理。C13-尿素呼气试验是检测患者是否存在幽门螺杆菌感染的标准检查，具有很重要的临床意义。该方法同样适用于幽门螺杆菌感染后出现并发症的患者，例如复杂的消化性溃疡和胃MALT淋巴瘤。

粪便检查

临床医生熟悉常用的粪便检查及其优势和局限性非常重要。对于所有的粪便诊断性评估，检查粪便是否异常都应该从粪便的描述开始。注意观察粪便的性状、颜色和其他外观特点，但是这些信息对诊断的用处有限，还需借助详尽的病史采集和适当的相关检查。按照规定，必须强调的是，准确描述粪便的颜色具有较高的诊断价值。白陶土样粪便可以确定存在胆管梗阻。柏油样便提示可能存在消化道出血，通常来源于上消化道，而便血则意味着出血部位应该在下消化道。

尽管描述粪便外观的词汇已有很多，但是关注粪便外观对于诊断的作用却极为有限。而且，患者经常主诉粪便的气味难闻，所有的粪便也确实都有恶臭。Bristol粪便量表是经过验证并被广泛应用的粪便外观量表。采用这一量表可以更加客观的评价排便异常的严重程度，并改善医患之间的沟通问题。

对于在医院里发生腹泻或者有慢性腹泻的患者，一定要确定24小时以上的粪便排出量。在这两种情况下，粪便排出量经常是正常的。住院患者经常主诉的腹泻其实是排便失禁。其原因可能包括：膳食纤维摄入减少，不足以产生成形便；治疗药物导致的稀便；环境改变或疾病所致的肌肉功能减退，包括控制排便的肌肉。粪便中液体量增加或者粪便失禁也可以由反常腹泻所致，表现为频繁的少量排

粪便检查

呼气试验与粪便检查（续）

便。亚急性或慢性腹泻的患者常常是由于肠易激综合征相关的排便习惯改变所致，但是排便量不会超过250ml，否则就有必要考虑真正的腹泻的诊断。在患者禁食状态下，定量检测粪便排出量也有助于鉴别腹泻是由吸收不良（渗透性腹泻）所致，还是由炎症性疾病（分泌性腹泻）所致。

粪便最常用的检查是确定有无黏膜破损导致的出血。检测血红蛋白的粪便潜血试验和粪便免疫试验已经在消化道出血部分有过阐述。

怀疑患者存在肠道感染时，通常需要检查粪便，大多数新出现腹泻的患者都存在肠道感染。感染相关的粪便检查一般都是先从粪便中寻找白细胞开始。当出现侵袭性、严重的肠内毒性和自身免疫性肠炎时，该检查结果常为阳性。当粪便体积过大、送检粪便不新鲜、粪便保存不佳或被尿液污染时，粪便白细胞检查结果可以出现假阴性。

特异性病因导致的急性腹泻可以涉及多种机制。肠侵袭性细菌感染可以通过粪便培养来检测。怀疑耶尔森菌结肠炎时，需要特殊的培养方法，使用选择性培养基，如MacConkey琼脂。特异性毒力标记物的DNA检测也有助于某些细菌感染的诊断，如耶尔森菌和大肠埃希菌感染，后者很多是非致病性菌株。确定导致腹泻的具体细菌，对于指导抗生素治疗和明确传染病的传染源是非常重要的。蠕虫和寄生虫感染可以引起急性腹泻，这需要通过专门的微生物学技术来检测。然而，假阴性结果也很常见，新鲜粪便应送检三次，以确定检查没有发现虫卵和寄生虫。感染性腹泻的具体病因经常无法明确，因为大多数的感染都是由于病毒、毒素或是某种大肠埃希菌所致。

通过检测粪便中常见病原体及其释放毒素的DNA可以确定具体的致病原。最常用的是在抗生素所致菌群失调的患者中检测是否存在艰难梭菌感

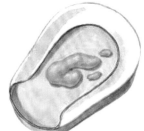
陶土样便（无胆汁）

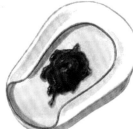
柏油样便（黑便）

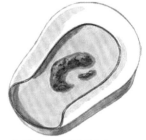
血便（左半结肠及肛门局部病变）

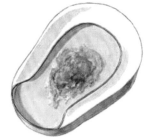
溃疡性结肠炎的粪便（松散、血性、并有较多黏液和脓液）

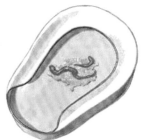
条状便（肠易激综合征）

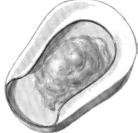
脂肪泻（吸收不良）

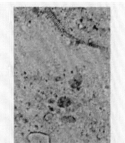
正常粪便：部分消化后的肌纤维（左下），蔬菜纤维（右上）以及中间一些不定形物，大多是细菌和无法辨认的消化后物质

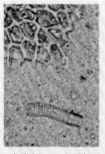
正常粪便：下方是螺旋状的蔬菜纤维，上方是部分叶类蔬菜颗粒，没有出现炎症

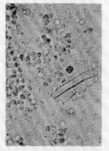
溃疡性结肠炎：大量脓性细胞，单个或者聚集成团，残留的蔬菜类物碎片（右中）

染。可以使用培养来检测，但是对于这种有致命威胁的感染，最快速的检测方法是使用灵敏的试剂盒检测其释放的毒素，还可以检测出是否是最致命的类型（NAP-1）。

确定肠道感染还可以通过检测粪便中的白细胞及其代谢产物，包括乳铁蛋白、过氧化物酶和钙卫蛋白。血液检查诸如红细胞沉降率和C反应蛋白也可以提示是否存在肠道感染，但是错误的阴性结果很常见。

慢性腹泻的评估应当考虑是否存在吸收不良。检查应当从多次收集粪便标本开始，冰袋保存，送到实验室检测其钠和钾离子含量以及粪便的渗透压。当患者存在吸收不良时，粪便

检测会发现用单纯电解质无法解释的渗透压过高（高渗透压）。还应检测粪便标本中酚酞和镁的含量，明确患者是否隐瞒使用泻药，以及检测粪便肌酐含量以排除是否被尿液污染。粪便检测会使患者和护士感到不适，技术上也存在需要改进的方面，比如粪便标本没有用冰块持续保存，会因为发酵或脂肪泻影响检测结果，脂肪泻的发生机制复杂，细胞原本主要由水组成，发生脂肪泻时，细胞中的脂肪含量增加。脂肪泻可以通过切片苏丹染色定性检测，或者让患者进食100g脂肪餐，收集24小时排泄的粪便来进行定量检查。这项检查中的脂肪餐很难严格实施，同时粪便标本的收集也存在难度。

第 2 章

口腔和咽部

口腔和咽部发育

原始肠管衬里来源于胚胎内胚层，支持组织和肠系膜来源于侧板中胚层的脏层。在胚胎发育过程中，羊膜腔扩张，形成体壁，头部和尾部内外胚层融合形成口咽膜和泄殖腔膜。原始口腔，即口凹，由外胚层形成，原始咽由内胚层形成。咽部的发育是前肠发育的一部分，从口咽膜延伸至呼吸憩室。在胚胎第4周，口咽膜破裂。

在胚胎最终的前额部位形成一个大的间充质褶皱，即额鼻突，它向下延伸形成原口的上缘。额鼻突的下方有两个突起，即上颌突，双侧下颌突融合，形成原口的下缘。额鼻突两侧逐渐增厚，形成鼻板，接着向深部凹陷发育成中空的鼻腔。鼻腔的内外侧鼻板逐渐发育，分别形成中鼻突和侧鼻突。侧鼻突与上颌突融合形成鼻泪沟。中鼻突相互融合，在中线形成上唇人中，与上颌突融合形成上唇。中鼻突间充质逐渐分化形成原发腭，与上颌的腭突融合形成硬腭。

原始咽两侧间充质增生，形成6对柱状隆起，即鳃弓。鳃弓来源于神经嵴细胞的间充质，这些细胞可形成面部的结缔组织结构，及后续的其他结构。每个鳃弓都包含一个软骨核心，

一条主动脉弓，一块骨骼肌和一条颅神经。

第一鳃弓，由Meckel软骨支撑，与上颌突、下颌突、下颌骨、砧骨、锤骨和其他面骨的发育有关。其中肌肉间质由三叉神经支配，逐渐分化为所有由三叉神经支配的肌肉。

第二鳃弓，由Reichert软骨支撑，与舌骨小角、部分舌骨体、茎突、镫骨的发育有关。第二鳃弓的肌肉间质由面神经支配，并分化为所有由面神经支配的肌肉。与第一鳃弓共同形成耳郭。

第三鳃弓的软骨核心形成舌骨体的剩余部分，来源于第三鳃弓的唯一一块肌肉为茎突咽肌，由舌咽神经支配。

第四鳃弓与甲状软骨的形成有关，其肌肉间质由迷走神经支配，将发育成除茎突咽肌（IX）和腭帆张肌（V3）以外的其余咽腭肌群。喉上神经外侧支（迷走神经）支配环甲环咽肌。

第五鳃弓形成后很快消失，只存在于某些动物中，在人类中并不存在。

第六鳃弓及其软骨与甲状腺的剩余部分和其他喉软骨的发育有关。其肌肉间质由迷走神经的分支、支配喉内肌群的喉返神经支配。

相邻鳃弓之间的浅沟，在颈外侧称为咽沟，与之相对应的内侧浅沟称为咽囊。第一咽沟位于第一、二鳃弓之间，逐渐向第一咽囊加深，直到一层薄膜将它们分开。外耳道起源于第一咽沟，中耳和咽鼓管是第一咽囊的残余物，鼓膜将两者分开。

第二、三、四咽沟融合并逐渐向颈部迁移，当间充质生长过度，会形成颈部囊肿，在以后的生长发育中将逐渐缩小、消失。当淋巴细胞迁移到第二对咽囊内侧中空部位，则行成腭扁桃体床。第三对咽囊背侧形成下一对甲状旁腺，腹侧形成胸腺。同样地，第四对咽囊背侧形成一对上甲状旁腺，腹侧形成甲状腺的滤泡旁细胞。

舌的形成位于原始口腔的前段，两侧舌隆突和中舌隆突逐渐增大、融合形成舌。向舌隆突深部发育的舌体肌肉群来源于由舌下神经支配的体节。舌隆突位于第一鳃弓的底部，其表面衬里由三叉神经的分支下颌支支配。第二、三、四鳃弓形成剩余舌体。在第二、三鳃弓之间口底有一个小憩室，称为舌盲孔，它逐渐向下延伸，沿甲状舌管行走最终与舌分离，形成甲状腺。

甲状腺和甲状旁腺发育

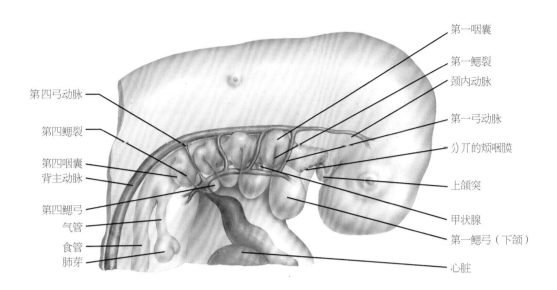

第四弓动脉

第四鳃裂

第四咽囊
背主动脉

第四鳃弓
气管
食管
肺芽

第一咽囊

第一鳃裂

颈内动脉

第一弓动脉

分丌的颊咽膜

上颌突

甲状腺

第一鳃弓（下颌）

心脏

咽部胚胎第4周（腹面观）

口腔
甲状腺

Ⅰ

Ⅱ
　　咽囊
Ⅲ

Ⅳ

气管

肺芽

食管

咽及其衍生物（胚胎第6、7周）

咽腔　　盲孔

第一咽囊

第二咽囊

第三咽囊

甲状旁腺 Ⅲ

胸腺

第四咽囊

甲状旁腺 Ⅳ

食管

舌

喉上皮

甲状腺侧叶

甲状腺峡

气管

口腔

口腔为消化道的起始部位，上壁为腭，舌可于口底抬起，侧壁和前壁分别为颊部和唇。口腔前部通过口裂与外界相通，后部通过咽峡部与咽部相通。口腔被牙和上、下颌牙槽突分为口腔前庭和固有口腔，当口腔闭合时，这两部分通过牙齿之间的窄小间隙及最后一颗磨牙与下颌支之间的可变空隙相通，肌肉痉挛致关节紧闭时，此空隙可允许一导管通过，向体内输入营养物质。

当唇外翻时，在中线处可看到一黏膜褶皱，从上下唇延伸至邻近牙龈，即唇系带。在试戴人工义齿时需注意该系带的存在。在口腔前庭，上颌第二磨牙牙冠相对应的颊黏膜上有一小隆起，为腮腺导管开口处。这些在前庭的结构很容易被看见，且被舌触摸到。在上下唇和两颊部还分布着许多小腺体（唇腺、颊腺），它们直接分泌于口腔前庭。

上、下唇是动度极大的褶皱，它们构成了口裂的边缘，在左右口角处横向相接触，并与颊部相延续。唇的框架由口轮匝肌组成，外侧为含有皮下组织的皮肤，内侧为口腔黏膜。唇的红色区域是介于颊部皮肤和口腔黏膜的一种中间形态。

颊部大体结构与唇相似。其框架由颊肌构成，由坚实的筋膜加强，外层为皮肤和皮下组织，内层为口腔黏膜。在颊肌外侧，咬肌前缘，为颊脂垫，在婴幼儿时特别明显。

当舌尖向上、向后转动时，还可看到若干结构。中线部位为舌系带，系带两侧为舌下肉阜，其顶端为下颌下腺导管开口。舌下肉阜两侧各有一条向外斜行的舌下襞，下方为舌下腺，该腺体多数导管直接开口于舌下襞黏膜表面。舌腹两侧为伞襞，左、右伞襞与舌腹中间的区域内，透过黏膜可看到舌深血管。

开口检查时，除了上述结构，还可看到牙、舌、腭、腭舌弓、腭咽弓及两者之间的腭扁桃体。

在静止状态时，上、下牙易分开，舌至少与上腭部分接触，前庭几乎被唇和颊部紧贴于牙和牙龈上。

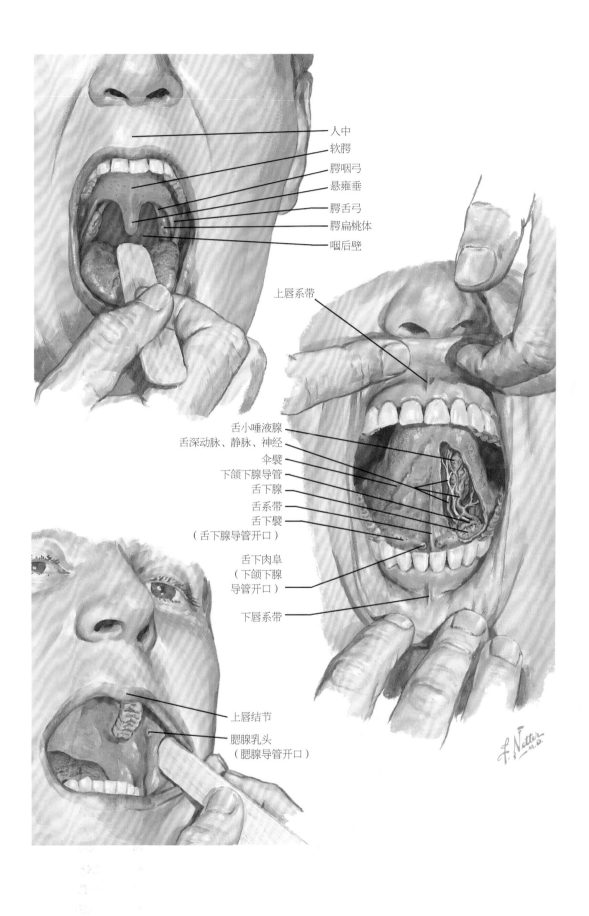

人中
软腭
腭咽弓
悬雍垂
腭舌弓
腭扁桃体
咽后壁

上唇系带

舌小唾液腺
舌深动脉、静脉、神经
伞襞
下颌下腺导管
舌下腺
舌系带
舌下襞
（舌下腺导管开口）

舌下肉阜
（下颌下腺
导管开口）

下唇系带

上唇结节
腮腺乳头
（腮腺导管开口）

下颌骨

下颌骨，构成口腔下部及面下部骨架，它由U型下颌体及两侧平坦的下颌支组成。

左、右下颌体在前部中线处融合，形成正中联合。正中联合的前外侧有一三角形突起，即颏隆起，其下缘为颏结节。正中联合内面前部有一可变突起，即颏棘，可有一个或两个，一个是上突起，一个是下突起，分别为颏舌肌和颏舌骨肌起点。

每侧下颌体可分为上、下两部分，下半部分较宽。上半部分称为牙槽突，包含能容纳下颌牙弓的牙槽窝。下颌骨下部，即下颌体，有较多密质骨。正中联合下缘侧方有一椭圆形粗糙区域，为二腹肌前腹附着点，称为

二腹肌窝。下颌体外表面于下颌第二前磨牙下方，为颏孔，下牙槽神经和血管的分支经该孔离开下颌管。下颌体外侧还有一条不规则斜线从颏结节延伸至下颌支前缘，即外斜线。有时外斜线可起于下颌骨下边缘，沿后向上止于磨牙，有时可分别起于这两处并于后方交汇。下颌体内侧，自二腹肌窝斜向后上至最后一颗磨牙水平有一骨嵴，因有下颌舌骨肌附着，称下颌舌骨线。下颌舌骨线上方，有舌下腺窝，容纳舌下腺，下方有下颌下腺窝，容纳下颌下腺。

下颌支可分外内、外两面，前、上、后缘。下颌支剩余边缘取决于下颌体与下颌支的分界线。下颌支后缘与下颌体下缘相接处为下颌角，此角在年轻人稍钝，侧面较平坦。下颌支

内面中央处为下颌孔，是下颌管的起始部分，下牙槽神经、动脉、静脉在此穿行。在下颌孔前缘有一小薄片，即下颌小舌，其下方有一前下走向浅沟，为下颌舌骨沟。下颌支上缘前端为喙突，后端为髁突，两者之间为下颌切迹。髁突可分为髁突头和髁突颈。

下颌骨左、右两半通常在第二年融合。颏孔的位置随年龄增长在不断变化。出生时，颏孔邻近下颌骨下缘，因为牙槽突构成了下颌体大部分，发育完全后，颏孔位于下颌体上下缘中间部位，当无牙颌时，由于牙槽突大部分被吸收，颏孔则邻近或位于下颌体上缘。下颌角在婴幼儿时期比成人发育完全时要圆钝，而在无牙颌状态时，则更加圆钝，这可能是髁突向后倾斜导致的。

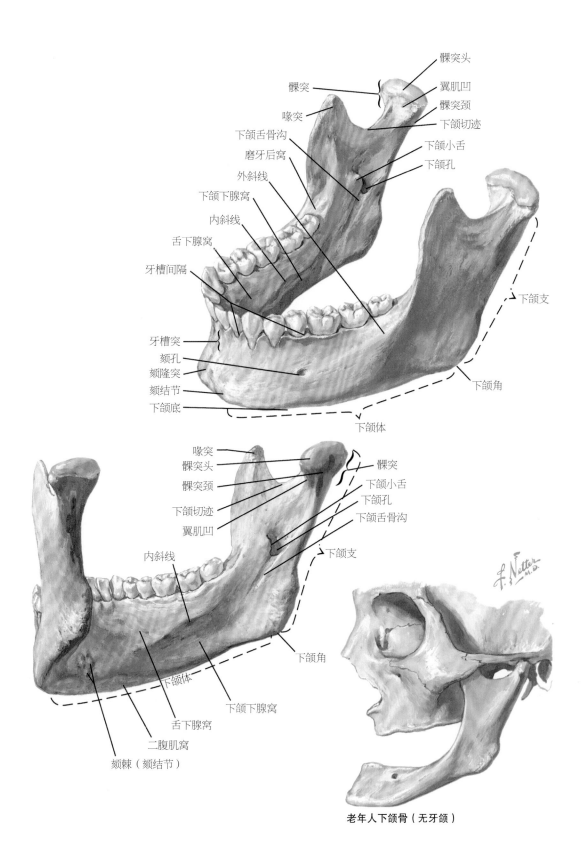

髁突头
翼肌凹
髁突颈
下颌切迹
髁突
喙突
下颌舌骨沟
磨牙后窝
外斜线
下颌下腺窝
内斜线
舌下腺窝
牙槽间隔
下颌小舌
下颌孔
下颌支
牙槽突
颏孔
颏隆突
颏结节
下颌底
下颌角
下颌体

喙突
髁突头
髁突颈
下颌切迹
翼肌凹
内斜线
髁突
下颌小舌
下颌孔
下颌舌骨沟
下颌支
下颌角
下颌体
下颌下腺窝
舌下腺窝
二腹肌窝
颏棘（颏结节）

老年人下颌骨（无牙颌）

颞下颌关节

颞下颌关节由下颌骨髁突、颞骨下颌窝和关节结节构成。下颌骨髁突头是椭圆形的，其长轴指向内后侧，此关节面在矢状面和冠状面明显凸出，而颞骨关节面则是前凸后凹。在两关节面之间，有纤维软骨关节盘。关节盘每个面或多或少都与关节面相接触，其形态因人而异。覆盖在关节面的软骨与其他关节有所不同，它是由纤维软骨构成，而非透明软骨，虽然其大体外观与其他关节的关节软骨相似。

颞下颌关节是滑膜关节，被关节盘分为上、下两个滑膜腔。其上腔是滑动关节，下腔是铰链关节，后文将详细描述。

关节囊韧带排列较松散，上方附着于颞骨关节面边缘，向下附着于下颌骨髁突颈部，牢固附着于关节盘四周。在关节囊外侧面明显增厚的部分为外侧颞下颌韧带，起于颞骨颧突下缘，斜向后下止于髁突颈后侧。相对较薄的蝶下颌韧带，起于蝶棘，止于下颌小舌。茎突下颌韧带，是较厚的颈深筋膜带，起于茎突，止于下颌支后缘下部。

颞下颌关节神经分布来源于三叉神经分支下颌神经的咬肌神经和耳颞神经。其血管供应来源于颈外动脉的分支颞浅动脉和上颌动脉关节支。

颞下颌关节允许的基本运动包括：①关节盘在颞骨关节面前后滑动，伴随髁突头的移动（髁突头会随着关节盘移动，因为关节盘在关节囊附近附着于髁突颈部，翼外肌附着于关节盘和髁突颈）；②关节盘和髁突头之间的铰链运动。开口运动时两种运动方式都存在，小开口时以铰链运动为主，大开口时，则以滑动运动为主。咀嚼时，一侧髁突基本保持原位，另一侧髁突前后运动，这与下颌的轻微抬高和下降相结合。当开口至上下前牙不接触时，关节可以前伸和回缩，运动只存在于上部关节。

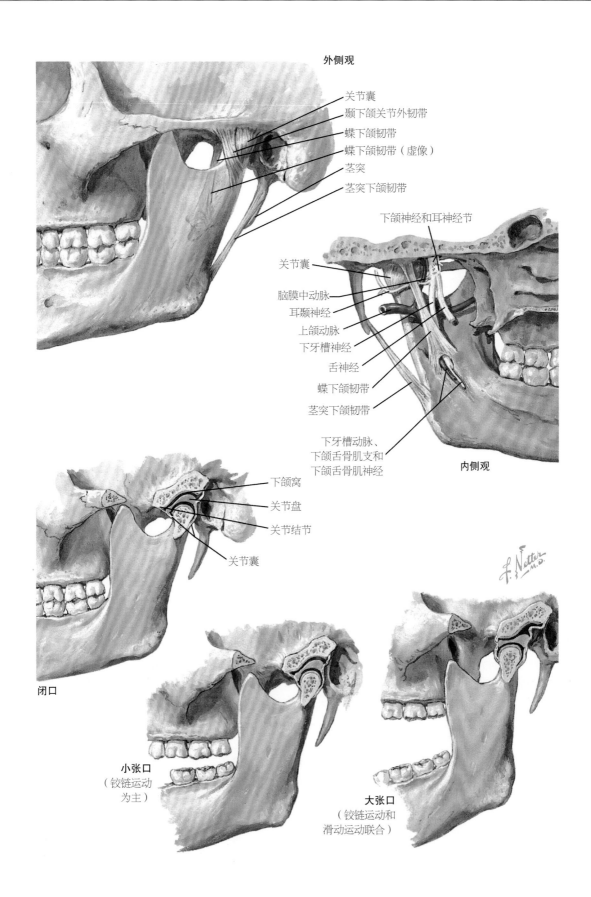

外侧观

关节囊
颞下颌关节外韧带
蝶下颌韧带
蝶下颌韧带（虚像）
茎突
茎突下颌韧带

下颌神经和耳神经节

关节囊
脑膜中动脉
耳颞神经
上颌动脉
下牙槽神经
舌神经
蝶下颌韧带
茎突下颌韧带

下牙槽动脉、
下颌舌骨肌支和
下颌舌骨肌神经

内侧观

下颌窝
关节盘
关节结节
关节囊

闭口

小张口
（铰链运动
为主）

大张口
（铰链运动和
滑动运动联合）

口底

口底的定义因人而异，但不管是何种，都是指固有口腔的底部，而不包括口腔前庭。口底常指代口腔下缘的结构，从这个意义上来说，口底结构包括舌前部的舌腹和舌侧面，以及舌侧缘到下颌骨内侧黏膜。某些学者则认为口底是填充下颌骨与舌骨之间的肌肉群等结构，主要指下颌舌骨肌，它是口腔上部与该肌肉下方颈部下颌下三角的分界。

左、右下颌舌骨肌在下颌骨的下颌舌骨线和舌骨体之间伸展，形成一个隔膜，即口隔。其后分纤维止于舌骨体，两侧肌肉向前到下颌骨正中联合汇合形成中线纤维缝。该肌肉由

下牙槽神经的分支下颌舌骨肌神经支配，下牙槽神经则由三叉神经分支下颌神经发出。

二腹肌前腹沿着下颌舌骨肌下缘稍偏离中线处走行，向前起于下颌骨二腹肌窝，向后止于中间腱，二腹肌后腹起于颞骨的乳突切迹，向前止于中间腱。中间腱通过一筋膜环附着于舌骨上。前腹由下颌舌骨肌神经支配，后腹由面神经分支支配。

茎突舌骨肌非常靠近二腹肌后腹，起于茎突根部，止于舌骨大角。它通常有两片，附着于舌骨上，二腹肌后腹及中间腱穿行其间。茎突舌骨肌由面神经的分支所支配。

左、右颏舌骨肌，在中线两侧各有一条，剩余部分位于下颌舌骨肌

上面。向前起于颏棘，向后止于舌骨体，由汇入舌下神经的第一颈神经纤维支配。

以上通过对相关肌群的描述，可以认为舌骨是下颌骨和颞骨乳突区域之间的肌肉悬带，使口底能够适当活动。这些肌肉都参与抬高舌骨和口底。其中颏舌骨肌和茎突舌骨肌决定了舌骨的前后向位置，以及口底的伸长和缩短。舌骨下肌群（肩胛舌骨肌、胸骨舌骨肌、胸骨甲状肌、甲状舌骨肌）参与向下牵拉舌骨和口底。

口底这个术语，没有前文两种定义复杂，是指舌侧缘到下颌骨的黏膜。下颌骨这些区域的黏膜与牙龈是相延续的，沿着下颌舌骨线后侧末端到颏棘上点的连线附着。

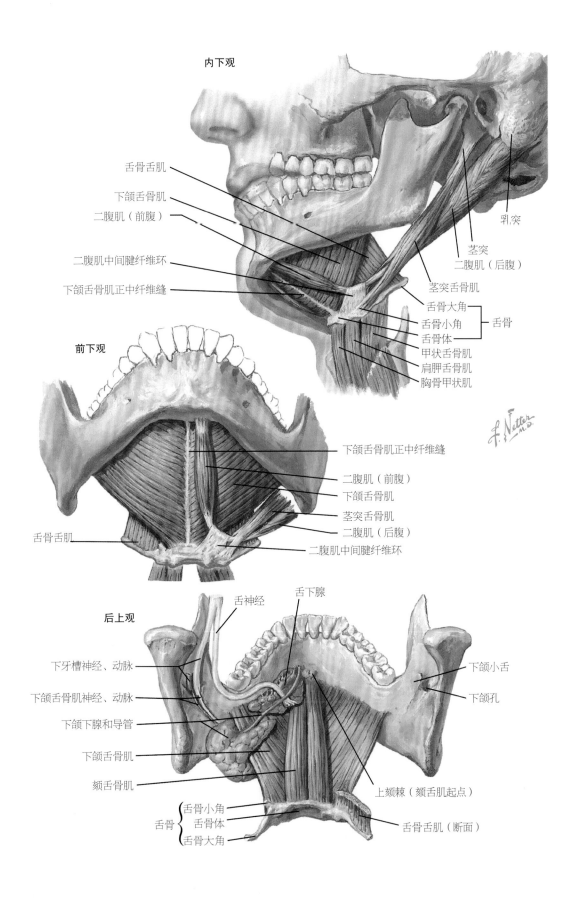

内下观

舌骨舌肌

下颌舌骨肌

二腹肌（前腹）

二腹肌中间腱纤维环

下颌舌骨肌正中纤维缝

乳突

茎突

二腹肌（后腹）

茎突舌骨肌

舌骨大角
舌骨小角　　舌骨
舌骨体
甲状舌骨肌
肩胛舌骨肌
胸骨甲状肌

前下观

下颌舌骨肌正中纤维缝

二腹肌（前腹）

下颌舌骨肌

茎突舌骨肌

二腹肌（后腹）

二腹肌中间腱纤维环

舌骨舌肌

后上观

舌神经

舌下腺

下牙槽神经、动脉

下颌舌骨肌神经、动脉

下颌下腺和导管

下颌舌骨肌

颏舌骨肌

下颌小舌

下颌孔

上颏棘（颏舌肌起点）

舌骨舌肌（断面）

舌骨小角
舌骨　舌骨体
舌骨大角

口盖

口盖，即腭部，构成了固有口腔的上缘和上后缘，将口腔与鼻腔和鼻咽部分开。腭部大约前2/3区域有骨性支架，即硬腭；其后1/3为软腭。腭部呈多变的弓形，包括前后向和横向，在硬腭，横向曲线更明显。

硬腭的骨性支架由上颌骨腭突和腭骨水平板在中线汇合而成。这些骨性结构也构成了鼻底，在中线前端有切牙孔穿通骨壁，在鼻黏膜和腭黏膜之间有神经、血管穿行。硬腭两侧后外部有腭大孔和腭小孔，其间有腭大、腭小血管、神经穿行。硬腭的口腔面有黏骨膜（黏膜、骨膜融成一整体）覆盖，在中线形成一黏膜隆起，即腭中缝，在硬腭前端稍隆起形成切牙乳头。在硬腭前部向两侧辐射大约有6条横嵴，即横皱襞。

软腭是硬腭向后延伸形成，向后下终止形成一弓形游离边缘。两侧以腭舌弓和咽腭弓的皱襞作为支撑。悬雍垂是软腭边缘在中线处的一突起，其长度和形态变化较多。软腭的支架是由坚厚、菲薄的腭腱膜构成的，腭腱膜还构成了腭帆张肌的部分肌腱。除了腱膜，软腭还由腭肌、大量口腔侧黏液腺、口腔和咽部表面黏膜组成。大量腺体分布于硬腭后部，向前延伸至两侧尖牙连线。

软腭肌群包括以下5对：①腭帆提肌，起于咽鼓管软骨后内侧和颞骨岩部下面，其纤维前份参与腭腱膜的构成，后份横越中线与对侧同名肌相延续；②腭帆张肌，起于咽鼓管软骨的前外侧、蝶骨舟状窝和翼状棘，它的肌腱如同一滑轮绕过翼沟，止于腭腱膜；③腭垂肌，起于腭骨鼻后棘和腭腱膜，与对侧融合止于腭垂黏膜下；④腭舌肌，起于软腭，止于舌侧缘；⑤腭咽肌，从软腭向下至咽壁。这些肌肉群，除了腭帆张肌是由三叉神经下颌支支配，其余均由来源于副神经颅支的迷走神经支配。

通过对上述肌群的描述，可发现软腭在吞咽、呼吸、言语等方面起着重要作用。在咀嚼时，软腭可以与舌背接触，与咽壁广泛接触，这对关闭鼻咽，分隔口咽有重要作用。

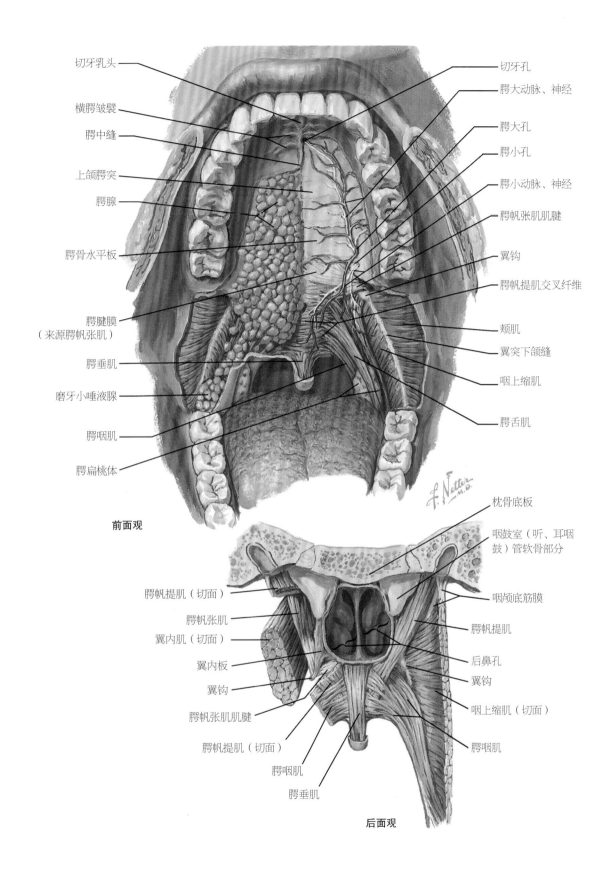

切牙乳头

横腭皱襞

腭中缝

上颌腭突

腭腺

腭骨水平板

腭腱膜
（来源腭帆张肌）

腭垂肌

磨牙小唾液腺

腭咽肌

腭扁桃体

切牙孔

腭大动脉、神经

腭大孔

腭小孔

腭小动脉、神经

腭帆张肌肌腱

翼钩

腭帆提肌交叉纤维

颊肌

翼突下颌缝

咽上缩肌

腭舌肌

前面观

枕骨底板

咽鼓室（听、耳咽鼓）管软骨部分

腭帆提肌（切面）

腭帆张肌

翼内肌（切面）

翼内板

翼钩

腭帆张肌肌腱

腭帆提肌（切面）

腭咽肌

腭垂肌

咽颅底筋膜

腭帆提肌

后鼻孔

翼钩

咽上缩肌（切面）

腭咽肌

后面观

咀嚼肌

咀嚼，是口腔重要功能之一，有多块肌肉直接或间接参与此项运动。其中，主要负责咀嚼运动的四块肌肉被大部分学者定义为咀嚼肌，分别为咬肌、颞肌、翼内肌、翼外肌。

咬肌，是长方形的厚肌，在下颌侧面很容易触及到。可分为浅、深两部分，在肌肉后部很容易被分离，在前部融合为一体。浅层起于颧弓（上颌骨颧突、颧骨、颞骨颧突）下缘前2/3，稍向后内止于下颌支下半部的侧面，并延续至下颌角下缘。深层起于整个颧弓的内侧面，垂直向下止于喙突外侧和下颌支上半部。咬肌最深

部分的纤维常与颞肌邻近部分融合。咬肌由三叉神经下颌支的咬肌分支支配，该神经穿过下颌切迹到达肌肉的深面。

颞肌，广泛分布于颅骨外侧，除了汇聚成的肌腱较厚外，为一薄肌。起于整个颞窝（颞下线和颞下嵴之间的广泛区域）和覆盖肌肉的颞筋膜内侧，向下聚成肌腱，经颧弓内面，止于下颌骨喙突深面，尖部以及下颌支前缘直至第三磨牙。其中某些纤维束与颊肌相延续。下颌神经的分支，2条或者3条颞深神经进入颞肌深面。

翼外肌，为锥形，在颞下窝略呈

水平位。具有上、下两头，上头起于蝶骨大翼颞下面，下头起于翼外板外侧，两头汇聚形成肌腱止于下颌骨髁突颈前方、颞下颌关节盘和关节囊前缘。由三叉神经下颌支的翼外神经支配。

翼内肌，为四边形厚肌，位于下颌支内侧面。主要起于翼外板内侧和腭骨锥突，一小部分起于上颌结节和腭骨锥突邻面，止于下颌舌骨沟和下颌角之间下颌支的内面。翼内神经沿着肌肉内侧进入。

所有咀嚼肌均穿过颞下颌关节，是进行关节运动的主要肌肉。咬肌、颞肌和翼内肌主要起上提下颌骨的作

外侧观

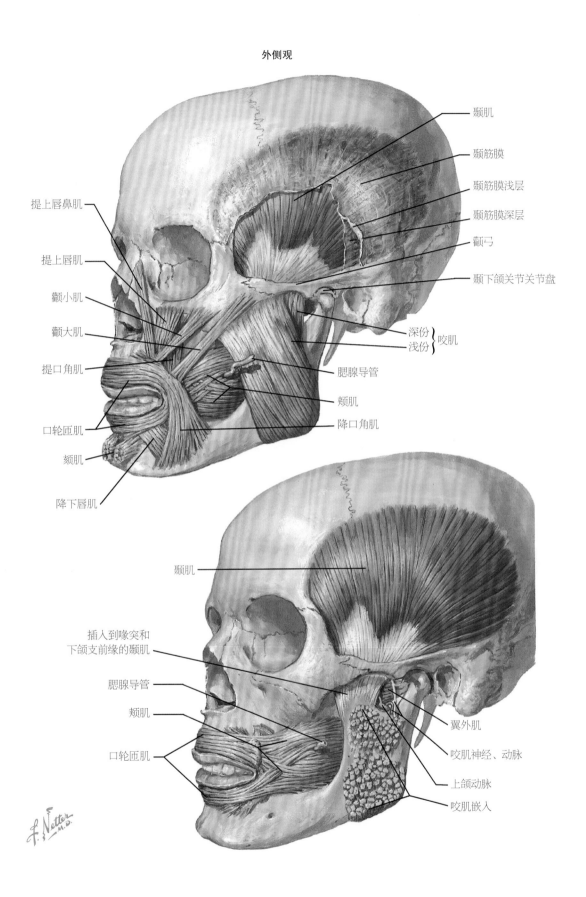

颞肌

颞筋膜

颞筋膜浅层

颞筋膜深层

颧弓

颞下颌关节关节盘

深份 ⎫ 咬肌
浅份 ⎭

腮腺导管

颊肌

降口角肌

提上唇鼻肌

提上唇肌

颧小肌

颧大肌

提口角肌

口轮匝肌

颏肌

降下唇肌

颞肌

插入到喙突和
下颌支前缘的颞肌

腮腺导管

颊肌

口轮匝肌

翼外肌

咬肌神经、动脉

上颌动脉

咬肌嵌入

咀嚼肌（续）

用，使下牙与上牙有力接触，并在不同头位时可对抗重力使口腔呈闭合状态。如果这些肌肉松弛，下颌骨的重力可使口腔张口出现缝隙。翼外肌通过牵引下颌骨髁突和关节盘向前，使下颌前伸，起张口作用。其他辅助开口的肌肉还包括舌骨上肌群、舌骨下肌群和颈阔肌。下颌前伸主要依靠双侧翼外肌收缩，这种动作也会使下颌骨髁突和关节盘向前。咬肌浅层和翼内肌也可使下颌骨微向前。下颌骨的后缩主要依靠颞肌后份几乎呈水平走向的纤维束来完成。当舌骨固定时，

二腹肌和颏舌骨肌可辅助下颌骨后缩。

咀嚼包含下颌骨四种运动（上提、下降、前伸、后退），所有咀嚼肌均参与咀嚼运动，至少有一块咀嚼肌参与每一项下颌运动。大部分情况下，咀嚼运动是在一侧进行的，咀嚼那一侧的髁突位置基本不变，另外一侧髁突来回移动，即前伸和后退。研磨食物时，下颌骨的上提和下降相结合有序进行。

为了有效地进行研磨，食物必须通过一侧舌头和另一侧脸颊及唇部保持在上下牙之间，因此，脸颊和唇

部的肌肉框架对于完成此项运动很重要。颊肌构成了脸部支架，起于上、下颌骨磨牙区域外侧和翼突下颌缝（颊肌与咽上缩肌相延续所形成），呈U型，颊肌的水平纤维向前参与口轮匝肌的组成，其最上和最下方的纤维分别进入上、下唇，中份纤维在口角处交叉，因而其上份纤维入下唇，下份纤维入上唇，颊肌由面神经支配。唇部框架由口轮匝肌构成，除了部分纤维来自于颊肌先前的唇部纤维，其余纤维由其邻近肌肉的肌纤维构成，口轮匝肌也是由面神经支配的。

外侧观和后面观

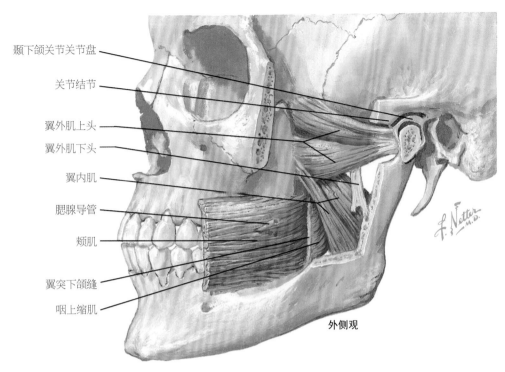

颞下颌关节关节盘

关节结节

翼外肌上头

翼外肌下头

翼内肌

腮腺导管

颊肌

翼突下颌缝

咽上缩肌

外侧观

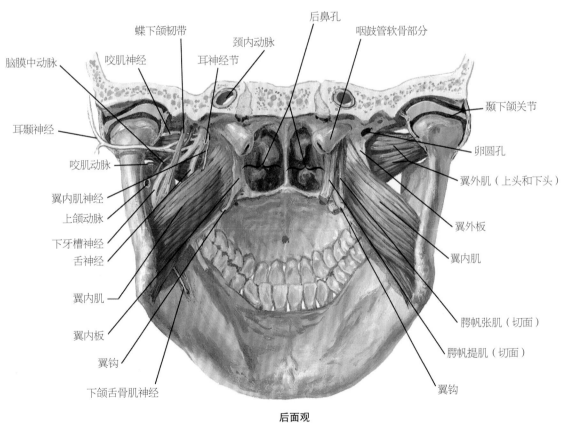

脑膜中动脉　　　咬肌神经　　蝶下颌韧带　　　颈内动脉　　后鼻孔　　咽鼓管软骨部分

耳颞神经

咬肌动脉

翼内肌神经

上颌动脉

下牙槽神经

舌神经

翼内肌

翼内板

翼钩

下颌舌骨肌神经

耳神经节

颞下颌关节

卵圆孔

翼外肌（上头和下头）

翼外板

翼内肌

腭帆张肌（切面）

腭帆提肌（切面）

翼钩

后面观

舌

舌是一活动性极强的横纹肌群，表面覆盖黏膜，在口腔底部以上。当个体在直立位且舌处于放松状态时，舌通常填满了口腔。当舌需要执行各种活动时，它可以广泛而迅速地改变形状。

舌的顶端、背面、左右缘、腹面均被黏膜覆盖。除了舌背外，舌的其他明显的局部解剖名称需要更进一步的描述。舌背前至舌尖，后达会厌谷的会厌前表面，舌前（与上腭对应）2/3，呈向上拱起。然而舌后部（与咽对应的）1/3向后拱起。目前已有多种舌划分法被提出，有时，用舌界沟来分隔舌体和舌根，但在其他情况下，舌根部位限指舌的后方和下方的附属器，甚至是被限指进出舌部肌肉和其他结构的附件区域。通常认为，舌是从舌根开始运动并且到舌体结束，这是不恰当的，反之亦然；但是，即使是舌突出来，舌后1/3和会厌区域，也不能简单地被肉眼观察到，除非检查者借助一个镜子或者使用压舌板按下舌部。

在舌体的后端是一个小盲纹孔，被称为盲孔，盲孔是甲状舌管的残留部分，甲状腺在胎儿期从中发育而来。从盲孔向两侧舌体前方倾斜走行形成界沟，界沟通常是指舌前端和后端的分界线，然而实际的分界线走行在前面的轮廓乳头里，舌正中沟不总是那么清楚，但是和舌内部的舌中隔是相关的。

覆盖在舌尖和舌体的黏膜是粉红色、湿润的，并且被多种乳头布满。舌乳头的主要类型是丝状乳头，此处的上皮呈圆锥形，粗糙点状，从而为咀嚼食物提供摩擦力。分散在丝状乳头里面的是更大的、圆形的菌状乳头。在舌界沟前方，有8~12个轮廓乳头，呈"V"形排列，该乳头与另外两种舌乳头相比，明显突出于舌黏膜表面，整个舌前2/3的黏膜紧附于皮下组织。

舌后1/3黏膜（即近咽部分），尽管很平顺，但由于有一个含35~100个数目不等的中央有隐窝的圆形隆起，导致表面不平坦或者呈结节状。在上皮的深面，这些结节构成了淋巴结。这些淋巴结全部成群围绕在由上皮围成一圈的隐窝中，被统称为舌淋巴结。

尽管在舌后端两边可以看到数量不定的垂直褶皱，但大多数情况下，舌的两边黏膜相对更薄，缺乏舌乳头。这些褶皱被叫做叶状乳头，如同啮齿类动物中发育良好的叶状乳头，代表着未成熟的结构。

舌腹的黏膜是薄的，没有舌乳头，松散地附着于皮下组织。舌腹有正中系带和部分残留的伞状皱襞，这些皱襞从舌尖向后侧方走形。舌系带是舌黏膜叠加起来的，连接着舌腹和口底。在舌系带和伞状皱襞之间，深部的舌深静脉通常在两边穿过黏膜。

一些小的腺体分散在黏膜下面，部分植入舌肌。黏液腺位于舌背后1/3，导管开口于舌表面和扁桃体的小凹。在轮廓乳头的区域，von Ebner浆液性舌腺发出许多的导管（4~38个）到犁沟、沟槽和每个乳头周围。混合型腺体，如Blandin和Nuhn舌腺，在舌尖下方及后方中线两侧可以找到。

味蕾，即味觉的接收器，呈苍白的椭圆形（大概70μm的长轴），显

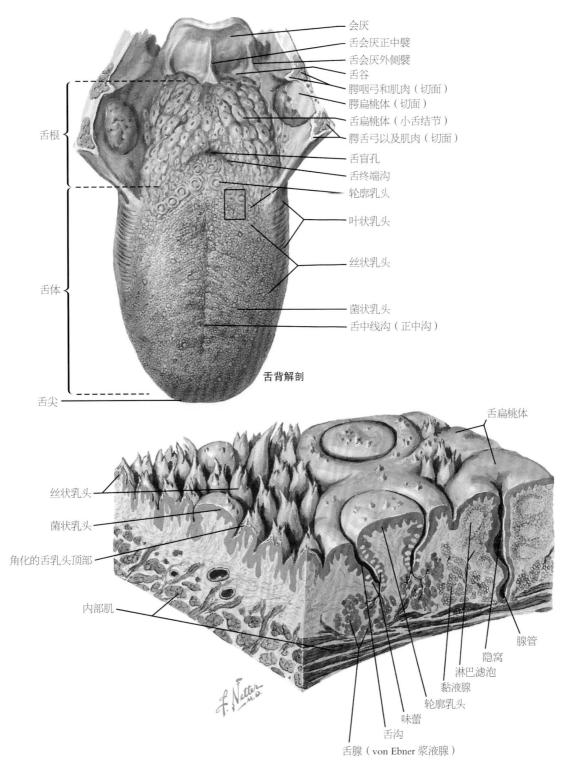

会厌
舌会厌正中襞
舌会厌外侧襞
舌谷
腭咽弓和肌肉（切面）
腭扁桃体（切面）
舌扁桃体（小舌结节）
腭舌弓以及肌肉（切面）
舌盲孔
舌终端沟
轮廓乳头
叶状乳头
丝状乳头
菌状乳头
舌中线沟（正中沟）

舌根
舌体
舌尖

舌背解剖

舌扁桃体

丝状乳头
菌状乳头
角化的舌乳头顶部
内部肌

腺管
隐窝
淋巴滤泡
黏液腺
轮廓乳头
味蕾
舌沟
舌腺（von Ebner 浆液腺）

舌微细结构图（如上描述）

舌（续）

微镜下在舌上皮中可以看到，也可以在软腭、咽、会厌上皮，相比舌小得多的范围里被看到。在轮廓乳头周围的沟槽里的黏膜上皮，味蕾分布最普遍，也有几个味蕾分布在菌状乳头和叶状乳头周围。味蕾横跨基膜与上皮表面，两者之间有管孔，神经细胞的微绒毛也延伸到此。有更多支持细胞的味蕾中混杂着4～20个味觉细胞。

舌大部分是由骨骼肌（横纹肌）构成的，而骨骼肌是由向各方交织的肌束构成的。一个不完全的舌中隔将舌分成对称的两部分。舌外肌群起自舌体以外的地方，而舌内肌群完全起

止于舌体本身。颏舌肌起自下颌体的颏上棘，呈扇形沿着整个舌背分布，最下方的纤维附着在舌骨上。颏舌肌旁边是舌骨舌肌，舌骨舌肌起自舌骨大角、小角、舌骨体，然后垂直向上。茎突舌骨肌起自茎突顶端附近，毗连茎突下颌韧带，在舌后端向前下走行。腭舌肌从软腭延伸下来，构成腭舌皱襞的框架。舌内肌是根据肌束走行的三个空间尺度来命名的，有两个纵肌，上纵肌就在舌背黏膜深部从前到后延伸，下纵肌在舌底走行于颏舌肌和舌骨舌肌之间。两种纵肌同时收缩使舌体缩短。横向的纵肌被上纵肌覆盖，提供着几乎所有的横向走行

纤维，并且混杂着成束外在肌群。垂直的舌肌除了由外附肌供应纤维外，其他都是由垂直的纤维构成，并由这些纤维构成紧密的网状结构。通过这些肌肉的协调运动，舌的形状可以广泛改变：伸长、缩短、变宽、缩窄、向各方向弯曲，吐出并收回口腔。舌的神经分布包括以下几种：①除了腭舌肌外，舌肌运动由舌下神经支配，腭舌肌由迷走神经支配；②舌前2/3的一般感觉由舌神经支配，与面神经的分支-鼓索相伴行，鼓索支配相同区域的特殊感觉（味觉）；③舌咽神经支配舌前1/3的一般和特殊感觉。迷走神经支配会厌区域的一般和特殊感觉。

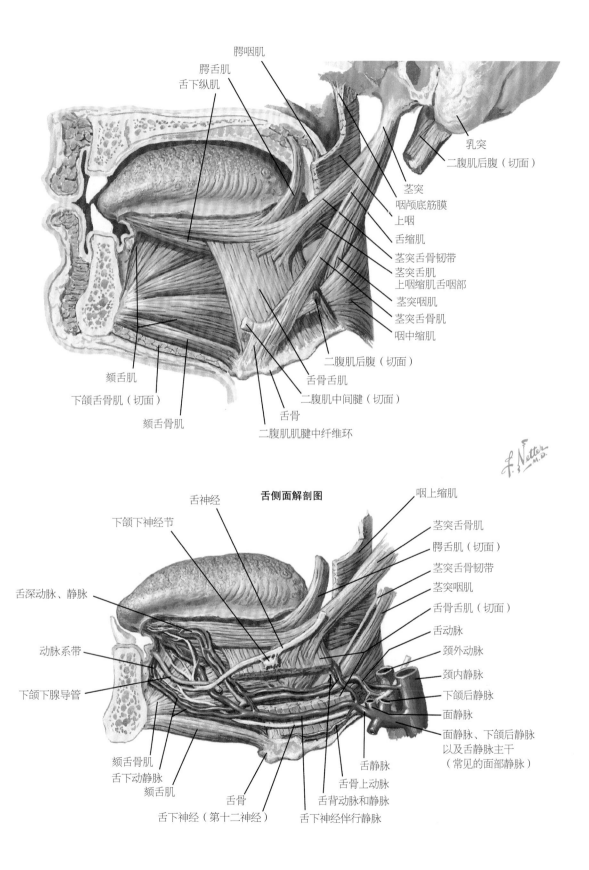

腭咽肌
腭舌肌
舌下纵肌

乳突
二腹肌后腹（切面）
茎突
咽颅底筋膜
上咽
舌缩肌
茎突舌骨韧带
茎突舌肌
上咽缩肌舌咽部
茎突咽肌
茎突舌骨肌
咽中缩肌

颏舌肌
下颌舌骨肌（切面）
颏舌骨肌
舌骨
二腹肌肌腱中纤维环

二腹肌后腹（切面）
舌骨舌肌
二腹肌中间腱（切面）

舌侧面解剖图

舌神经
下颌下神经节
咽上缩肌
茎突舌骨肌
腭舌肌（切面）
茎突舌骨韧带
茎突咽肌
舌骨舌肌（切面）
舌动脉
颈外动脉
颈内静脉
下颌后静脉
面静脉
面静脉、下颌后静脉
以及舌静脉主干
（常见的面部静脉）

舌深动脉、静脉
动脉系带
下颌下腺导管

颏舌骨肌
舌下动静脉
颏舌肌
舌骨
舌下神经（第十二神经）
舌下神经伴行静脉
舌背动脉和静脉
舌骨上动脉
舌静脉

牙齿

牙齿是专门用来咀嚼和撕裂进入口腔固体食物块的结构，并且磨碎食物将其与唾液混合，来准备吞咽。咀嚼肌负责上颌牙与下颌牙之间的协调运动，舌和颊则负责食物在牙齿间的位置调整。

人类发育中有两套牙齿，一套暂时性牙齿（乳牙），大概在6个月的时候开始萌出，而另一套永久性的牙齿，大概在6岁时逐渐开始替换暂时性牙齿。

乳牙一般为20颗，在上、下颌的每一侧各5颗。从上下颌的中线开始萌出，横向向后推进到每一侧，乳牙按顺序命名：中切牙、侧切牙、尖牙、第一磨牙和第二磨牙。通过指定上下颌和左右颌来区分同名的四颗牙齿，比如右或左上中切牙，右或左下中切牙。乳牙通常比占据它们位置的恒牙小。

恒牙一旦全部萌出，则共有32颗，在上、下颌的每一边各有8颗，从上下颌的中线开始萌出，横向向后推进到每一侧。恒牙按顺序被命名：中切牙、侧切牙、尖牙、第一前磨牙（双尖牙）、第二前磨牙（双尖牙）、第一磨牙、第二磨牙以及第三磨牙（智齿）。切牙和尖牙主要用于切割食物，而磨牙和前磨牙在一定程度上用于磨碎食物。

通常，上牙弓宽于下牙弓，并且上切牙、上尖牙与下切牙、下尖牙交错。当闭口时，上下颌的牙齿用这样的方式接触，即它们的咬合面彼此吻合，这就意味着上下颌的牙齿之间并不是完全相对的。尽管如此，因为下颌磨牙，特别是第三磨牙，前后位更长，因此牙弓在后部几乎终止在同样的位置，牙齿被描述为有唇（颊）面、舌面和咬合面。

一般来说，出生之前没有牙齿萌出，但是所有的乳牙通常在第6个月和2岁末之间全部萌出。牙齿萌出的时间各不相同，通常认为是按发育时间表萌出的。每颗乳牙可能萌出的时间范围在附图中的每个牙齿的括号中指出。

从2岁末到6岁之间，牙齿没有明显的变化。大概在6岁时，第一恒磨牙在第二乳磨牙后面萌出，这颗恒牙很重要，因为它有永久性的特点。从7岁开始，随着恒牙不断萌出，乳牙逐渐被取代，通常在12岁时完成。按照惯例，第二磨牙在这时萌出，如果牙齿完全萌出，第三磨牙在几年后萌出。每一颗恒牙可能萌出的大致时间在附图中牙齿名字下方进行了标注。在恒牙萌出之前，发育中的恒牙存在于颌骨中。显然，恒牙在萌出时，牙齿在颌骨中必然发生了生长变化。

牙冠是牙齿突出牙龈的部分，在不同类型的牙齿中形状各异，这些差异是与牙齿的功能相适应的。切牙的牙冠是凿状的，尖牙的牙冠更大，呈圆锥状，前磨牙、磨牙的牙冠扁平而宽阔，其上还有结节。牙齿的颈部是连接冠部和根部的短而狭窄的部分。

牙根是嵌入在颌骨牙槽突的部分。牙根长而逐渐变细，与其牙槽窝相适应。切牙根通常是单根，尖牙为单个长根，前磨牙通常也是单根，颊舌向

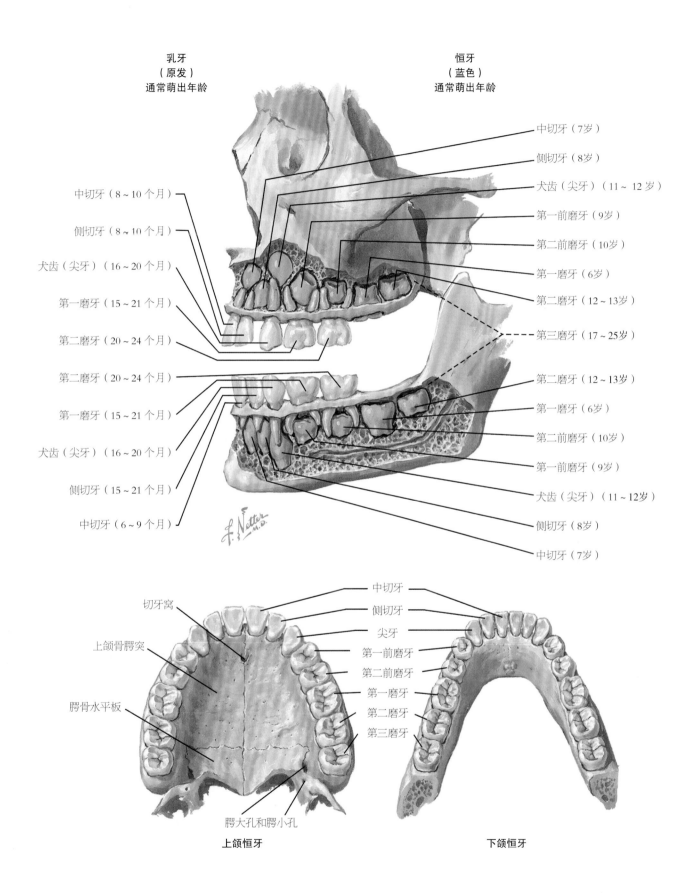

乳牙
（原发）
通常萌出年龄

恒牙
（蓝色）
通常萌出年龄

中切牙（7岁）

侧切牙（8岁）

犬齿（尖牙）（11～12岁）

第一前磨牙（9岁）

第二前磨牙（10岁）

第一磨牙（6岁）

第二磨牙（12～13岁）

第三磨牙（17～25岁）

中切牙（8～10个月）

侧切牙（8～10个月）

犬齿（尖牙）（16～20个月）

第一磨牙（15～21个月）

第二磨牙（20～24个月）

第二磨牙（20～24个月）

第一磨牙（15～21个月）

犬齿（尖牙）（16～20个月）

侧切牙（15～21个月）

中切牙（6～9个月）

第二磨牙（12～13岁）

第一磨牙（6岁）

第二前磨牙（10岁）

第一前磨牙（9岁）

犬齿（尖牙）（11～12岁）

侧切牙（8岁）

中切牙（7岁）

切牙窝

上颌骨腭突

腭骨水平板

中切牙

侧切牙

尖牙

第一前磨牙

第二前磨牙

第一磨牙

第二磨牙

第三磨牙

腭大孔和腭小孔

上颌恒牙

下颌恒牙

牙齿（续）

向扁平，根面有凹陷，并伴随分离的趋势。每颗磨牙有2个牙根，一个近中根和一个远中根，牙根更宽大，颊舌向更扁平，凹陷更深，甚至可能部分分离。在每个牙根的尖端有一个微小开口，称为根尖孔，允许血管和神经进入牙根。

牙齿的内部包含着一个髓腔，在自然状态下充满着疏松的结缔组织、毛细血管、神经和淋巴管，总称牙髓，在牙髓外表面是一层细胞，被称为成牙本质细胞。髓腔延伸到每个牙根，变成了细长的根管，根管止于根尖孔。

髓腔周围是牙本质，牙本质组成了牙齿的主体，牙本质是坚硬、高度钙化的（只有28%有机物）均质材料。牙本质小管从牙髓腔内向周围呈放射状走行至牙本质表面。牙本质的内表面有一层成牙本质细胞，其突起伸入牙本质小管，可以形成新的牙本质。

覆盖在牙冠牙本质表面有一层致密、乳白色、半透明的组织，即牙釉质，牙釉质（只有约3%的有机质）是人体最坚硬和最有抵抗力的结构。牙釉质由坚硬的扁六棱柱形晶体（釉柱）组成，釉柱基本上垂直于牙齿表面，由成釉细胞在牙龈中形成。

牙骨质是覆盖在根部牙本质表面有骨小管和腔隙的薄层骨样结构。近牙颈部的牙骨质较薄，向根尖逐渐增厚。

牙根通过一层重要的血管纤维结缔组织，即牙槽骨膜或牙周膜，与牙槽壁结合。该层组织与牙槽突边缘（靠近牙齿颈部）的牙龈固有层相连续。

覆盖在上下颌骨牙槽突表面的牙龈组织，由复层鳞状上皮构成，该上皮附着于厚而牢固的黏膜固有层之上，而固有层牢固地附着在下面的牙槽骨上。这些黏膜和骨膜的融合体，可称为黏骨膜。呈领圈状包绕牙颈部短而游离的牙龈称为游离龈。

牙齿的血液供应和神经支配分别来源于上牙槽和下牙槽动脉和神经的分支。这些动脉和神经部分行进入髓腔和牙周膜周围。进入髓腔的血管和神经分支经根尖孔和根管走行。这些血管在成牙本质细胞层下形成了丰富的毛细血管丛。

牙釉质起源于口腔外胚层，外胚层分化为成釉细胞，牙齿的其他部分来源于上、下颌弓的间充质细胞。成釉细胞和成牙本质细胞形成了一个钟形结构，可以在间充质中交替产生牙釉质和牙本质，从而形成牙齿。间充质仍存留在髓腔内，使血管和神经能进入发育中的组织。

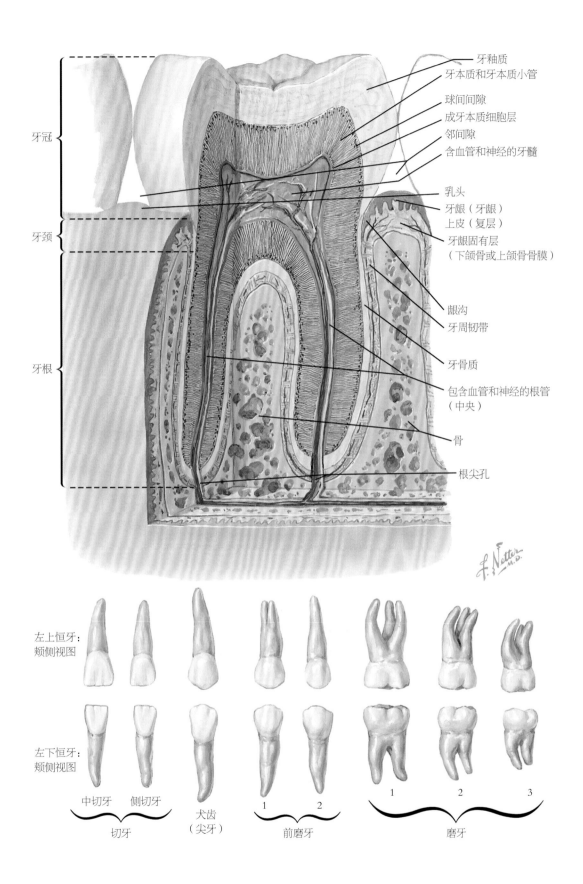

牙冠

牙颈

牙根

牙釉质
牙本质和牙本质小管

球间间隙
成牙本质细胞层
邻间隙
含血管和神经的牙髓

乳头
牙龈（牙龈）
上皮（复层）
牙龈固有层
（下颌骨或上颌骨骨膜）

龈沟
牙周韧带

牙骨质

包含血管和神经的根管
（中央）

骨

根尖孔

左上恒牙：
颊侧视图

左下恒牙：
颊侧视图

中切牙　侧切牙　　犬齿　　　　1　　　2　　　　　1　　　2　　　3
　　切牙　　　　　（尖牙）　　　前磨牙　　　　　　　磨牙

唾液腺

多数的唾液腺分泌水样稍黏的液体，即唾液，进入口腔。小唾液腺广泛分布于口腔衬里下方，并根据它们的位置命名为唇腺、颊腺、上颚腺和舌腺。三个主要的成对的大唾液腺包括腮腺、下颌下腺和舌下腺。

腮腺是最大的唾液腺，大体上形如三边楔形，正位于外耳前下方。三角形的楔形浅表面位于皮下，三角形的一条边几乎与颧弓同高，与之相对的对角位于下颌角水平。楔形腮腺的内侧边毗邻并与下颌骨升支重叠，与咬肌和翼内肌相邻。后中侧朝向外耳道、乳突、胸锁乳突肌以及二腹肌（后腹）。腮腺导管起自腺体前缘，途径腮腺表面到达咬肌，在咬肌前缘，腮腺导管向内侧穿入颊肌，并开口于上颌第二磨牙附近的颊黏膜处。

下颌下腺位于下颌下三角内，并完全与之三边重合，浅层延伸到二腹肌的前腹和后腹，深层到达下颌骨的下颌下腺凹。腺体的大部分位于下颌舌骨肌的下方，但是有个深突延伸到了该肌上方。在深突处，下颌下腺（Wharton）管刚开始行走于前方，然后与舌下腺靠近（先走行在舌下腺下方，然后转向内侧），后到达舌下阜，并开口于接近舌系带的舌下阜顶端。

舌下腺是三对唾液腺中最小的，位于舌底黏膜的深面，该处生成了舌下皱襞。舌下腺在下颌舌骨肌上方，与下颌骨上的舌下腺凹相连。与腮腺和下颌下腺相比，舌下腺有十分明显的纤维囊，舌下腺的小叶松弛的被结缔组织聚集起来。大概有12个舌下腺管离开腺体的表面并穿过舌下皱襞的黏膜各自开口。舌下腺体前部的一些腺管共同开口并排到下颌下腺管。显然，这种可观的变异是易于发生的。

大唾液腺的神经支配在随后的"口咽部神经"及"口和咽部的自主神经支配"章节讲述。

从微观上看，大唾液腺以管-泡混合出现。这些腺体的分泌物有浆液性的、黏液性的和混合性的，在不同的腺体中占比不同。腮腺几乎完全是浆液性的，下颌下腺主要是浆液性的，但是其中有些黏液性腺泡里含有浆液半月板，而舌下腺腺体的不同部位其分泌物的组成成分也不同，对于大部分腺体来说，是浆液、黏液各半。在腮腺和下颌下腺，腺泡通过上皮细胞与闰管结合，并成为导管系统的一部分，这曾经被认为有助于水和盐的分泌，因此被称为分泌管。腺管的上皮细胞开始是立方形的，然后是圆柱形的，在导管开口处可能是层状立方形的。需要注意的是，浆液性半月板是样本制备时出现的假象，而在一生当中，每一个腺泡中分泌浆液的细胞和分泌黏液的细胞是并列出现的。

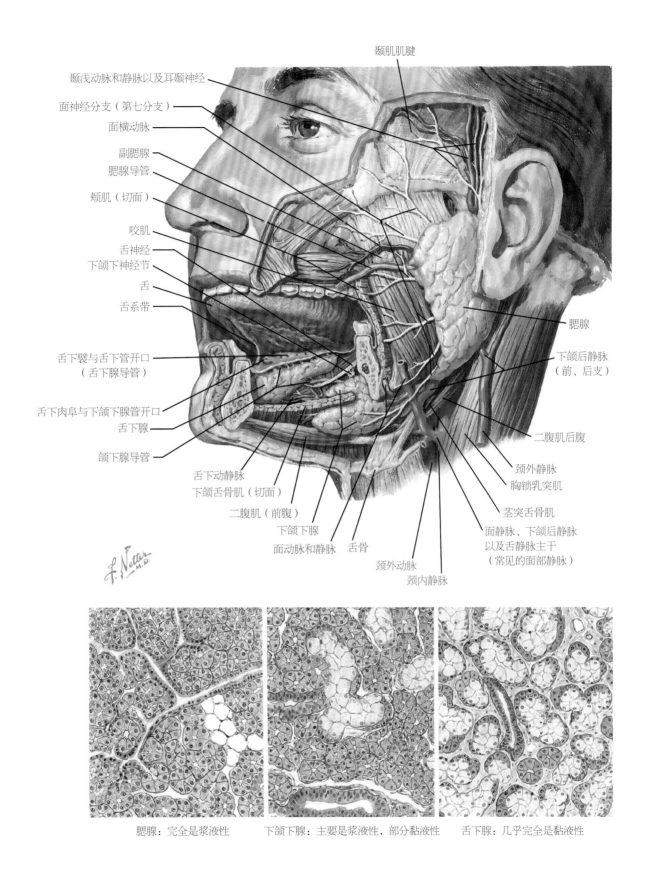

颞肌肌腱

颞浅动脉和静脉以及耳颞神经

面神经分支（第七分支）

面横动脉

副腮腺

腮腺导管

颊肌（切面）

咬肌

舌神经

下颌下神经节

舌

舌系带

舌下襞与舌下管开口
（舌下腺导管）

舌下肉阜与下颌下腺管开口

舌下腺

颌下腺导管

舌下动静脉

下颌舌骨肌（切面）

二腹肌（前腹）

下颌下腺

面动脉和静脉

舌骨

颈外动脉

颈内静脉

腮腺

下颌后静脉
（前、后支）

二腹肌后腹

颈外静脉

胸锁乳突肌

茎突舌骨肌

面静脉、下颌后静脉
以及舌静脉主干
（常见的面部静脉）

腮腺：完全是浆液性　　　　　下颌下腺：主要是浆液性，部分黏液性　　　　　舌下腺：几乎完全是黏液性

口腔和下颌骨的不同切面

寰椎水平和第一磨牙后方的轴面

前页中单独说明和讨论的结构将于以下断面中显示：水平面、冠状面及两者的相互关系。颊由颊肌和筋膜组成，皮肤及其附属物，包括脂肪、腺体以及结缔组织，位于颊肌及筋膜外侧，内侧则由口腔黏膜覆盖。

口腔壁和口咽壁的连续性，在水平面上是可以看到的，这在脓肿的形成及其他病理发展过程中起到了实际意义。必须明白颊肌只能被细小的筋膜结构分离开，比如翼突下颌缝。翼突下颌缝起自上咽缩肌，上咽缩肌是组成口咽壁最实质的成分。薄薄的咽筋膜通过咽后间隙的疏松结构分开了咽后壁与脊椎、脊椎前肌肉。

扁桃体，位于腭舌弓和咽腭弓之间，在断面上更容易被理解。

作为腮腺的外面观的补充图，断面显示了该腺体薄的内侧缘与起自茎突的肌肉（茎突舌骨肌、茎突咽肌和茎突舌肌）、颈内静脉及颈内动脉的关系。更值得注意的是，腮腺最内侧与咽外侧壁接近，位于腺实质内的下颌后静脉（起自水平面以上，由颞浅静脉和上颌静脉汇合而成）、面神经、颈外动脉经仍走行于腮腺内，而颈外动脉在更高位置分开，形成颞浅动脉和上和动脉。

冠状面

舌头的正面和冠状切面可以看到舌肌构成部分的相互关系，尤其是将舌头分成对称的两半的舌间隔。舌动脉在颏舌肌内侧延伸，然而舌静脉主干、舌下神经、舌神经和下颌下腺的导管走行在颏舌肌的外侧和下颌舌骨肌的内侧。在下颌舌骨肌的下后方是下颌下腺的主体部分，其侧缘与下颌骨相接触，仅在面动脉经过的部分与之分离。在下颌舌骨肌的深面可找到舌下腺的后端，在其稍后面的部分被下颌下腺的深突所占据。由于舌神经和下颌下腺导管的交叉，如果有更靠前的截面部分，颏舌肌和下颌舌骨肌在交叉部分的表观上的关系可能是相反的。

下颌管内有下牙槽动脉、静脉和神经。二腹肌的中间腱经过了筋膜环，并附着在舌骨上。

口腔衬里通过两处黏膜相延续，一个是从舌腹表面横跨口底到下颌骨牙槽突的内侧牙龈，一个是从牙槽突外表面牙龈到颊黏膜。

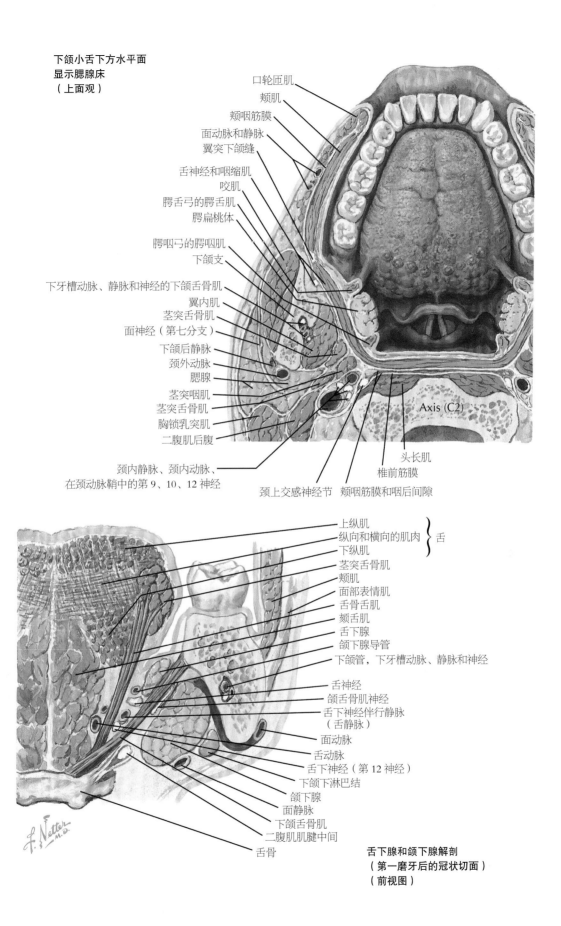

下颌小舌下方水平面
显示腮腺床
（上面观）

口轮匝肌
颊肌
颊咽筋膜
面动脉和静脉
翼突下颌缝
舌神经和咽缩肌
咬肌
腭舌弓的腭舌肌
腭扁桃体
腭咽弓的腭咽肌
下颌支
下牙槽动脉、静脉和神经的下颌舌骨肌
翼内肌
茎突舌骨肌
面神经（第七分支）
下颌后静脉
颈外动脉
腮腺
茎突咽肌
茎突舌骨肌
胸锁乳突肌
二腹肌后腹
颈内静脉、颈内动脉、
在颈动脉鞘中的第 9、10、12 神经

Axis (C2)

头长肌
椎前筋膜
颈上交感神经节
颊咽筋膜和咽后间隙

上纵肌
纵向和横向的肌肉 ｝舌
下纵肌
茎突舌骨肌
颊肌
面部表情肌
舌骨舌肌
颏舌肌
舌下腺
颌下腺导管
下颌管，下牙槽动脉、静脉和神经
舌神经
颌舌骨肌神经
舌下神经伴行静脉
（舌静脉）
面动脉
舌动脉
舌下神经（第 12 神经）
下颌下淋巴结
颌下腺
面静脉
下颌舌骨肌
二腹肌肌腱中间
舌骨

舌下腺和颌下腺解剖
（第一磨牙后的冠状切面）
（前视图）

咽门

咽门的含义多样。尽管该术语所涉及的一般区域有完整的共识，但这片区域的精确内容和边界在来源中变化很大。一般来说，这片区域包括了从口腔到咽的空间。多数学者认为，咽门峡部或口咽峡部是指口与咽部（即口腔与口咽部之间的分界线）连通的孔。这个峡部的上边界是软腭，下边界是舌背界沟区域，左右边缘是颚舌皱襞，即腭舌弓，在两侧呈弓形组成口腔后界。

靠近口咽，第二弓是由颚咽皱襞形成，也叫做腭咽弓。由于两侧前后皱襞的突出，各形成了一个小窝（扁桃体窝或扁桃体窦），其内容纳腭扁桃体。在椭圆形的腭扁桃体团块的自由面上，其可以向中间凸出到咽腔，凸出距离不等，可以看到12～15个孔（扁桃体小窝），这些是扁桃体隐窝的开口。较后的隐窝分支延伸到扁桃体的实质深面。若干变化的皱襞可在不同程度上与扁桃体内侧面重叠。发现最多的是位于扁桃体前下方的三角襞。还有在颚舌皱襞和颚咽皱襞上部之间，会经常看到有包含扁桃体的扁桃体上皱襞，某些学者称这些皱襞下方的壁凹为扁桃体内壁凹（或小窝），而某些学者称之为"扁桃体上窝"。扁桃体的侧面有一个纤维囊，被来自咽的咽上缩肌和颚咽皱襞深面的颚咽肌中疏松结缔组织分隔开。

扁桃体主要的血液供应是面动脉的扁桃体支，但是颚小动脉、颚升动脉、上咽动脉以及舌背动脉的扁桃体分支也参与了动脉血液供应。从扁桃体出来的淋巴液主要是进入到上部深面颈群的二腹肌淋巴结。扁桃体主要由舌咽神经支配，颚小神经的几个分支也进入到扁桃体。

扁桃体和隐窝表面覆盖复层鳞状上皮，可能因淋巴细胞浸润而遮盖。扁桃体主要由淋巴组织构成，主要是通过淋巴结的形式来呈现，尤其是在年轻人，包含许多生发中心。上述所提到的扁桃体侧面的纤维囊延伸至淋巴组织，形成隔膜，将隐窝周围的滤泡分隔开。

扁桃体出生时即存在，并在生命的最开始几年迅速增大，通常到青春期减小，老年时萎缩。

矢状面内面观

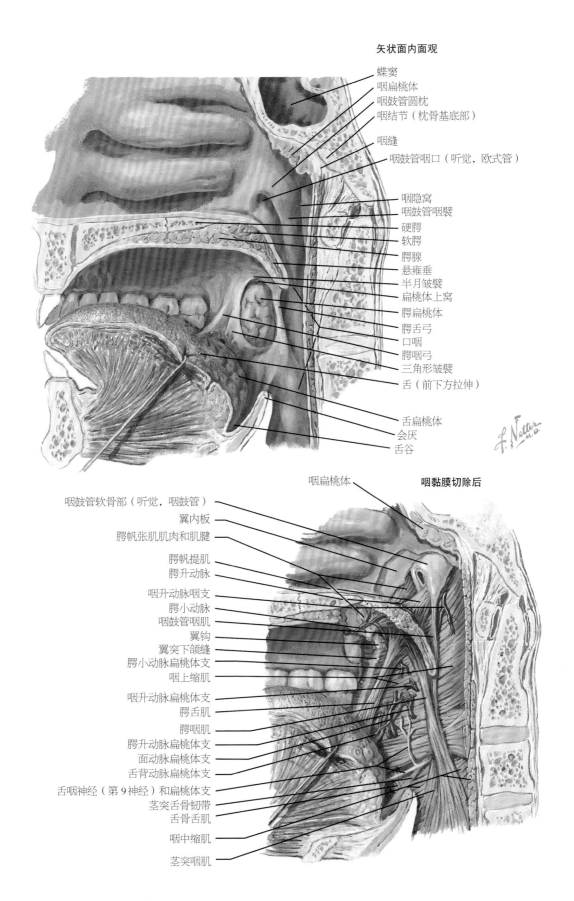

蝶窦
咽扁桃体
咽鼓管圆枕
咽结节（枕骨基底部）
咽缝
咽鼓管咽口（听觉，欧式管）

咽隐窝
咽鼓管咽襞
硬腭
软腭
腭腺
悬雍垂
半月皱襞
扁桃体上窝
腭扁桃体
腭舌弓
口咽
腭咽弓
三角形皱襞
舌（前下方拉伸）

舌扁桃体
会厌
舌谷

咽扁桃体

咽黏膜切除后

咽鼓管软骨部（听觉，咽鼓管）
翼内板
腭帆张肌肌肉和肌腱

腭帆提肌
腭升动脉

咽升动脉咽支
腭小动脉
咽鼓管咽肌
翼钩
翼突下颌缝
腭小动脉扁桃体支
咽上缩肌

咽升动脉扁桃体支
腭舌肌
腭咽肌
腭升动脉扁桃体支
面动脉扁桃体支
舌背动脉扁桃体支

舌咽神经（第9神经）和扁桃体支
茎突舌骨韧带
舌骨舌肌

咽中缩肌

茎突咽肌

口腔和咽部组织学

口腔和咽的表层为黏膜层，与其相连接的是纤维性的、含有腺体的黏膜下层，它们大小、疏松程度不一，在许多区域可起到支撑壁（骨、软骨以及骨骼肌）的作用，这种特殊性让其与黏膜层区分开来。多数硬腭、牙龈和舌背无黏膜下层。黏膜层由上皮（主要包括非角化、层状、鳞状等类型）、基底膜和纤维固有层组成，固有层在不同区域有不同程度的血管乳头状突起进入上皮。黏膜肌层常见于消化道，但在口腔和咽部缺失，咽部同样的位置被弹性网状结构所占据。

唇主要是由口轮匝肌构成的骨骼肌框架。唇的外部是典型的皮下组织和皮肤，有毛囊、皮脂腺和汗腺。唇的肌层内侧是黏膜下层，含有圆形的混合腺体，主要是由黏液腺体（唇腺体）构成。黏膜下层并不一定与黏膜层分隔开，如上所述，黏膜层是由固有层和非角化复层鳞状上皮构成。唇的游离边缘有其特有的红色（或朱砂红），原因是上皮细胞含有大量的半透明的角母蛋白，而此处的血管乳头状突起进入上皮细胞更深，毛细血管中的血液颜色可更大程度上显示出来。

颊的一般结构与唇相似，肌肉框架由颊肌构成，一些腺体延伸到肌肉框架外部。大多数的唇和颊部，黏膜与肌肉框架紧密相连，防止容易被咬伤的黏膜形成大皱襞。在黏膜与牙龈的交界处，黏膜与肌肉的连接更加疏松以便活动。

软腭有一个纤维肌框架，纤维成分（腭帆张肌的肌腱扩张部分）在硬腭附近更多。纤维肌框架的两边都是黏膜层。在口腔侧，还有弹力层，将富含腺体的固有层与较厚的黏膜层分开。从软腭游离缘延伸一段距离至咽部表面是典型的非角化复层鳞状上皮。

咽壁大部分是由黏膜、肌层和由咽部连接到邻近结构的肌肉外的薄纤维鞘组成。鼻咽部的上皮（除了其最低的部分）主要是由假复层、纤毛、柱状上皮构成，其余的则是非角化、分层、鳞状上皮。咽壁的固有层由具有弹性纤维的、分散排布的乳头状上皮细胞构成。固有层的最深处是具有弹性的纵向纤维组织层。发育良好的黏膜下层只存在于鼻咽的侧部，靠近咽食管的连接部，分散的浆液腺体存在于此，大部分是假复层状柱状上皮。肌肉层由骨骼肌构成，呈不规则排列的层状结构。

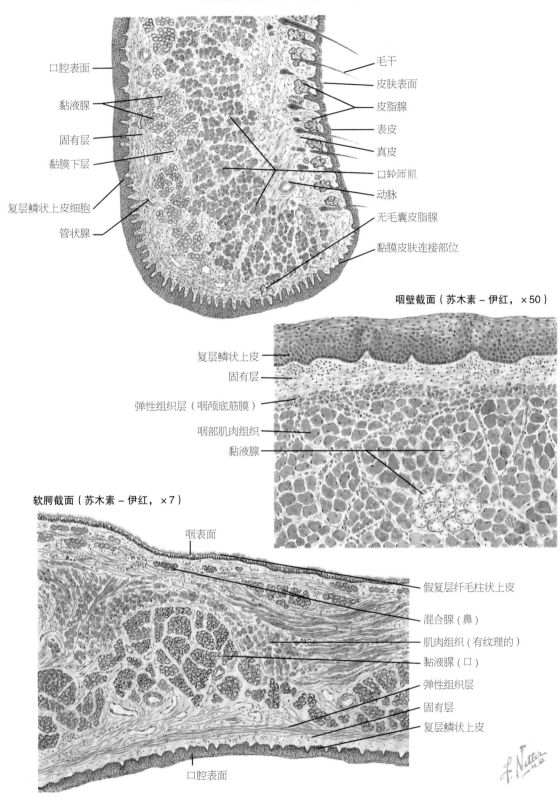

上唇截面（苏木素 – 伊红，×10）

口腔表面

黏液腺

固有层

黏膜下层

复层鳞状上皮细胞

管状腺

毛干

皮肤表面

皮脂腺

表皮

真皮

口轮师肌

动脉

无毛囊皮脂腺

黏膜皮肤连接部位

咽壁截面（苏木素 – 伊红，×50）

复层鳞状上皮

固有层

弹性组织层（咽颅底筋膜）

咽部肌肉组织

黏液腺

软腭截面（苏木素 – 伊红，×7）

咽表面

假复层纤毛柱状上皮

混合腺 (鼻)

肌肉组织 (有纹理的)

黏液腺 (口)

弹性组织层

固有层

复层鳞状上皮

口腔表面

咽

咽是一个肌肉膜管，因为左和右侧鼻腔、口腔和喉部通向它的侧前壁，因此其大部分的前壁缺失。咽从颅底延伸到环状软骨的下缘，平第六颈椎的下缘与食管相连。除了本身存在的腔体之外，咽还通过咽鼓（eustacbian）管与两边的中耳进行信息关联，这一事实解释了感染是如何从咽发展到中耳的，共有7个相互交通的腔体参与其中。咽的横向直径超过了前后径，基于这种优势，没有影响到前壁和后壁的接触（除去在吞咽的过程中是分开的）。除了在下端变窄的部位之外，横向直径在整个咽部长度上差别不大。

咽后壁紧贴于咽结节，位于枕骨基底部的下表面上及其邻近区域，以及颈动脉外孔的颞骨内侧的下表面。

咽的侧壁有几个附属结构，咽鼓管的软骨部分穿过咽的侧壁，并与之很好地连接。咽侧壁的前方连接到翼突内侧板和翼钩的后缘以及翼突下颌缝、下颌骨的内表面（下颌舌骨线后端附近）、舌根边缘、舌骨、甲状腺末端和环状软骨。下半部分，咽壁的下方和食管壁相连接。

咽内壁的黏膜与其相连的腔隙的黏膜是连续的，咽外壁和侧壁的黏膜是一层纤维组织构成的腱膜，比咽底部筋膜，即咽腱膜（咽颅底筋膜）更加致密。咽的外表面是肌层结构，肌层的外表面为另一层筋膜，即口咽筋膜。咽后壁与椎前筋膜分离，位于寰椎的前缘和第2～6颈椎（部分由颈长肌和头长肌覆盖）水平，由少量疏松纤维结缔组织构成。这使咽部有一定程度的运动自由，并形成咽后间隙。在麻醉情况下，可触摸到这些骨性结构与第4或第5节颈椎相连。

在咽前壁开口处，咽分为鼻咽、口咽和喉咽。因为构成咽壁的骨架结构，鼻咽通常被认为只有单纯的专属于自己的呼吸功能（充当空气的通道，而不是食物）。鼻咽前壁完全由鼻后孔（后段）组成，鼻中隔后缘位于鼻后孔之间。鼻咽后壁和咽顶部形成了一个连续的拱形结构，咽顶侧从鼻后孔的上缘延伸（与鼻腔的顶部相连），直至枕骨基底部的中点，咽后壁从这个点一直延伸到寰椎前弓下缘。在咽顶部和后壁相连的区域，黏膜形成了多种形态的褶皱，这些褶皱包含结节状和弥漫性淋巴样组织（在儿童时发育形成，成人时萎

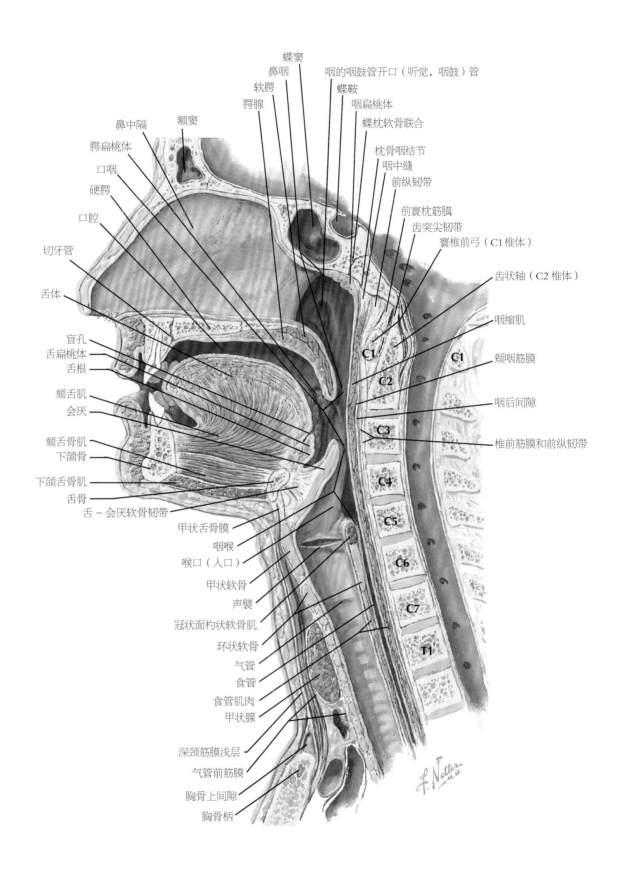

鼻中隔
额窦
蝶窦
鼻咽
软腭
腭腺
咽的咽鼓管开口（听觉，咽鼓）管
蝶鞍
咽扁桃体
蝶枕软骨联合
枕骨咽结节
咽中缝
前纵韧带
前寰枕筋膜
齿突尖韧带
寰椎前弓（C1椎体）
齿状轴（C2椎体）
咽缩肌
颊咽筋膜
咽后间隙
椎前筋膜和前纵韧带

腭扁桃体
口咽
硬腭
口腔
切牙管
舌体
盲孔
舌扁桃体
舌根
颏舌肌
会厌
颏舌骨肌
下颌骨
下颌舌骨肌
舌骨
舌 – 会厌软骨韧带
甲状舌骨膜
咽喉
喉口（入口）
甲状软骨
声襞
冠状面杓状软骨肌
环状软骨
气管
食管
食管肌肉
甲状腺
深颈筋膜浅层
气管前筋膜
胸骨上间隙
胸骨柄

C1
C2
C3
C4
C5
C6
C7
T1

咽（续）

缩）。这些淋巴样组织形成咽扁桃体（腺样体）。在中线，靠近咽扁桃体的前缘，形成瓶形的黏膜凹陷，称为咽囊。同样在中线位置，靠近咽顶部前缘，位于黏膜下或在骨膜上，存在一个微小的残余的Rathke囊（咽垂体），只有当它形成囊状或成为肿瘤时，才能看得到。

鼻咽不完整的底部是由软腭的后上表面形成，从鼻咽到口咽的通道位于软腭和咽后壁之间，当两者相接触时，通道关闭。

在鼻咽部的侧壁上，下鼻甲水平，是咽鼓管的开口，咽隐窝（fossa of Rosenmüller）在咽鼓管的后方。上提肌（由鄂帆提肌形成）凸起至三角形开口的下缘，是由相同名字的肌肉产生的咽鼓管咽襞。在儿童时期，大量的淋巴组织（咽鼓管扁桃体）可能出现在咽鼓管的周围，并可能扩大，阻塞中耳的引流。

口咽从鼻咽的下缘延伸至咽会厌襞的水平，会厌向内突出。这部分的咽同时携带空气和食物。咽后壁延伸到第2~4节颈椎的椎体，而前壁的不完整、缺陷则是通过口咽和口腔的相互作用引起咽峡部的改变所引起。下至咽峡部，咽前壁是由舌的后部1/3组成。在舌与会厌之间是隐窝，异物可在此存留。

喉咽位于喉部后方，前至第5和第6颈椎。喉咽前壁的上半部分为近似三角形的喉口（入口），它的边界是由会厌的边缘、杓会厌的褶皱和杓间切迹形成的。在喉口的下部，喉咽只能起到传送食物的功能。喉咽前壁的黏膜覆盖了杓状软骨的后表面和环状软骨的椎板（大部分被喉部肌肉覆盖）。在两侧的喉会厌褶皱处是梨状隐窝，位于环状软骨和杓状软骨之间，外侧是甲状软骨的椎板。梨状隐窝是另一个异物可能留存的地方。

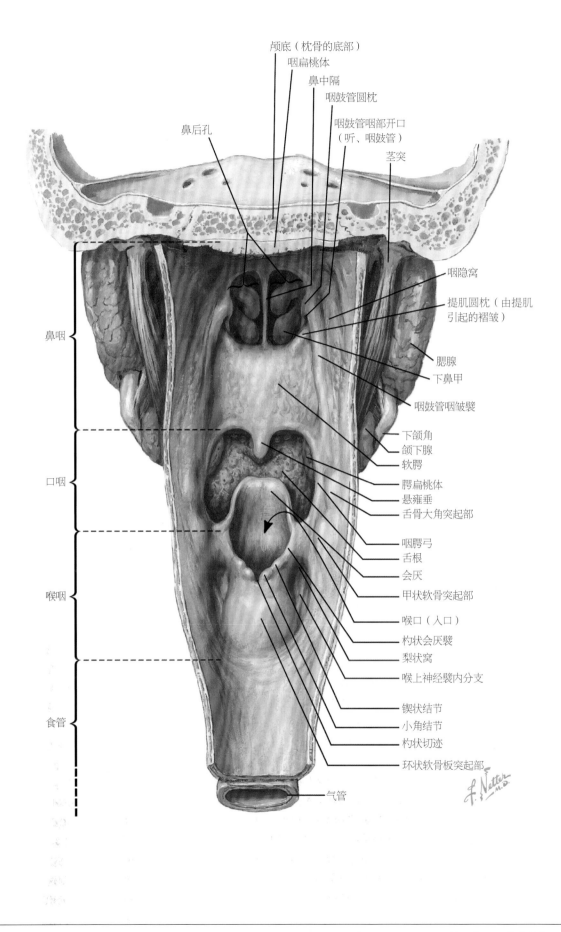

颅底（枕骨的底部）

咽扁桃体

鼻中隔

咽鼓管圆枕

咽鼓管咽部开口
（听、咽鼓管）

茎突

鼻后孔

咽隐窝

提肌圆枕（由提肌
引起的褶皱）

腮腺

下鼻甲

咽鼓管咽皱襞

下颌角

颌下腺

软腭

腭扁桃体

悬雍垂

舌骨大角突起部

咽腭弓

舌根

会厌

甲状软骨突起部

喉口（入口）

杓状会厌襞

梨状窝

喉上神经襞内分支

锲状结节

小角结节

杓状切迹

环状软骨板突起部

气管

鼻咽

口咽

喉咽

食管

口腔和咽喉的骨结构框架

口腔的骨结构框架主要由两块上颌骨组成，它与不可移动的颅部其他骨，以及可移动的下颌骨相连。上颌骨的一部分参与组成上腭，这在之前已经描述过，而上颌骨的牙槽突为上牙提供牙槽窝，其他骨性结构也参与构成了口腔和咽部框架结构，部分上腭、蝶骨、颞骨、枕骨、舌骨以及颧弓的部分为口腔和咽部的肌肉提供支撑框架。

腭骨将蝶骨的翼状突与上颌骨相连，其水平部分构成了硬腭后部的框架。它的锥突与内、外侧板的下半部分相连，并参与形成翼状窝。

蝶骨位于颅骨底部，位于筛骨、前额、腭和上颌骨的后方。蝶骨位于枕骨和颞骨的前面，它有左、右翼突，向下延伸至体部。每一个翼突都有一个内侧和外侧板，内侧板弯向外下方形成翼钩，鄂帆张肌肌腱通过翼突下颌缝附着于翼钩之上。蝶骨大翼形成颞窝和颞下窝的前部。蝶骨棘，即蝶骨韧带附着的部位，位于颞骨下颌窝的中间。

外耳道是颞骨向中耳延伸的明显标志。外耳道的后方是乳突，中间为乳突切迹，二腹肌的后腹附着于此。外耳道的前下方是下颌窝，于下颌骨关节相连。茎突远离外耳道并且靠近下颌窝后方，这样可以从解剖上产生一个向下向前可移动的距离。颞骨鳞部是一个粗大的扁平骨平面，与外耳道相连，与蝶骨、额骨和顶骨翼一起形成颞肌的颞窝，颞肌附着于此。颞骨的骨质坚硬部分向前内延伸，位于枕骨基底部与蝶骨大翼颞下部之间。

颧弓在颞下窝上方形成一个支撑结构，咬肌从这里发出。这个支撑结构由上颌骨的颧突、颧骨和颞骨的颧突组成（从前到面）。

枕骨的基底部位于蝶骨的后部，它是一个顶状的骨结构，并且构成了咽后壁的上半部。在枕骨基底部的下表面是咽结节，位于枕骨大孔前，位于咽正中线，是一重要的附属结构。

舌骨有一个体，两边各有一个大角和小角。它是口底（舌相关）的重要结构，它通过附着在其上的肌肉牵拉带动这些结构在运动中发挥重要作用。

咽部肌肉的一些附属结构来源于甲状腺和环状软骨，它们的作用是使得咽下部收缩并有一些组织深入到茎突咽肌。

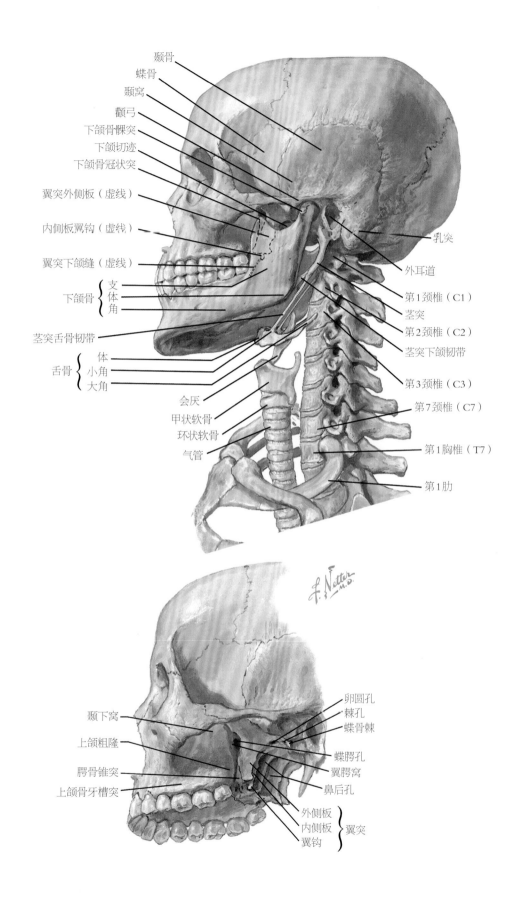

颞骨
蝶骨
颞窝
颧弓
下颌骨髁突
下颌切迹
下颌骨冠状突
翼突外侧板（虚线）
内侧板翼钩（虚线）
翼突下颌缝（虚线）
下颌骨 { 支 / 体 / 角 }
茎突舌骨韧带
舌骨 { 体 / 小角 / 大角 }
会厌
甲状软骨
环状软骨
气管

乳突
外耳道
第1颈椎（C1）
茎突
第2颈椎（C2）
茎突下颌韧带
第3颈椎（C3）
第7颈椎（C7）
第1胸椎（T7）
第1肋

颞下窝
上颌粗隆
腭骨锥突
上颌骨牙槽突

卵圆孔
棘孔
蝶骨棘
蝶腭孔
翼腭窝
鼻后孔
外侧板 } 翼突
内侧板
翼钩

咽部的肌肉组织

咽侧壁和后壁的大部分框架是由肌肉组织的外层和内层形成的。这些外层和内层在并不是完全可分离的，在一定程度上它们是相互交织和重叠的。外层更接近于圆形的结构，由咽部的3个括约肌组成，它们的作用是使得上、中、下咽收缩，它们也是相互重叠的。内层是纵向排列的，由茎突咽肌、咽腭肌、咽鼓管咽肌和其他一些不规则的肌肉纤维束组成。

咽上缩肌为四边形，稍薄。起自翼突内侧板后下缘、翼钩、翼下颌韧带（起自钩突至下颌小舌），下颌舌骨线后1/5段，相邻的下颌牙槽突的一部分和舌根的一侧（舌咽肌）。从这条广泛的起源线起，纤维从后方穿出，其下半部分，在咽中缝与对侧同名肌汇合。咽中缝占据了咽后壁的大部分长度，与咽结节的枕骨基底部相连，咽上缩肌的最上方的纤维也附着在其上。肌肉弯曲向上到达咽鼓管深处，除了在中线后方的位置，其与颅底的距离相隔很短。在这个间隙，咽部的唯一框架结构是咽基底筋膜。颊肌起自翼突下颌缝，向前走行，颊肌和咽上缩肌形成一个连续的薄片，构成了口腔和咽腔侧壁的连续框架结构。咽上缩肌上份弯曲与腭腱膜融合，形成所谓的腭咽括约肌，收缩产生嵴（帕萨万特嵴），与软腭升高相对抗。在咽上缩肌的下缘、舌肌的后缘和咽中缩肌的上缘之间可以看到一个充满纤维结缔组织的三角间隙，茎突舌骨韧带和舌咽神经穿过这个间隙。

咽中缩肌有"V"形线起源，"V"呈水平在一侧，而角指向前方。这个V的上臂是由茎舌骨韧带的末端部分和舌骨小角组成，而"V"的下臂是由舌骨大角全长形成的。从这个相当狭窄的起源中，纤维广泛发出，上部纤维束向上走行，向后内侧弯曲，中部纤维束水平走行，向后内侧弯曲，下部纤维束向下走行，向后内侧弯曲。咽中缩肌的上部纤维与咽上缩肌

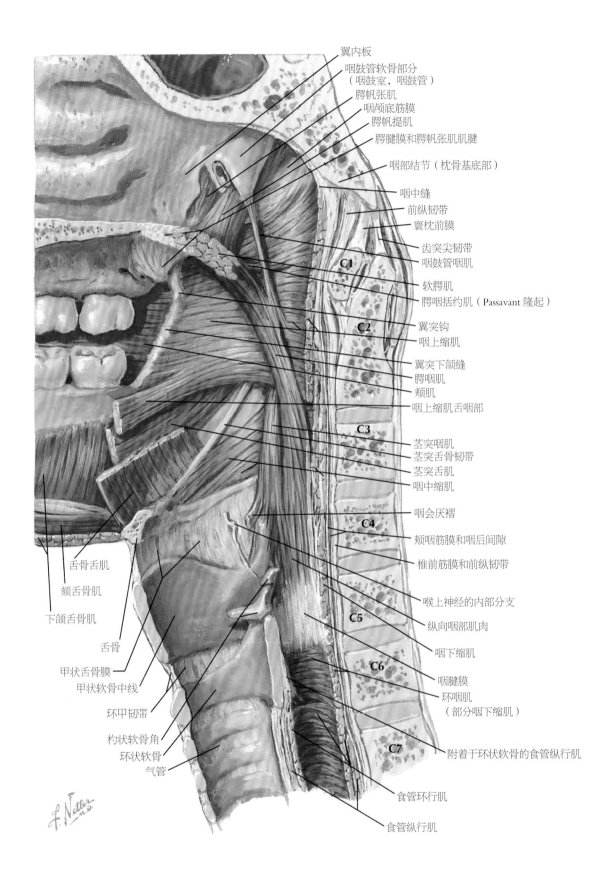

翼内板
咽鼓管软骨部分
（咽鼓室，咽鼓管）
腭帆张肌
咽颅底筋膜
腭帆提肌
腭腱膜和腭帆张肌肌腱
咽部结节（枕骨基底部）
咽中缝
前纵韧带
寰枕前膜
齿突尖韧带
咽鼓管咽肌
软腭肌
腭咽括约肌（Passavant 隆起）
翼突钩
咽上缩肌
翼突下颌缝
腭咽肌
颊肌
咽上缩肌舌咽部
茎突咽肌
茎突舌骨韧带
茎突舌肌
咽中缩肌
咽会厌褶
颊咽筋膜和咽后间隙
椎前筋膜和前纵韧带
喉上神经的内部分支
纵向咽部肌肉
咽下缩肌
咽腱膜
环咽肌
（部分咽下缩肌）
附着于环状软骨的食管纵行肌
食管环行肌
食管纵行肌

C1
C2
C3
C4
C5
C6
C7

舌骨舌肌
颏舌骨肌
下颌舌骨肌
舌骨
甲状舌骨膜
甲状软骨中线
环甲韧带
杓状软骨角
环状软骨
气管

咽部的肌肉组织（续）

重叠，下部纤维与咽下缩肌重叠，到达咽后壁的远侧方，位于环状软骨的上缘水平。中间纤维束分散弯曲，在中缝与另一侧纤维束融合。在咽中缩肌下缘和咽下缩肌的上缘之间，有一个三角形的缺口，在甲状舌骨肌前方与其相连。

咽下缩肌的收缩功能相对较强。起自甲状软骨斜线及该线背部区域，从甲状软骨的下端延伸到环状软骨的外侧。起自环状软骨的肌肉通常被称为环咽肌。与其他收缩肌一样，咽下缩肌穿过后方，在咽中缝的位置与对侧相应组织汇合。颅脑纤维在靠近中

缝时，会越来越倾斜，与咽中收缩肌重叠。环咽肌部分纤维与肌层平行并形成一个环形束，没有中缝。它在一定程度上与食管的圆形纤维相融合，被一些人称为上食管括约肌。在环咽肌和咽下缩肌的其余部分之间存在一个稀疏的肌肉区域，它在咽后壁形成一个不牢固的区域，检查仪器一不小心可能就会刺穿这里。在环咽肌的下缘，有一个三角形的区域（有时被称为Laimer三角），它是由食管后壁的可变、不稳定性造成的，因为食管的纵向肌肉纤维横向发散并附加在环状软骨之上。因此，在咽食管交界处的

一些区域的后壁有多个不稳定或张力弱的地带，可能发生憩室。喉返神经及伴随的向下走形的喉血管深入至下括约肌，在环甲关节后进入喉部。

正如它们的名字所示，咽部的上、中、下收缩肌的主要动作是使咽部收缩。它们依次收缩，推送食团，从口到食管。咽收缩肌的神经支配来自于咽神经丛。

茎突咽肌细长，柱状，在起点处变平。它起源于茎突底部内侧，向前下方走行，通过颈内动脉和颈外动脉之间，从咽上缩肌和咽中缩肌之间的间隙进入咽壁。它逐渐延伸可进入咽

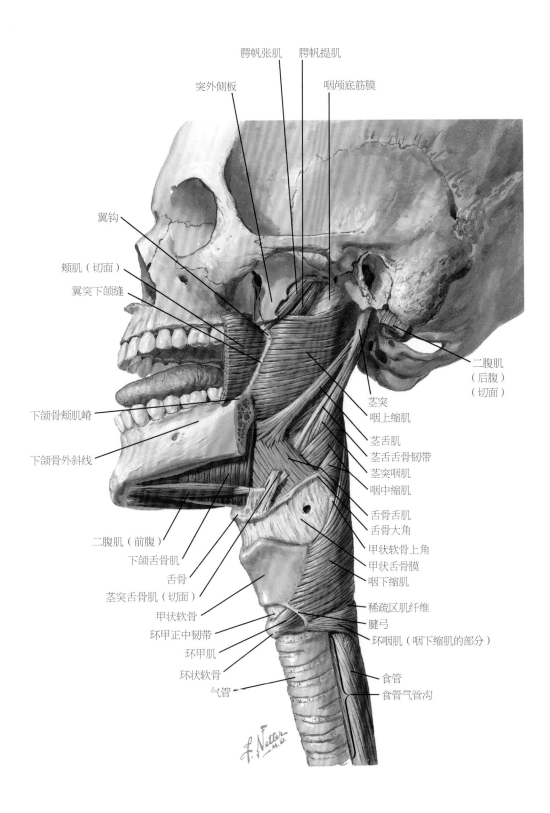

腭帆张肌　腭帆提肌

突外侧板　　　咽颅底筋膜

翼钩

颊肌（切面）

翼突下颌缝

下颌骨颊肌嵴

下颌骨外斜线

二腹肌（前腹）

下颌舌骨肌

舌骨

茎突舌骨肌（切面）

甲状软骨

环甲正中韧带

环甲肌

环状软骨

气管

二腹肌
（后腹）
（切面）

茎突
咽上缩肌

茎舌肌
茎舌舌骨韧带
茎突咽肌
咽中缩肌

舌骨舌肌
舌骨大角

甲状软骨上角
甲状舌骨膜
咽下缩肌

稀疏区肌纤维
腱弓
环咽肌（咽下缩肌的部分）

食管
食管气管沟

咽部的肌肉组织（续）

中缩肌、舌骨大角、甲状舌骨肌膜。

　　部分纤维参与形成腭咽肌，进入甲状软骨的缘上和后缘。部分纤维组织进入到咽会厌褶，并主要参与形成这些黏膜皱褶。茎突咽肌余下的一些纤维在收缩肌肌群和黏膜之间伸展穿行（有些进入到收缩肌肌组织）最后穿过后外侧壁咽，直到它们变稀疏并附着在环咽肌上方不远处的咽纤维腱膜上。茎突咽肌由舌咽神经支配，该神经沿着肌肉后缘向外侧弯曲，最终分布于舌后1/3。

　　咽鼓管咽肌由一个细长的纤维束，它同样能形成黏膜褶皱，这种黏膜褶皱在一定程度上具有较大的可变性。咽鼓管咽肌起源于咽鼓管软骨部分的下半部，靠近孔侧，进入咽壁，部分与腭咽肌的后侧边界融合。一些作者将这块肌肉描述为腭帆提肌的一部分，这给它的作用提供了一个明确的提示。咽鼓管咽肌由咽丛中神经支配。

　　腭咽肌与覆盖其上的黏膜，共同形成腭咽褶皱，也称为咽后柱。该肌肉下部起自甲状软骨背面的一个狭窄肌纤维束中，在咽后壁区域从咽腱膜广泛扩散，到达颅骨和环咽肌。当肌纤维经过颅的时候，它形成了一个相当紧凑的肌肉带，它分别通过腭帆提肌和悬雍垂将片层状结构插入到软腭的腱膜中。如上所述，腭咽肌的一些肌纤维与茎突咽肌相互混合。腭咽肌的功能包括通过腭咽皱襞的运动使咽峡部收缩、咽和喉的抬高。该肌肉也由咽丛中神经支配。

　　额外的肌肉束是很常见的，例如颞骨的岩状部分（岩咽肌）上面的附属肌束。其他的肌肉通常是由肌肉分裂产生的，常见的是茎突咽肌。大多数额外的肌肉倾向于纵向活动。

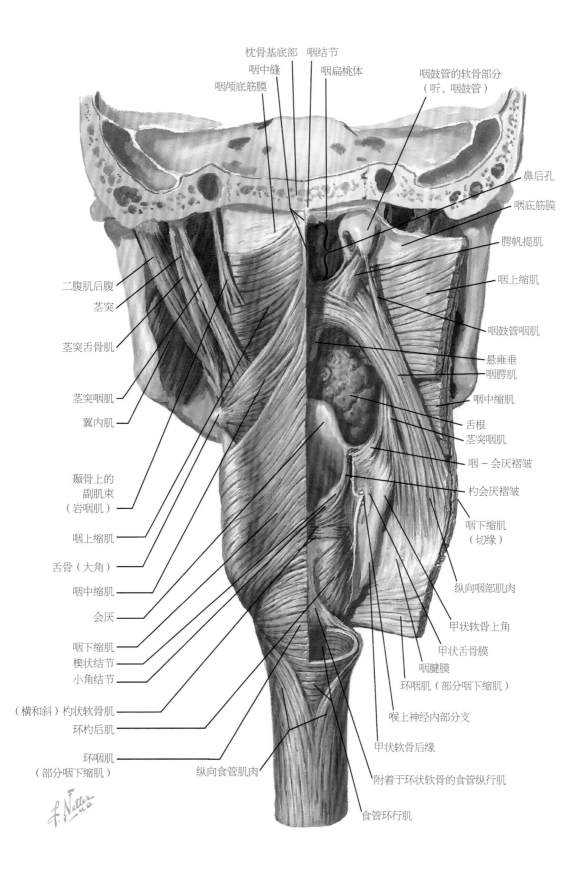

枕骨基底部　　咽结节
咽中缝　　　　咽扁桃体
咽颅底筋膜
咽鼓管的软骨部分
（听、咽鼓管）

鼻后孔
咽底筋膜
腭帆提肌
咽上缩肌
咽鼓管咽肌
悬雍垂
咽腭肌
咽中缩肌
舌根
茎突咽肌
咽－会厌褶皱
杓会厌褶皱
咽下缩肌
（切缘）
纵向咽部肌肉
甲状软骨上角
甲状舌骨膜
咽腱膜
环咽肌（部分咽下缩肌）
喉上神经内部分支
甲状软骨后缘
附着于环状软骨的食管纵行肌
食管环行肌

二腹肌后腹
茎突
茎突舌骨肌
茎突咽肌
翼内肌
颞骨上的
副肌束
（岩咽肌）
咽上缩肌
舌骨（大角）
咽中缩肌
会厌
咽下缩肌
楔状结节
小角结节
（横和斜）杓状软骨肌
环杓后肌
环咽肌
（部分咽下缩肌）
纵向食管肌肉

口腔和咽的血液供应

颈外动脉及其分支主要负责口和咽的动脉血供。颈总动脉在甲状软骨上缘水平分为颈外动脉和颈内动脉，其中右颈总动脉起自头臂干，左颈总动脉起自主动脉弓。颈外动脉向上走行至下颌骨颈部的后方，在腮腺实质内分为上颌动脉与颞浅动脉。腮腺包绕部分颈外动脉并由此发出终末分支。腮腺实质内分布许多血管分支。

颈外动脉的5个分支参与口和咽的血液供应。甲状腺上动脉起自颈外动脉起始处的前壁向前下方走行于咽下缩肌的外表面，穿过胸骨舌骨肌和肩胛舌骨肌的深部至甲状腺的前外侧并发出分支。喉上动脉在其起始处穿过甲状舌骨膜为喉部组织供血。舌动脉起自颈外动脉前壁，于甲状腺上动脉的稍上方，与舌骨大角尖端相对。

舌动脉向前并稍向上走行深入至茎突舌骨肌、二腹肌的腹部和舌下神经，随后沿着舌骨大角的上缘穿过舌骨舌肌的内侧。面动脉于舌动脉的稍上方发自颈外动脉的前壁，全程弯曲以便于头和下颌活动。面动脉向前上方走行深入至被下颌骨覆盖的二腹肌和茎突舌骨肌，位于下颌下腺上面的沟槽内，随后在邻近咬肌附着处的前缘向上钩绕下颌骨下缘。在此处面动脉向前上方穿过面颊，经鼻翼外侧至内眦，成为内眦动脉。上颌动脉是颈动脉两条终末分支中较大的一支，它向前穿过下颌骨升支和蝶下颌韧带之间（第一段），继续向前走行至翼外肌浅面或深面（第二段），从翼外肌两头之间进入翼腭窝（第三段）。眶下动脉是上颌动脉本干的延续，穿过

上颌骨的眶下管，出眶下孔成为分布于面部的终末分支。咽升动脉发自颈外动脉靠近起始处的后内侧壁，自此处经颈内动脉与咽侧壁之间垂直上行至颅底。

唇富含血管，主要由面动脉的分支上下唇动脉供血，两者在近口角处发出，向各自唇中线走行并与对侧同名动脉相吻合。大体上这两支血管位于口轮匝肌和其内表面黏膜之间。下牙槽动脉颏支是由上颌动脉第一段发出的一个分支，与下唇动脉存在吻合支，而眶下动脉的唇支与上唇动脉相吻合。

颊动脉为面颊提供大部分动脉血供，该动脉由上颌动脉第二段发出并沿前下方走行于颊肌外表面。上牙槽后动脉在磨牙区和前磨牙区为上牙弓的牙槽突和牙龈提供动脉血供，该动

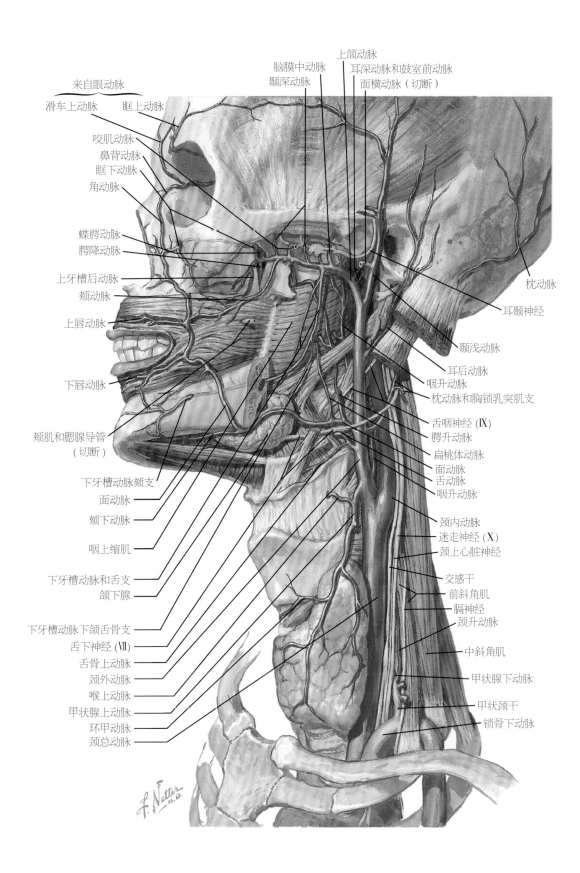

来自眼动脉
滑车上动脉
眶上动脉
咬肌动脉
鼻背动脉
眶下动脉
角动脉
蝶腭动脉
腭降动脉
上牙槽后动脉
颊动脉
上唇动脉
下唇动脉
颊肌和腮腺导管（切断）
下牙槽动脉颏支
面动脉
颏下动脉
咽上缩肌
下牙槽动脉和舌支
颌下腺
下牙槽动脉下颌舌骨支
舌下神经 (XII)
舌骨上动脉
颈外动脉
喉上动脉
甲状腺上动脉
环甲动脉
颈总动脉

脑膜中动脉
颞深动脉
上颌动脉
耳深动脉和鼓室前动脉
面横动脉（切断）

枕动脉
耳颞神经
颞浅动脉
耳后动脉
咽升动脉
枕动脉和胸锁乳突肌支
舌咽神经 (IX)
腭升动脉
扁桃体动脉
面动脉
舌动脉
咽升动脉
颈内动脉
迷走神经 (X)
颈上心脏神经
交感干
前斜角肌
膈神经
颈升动脉
中斜角肌
甲状腺下动脉
甲状颈干
锁骨下动脉

口腔和咽的血液供应 （续）

脉由上颌动脉的第二段发出，向下走行于翼腭窝内并分为若干个小分支，其中大部分进入上颌骨后部的小孔。眶下动脉发出的上牙槽前动脉和不恒定存在的上牙槽中动脉沿上颌窦壁穿行供应上颌骨的其余部分。

下牙弓及其相关的骨和牙龈由下牙槽动脉供血。该动脉进入下颌孔走行于下牙槽沟内，其末端部分称为颏动脉，在穿过颏孔前发出一个切牙支为颏部供血。

舌的动脉血供大部分由舌动脉提供。左、右舌动脉分支之间的吻合支具有足够小的吻合内径，结扎一支动脉可以使同侧舌的血流明显减少从而利于手术操作。舌动脉被覆于舌骨舌肌后缘之下，发出舌背支沿茎突舌

骨肌内侧向上为远达会厌的舌背黏膜供血，与其他血管相吻合为扁桃体供血。从舌骨舌肌前缘到舌尖的动脉为舌深动脉，该动脉位于颏舌肌的深处，被覆于舌背的黏膜下。

口底黏膜和舌下腺由舌下动脉供血，该动脉起自舌骨舌肌前缘附近的舌动脉，向前向上走行至下颌舌骨肌和颏舌肌外侧。口底肌肉的供血动脉为面动脉的颏下支和在进入下颌孔前由下牙槽突发出的下颌舌骨肌支。颌下腺由这两支动脉提供部分血供，其余大部分由附近的面动脉提供。

腭部的动脉供应主要来自上颌动脉第三段发出的腭降支，该动脉从内部通过翼腭管，出腭大孔沿牙槽突内侧向前走行，在切牙孔与蝶腭动脉中隔支吻合。腭小动脉发自腭大孔处的

下腭并向后走行，为软腭供血，并与其他为扁桃体供血的动脉相吻合。咽升动脉的腭支、舌背侧动脉和面动脉的腭升动脉也有吻合。

咀嚼肌所接受的动脉分支来自上颌动脉第二段，根据其供应的肌肉来命名。

咽接受多个来源的血供，每个来源的血液量因个体差异存在很大不同。主要来源之一是上行的咽动脉，通常起自颈外动脉。其他供应咽部的动脉包括面动脉发出的腭升支和扁桃体动脉，甲状腺上动脉及其喉上支和起自锁骨下动脉甲状颈干的喉下支和颈升支。面动脉第三段的咽支通过骨管到达咽顶，同样来自面动脉第三段的腭降动脉通过细小的腭支为扁桃体区域供血。

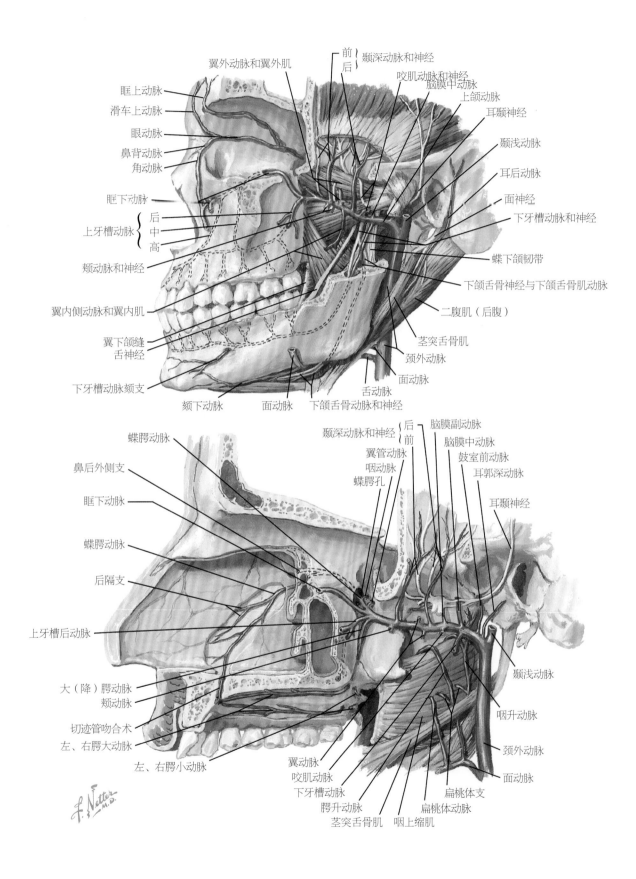

翼外动脉和翼外肌
眶上动脉
滑车上动脉
眼动脉
鼻背动脉
角动脉
眶下动脉
上牙槽动脉 { 后 中 高
颊动脉和神经
翼内侧动脉和翼内肌
翼下颌缝
舌神经
下牙槽动脉颏支
颏下动脉
面动脉
下颌舌骨动脉和神经

前 后 } 颞深动脉和神经
咬肌动脉和神经
脑膜中动脉
上颌动脉
耳颞神经
颞浅动脉
耳后动脉
面神经
下牙槽动脉和神经
蝶下颌韧带
下颌舌骨神经与下颌舌骨肌动脉
二腹肌（后腹）
茎突舌骨肌
颈外动脉
面动脉
舌动脉

蝶腭动脉
鼻后外侧支
眶下动脉
蝶腭动脉
后隔支
上牙槽后动脉
大（降）腭动脉
颊动脉
切迹管吻合术
左、右腭大动脉
左、右腭小动脉

颞深动脉和神经 { 后 前
翼管动脉
咽动脉
蝶腭孔
脑膜副动脉
脑膜中动脉
鼓室前动脉
耳郭深动脉
耳颞神经
颞浅动脉
咽升动脉
颈外动脉
面动脉
翼动脉
咬肌动脉
下牙槽动脉
腭升动脉
茎突舌骨肌
扁桃体支
扁桃体动脉
咽上缩肌

口腔和咽静脉引流

与身体其他部位一样，面部、口腔和咽部的静脉比动脉的变化更大。这一区域的静脉往往比动脉更为表浅，并且常常形成静脉丛而不是单一、有确切名称的血管。颈内静脉最终接收几乎所有来自口和咽的血液。作为乙状窦的延续，该静脉起自颈静脉孔，随后在颈部先后沿颈内动脉和颈总动脉内侧下行到达胸锁关节水平，在此处与锁骨下静脉会合为头臂静脉。

在大多数情况下，前面章节所提及的动脉都有与之同名的伴行静脉，但这些静脉引流入的静脉与颈外动脉分支存在多方面的差异。甲状腺上静脉与甲状腺上动脉差别不大，但通常直接流入颈内静脉。甲状腺中静脉常常没有相应的动脉也流入颈内静脉。

舌深静脉往往不止一个通道，伴随着相应的动脉从舌尖到舌骨舌肌前缘，在此处主静脉接受舌下静脉的引流，然后在舌骨舌肌外侧与舌下神经伴行，更小的静脉与舌动脉伴行。

在舌骨舌肌的后缘附近，其中一支静脉接收舌背静脉引流，随后这些静脉要么汇合形成一支短的舌静脉，要么继续各自走行并汇入面总静脉或直接汇入颈内静脉。

面静脉沿着一个不太弯曲的路径（相对于动脉来说）从眼睛的内侧角到咬肌前缘附近的下颌骨的下缘。从这里开始，面静脉向后走行于下颌下三角内（不同于动脉被下颌骨覆盖）与下颌后静脉前支汇合共干，最终引流入颈内静脉。位于前方的面静脉接受与面动脉分支相对应的静脉分支，但同样也接受来自翼丛的交通支，其中的一支常被称为面深静脉或腭外静脉。

上颌静脉有时是一条独特的静脉，具有与动脉相对应分支，但更常表现为引流翼丛的一支或多支短静脉，在与颞浅静脉汇合后形成下颌后静脉。翼丛的一部分在翼外肌的浅面，一部分在深面。翼丛的分支是与上颌动脉分支对应的静脉，静脉丛与海绵窦之间通过穿过中颅窝底孔的小静脉相交通，也与咽丛交通，以及其他前面提到的静脉交通。

咽丛的大部分静脉位于咽缩肌的表面。该静脉丛在各个方向与颈内、外静脉、翼丛、面总静脉、舌静脉、甲状腺上静脉和黏膜下神经丛等相联系，其在咽后壁下部发育得最好。

下颌后静脉的后部汇入耳后静脉形成颈外静脉。颈前静脉起始于颏，下颌舌骨肌浅表部位，先向下走行然后横向汇入颈外静脉。

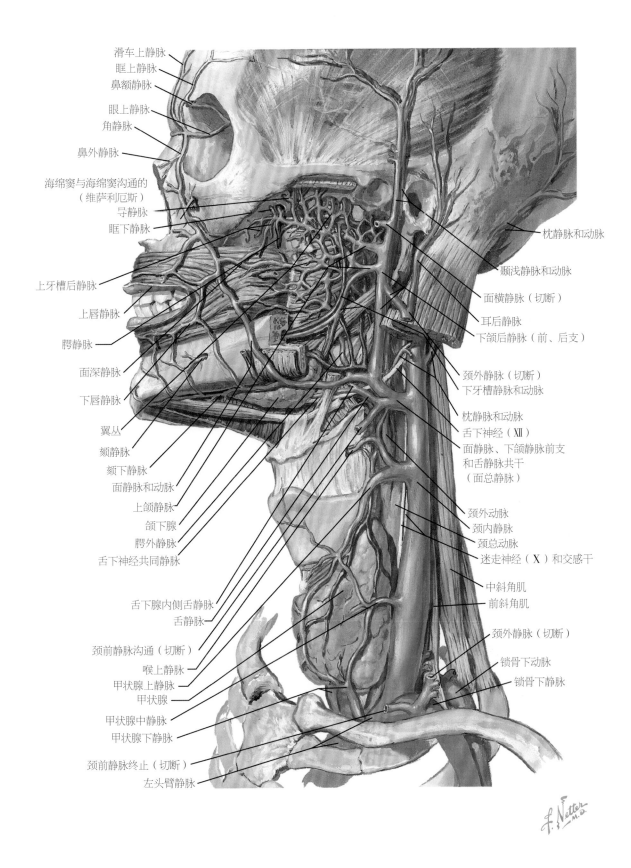

滑车上静脉
眶上静脉
鼻额静脉
眼上静脉
角静脉
鼻外静脉
海绵窦与海绵窦沟通的（维萨利厄斯）
导静脉
眶下静脉
上牙槽后静脉
上唇静脉
腭静脉
面深静脉
下唇静脉
翼丛
颏静脉
颏下静脉
面静脉和动脉
上颌静脉
颌下腺
腭外静脉
舌下神经共同静脉
舌下腺内侧舌静脉
舌静脉
颈前静脉沟通（切断）
喉上静脉
甲状腺上静脉
甲状腺
甲状腺中静脉
甲状腺下静脉
颈前静脉终止（切断）
左头臂静脉

枕静脉和动脉
颞浅静脉和动脉
面横静脉（切断）
耳后静脉
下颌后静脉（前、后支）
颈外静脉（切断）
下牙槽静脉和动脉
枕静脉和动脉
舌下神经（Ⅻ）
面静脉、下颌静脉前支和舌静脉共干（面总静脉）
颈外动脉
颈内静脉
颈总动脉
迷走神经（Ⅹ）和交感干
中斜角肌
前斜角肌
颈外静脉（切断）
锁骨下动脉
锁骨下静脉

口腔和咽的淋巴引流

口腔和咽部组织的淋巴液由毛细淋巴管容纳，最终均由淋巴管直接或经过中间淋巴结引流至沿颈静脉分布的淋巴结链。这些淋巴结的输出淋巴管形成颈淋巴干，其特点是在左侧流入末端胸导管，而在右侧则进入右淋巴管。胸导管和右淋巴管在各自一侧的颈内静脉和锁骨下静脉的交界处将淋巴液注入血流。每一侧的淋巴干可以直接流入附近的静脉。

由于淋巴结在肿瘤转移中的重要性以及在引流区发生感染时淋巴结肿大的意义，对口腔和咽部淋巴引流所涉及的淋巴结进行更具体的描述是必要的。然而，任何对淋巴结特定的描述因为淋巴管变异性很大以及在没有显著病理改变的情况下难以或无法在

解剖中被发现的事实而变得复杂，并且对于淋巴结的分组大多是任意的，甚至在很大程度上是武断的。正因为如此，对于淋巴系统的描述差别很大，许多不同的名字被用于单个淋巴结和淋巴结组。当然，对于任何区域淋巴结组数量的描述可以是不同的，主要取决于对于特定的淋巴结理解为形成单独的淋巴结组还是从属于其他淋巴结组。

头和颈部淋巴结分组可以简述如下：颈周淋巴结位于头颈交界处的一般区域。从中线后到中线前，途经的淋巴结组依次为枕、乳突、腮腺、下颌下及颏下淋巴结。胸锁乳突肌表浅部位和颈外静脉关系密切的一组淋巴结被称为颈浅淋巴结组，但是有些人

认为它是腮腺淋巴结组的延续。大部分未包含于前文描述的"颈周"淋巴结组在颈部或多或少垂直走行。小的淋巴结链沿着颈前静脉和脊副神经分布，大的淋巴结链从始至终伴随行于整个颈内静脉。后者最常称为颈深淋巴结组，常被分为位于肩胛舌骨肌越过颈内静脉之上的颈深上淋巴结和其下的颈深下淋巴结。咽后淋巴结可能是颈深上淋巴结组上部的扩张，也可以是位于咽上外侧部分和椎前筋膜之间的一组孤立淋巴结组。位于颈深上淋巴结链这两个部位的各个淋巴结能够持续地接触并具有专门的命名。颈内静脉二腹肌淋巴结位于下颌角和胸锁乳突肌前缘之间，在舌骨大角水平位于二腹肌后腹和颈内静脉之间。

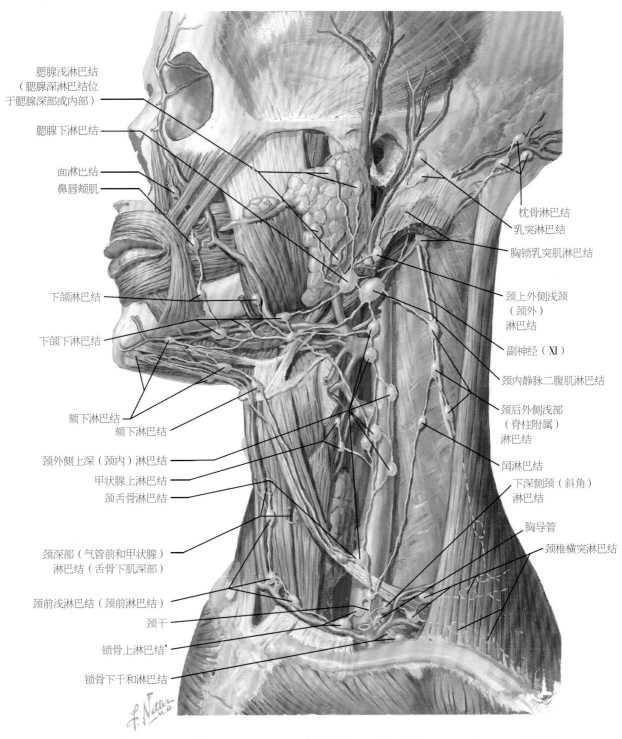

腮腺浅淋巴结
（腮腺深淋巴结位
于腮腺深部或内部）

腮腺下淋巴结

面淋巴结

鼻唇颊肌

下颌淋巴结

下颌下淋巴结

颏下淋巴结

颏下淋巴结

颈外侧上深（颈内）淋巴结

甲状腺上淋巴结

颈舌骨淋巴结

颈深部（气管前和甲状腺）
淋巴结（舌骨下肌深部）

颈前浅淋巴结（颈前淋巴结）

颈干

锁骨上淋巴结*

锁骨下干和淋巴结

枕骨淋巴结

乳突淋巴结

胸锁乳突肌淋巴结

颈上外侧浅颈
（颈外）
淋巴结

副神经（XI）

颈内静脉二腹肌淋巴结

颈后外侧浅部
（脊柱附属）
淋巴结

闰淋巴结

下深侧颈（斜角）
淋巴结

胸导管

颈椎横突淋巴结

*锁骨上淋巴结群（也称为下深颈组），尤其是左侧，有时也被称为 Virchow 或 Troisier 信号或前哨淋巴结，特别是在明显肿大并且可触及时。这些淋巴结（或单一淋巴结）之所以被如此称呼是因为它们可能是最早被察觉的内脏恶性疾病的证据。

口腔和咽的淋巴引流（续）

该淋巴结接受来自腭扁桃体、舌和牙齿等区域的淋巴。颈内静脉肩胛舌骨肌淋巴结通常被认为是颈深上淋巴结组中位置最低的淋巴结，紧邻于中间腱或肩胛舌骨肌下腹的上方，可突出于胸锁乳突肌后缘之外。除了其他来源，该淋巴结也直接接受一些来自舌的淋巴管。紧邻腮腺下方的腮腺下淋巴结被一些学者专门命名。颈深下淋巴结，也被称为锁骨上淋巴结，扩展至颈后三角，沿横颈和横肩胛静脉扩张，并与锁骨下和根尖腋窝淋巴结混合。除了上面描述的淋巴结组之外，一些散在分布的淋巴结，通常被称为颈前深淋巴结，从属于喉、气管、食管和甲状腺。

下面将简短地介绍口腔和咽部的特定部位引流淋巴的特定淋巴结组：淋巴从口唇部的皮肤和黏膜丛引流到颌下腺、颏下和颈浅组。下唇中央部分的淋巴首先引流到颏下淋巴结。颊部淋巴主要引流至下颌下淋巴结，但也可引流至颈浅淋巴结，部分直接引流至颈上深淋巴结。后部引流至下颌下腺和颈深上淋巴结。来自硬腭和软腭的淋巴可直接引流至颈深上淋巴结（近二腹肌）或下颌下淋巴结，或专门由软腭引流至咽后淋巴结。齿龈的淋巴管互相吻合。来自于上颌牙槽突的淋巴引流类似于腭，来自于下颌牙槽突的淋巴引流类似于口底。侧牙槽突的淋巴引流与唇和颊相似。当牙齿，特别是在磨牙区域被感染时，颈内静脉二腹肌淋巴结或至少一个在该区域的淋巴结可能会肿大。舌的淋巴要么直接要么间接地向颈深上淋巴结引流，一般而言，离舌前部越远，相应的颈深链的淋巴结位置越低。舌有4组引流淋巴管：舌尖淋巴管引流至颏下淋巴结和颈舌骨淋巴结；舌边缘淋巴管引流至颈深上淋巴结及可能引流至下颌下淋巴结；舌底淋巴管引流至颈深上淋巴结（主要为颈内静脉二腹肌淋巴结）；舌中央淋巴管主要引流至颈深上淋巴结，少部分引流至下颌下淋巴结。来自于舌各侧的中心淋巴管均向右侧及左侧颈深上淋巴结引流。没有任何舌的淋巴管可以引流至更为表浅的淋巴结。大唾液腺的淋巴引流情况符合预期：腮腺到腮腺淋巴结（其中一部分被认为实质上是腺体）；下颌下腺，部分引流至下颌下淋巴结，但大部分引流至颈深上淋巴结；舌下腺的引流非常类似于下颌下腺。部分来自于腭扁桃体区的淋巴引流至颈上淋巴结，其中大部分引流至颈淋巴结。咽黏膜具有丰富的淋巴管，来自于咽后壁的顶部和上部的淋巴引流到咽后淋巴结。喉咽部的集合淋巴管汇集于在梨状窦壁，穿过甲状舌骨膜，继续前行到达颈上深淋巴结。

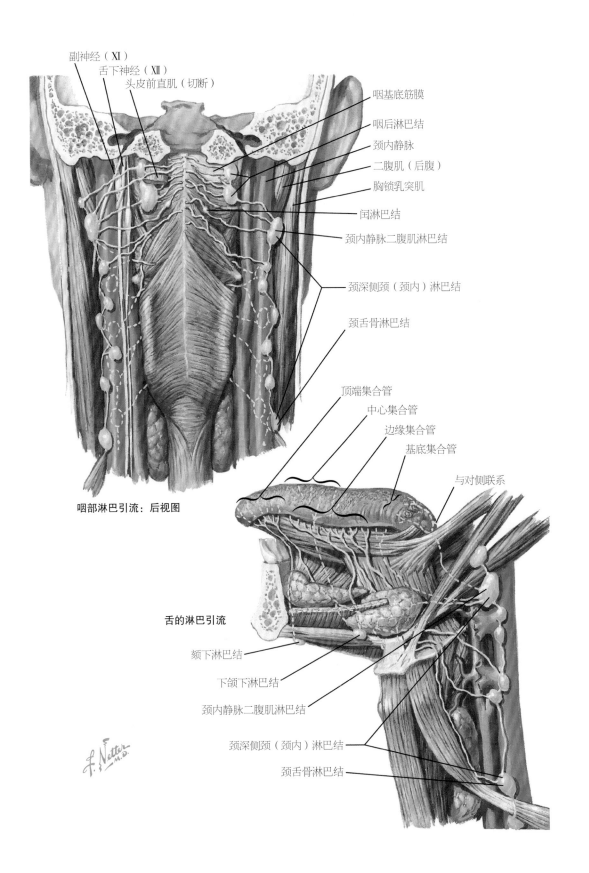

副神经（XI）
舌下神经（XII）
头皮前直肌（切断）

咽基底筋膜
咽后淋巴结
颈内静脉
二腹肌（后腹）
胸锁乳突肌
闰淋巴结
颈内静脉二腹肌淋巴结
颈深侧颈（颈内）淋巴结
颈舌骨淋巴结

顶端集合管
中心集合管
边缘集合管
基底集合管
与对侧联系

咽部淋巴引流：后视图

舌的淋巴引流

颏下淋巴结
下颌下淋巴结
颈内静脉二腹肌淋巴结
颈深侧颈（颈内）淋巴结
颈舌骨淋巴结

口咽部的神经支配

12对颅神经中有6对神经支配口腔和咽部。三叉神经（第V对颅神经）起自脑桥外侧面，包括较大的感觉根和较小的运动根。近脑桥处的感觉根由于存在大量进入三叉神经节的传入神经元细胞体而出现膨大，该神经节位于颞骨岩部尖端的凹陷处。从该神经节的前缘发出三叉神经的眼、上颌和下颌分支。运动根沿着内侧走行，然后行于感觉根下方，近下颌神经起始部加入下颌神经。上颌神经穿过圆孔入翼腭窝，形成以下分支：①两或三支到蝶腭神经节，作为咽支出神经节通过骨性管道分布到鼻咽上部黏膜，腭支通过翼腭管出腭大孔、腭小孔分布于腭黏膜，与蝶腭支一同进入鼻腔，沿鼻中隔通过切牙孔到腭；②上牙槽后神经，进入上颌分布到磨牙及

其黏膜。上颌神经移行为眶下神经，在眶下管内发出上牙槽中、前神经，在其到达面部后分支到上唇。下颌神经通过卵圆孔到达颞下窝，有以下分支：①神经分布到各咀嚼肌（其中翼内肌神经也支配腭帆张肌）；②下牙槽神经，在进入下颌孔前，分出下颌舌骨肌神经，支配该肌和二腹肌前腹，继续通过下颌管分布于下颌牙，其终末支为颏神经，出颏孔分布于颏部和部分下唇；③颊神经传导面部感觉；④舌神经从面神经接收鼓索后，先向下走行，再向前行于舌骨舌肌外侧面到达舌下面。舌神经中的三叉神经纤维传导舌前2/3的一般感觉。

面神经（颅神经VII）发自延髓脑桥交界的外侧，有一个较大的运动根和一个较小的感觉根（中间神经），

含VII神经的一般内脏传出神经纤维以及传入神经纤维。面神经经内耳道出颅腔，然后通过面神经管出茎乳孔后，发出分支到茎突舌骨肌、二腹肌后腹。面神经主干向前通过腮腺，横过颈外动脉，并在腮腺内分支，经腮腺前缘穿出，支配位于口裂周围的面部表情肌，包括颊肌，这部分将重点讨论。膝状神经节位于面神经管的弯曲处。面神经位于神经节近端，其发出岩大神经，最终到达翼腭神经节。神经节远端发出鼓索，鼓索最终加入舌神经，其含有特殊内脏传入纤维，传导舌前2/3的味觉，以及副交感神经节前纤维，进入下颌下神经节。

舌咽神经（颅神经IX）的根丝于小脑下脚与延髓下橄榄之间的沟中出现。于颈静脉孔出颅腔，在其附近有

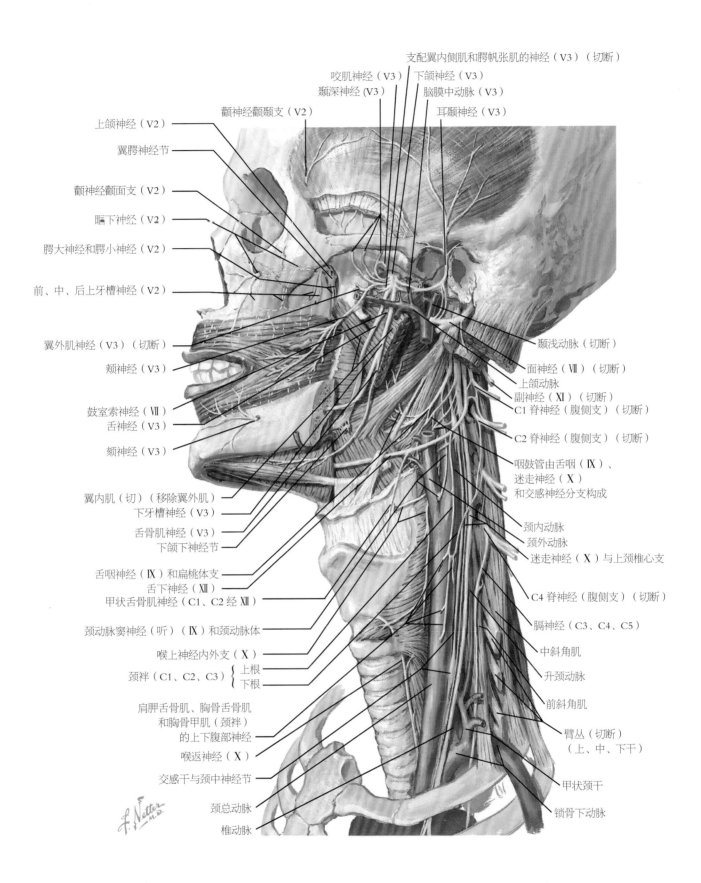

支配翼内侧肌和腭帆张肌的神经（V3）（切断）

咬肌神经（V3）　下颌神经（V3）

颞深神经（V3）　脑膜中动脉（V3）

颧神经颧颞支（V2）　　　　耳颞神经（V3）

上颌神经（V2）

翼腭神经节

颧神经颧面支（V2）

眶下神经（V2）

腭大神经和腭小神经（V2）

前、中、后上牙槽神经（V2）

翼外肌神经（V3）（切断）

颊神经（V3）

鼓室索神经（Ⅶ）

舌神经（V3）

颏神经（V3）

翼内肌（切）（移除翼外肌）

下牙槽神经（V3）

舌骨肌神经（V3）

下颌下神经节

舌咽神经（Ⅸ）和扁桃体支

舌下神经（Ⅻ）

甲状舌骨肌神经（C1、C2 经 Ⅻ）

颈动脉窦神经（听）（Ⅸ）和颈动脉体

喉上神经内外支（X）

颈袢（C1、C2、C3）{ 上根　下根 }

肩胛舌骨肌、胸骨舌骨肌
和胸骨甲肌（颈袢）
的上下腹部神经

喉返神经（X）

交感干与颈中神经节

颈总动脉

椎动脉

颞浅动脉（切断）

面神经（Ⅶ）（切断）

上颌动脉

副神经（Ⅺ）（切断）

C1 脊神经（腹侧支）（切断）

C2 脊神经（腹侧支）（切断）

咽鼓管由舌咽（Ⅸ）、
迷走神经（X）
和交感神经分支构成

颈内动脉

颈外动脉

迷走神经（X）与上颈椎心支

C4 脊神经（腹侧支）（切断）

膈神经（C3、C4、C5）

中斜角肌

升颈动脉

前斜角肌

臂丛（切断）
（上、中、下干）

甲状颈干

锁骨下动脉

口咽部的神经支配（续）

两个神经节膨大，沿茎突咽肌后缘向下走行，形成到达舌的终末支，并消失于舌骨舌肌深面。舌咽神经的鼓室支由颈静脉孔边缘的骨管进入鼓室，形成鼓室丛，然后作为岩小神经继续走行，最终携节前副交感神经轴突到达耳神经节。舌咽神经咽支的大部分与迷走神经的咽支和与颈上神经节的分支形成咽丛，支配咽部肌肉（除茎突咽肌，完全由舌咽神经支配）和软腭的肌肉（除腭帆张肌、三叉神经下颌支支配）。咽丛由迷走神经的运动神经元轴突和经舌咽神经分布于黏膜的感觉神经元轴突组成，舌咽神经的一个肌支支配茎突咽肌。扁桃体支起自近舌根部，也支配软腭和咽喉。舌

咽神经的舌支及终末支负责舌和会厌襞后1/3的一般感觉和味觉。

迷走神经（第 X 对颅神经）起自舌咽神经下方。迷走神经也经过颈静脉孔出颅腔，在颈静脉孔处和颈静脉孔下方有两个神经节膨大。迷走神经进入颈动脉鞘，在颈部下方走行于的颈内静脉和颈内动脉或颈总动脉之间。迷走神经的一些分支支配口和咽。咽支（数量不定）发出运动神经元轴突到咽丛。喉上神经分为内、外侧支。外支向下和向前行于咽下缩肌的外表面支配环甲肌、环咽肌和部分咽下缩肌。内支穿甲状舌骨膜分为升支和降支，前者分布于覆盖会厌和邻近的小部分舌的黏膜，后者除了喉也分布于喉的咽表面黏膜。迷走神经的喉返分支通过咽下缩肌下缘进入喉，

部分支配咽下缩肌。

舌下神经（第 XII 对颅神经）的一系列根丝发自下橄榄核和延髓锥体之间的橄榄旁沟。它经舌下神经管出颅，向前下方行于颈动脉分叉处的侧面、在颈内动脉和颈内静脉之间穿过。舌下神经在下颌角走行于血管浅面，越过颈外动脉、舌动脉深入到二腹肌。从此处舌下神经继续向前行于下颌舌骨肌和舌骨舌肌之间。舌下神经支配舌内肌，以及茎突舌肌、舌骨舌肌、颏舌肌。来自第一和第二颈神经的纤维伴行舌下神经支配颏舌骨和甲状舌骨肌。

对口腔和咽部黏膜感觉神经支配区，在配图中有图解说明，仅仅是粗略的估计，因为就其存在的范围没有达成共识。

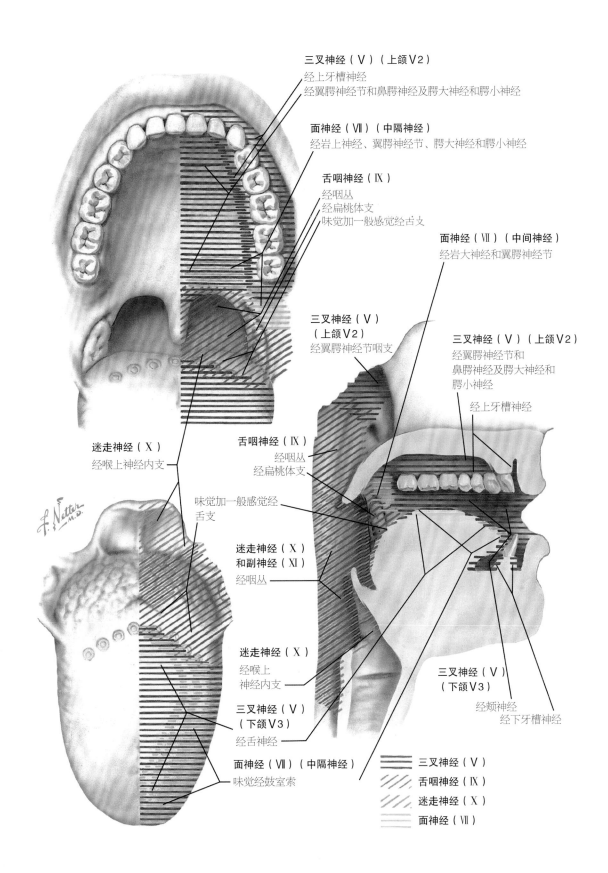

三叉神经（Ⅴ）（上颌 V2）
经上牙槽神经
经翼腭神经节和鼻腭神经及腭大神经和腭小神经

面神经（Ⅶ）（中隔神经）
经岩上神经、翼腭神经节、腭大神经和腭小神经

舌咽神经（Ⅸ）
经咽丛
经扁桃体支
味觉加一般感觉经舌支

面神经（Ⅶ）（中间神经）
经岩大神经和翼腭神经节

三叉神经（Ⅴ）（上颌 V2）
经翼腭神经节咽支

三叉神经（Ⅴ）（上颌 V2）
经翼腭神经节和
鼻腭神经及腭大神经和
腭小神经

经上牙槽神经

迷走神经（Ⅹ）
经喉上神经内支

舌咽神经（Ⅸ）
经咽丛
经扁桃体支

味觉加一般感觉经
舌支

迷走神经（Ⅹ）
和副神经（Ⅺ）

经咽丛

迷走神经（Ⅹ）
经喉上
神经内支

三叉神经（Ⅴ）
（下颌 V3）

经舌神经

三叉神经（Ⅴ）
（下颌 V3）

经颊神经
经下牙槽神经

面神经（Ⅶ）（中隔神经）

味觉经鼓室索

三叉神经（Ⅴ）
舌咽神经（Ⅸ）
迷走神经（Ⅹ）
面神经（Ⅶ）

口腔和咽部的自主神经支配

自主神经（一般内脏传出神经）支配腺体和平滑肌。口和咽喉的平滑肌主要分布于皮肤的血管壁和竖毛肌中。交感神经和副交感神经轴突调节腺体的活性。通常，这种调节是通过一个中枢神经系统神经元的细胞体与另一个外周神经系统神经元的细胞体这种双神经元链来实现的。

对于腭腺，一级副交感神经元的细胞体位于脑桥的上泌涎核中，该神经元的轴突沿着第Ⅶ对颅神经的中间神经根、第Ⅶ对颅神经的岩大神经和翼腭窝内的神经（翼管神经）到达翼腭神经节，在那里与二级神经元的细胞体接触。这个二级神经元的轴突沿着腭神经及其分支分布于上腭。对于腭腺的交感神经输入，一级神经元的细胞体位于脊髓上胸段的中间外侧细胞柱中。该神经元轴突沿着相关胸神经、脊神经和前主支的前根到达白支的交通支，最后到达该水平的交感

神经节。此后，一级轴突在交感干中上行并与颈上神经节的二级神经元形成突触。该二级神经元的轴突进入附近颈内动脉的动脉周丛，并可能有两种走行。一种是沿着神经丛到颈动脉管上方，然后作为岩深神经离开神经丛，随后连接破裂孔内的岩大神经形成翼管神经。交感神经纤维在没有突触的情况下穿过蝶腭神经节并随腭神经分布。另一种走行是始终沿着动脉周丛，一直到腭大动脉和腭小动脉分布区。

对于下颌下腺和舌下腺的神经支配，一级副交感神经元到达面神经，如上关于腭腺神经支配的描述，然后沿着鼓索支到达舌神经。随后，轴突伴随舌神经，直到它通过分支离开到达下颌下神经节，在那里通向舌下腺形成突触。许多携带作用于颌下腺本身的冲动的纤维穿过该神经节到达腺体表面上的小神经节形成突触。二级神经元的轴突直接进入颌下腺和舌下

腺。那些去往舌下腺的神经元可能会在途中伴随舌神经。对这两个腺体的交感神经分布遵循上文用于腭腺的走行直到动脉周丛。从那里，轴突跟随动脉到达下颌下腺和舌下腺。

对于腮腺的神经支配，一级副交感神经元的细胞体在髓质的下泌涎核中，其轴突沿着舌咽神经，其鼓室支，经岩小神经至耳神经节，并在耳神经节中与二级神经元细胞体形成突触。该神经元的轴突随耳颞神经至腮腺。交感神经支配与上述下颌下腺和舌下腺相似。

对于未讨论的小腺体的副交感神经分布，人们必须假定上述副交感神经节中具有胞体的二级神经元的轴突随神经到达该区域，或者假定副交感神经纤维在位于该区域小神经节中的第Ⅶ、Ⅸ或Ⅹ对颅神经形成突触。对于交感神经分布，颈上神经节中的二级神经元细胞体可通过任何合适的神经或动脉周丛发出轴突。

翼腭和下颌下神经节：图示

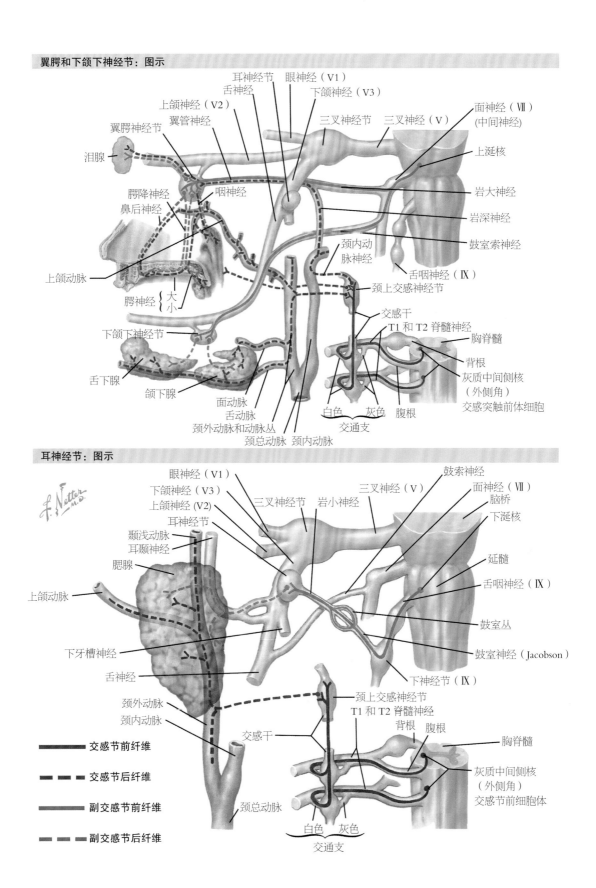

耳神经节
舌神经
上颌神经（V2）
翼管神经
翼腭神经节
泪腺
腭降神经
鼻后神经
上颌动脉
腭神经 {大 小}
下颌下神经节
舌下腺
颌下腺
面动脉
舌动脉
颈外动脉和动脉丛
颈总动脉 颈内动脉
咽神经
眼神经（V1）
下颌神经（V3）
三叉神经节 三叉神经（V）
面神经（Ⅶ）（中间神经）
上涎核
岩大神经
岩深神经
鼓室索神经
颈内动脉神经
舌咽神经（Ⅸ）
颈上交感神经节
交感干
T1 和 T2 脊髓神经
胸脊髓
背根
灰质中间侧核（外侧角）
交感突触前体细胞
白色 灰色 腹根
交通支

耳神经节：图示

眼神经（V1）
下颌神经（V3）
上颌神经（V2）
耳神经节
颞浅动脉
耳颞神经
腮腺
上颌动脉
下牙槽神经
舌神经
颈外动脉
颈内动脉
交感干
颈总动脉
三叉神经节 岩小神经
三叉神经（V）
鼓索神经
面神经（Ⅶ）
脑桥
下涎核
延髓
舌咽神经（Ⅸ）
鼓室丛
鼓室神经（Jacobson）
下神经节（Ⅸ）
颈上交感神经节
T1 和 T2 脊髓神经
背根 腹根
胸脊髓
灰质中间侧核（外侧角）
交感节前细胞体
白色 灰色
交通支

交感节前纤维
交感节后纤维
副交感节前纤维
副交感节后纤维

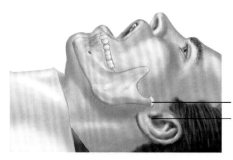

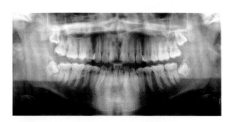

髁突
耳屏间切迹

曲面断层片（摘自加拿大牙科专业小组，剑桥，安大略省）

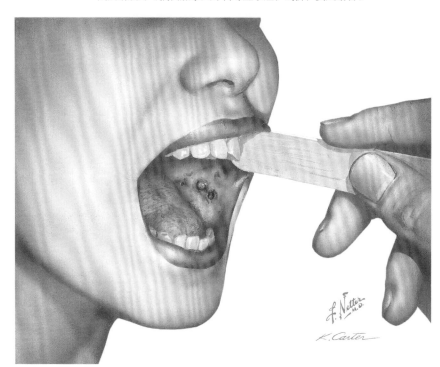

口腔黏膜

口腔病变的诊断方法

　　第一次口腔检查应大约在1周岁出牙时开始。随着年龄增长，口腔检查的主要目的相同，旨在维持牙齿及口腔的结构、功能和美观。但是口腔检查的具体细节会随着时间推移而有所不同。在对任何正常和患病状态的评估中，获得完整病史至关重要，包括有症状和无症状的情况。具体到口腔检查时，应观察到黏膜出血，耳或下颌疼痛，咀嚼困难和错𬌗畸形，或牙列不齐及口腔生长发育异常等症状。烟草和酒精不利于口腔健康；因此，吸烟及饮酒史的获取对口腔病史的完整性至关重要。

　　体格检查应从评估口腔颌面部对称性、有无肿块，或皮肤病损开始。随后进行口内检查，包括牙齿的排列、动度、颜色，牙面附着菌斑、软垢情况。用口镜柄轻轻叩牙，评估牙齿叩诊的敏感性，并手持镊子摇晃牙齿确定其是否松动。张嘴并用压舌板检查可提高口腔黏膜、口腔前庭、腭、悬雍垂和口咽部的可见性。伸舌，暴露并检查舌背；左右移动舌头可检查两侧口腔后外侧面情况。舌腹和口底

的检查可通过上抬舌尖实现。口腔检查还包括口腔前庭、口底和舌下腺、下颌下腺的触诊。在进行张、闭口运动时触诊外耳道前的髁突头，可评估颞下颌关节活动情况。

　　影像学检查是口腔检查的辅助检查。全景片有助于口腔整体评估，包括但不仅限于发现囊肿或肿瘤、异常缺牙或多生牙。龋齿及其牙根和骨的评估要求有一整套X光片，包括14～16根尖片和4张咬翼片。

口腔先天性畸形

颅面畸形包括一系列的疾病，包括发育不全、发育不良、组织增生不足和过度增生，还包括组织大小正常的正中面裂畸形。颅中面发育不良指组织大小正常的颅面裂，这是由于胚胎发育或妊娠时期面部结构的不完全融合造成的。

唇裂和（或）腭裂是第二大最常见的先天畸形，每700名新生儿中累计发生1例，因种族和性别不同而异。虽然唇裂和（或）腭裂可能是一些先天性综合征的一部分，但大多数情况下，它们都是孤立发生的。遗传、营养缺乏、酗酒、毒品、药物、母体感染和环境条件都是这些畸形致病的危险因素。

1976年，Tessier提出了一种颅面裂综合征的描述分类方法，以下脸中线记为0，逆时针方向到上脸中线，记为14。

真正的唇正中裂无论有没有组织的生长受限或过度生长，都是单独发生的唇裂。在这种唇裂中，裂隙穿过中切牙之间。且这种唇裂可能继续向后波及硬腭或软腭。一种唇裂，兔唇，最常发生在上颌突和中鼻突交界处；单侧或双侧，从唇缘的缺口开始延伸到鼻窝的完整裂隙。当这种唇裂只发生在唇上时，它仍是一个牙槽前裂，但它可以发展到牙槽嵴和上腭（被归类为"牙槽裂"和"牙槽后裂"）。鼻向患侧歪斜，受累及的鼻侧鼻翼明显扁平，其鼻缘比未受累及一侧要低。鼻小柱变倾斜。如果病变没有直接侵犯到牙槽骨，但因为鼻中隔偏曲，牙槽骨也可能会在中段变形。在无其他鼻偏斜或鼻不对称的双侧唇裂病人中可以看到鼻两侧都出现扁平化。

腭的裂隙（上腭裂或腭裂）可能从悬雍垂向前延伸，可累及部分或全部的软、硬腭（分别为完全或不完全腭裂）。腭裂经常与牙槽突裂（上颌裂）相关，如果形成完整裂隙，会将一侧前颌骨及上颌骨，与另一侧和鼻中隔相连的上腭分开。双侧牙槽裂

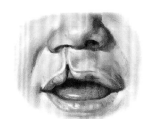

单侧唇裂——不完全性

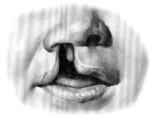

单侧原发性腭裂——完全性，累及唇和牙槽嵴

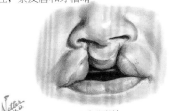

双侧唇裂

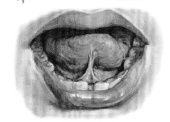

舌系带短缩——短舌系带致舌活动受限

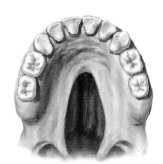

不完全性腭裂

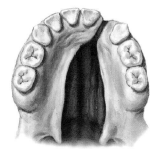

完全性继发性腭裂和单侧原发性腭裂

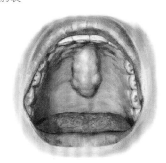

腭隆突——硬腭上骨性沉积

将前颌骨分离出来，裂隙向上向前延伸，并继续裂到腭的中间。鼻中隔在中线是游离的。牙槽裂或取代侧切牙的位置，或将侧切牙与中切牙或尖牙分开。当牙槽嵴保持完整时，牙弓通常是相当正常的，但大面积的牙槽裂将导致咬合异常，包括牙齿缺失、扭转、错位等。牙槽缺损及牙槽后的缺损会影响吸吮功能，导致吞气和鼻反流。咽鼓管感染、中耳炎、内耳道炎或听力损伤都是由于胚胎形成时同时发生的耳道异常造成的严重后果，且因喂养异常而变得复杂。营养不良可能会导致慢性感染和发育不良。腭咽融合的失败使空气从鼻腔中逸出，导致迟语症，这需要进行手术才能修复。手术干预的时机大约在2岁，比唇裂的手术时机要晚得多，而唇裂手术要更早，在出生后4～6周。

舌系带短是另一种先天异常，极少是因为舌头和口底的异常融合引起，更多的是由于过度的舌系带附着。表现为舌头在中部拱起，而不能伸到牙齿外。舌系带短会引起疼痛和进食异常，造成舌活动度降低。因语言和社会心理发育为主观评价，难以描述。腭隆突（类似下颌隆突）是骨密质过度生长，或者是很少或无骨松质的外生骨疣，表现为在上腭的中线上椭圆形或结节状的凸起，很可能是遗传和环境因素所致。这种隆突的发展从青春期开始，可能一直会被忽视，直到它影响义齿的安装才被发现。小颌畸形是一种常见的面部组织发育异常，表现为下颌骨发育不全。尽管这最常出现在先天性综合征中，但它也可以单独发生。单独发生时通常与牙齿发育异常有关，特别是牙齿排列不齐。

牙齿异常

牙齿常表现出许多结构异常，这可能是发育或基因的改变或系统疾病所致（如胃食管反流病、药物、环境或机械因素影响）。遗传性釉质发育不全是一种牙齿发育异常。这是一种罕见的遗传性疾病，表现为牙冠外层牙釉质形成异常。牙釉质形成异常导致牙齿变成黄色、棕色或灰色，并与对温度敏感、钙沉积增加、牙龈增生和龋齿风险增加等有关，常需要进行冠修复及种植修复。

釉质发育不全是由于乳牙或恒牙的牙釉质缺陷所引起，牙釉质完全长成后将保持不变。因此，它与龋齿、牙侵蚀和其他获得性病变完全不同。在胚胎第5个月时乳牙牙釉质开始形成，以及出生后第4个月时恒牙牙釉质开始形成，并在4~7岁之间牙釉质完全长成。有两种类型的牙釉质发育不全，一种是遗传型，是在胚胎形成过程中，外胚层出现的发育异常，另一种是环境因素型，常因系统性感染、疾病、代谢或营养不良所致。

发育不全的牙釉质表现多样，从光滑牙釉质上的浅凹陷，到牙釉质上许多凹凹坑坑，完全暴露出下面釉牙本质界，坚硬但薄薄的表面。从牙表面不规则的形状和病变结构可将其和牙磨损或更像龋齿的酸蚀区别开来。牙釉质发育不全的机制被认为可能是牙钙化的短暂延迟导致了未钙化基质的变形和塌陷，又或是成釉质细胞的退化。

与牙釉质发育不全不同的是釉质浑浊，表现为釉质呈白色、黄色或棕色、白色斑点，即白垩斑（矿化不全或钙化不全），釉质表面有不透明界限清楚的椭圆形白色斑块，而并没有实质缺损。釉柱间的黏合物质缺乏，改变了牙釉质的折射属性，但不会造成牙齿的进一步改变。这种情况不应与氟斑牙或"斑釉"的牙釉质混淆，后者是由于过量的氟化物摄入而导致的牙釉质的矿化不全。与牙釉质发育不良不同，氟化物不会增加龋齿的患

牙釉质发育不全

牙釉质矿化

牙本质发育不全（乳光牙本质）

成骨不全症的蓝色巩膜（经常但不总是伴牙本质发育不全）

食物嵌塞
龋病
牙齿向缺牙区移位
龋齿

牙釉质形成缺陷症

病风险，但类似于牙釉质发育不全，它确实影响美观。

釉质形成缺陷症是一种非常罕见的牙釉质发育不全的遗传病。在描述的两种类型中，一种是牙釉质完全缺失（不发育），另一种是釉基质虽然覆盖牙面但没有钙化。乳牙和恒牙两种牙都受影响。这种牙釉质很软，日常很容易被磨损或通过机器械检查从牙面剥离。因此，在新生牙齿上可见到完整的牙冠，但既往萌出的牙齿牙

釉质已逐渐退化。随着年龄的增长，只有很少的牙釉质残留，并只能在牙颈线上看到。软化牙本质呈灰白色，并迅速变色，并且在经过多年咀嚼后被磨损成矮柱状。因此，这类牙齿通常短小，上面有很多凹坑，导致牙齿迅速恶化，牙齿脱落。

牙本质发育不全（乳光牙本质），是一组遗传性疾病，表现为乳牙或恒牙的牙本质形成异常。牙冠大小如常，但牙根部发育不良。牙根管明显

牙齿异常（续）

变小甚至消失。当牙萌出时，牙齿的颜色从浅粉色到暗蓝色或棕灰色。由于牙本质缺陷，牙釉质有断裂和脱落的倾向，留下类琥珀色的半透明或不透明的牙本质。牙齿磨损快。由于牙髓中继发的牙本质持续沉积，造成牙齿缺乏敏感性。牙本质小管的不良排列、渗透在牙本质小管的异常血供、褐色牙均为该病特征。这种病变可以是全身骨骼发育异常的部分表现，该病特征是脆骨和蓝色巩膜。

　　双生牙是由一个成釉器形成的双牙。成釉器内陷将牙胚分开形成似两个牙。如果这个裂变是对称的，结果形成两个牙冠发育良好但根部融合的双牙。牙不对称裂变会形成一个较小的牙或牙成分附在另一个牙上。当牙裂变过程为多次，应考虑为某种特定的牙瘤。融合牙更常见于乳牙，不同于双生牙，它在幼儿牙胚萌出时因为物理性压力而融合在一起（包括成釉器和牙乳头融合）。如果融合晚了，只有根部融合为一，因为牙冠已经发育完全。多生牙，如果完全形成，通常是由于牙板增生造成的，形成了额外牙胚。这种牙齿形状可能正常、圆锥状或未发育状，位于正常的磨牙牙根之间。另一方面，在多生的牙根或牙尖可形成釉珠，是由牙胚的局部增生形成的，或者，在某些情况下，是双生牙上皮内陷形成的。

　　机械因素所致的牙表面损伤，无论是粗糙的研磨食物、磨牙症（夜间磨牙）、刷牙，还是某些习惯如将指甲抠在双齿间，这些统统都被称为磨损。生理性磨耗是指牙切面和咬合面的自然损伤，而牙刷所造成的磨损主要在尖牙和前磨牙的牙颈部。牙酸蚀是一个化学过程，有时会与磨损所致的病损难以区分。受影响个体通常是30多岁或更年长者，酸蚀面在唇和颊面近龈缘处，形成楔形或勺状的病损，病因受唾液因素的影响，推测是以酶促方式发挥作用。病损表面通常较平滑，类似于磨损，但也可见粗糙凹陷的病损。胃食管反流入口腔近

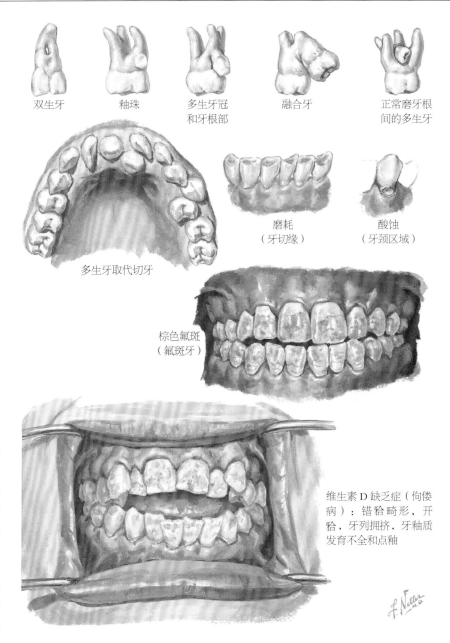

双生牙　　釉珠　　多生牙冠和牙根部　　融合牙　　正常磨牙根间的多生牙

多生牙取代切牙

磨耗（牙切缘）　　酸蚀（牙颈区域）

棕色氟斑（氟斑牙）

维生素 D 缺乏症（佝偻病）：错𬌗畸形，开𬌗，牙列拥挤，牙釉质发育不全和点釉

端，可取代唾液，使牙齿表面裸露，从而允许胃蛋白酶（一种蛋白水解酶）作用于牙齿表面并去除牙表面保护膜。一旦这层保护层被破坏，酸会与牙釉质发生反应，而氢离子会开始溶解牙釉质。溶解的程度和速率受牙齿周围酸与唾液缓冲的比值影响。酸蚀会影响牙齿的敏感性、稳定性和美观。过量摄入酸性食物和饮料也会造成类似的损害。

　　地区性慢性氟中毒，或斑釉，是一种地方病，在饮用水中的氟化物含量超过2/1 000 000时发生。仅发生于牙齿萌出前釉质形成期暴露于高浓度的氟个体（幼儿和早期的青少年）。

受影响的牙齿从表面光滑、坚硬伴有小的白垩色斑点，到更大的斑块或条纹状，乃至浅凹和不规则缺损或剥落。斑块颜色从白垩色到棕色，从黄色到几乎黑色。

　　牙列普遍受年龄影响；由于牙表面的牙釉质变薄，牙齿开始变黄或变暗。龋齿，通常被称为蛀牙，是由细菌感染导致牙齿表面硬组织的脱矿及破坏，尤其是牙釉质、牙本质与牙骨质。细菌通过在牙齿上的食物残渣发酵产生酸性物质破坏牙齿。变形链球菌可在龋坏牙齿的菌斑及唾液中被检验出来；变形链球菌在该环境下的存在揭示了其在龋病发病机制中的作用。

牙周病

牙周病是失牙（牙齿脱落）的主要原因，甚至比龋更为普遍，几乎普遍存在于成人中。流行病学研究表明冠心病的发展与牙周病的存在密切相关。而吸烟与这两种疾病之间的密切联系无关。

牙周炎是由内源性菌斑微生物所致的慢性炎症，而持续存在且加重的牙龈炎最后可导致牙列缺失。慢性牙周炎通常是慢性龈炎持续存在的发展结果，通常包括牙龈慢性炎症、牙槽骨的吸收和破坏以及牙周附着丧失。牙周袋的形成是牙周附着处的病理性改变，可帮助确诊该病。牙周病是一组以牙周袋的形成和牙周附着丧失为特征的疾病。龈沟内的上皮层溃烂，牙周膜纤维被破坏，产生的炎性细胞浸润形成脓性分泌物。牙周附着根向迁移，进而加深形成牙周袋。从骨嵴顶开始，骨破坏持续进行，破坏了筛状板（硬骨板）。在咬合创伤的影响下，牙周袋可通向根尖；在影像学上表现为"垂直型骨吸收"，与较简单的"水平型骨吸收"吸收相比，这更说明牙周炎正在进展。引起牙周袋进展的局部因素包括唾液中菌斑牙石沉积；食物残渣（为细菌繁殖创造了条件从而在口腔内形成菌斑生物膜）；口腔卫生不良；张口呼吸。吸烟是牙周病发生最重要的危险因素。患有糖尿病、艾滋病毒感染、癌症或接受过头部和颈部区域放射治疗的患者，也会增加患牙周病的风险。减少唾液分泌的药物也能促进牙周病的发生。有些人对牙周病发病具有遗传易感性，当合并其他危险因素时，更有可能患上严重的牙周病。

85%患者的牙周炎轻微，只有不到5%患者表现为侵袭性牙周炎。快速进展的慢性牙周炎可以在幼儿时期发生，在成年早期导致牙槽骨吸收和牙齿脱落。在健康的青少年中，侵袭性牙周炎通常由放线杆聚集杆菌定植引起。一种较少见的侵袭性牙周炎发生于乳牙，导致急性增生性龈炎和牙槽骨的迅速破坏，该病在恒牙萌出前消退。

艾滋病毒感染与一组特定的快速进展的牙周病损相关（专题2-53）。

咬合创伤，最常见的是磨牙（夜磨牙症）、紧咬牙或类似习惯造成牙齿间反复过度接触，会导致牙齿的侧向力增加。这种错位、无功能接触会导致牙齿表面磨损和骨下袋内牙周膜增宽，从而增加牙齿动度。

牙齿缺失给予了一个开放可接触空间，食物嵌顿其中会加深邻面牙周袋，尤其是牙远中面有龋齿时。这种咬合力可能会进一步加速牙齿近中面的牙周袋形成。

牙齿移位是牙周炎晚期症状，它是由于牙齿开骀、食物残渣挤入、肉芽组织的压力导致牙齿伸长，以及错乱的咬合力造成的其他创伤的结果。牙槽骨的吸收会使受骨支持的牙体组织与非支持的牙体组织比例增加，从而导致牙齿动度更为明显。在牙周炎的这一阶段，牙龈特别柔软、海绵样、颜色比正常的颜色要暗，且有牙龈退缩和大量牙石积聚。

无论疾病的严重程度如何，最初的治疗阶段都需要通过专业洁治、刮治和根面平整术去除牙菌斑牙石，然后进行适当的口腔卫生管理。

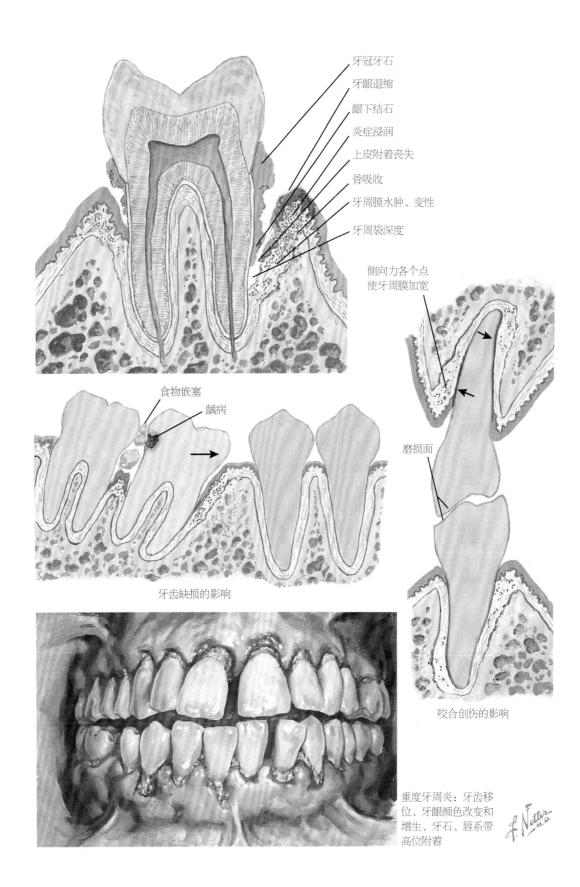

牙冠牙石

牙龈退缩

龈下结石

炎症浸润

上皮附着丧失

骨吸收

牙周膜水肿、变性

牙周袋深度

侧向力各个点
使牙周膜加宽

食物嵌塞

龋病

磨损面

牙齿缺损的影响

咬合创伤的影响

重度牙周炎：牙齿移
位、牙龈颜色改变和
增生、牙石、唇系带
高位附着

牙源性感染：扩散和脓肿形成

引起下颌、面中下1/3及上颈部感染的主要病因为牙源性感染，通过髓腔及牙周膜途径。牙槽脓肿是最常见的牙源性感染。这通常是龋齿的最终结果；较少源于外伤导致牙髓坏死。脓肿可能发展得非常剧烈，并穿过骨松质到骨膜下，然后穿透骨膜引起口腔内或面部的脓肿。在其他情况下，更慢性的炎症会在牙根尖处形成组织肉芽肿，它可能潜伏数年，慢慢演变成无菌囊肿，或发展成急性牙槽脓肿。当脓肿局限于骨膜下，脓肿处疼痛及患牙叩痛是典型的症状。由于水肿的压力，患牙在牙槽窝内有浮出感，而每一次咬牙都会加重疼痛。

牙周脓肿是第二常见的牙源性感染。它来源于溃烂的袋内壁（牙周袋），它是由牙面对应的牙周组织附着丧失造成的，包括牙龈、牙周膜、牙槽骨等支持组织。牙周炎在老年人群中更严重，是失牙的最主要的病因。牙石沉积、创伤咬合、充填体边缘刺激、种植体和其他因素为牙周炎的协同促进因素。第三种常见的牙源性感染是冠周脓肿，它起源于外伤牙或其他感染的牙龈所覆盖的部分萌出牙，通常是较低的第三磨牙。

牙源性感染主要包括软组织感染，由直接蔓延所致（图中有编号的路径说明），淋巴传播起着次要的作用，而血液传播很少导致面部脓肿。然而，菌血症是常见的，它被证明是一种短暂的现象，它是由根尖感染或牙周感染的牙齿咀嚼或操作引起的。局部炎症蔓延以牙齿和解剖相邻的骨头、筋膜及肌肉之间连接为基础的最小阻力蔓延，当肌肉层成为炎症蔓延阻碍时，大量的蜂窝织炎可能会沿着头部和颈部的筋膜层扩散。上颌牙齿的感染可能会穿透上腭皮质骨，口腔前庭或分离面部表情肌或颊肌与口腔连接的区域。切牙来源的感染有侵犯上唇的可能；尖牙和前磨牙源的感染易波及尖牙窝；磨牙来源的感染易波及颞下间隙或颊黏膜襞。前庭脓肿通常是局部性的，由于组织柔软和缺乏张力，不伴有过度水肿。在进展阶段，牙根尖处的区域或在其下方可见黏液波动性肿胀。尖牙窝的脓肿（颧骨后）通常会突出到牙槽颊沟，最显著的是面部眼睑下区域及下眼睑肿胀。上眼睑、鼻侧、鼻唇沟及上唇受累及呈水肿表现。

下颌牙的感染可能引起口腔前庭、舌下、颏下或颌下肿胀。下颌区域脓肿是由前磨牙和磨牙的感染引起的。典型的标志是在下颌骨下明显可见的肿胀，延伸到面部，下颌骨下缘偏移；该病非常疼痛并伴随牙关紧闭。颌下间隙脓肿可以很容易地沿着下颌下腺的一部分经下颌舌骨肌侵入舌下间隙（5）。这就导致了口底抬高和舌头移向一侧。脓液经过二腹肌侵入颏下间隙，导致整个颌下区域的肿胀。下磨牙的牙槽脓肿能够造成最严重和爆发性的下颌感染（4），翼下颌（8）和咽旁（9）通道的感染。翼下颌脓肿导致深处位置的疼痛和明显的牙关紧闭，由于翼状肌的炎性浸润，导致了下颌的部分偏移。在特殊情况下，这种间隙感染可能会进入翼状肌和咽部的血管丛，导致海绵窦血栓形成。咽旁脓肿引起咽部肿胀，同样有明显的牙关紧闭。

面部蜂窝织炎的起始以软组织水肿为首发表现，通常范围相当广泛，且没有明显的波动感。疼痛随着压力和疾病持续时间的增加而增加。随着脓肿的形成，中心区域会出现凹陷性水肿，最终呈现出光亮、红色和表面波动性。肿痛及压痛与压力和持续时间有关。典型症状是发热38.5℃~40℃，白细胞增多和严重的脓毒血症。当升颌肌群受到炎症影响或由疼痛刺激所致反射性痉挛时，会出现张口受限。在某些情况下，急性期后的慢性蜂窝织炎不是典型的脓肿，而是

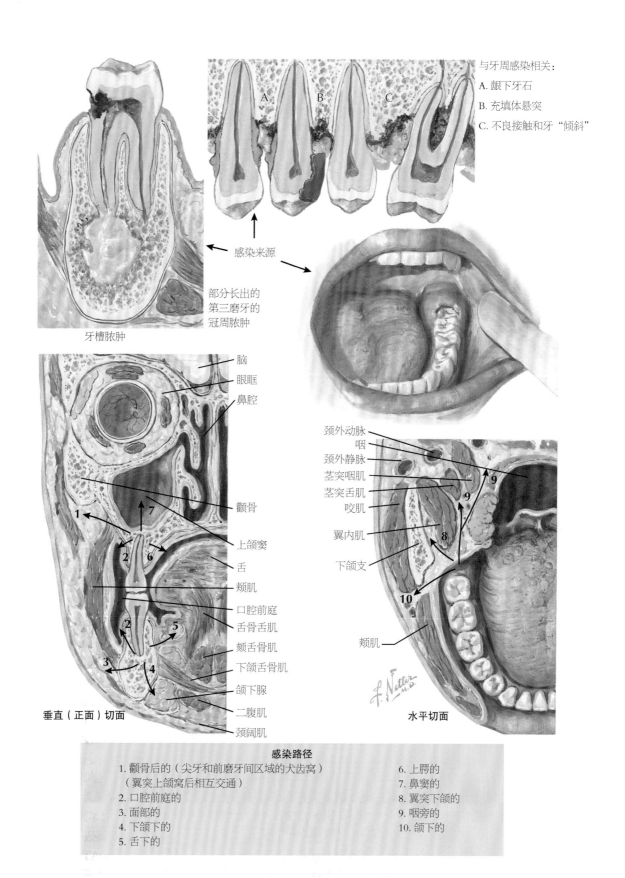

与牙周感染相关：

A. 龈下牙石

B. 充填体悬突

C. 不良接触和牙"倾斜"

感染来源

部分长出的
第三磨牙的
冠周脓肿

牙槽脓肿

脑
眼眶
鼻腔

颧骨

上颌窦

舌

颊肌

口腔前庭

舌骨舌肌

颏舌骨肌

下颌舌骨肌

颌下腺

二腹肌

颈阔肌

垂直（正面）切面

颈外动脉
咽
颈外静脉
茎突咽肌
茎突舌肌
咬肌

翼内肌

下颌支

颊肌

水平切面

感染路径

1. 颧骨后的（尖牙和前磨牙间区域的犬齿窝）
  （翼突上颌窝后相互交通）
2. 口腔前庭的
3. 面部的
4. 下颌下的
5. 舌下的

6. 上腭的
7. 鼻窦的
8. 翼突下颌的
9. 咽旁的
10. 颌下的

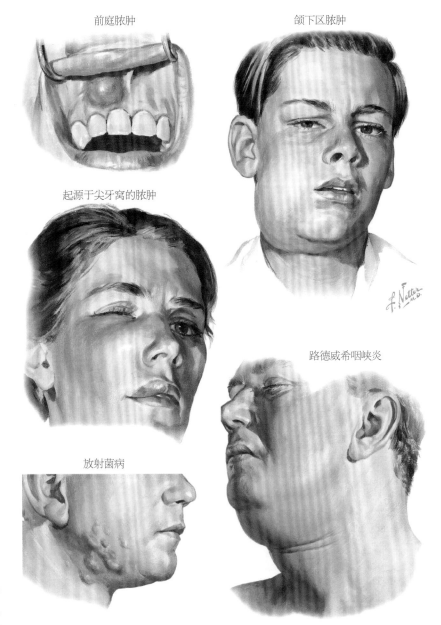

前庭脓肿

颌下区脓肿

起源于尖牙窝的脓肿

路德威希咽峡炎

放射菌病

牙源性感染：扩散和脓肿形成
（续）

深处的持续肿胀。有一种蜂窝织炎从发病初就很明显，感染的肌肉和皮下组织呈肥厚、坚实的肿胀，无渗出物并且无倾向性可以定位。

路德威希咽峡炎，一种化脓性炎症，以颌下间隙蜂窝织炎为初始表现，通常是在磨牙感染或拔牙后，迅速扩散到颌下区域，并局限在舌骨下。口底和舌因内部和外部肌肉被炎性浸润而被抬高。粗糙红肿坚硬的肿胀下行至咽部，声门水肿加上舌头对咽部的压力，可出现呼吸困难。除了常见的牙源性感染菌群（α、β和γ链球菌，偶尔也有革兰氏阴性杆菌），真正的蜂窝织炎更倾向于厌氧菌或兼性厌氧菌以及产生坏疽微生物的混合感染，如螺旋菌混合感染。

骨髓炎可能同各种牙源性感染一样形成蜂窝织炎或脓肿。它主要出现在创伤性拔牙后，尤其是在急性感染期操作时，或者是累及牙根部的一种粉碎性骨折。有时，它是脓肿邻近一大片骨头所致，这种尤其始发于下颌第三磨牙区域。硬化或致密的骨头更容易因外伤而丧失营养，并且在拔牙后患脓肿的风险增加。症状包括间歇性发作性锐痛的深处蜂窝织炎，疾病晚期可在影像上看见死骨和新骨形成。脓肿引流和抗生素的干预性治疗方法可使症状和影像上的表现消退。

下颌骨或上颌骨骨折常发生于有牙的部位，导致骨折线处被口腔内平时很少引起感染的正常菌群感染；然而，由于骨折线上牙根膨出，通常会形成化脓。外部复合性骨折比非粉碎性或简单的无移位性骨折更容易发生败血症。

放线菌病是一种特殊的感染，它集中出现在颌骨或周边软组织，皮肤表面有许多瘘孔的硬性肿胀，就像一种慢性的牙源性脓肿。因为这是一种口腔正常寄生菌，通常是通过受损黏膜侵入感染，通常发生于口腔手术或近期牙科操作后，很少发生于外伤或局部放射治疗后。诊断主要是靠分泌物涂片确定，其中可见特殊的黄色颗粒（硫黄样颗粒）和引起该病的特殊微生物（放线菌）。该微生物的培养是不可靠的，可通过活检确诊。

牙龈炎

　　边缘性龈炎主要是由局部刺激因素引起，如牙石、食物嵌塞、修复体及充填体悬突或粗糙边缘刺激、牙列不齐、开放性的接触或其他导致功能异常的形态缺损，以及对口腔卫生的忽视。当然，这些因素因为过敏、口呼吸、药物、吸烟和激素水平变化等情况而变得更复杂。就像牙周病一样，个体可能对该病有遗传易感性。边缘性龈炎是一个复杂的牙周综合征的起始阶段，后者进一步的特征是形成牙周袋和相关组织的炎症（牙周炎），最后形成牙周脓肿（专题2-36）。 在临床上，牙龈表现为光亮的粉红色、深红色、甚至是青紫色表面，质地水肿，龈缘及龈乳头易出血。在该病的最初阶段，牙齿和牙龈之间的龈沟不断加深；接下来形成一组牙龈红斑，表明牙龈发炎，可以波及单颗牙，最常见为多颗牙，导致牙间乳头水肿，容易引起出血。

　　增生性龈炎是一种常见的牙龈炎症类型，这取决于个体的反应和疾病时间变化。龈乳头增大比龈缘更明显，尤其与牙石堆积相关。激素水平变化，如月经、妊娠和更年期，会增加牙龈肥大的程度。弥漫性、特发性牙龈纤维瘤病是非炎症疾病，牙龈颜色正常，并且在整个颌部表现为均匀的牙龈增生，是另一种增生性龈炎的形式；它类似于使用苯妥英钠后的牙龈增生。

　　虽然牙龈炎最常见的形式是菌斑性龈炎，但它仅限于与菌斑相关的牙龈炎，与其他牙龈炎临床表现不同，细菌菌斑引起宿主反应。细菌在牙间隙、龈沟和菌斑团块上积聚。菌斑中的细菌激活了脂多糖或脂磷壁酸，引起牙龈肿胀的炎症反应。随着疾病进展，细菌的情况变得更加复杂，细菌的数量和种类增加。

　　坏死性溃疡性龈炎或梭杆螺旋体龈炎，又被称为"战壕口"，是由免疫功能低下的宿主口内细菌导致的非接触性机会性感染。发病诱因包括吸烟、病毒性呼吸道疾病、营养不良、

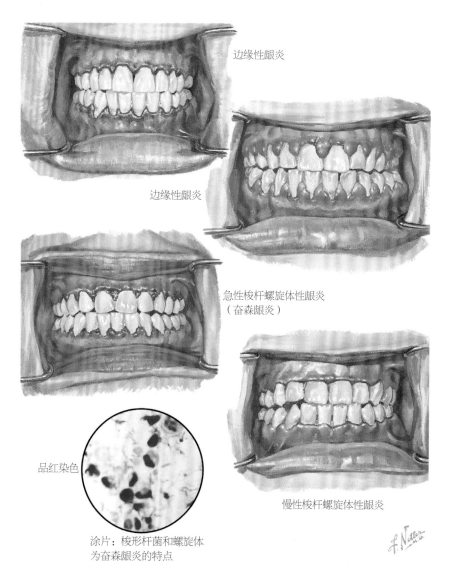

边缘性龈炎

边缘性龈炎

急性梭杆螺旋体性龈炎
（奋森龈炎）

慢性梭杆螺旋体性龈炎

品红染色

涂片：梭形杆菌和螺旋体
为奋森龈炎的特点

心理压力以及艾滋病等免疫功能低下状态。放化疗也可能是一个诱发因素。局部原因包括所有促进厌氧微生物生长的条件，如第三磨牙被牙龈覆盖，拥挤和错位的牙齿，不适当的接触，食物嵌塞，以及口腔卫生不良。

　　坏死性溃疡性口腔炎的菌群通常包括一种或多种类型的螺旋体和梭形杆菌。溃疡和假膜形成是该病可见的特征性表现。急性症状表现为突然出现的口腔疼痛和发热、乏力等全身症状；这种情况在儿童或免疫功能低下的个体中更为常见。颌下淋巴结肿大是可变的。牙龈剧痛为该病的典型特征，此外还有口臭、牙龈出血等表现；客观地说，这些症状与扁平的、火山口状、灰色溃疡有关，它们侵蚀了龈乳头的尖端，并扩散到龈缘，被一层薄薄的类白色坏死假膜所覆盖。

在轻微的压力下，病损所波及区域可能会出血。严重时，病变扩散到舌头、上腭、咽和扁桃体，伴大量唾液分泌，舌苔增厚及出血。

　　慢性坏死性龈炎是这种病的一种较轻微的形式；它从一开始起病就是慢性，或者是急性期的缓慢发展阶段。主观症状较急性坏死性龈炎少很多。第一个被发现的症状是在刷牙时出血。对于暴露典型的坏死部位，必要时可能要小心地牵拉乳头。通常感觉不到疼痛。因为缓慢的坏死过程，会慢慢形成典型的气味。在长期患病的病例中，对治疗的反应要慢，并且持续存在复发的风险。随着牙龈的结构发生改变，形成厌氧区，容易造成食物残留，因此仅靠抗感染治疗只能获得短暂效果，必须重建龈乳头的正常形态。

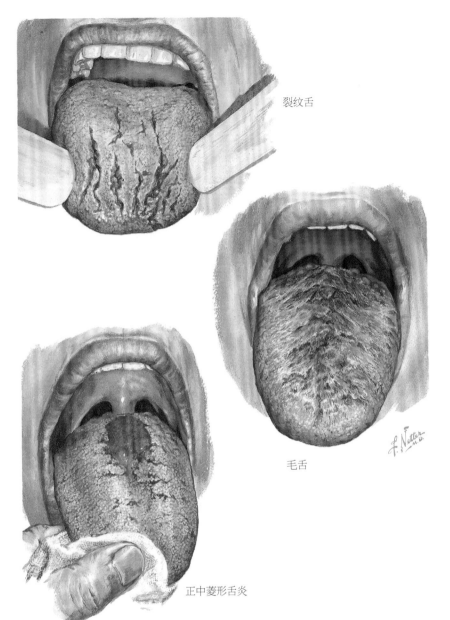

裂纹舌

毛舌

正中菱形舌炎

舌部疾病的临床表现

由于临床检查的简便易行，舌在医学史中一直作为诊断系统性疾病的一项特殊指标。舌黏膜的湿润度或干燥度可提示体液平衡的紊乱。舌颜色及外观的变化，如水肿、肿胀、溃疡，还有舌乳头发炎或萎缩，可能提示内分泌、营养、血液、代谢性疾病以及肝病、感染、进食障碍等疾病。另外，舌与牙龈及颊黏膜一道参与口腔局部的病理过程，更有一些病理状态仅发生于舌体或其表面。

裂纹舌又称为沟状舌或阴囊舌，是一种先天性舌缺损，特征为舌面深凹陷或犁状沟，主要呈纵向，始于近舌尖处，逐渐终于舌背的后1/3处。犁沟的长度及深浅不一，用压舌板横向拉伸舌面可获最佳显示。这些犁状沟常呈树叶状分布，中央裂隙较其他裂隙而言尤为粗大。一般而言，大的裂沟互相平行，而小的分支则指向舌的边缘。裂缝的黏膜内衬光滑无舌乳头。此状态通常无临床症状，罕见有报道在食用辛辣或酸性食物或饮料时出现轻度不适。虽然在患有巨舌或地图舌的个体中偶有并存裂纹舌的记载，但此三者并无内在关联。正中菱形舌炎实为误称，因为这并非一个炎症过程，而是早在舌部形成过程中，由于舌侧叶在胎儿奇结节插入之前未能完全融合所致的发育性病变。该区

域呈椭圆形或长菱形，红色，略高于舌面，约1 cm宽，2~3 cm长，与环绕其四周的舌背颜色差异明显。该区缺乏舌乳头，有时可能呈结节状、乳头状或裂缝状，除偶有继发感染外，并无自觉症状。此良性病变从直观上便可与恶性病变加以区分，不必再作昂贵而不必要的评估。地图舌，又叫游走性红斑或布特林游走皮疹，是一种慢性浅表性剥脱，多见于儿童，病因不明。地图舌在一生中可能时而

复发，也可能病情稳定不变。其皮疹局限于舌背面，罕有出现在舌下面。舌背面分布着不规则裸露的浅灰色斑块。有时舌乳头从该处脱落，露出光滑上皮，形成一个暗红色环。环边由病变的舌乳头组成，发白或呈黄色。这些病变舌乳头颜色由正常转变至此，即将依次剥脱。圆环逐渐增大、割裂，形成似地图的形态。病损与周围正常结构形成清晰的边界。如能持续观察到病损在舌背的游移现象则可

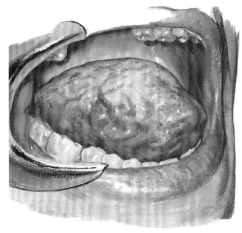

舌淀粉样变性

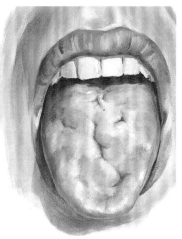

梅毒性舌炎（"玻璃舌"）

舌部疾病的临床表现（续）

确诊。地图舌病损的周边有时可出现裂纹或者分叶，并与牙齿接触的现象。毛舌，又叫黑舌，是一种获得性的舌颜色改变。由过度生长的丝状乳头组成的黄色、褐色或黑色厚毛苔构成，有时可覆盖舌背的一半以上。正常舌表面覆有作为味蕾的乳头层，还有由凋亡细胞构成的保护性角质层。角质层脱落不足，积居于舌乳头上，形成毛舌。通常，角质的生成量与随食物吞咽消耗的量保持平衡。角质生成过多或吞咽减少都可打破这一平衡。由凋亡细胞构成的角质层与舌乳头一道生长、变长而不是脱落，由此形成毛状突起，并易于食物、液体、烟草、细菌和真菌的定植。

　　少数情况下，巨舌是一种先天性异常。急性巨舌见于脓毒性感染或巨大荨麻疹。慢性巨舌见于淋巴管瘤或血管瘤，或继发于唐氏综合征、肢端肥大症、黏液性水肿（也可由肿瘤、梅毒、结核引起）。巨舌表现为舌体增大，造成讲话口齿不清、咀嚼及吞咽困难。由于牙齿的局限和压迫，舌边缘呈现典型的分叶状。

　　梅毒性舌炎又称作梅毒性光秃/光滑舌、硬化性/间质性舌炎或分叶状梅毒舌。其临床表现取决于梅毒病损破坏的深浅程度，形成动脉内膜炎，可见光滑、萎缩的病变舌黏膜。

　　有时也可见到明显的角化过度病

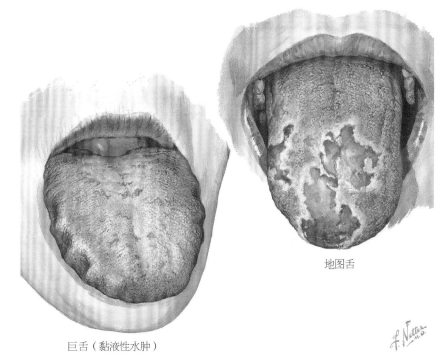

巨舌（黏液性水肿）

地图舌

损、舌体放松时，可触诊探及不同程度的纤维硬化。舌表面成脊、成沟或分叶成类似疤痕样、黏膜白斑样外观。舌部的硬化及瘢痕病损是由梅毒感染直接导致的，而光滑、缺乏舌乳头、"油漆样"的舌表面，严格来讲，是一种萎缩症状，见于晚期贫血、维生素B缺乏、口炎性腹泻、普卢默-文森综合征及长期恶病质状态。

　　舌淀粉样变通常是全身性淀粉样变的一部分。极少数病例可见淀粉样病变只发生于舌部。如图所示，多

发性骨髓瘤继发全身淀粉样变时，舌部同肝、脾及其他中胚层器官一道被广泛浸润。淀粉样沉着物造成结缔组织纤维透明样肿胀，蜡状物质堆积，血管壁增厚，管腔闭合。临床可见舌体增大，深紫色区域与半透明物质斑杂其上，犁沟与分叶遍布于裸露的舌背。根据活检标本，诊断很容易明确：鲁哥氏染色时呈现典型的褐色，加硫酸后变蓝。若将鲁哥氏溶液滴在患者口内的病变舌组织小切口上，也可显示出诊断性反应。

黏膜白斑

　　尽管口腔黏膜白斑常常是一个良性反应过程，但也可是一种癌前病变，表现为由增生的鳞状上皮构成的白色斑块，在恶变初期，病损由增生转变为发育不良，最终恶变为鳞状细胞癌。1%～20%的黏膜白斑病损会在10年之后进展为鳞状细胞癌。黏膜较厚的区域的恶变风险偏低，如舌背面及颊黏膜，而薄黏膜区域的恶变风险偏高，如舌腹。口腔黏膜白斑在美国人群中的患病率不及1%。吸烟是黏膜白斑发生发展的最大危险因素。饮酒、不合适的义齿或其他种类修复体、年龄＞40岁、男性以及较低的社会经济地位也都与恶变风险增加有关。炎症状况下发生的黏膜白斑纯粹只是一种炎症反应，并无恶变风险。黏膜白斑进展与人乳头瘤病毒及白色念珠菌之间的关系已经确定。舌背黏膜白斑还可见于三期梅毒。铁、叶酸及维生素B$_{12}$缺乏可能导致上皮分化障碍，增加黏膜白斑风险。多数病损并无症状；鉴别病损的良恶性需要依靠活检，若为良性，则需观察是否存在发育不良。

　　口腔增生性疣状白斑与前述白色斑块外观不同，是黏膜白斑中罕有的侵袭性类型，恶变风险高。病灶为多灶性、外生性，呈疣状外观。与口腔黏膜白斑不同，该病在所有人种中均多见于老年女性，其与吸烟、饮酒及人乳头瘤病毒之间的联系并未明确。口腔增生性疣状白斑的病理学特征与口腔黏膜白斑和其他舌部病损不同，可予区分：可见密集的苔藓样炎性突起，呈外生疣状，内含变性的基底血管、凋亡细胞、嗜酸性小体以及带状淋巴细胞浸润。

　　口腔毛状白斑是HIV感染最常见的口腔表现之一，由EB病毒感染所致，临床表现为舌边缘呈白色增厚状，带有毛状的垂直突起和褶皱。虽然有时会蔓延到舌背面和腹面，但它极少见于口腔其他部位。与口腔黏膜

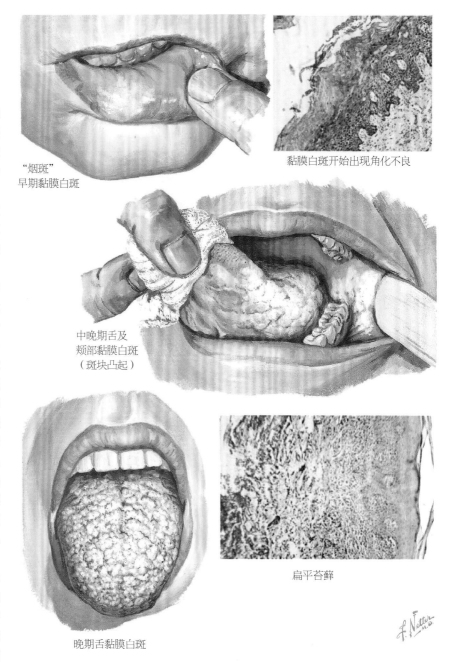

"烟斑"
早期黏膜白斑

黏膜白斑开始出现角化不良

中晚期舌及
颊部黏膜白斑
（斑块凸起）

晚期舌黏膜白斑

扁平苔藓

白斑和口腔增生性疣状白斑不同，口腔毛状白斑无恶变风险。

　　颊部黏膜白斑多平行于咬合线，有时由嘴角延伸呈扇形辐射线状。

　　黏膜白斑的一个好发部位是下唇，表现为隐约可辨的白色斑块（烟斑）。初期可能会经摩擦清除，但随着时间推移，病灶会变得越来越厚且牢固。上颚部分的黏膜白斑可表现为弥漫性的微带灰白色样变或者离散性斑块，或围绕颚黏膜腺开孔呈圆环状，该处最终可能会因为慢性阻塞而变大呈瘤状。

　　诊断黏膜白斑需要与以下疾病相鉴别：梅毒、鹅口疮、恶性肿瘤、扁平苔藓和外伤性瘢痕。

　　虽然特征性白色条纹、皮肤损害及多见于女性可以帮助诊断扁平苔藓，并与黏膜白斑相鉴别，但二者外观十分相似。活检有最强的指向性。黏膜白斑的病理学特点可与扁平苔藓相鉴别，包括角化过度、颗粒层增厚，棘细胞尤其是基底层细胞中度角化不良、细胞核深染。

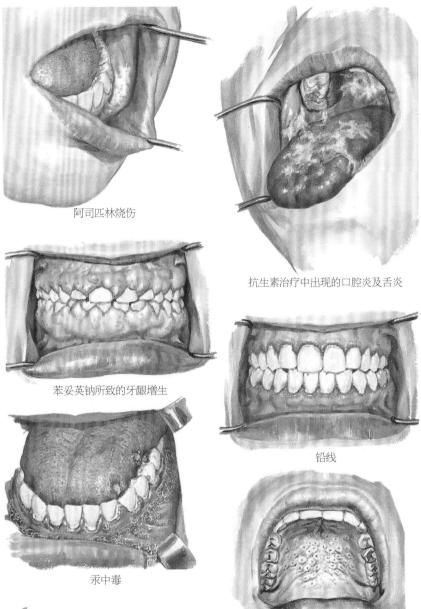

阿司匹林烧伤

抗生素治疗中出现的口腔炎及舌炎

苯妥英钠所致的牙龈增生

铅线

汞中毒

烟碱性口炎

医源性药物对口腔黏膜的作用

咬伤、牙折断或其他锐器划伤均可造成唇、舌及颊部急慢性损伤而导致创伤性溃疡。这些溃疡通常伴有疼痛，特征为中央溃疡，被覆有黄色伪膜，周围轻度发红。化学腐蚀造成的黏膜损伤程度，随药剂的浓度及其与黏膜接触的时间而不同，轻者无损伤，重者可致严重溃疡。

阿司匹林烧伤可由咀嚼阿司匹林后残留的乙酰水杨酸或局部应用溶液导致，可形成带水泡的坏死面，随后蜕皮脱落，遗留浅表糜烂。其发病迅速，愈合也快。应用过氧化氢治疗口腔疾患时，若其与口腔黏膜接触时间过长或浓度超过1%～3%，可导致上皮坏死。类似地，用于治疗口腔溃疡的苯酚和硝酸银可损害黏膜及相连的神经末梢。

烟碱性口炎表现为硬腭及软腭后面略高起的白色丘疹样病变，主要与抽烟斗或雪茄有关。丘疹中央的淡红色皮损是由唾液腺管口炎症所造成。

高强度化疗及头颈部放疗常常引起伴疼痛的口炎，可限制治疗方案的剂量与频次，减少经口腔的治疗。这些因素抑制细胞生长与成熟，破坏黏膜屏障，造成口腔正常菌群的机会性感染。唾液腺也可受累，形成口干症，让本已脆弱的口腔黏膜雪上加霜。

抗肿瘤药物所致口腔炎比摄入有毒物质所致口腔炎更为常见。

广谱抗生素应用导致内生菌群失衡，继发白色念珠菌感染，最常表现为假膜性念珠菌病或口腔念珠菌病，特征为多发白色凝乳状斑块，可见于口腔任何部位。

沿牙龈缘分布的泛白浅蓝至深黑色铅线（博顿线或铅线）是铅摄入的一个症状，但并不一定是铅中毒。铅毒性的主要原因是铅与酶竞争性结合巯基位点。另外，铅跟钙、铁、锌等金属相仿，而这些金属是许多酶促反应必不可少的辅助因子。循环血中的铅化合物与硫化氢反应生成硫化铅，沉淀在毛细血管及周围组织中，形成铅线。细菌分解因口腔清洁不到位而沉积在牙周组织中的有机物，释放硫化氢，常常继发梭形及螺旋体生物感染，形成明显的牙龈炎。

牙龈增生是抗惊厥药物苯妥英的并发症。无牙口腔不受此困扰，体现了局部刺激与口腔卫生的作用。牙龈增生最初由牙间乳头的肿胀开始，然后纤维化，不伴水肿、炎症及颜色改变。肿胀处可能进一步增生，以至于赘生物覆盖牙冠。该赘生物固着，呈浅粉色，分叶状，与周围牙龈边界清晰。

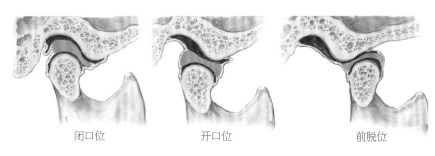

闭口位   开口位   前脱位

颞下颌关节畸形

颞骨关节窝和下颌骨髁突间隔着关节软骨、滑膜及关节囊，形成一个复杂的联动关节。关节上腔（关节盘-颞骨连接）允许滑动运动，而下腔（关节盘-髁突连接）起铰链作用。肌肉作用和牙齿咬合关系是颞下颌关节运动的主要决定因素，而骨的解剖及关节韧带的重要性则不及其他关节。

面部的长度及形态很大程度上依赖于下颌骨的生长。由于上颌骨抵着头盖骨前基底生长，下颌骨则由髁突头呈骨骺型垂直生长，因此，髁突软骨形成区受干扰，将对面部侧貌造成严重影响。中耳炎、辐射、关节炎、髁突骨折及产钳损伤可能引起髁突部分或完全性生长停滞。儿童时期完全性下颌生长停滞或关节强直造成小下颌畸形，表现为髁突短小，下颌角钝，颏隆突发育受阻，以及在降肌群的强大作用下形成的下颌骨下缘凹陷。髁突脱位可发生于以下情况：张口时撞击下颌升支或髁部，打哈欠，以及全麻时下颌过度张开。脱位方向几乎总是向前，这时髁突卡在关节结节前缘。后脱位罕见，见于大力击打后，半月板后附着损坏，髁突休止于关节窝骨面，下颌骨略倾斜，前牙打开。其他类型的脱位仅见于髁突或颅底骨折。慢性关节韧带损伤，如错𬌗畸形，可造成关节半脱位。髁突运动过度时，可伴有喀喇音或爆裂音。该声音是由于髁突向前滑过半月板后撞击关节结节形成的。同种情形可在外伤导致翼外肌脱离与关节囊的附着时出现。

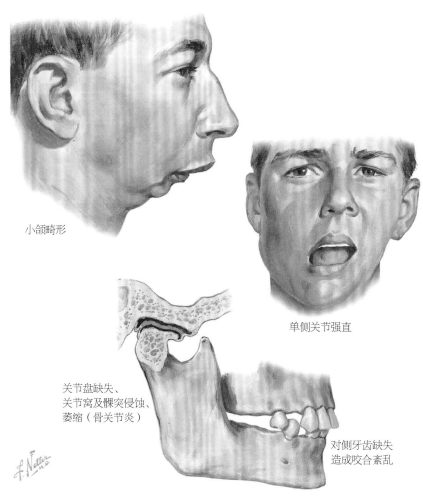

小颌畸形

单侧关节强直

关节盘缺失、关节窝及髁突侵蚀、萎缩（骨关节炎）

对侧牙齿缺失造成咬合紊乱

髁突骨折常由正面打击颏部引起。髁突头脱位有时由外伤引起，更常见的原因是向内、向前牵拉翼外肌。随着双侧髁突颈骨折，磨牙过早接触，前牙开合。

关节强直可能由关节损伤或炎症导致。偶有关节外因素，如附着于下颌骨的肌肉纤维化或瘢痕形成，可引起假性关节强直。该情形可出现在面部大面积伤口的愈合和头颈部恶性肿瘤放疗后。对于严格意义上的关节强直，其原因可能为：髁突粉碎性骨折，化脓性关节炎或骨髓炎，关节囊内出血，类风湿性关节炎。关节强直可能为纤维性，有可觉察但很轻微的动度，或者为骨性。单侧关节强直特征为活动明显受限，张口时向患侧偏斜。健侧髁突以患侧髁突为支点形成一个弧度。健侧肌肉饱满，患侧肌肉萎缩。

唾液腺炎症

　　大唾液腺及副黏液腺易出现功能异常及炎症。多涎症或涎液分泌过多与多种药物的应用有关，特别是氯氮平、毛果芸香碱和利培酮。毒素，如汞、铜、有机磷酸酯，亦可引起涎液分泌过多。然而，最常见的多涎原因是叫做胃灼热的胃食管反流病。另外，口干症，又叫口腔干燥症，常见原因为：频繁使用诸如抗胆碱能药的药物，头颈部放疗、化疗，阻塞性睡眠呼吸暂停；不太常见的原因为：干燥综合征、维生素缺乏以及其他系统性疾病。大唾液腺炎症常表现为肿胀，可能是某种全身性综合征的一个表现。在1个以上腺体受累或局部原因不明确时，需对流行性腮腺炎、霍奇金淋巴瘤或白血病浸润进行鉴别诊断。

　　下颌下腺可出现急性或亚急性感染，扪诊时有疼痛。临床表现为深部肿胀，紧咬牙时表现为贴近下颌骨的界限清晰的上皮下非粘连性肿胀，与牙槽脓肿相鉴别。沃顿管开口处发红、水肿伴疼痛。挤压腺管有时可见脓性分泌物溢出。下颌下腺水肿最常见的原因是涎石阻塞。钙盐沉积可能始于腺管受刺激或唾液分泌停滞，放线菌或其他生物体组成的丝状群落作为钙化基质起到辅助作用。

　　类似地，急慢性肿胀造成反复腺管梗阻亦可累及腮腺。在过度劳累或术后病人中，由腮腺管上行性化脓感染可引起腮腺炎。此类"终端腮腺炎"发病突然，伴有严重疼痛、发热及腮腺肿胀。与下颌下腺炎不同，梗阻性腮腺炎常与结石形成无关。腺管炎性病变或卡他性收缩引起特征性反复肿胀。完全性梗阻更易形成脓肿，

伴有皮肤发红，腮腺区肿胀而有波动感。腮腺炎反复发作可致叶间导管或主导管硬化。

　　腮腺炎为高传染性病毒感染引起的腮腺肿胀，常累及双侧，呈面团状，有弹性。自儿童可接种疫苗以来，此类感染发生率明显下降，但目前由于父母对于疫苗的抗药性增强，

发病率再次升高。腮腺在24～48小时之内便肿胀至最大，之后维持7～10天。显微镜下观，腺体呈淋巴细胞重度浸润，伴有不同程度的腺泡细胞损坏。腮腺炎的凶险程度取决于其并发症，包括睾丸附睾炎、卵巢炎、脑膜脑炎、耳聋、眼部病变、面神经及三叉神经炎等。

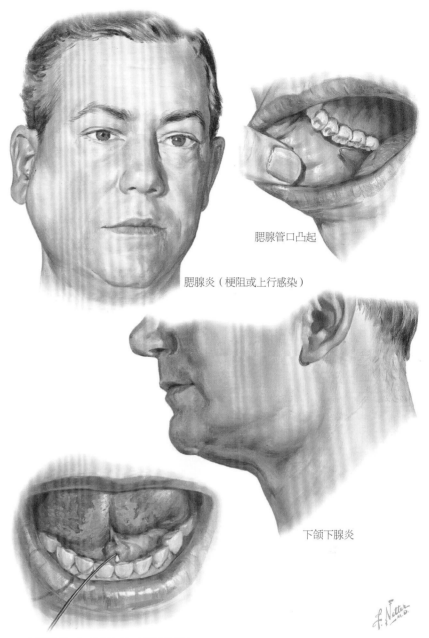

腮腺管口凸起

腮腺炎（梗阻或上行感染）

下颌下腺炎

沃顿管结石。探针刺入时见脓液溢出

全身性感染的口腔表现

几乎每一种全身感染性疾病都可观察到口腔病变。本文只介绍最具特征性的几种疾病。

麻疹前驱期出现任何明显皮损之前，口腔内通常惠出现特异性黏膜病变。大约在疾病初显症状（即呼吸道感染、结膜炎、发热）的第二天，颚部及咽部明显变红，颊或唇黏膜上出现典型的科氏斑，表现为玫瑰红色斑点，中央为浅的蓝白色。一开始，颊黏膜颜色尚属正常，很快黏膜疹爆发四散，以玫瑰红色为主，之后浅蓝色斑点层出不穷，最终聚结成有无数白色斑点的深红一片，该病理表现在科氏斑出现后2～3天出现。口腔黏膜在皮疹消退前便可恢复其正常颜色。

水痘在皮肤出疹之前可能在口腔先见到小疱疹，大多表现为软腭上孤立的小囊泡。带有红色晕环的薄囊泡很快破裂，形成浅表糜烂，伴有上皮残留形成的灰色片状。水泡通常似针头大小，但也可能更大些，破溃后与口腔溃疡的临床表现类似，但通常没有后者那么疼痛。

猩红热的口腔症状始于咽喉部位，表现为咽、颚及扁桃体的红肿，偶有累及牙龈。随后舌面覆上厚、灰、毛苔，舌苔上布满肿大发红的舌乳头。舌缘及舌尖鲜红。3～4天内舌苔及肿大的舌乳头脱落，出现所谓的草莓舌。

口蹄疫，或流行性口炎，是一种急性、高传染性的病毒感染性疾病，可通过食用感染该病的奶牛所生产的未加消毒的牛奶或肉，或直接接触已感染动物的唾液传播。口腔症状在全身性发热及不适后出现，伴有黏膜红肿、干燥。舌体增大，舌苔增厚。几日之内，黄色囊泡出现并破裂，有明显的流涎与恶臭。囊泡增大，后出现在手上，偶有出现在脚趾。发热及淋巴结病变进展1～2周后迅速消退。

传染性单核细胞增多症由密切接触EB病毒感染引起，表现为发热、扁桃体咽炎及淋巴结病变三联征。疾病早期，常在刚开始发热时出现咽喉发红，颊黏膜、唇黏膜及软腭见散在瘀点。当出现颚部瘀点、脾大及颈部淋巴结病变时高度提示感染。异嗜性抗体凝集实验（保罗-邦内尔反应、绵羊红细胞、传染性单核细胞增多症检测试剂盒、马红细胞）可明确诊断。

下疳是梅毒的原发性皮损，5%～10%发生于生殖器外，常在口腔周围出现。唇下疳是典型的孤立性病变。糜烂型唇下疳类似疱疹性病变，有结硬皮及渗出倾向。病变淋巴结位于单侧，质硬、活动、轻度疼痛。下疳中

含有无数螺旋体。舌下疳表现为舌尖的圆形病损，周围环绕以发红凸起的硬结组织，但发生于牙龈、颊黏膜、颚部及扁桃体的下疳便不似这般典型了。下疳出现后4～6周，口腔感染加重，呈斑片状累计舌黏膜、颊黏膜、咽和唇，病变内含有大量的梅毒螺旋体。舌部常见数个树胶肿，舌背部常见豌豆大小的结节。之后，病变部位出现溃疡与坏死，愈合后形成梅毒性肠舌炎特征性的星形及沟状瘢痕。如果病变广泛，可形成巨舌。在疾病初期，以青霉素为主的抗生素治疗十分有效。

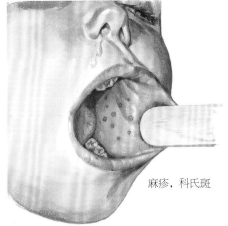

麻疹，科氏斑

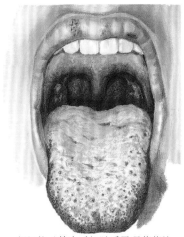

猩红热（整个舌部随后呈现草莓状，如图中舌尖所示）

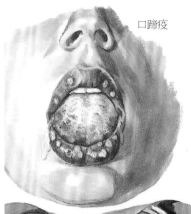

口蹄疫

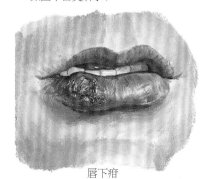

唇下疳

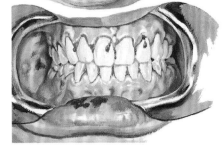

感染性单核细胞增多症

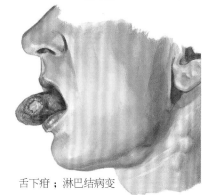

舌下疳；淋巴结病变

胃肠道疾病的口腔表现

炎症性肠病（IBDs），尤其是克罗恩病和溃疡性结肠炎，为原发肠道的疾病。两者表现出一系列口腔损害。这些表现可能是疾病的首发症状，部分病变过程可能与肠道疾病的活跃程度相关。据估计，约有20%~50%的IBD会出现口腔损害，最常见于患有克罗恩病的儿童。克罗恩病的特异性口腔损害常见于颊黏膜、牙龈、唇、前庭及磨牙后区，有肉芽肿性组织病理学表现。克罗恩病的特异性口腔损害有4种：①白色网状标签，常见于唇、颊、磨牙后区，形成干酪样肉芽肿，被称为"硬结标记样"病变；②颊黏膜鹅卵石样病变，表现为黏膜增生、裂纹形成，主要位于磨牙区颊侧黏膜及颚部；裂隙源于黏膜色丘疹的形成，而后丘疹形成固定的痛性斑块；③黏膜牙龈炎指牙龈增生、水肿、呈颗粒状，但无溃疡；④嘴唇水肿，伴垂直裂，颊沟线状深溃疡及中线唇裂。这些口腔损害均与疾病活动度无关，均可应用免疫抑制剂治疗，常为局部用药，但疾病严重时也可全身应用。

非特异性口腔病变既可见于IBD患者，也可见于一般人群。口疮性口炎见于IBD患者，与一般人群相比更常见于风湿病患者。病变为圆形浅溃疡，伴有纤维素性渗出及红色边界。

增殖性脓性口炎是一种慢性皮肤黏膜溃疡状态，表现为多发白色或黄色粟粒样脓疱，周围有红晕，黏膜基底水肿，多见于唇、牙龈及颊黏膜。脓疱破裂融合形成线状或蜗牛迹状溃疡。此类溃疡在二期梅毒中也有描述。这些病损对于IBD而言并非特异性的，但它们与IBD有关，尤其是溃疡性结肠炎。

胃食管反流病（GERD）指由于胃内容物向头侧运动，穿过食管下端括约肌、食管及食管上端括约肌，进入口腔。牙侵蚀症，尤其是那些发生在牙齿舌面及颚侧面的，是该状况的并发症。酸是该过程中最可能的腐蚀

物。脱矿的临界pH值为5.5，但它与唾液中钙及磷酸盐的浓度成反比。数个研究表明可认为口臭是GERD的食管外表现。该关系的病因学虽不甚明朗，但似乎可以在生理学上用厌氧菌分解含硫氨基酸来解释。

波伊茨-耶格（Peutz-Jeghers）综合征是一种常染色体显性遗传病，特征为多发性胃肠道错构瘤性息肉及皮肤黏膜色素沉着。这些色素沉着位于唇及颊部真皮，充满巨噬细胞及黑色素沉着，为直径1~5 mm的扁平蓝灰色或褐色斑点。通过对病人的内膜息肉进行组织学检查或肉眼鉴定，又

或在已诊断为该病患者的一级亲属中发现存在皮肤黏膜色素沉着即可确诊。

加德纳综合征是一种常染色体显性遗传病，特征为结直肠息肉及肠外肿瘤。与家族性腺瘤性息肉病（FAP）相似，导致该病的基因突变为腺瘤性息肉病基因。这种结直肠息肉的恶变风险很高。与FAP不同，加德纳综合的特点为可见多发性骨瘤、表皮囊肿、硬纤维瘤及皮肤纤维瘤。骨瘤多见于上颌骨及下颌骨。即便没有骨瘤，约30%的患者出现牙齿畸形。这些畸形包括额外牙、组合型牙瘤、缺齿、牙齿形态异常及多发阻生齿。

口腔溃疡

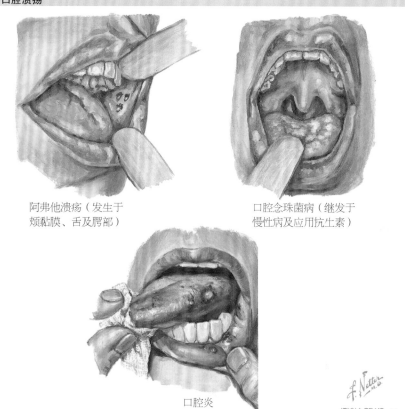

阿弗他溃疡（发生于颊黏膜、舌及腭部）　　口腔念珠菌病（继发于慢性病及应用抗生素）

口腔炎

波伊茨-耶格综合征

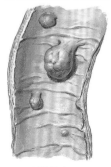
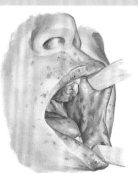
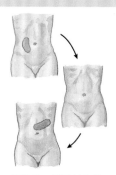

小肠息肉　　皮肤黏膜色素沉着　　间歇性、迁移性包块（由于自还原性肠套叠）

风湿性疾病的口腔表现

风湿性疾病的口腔表现，可继发于疾病本身的病理生理学特性，也可继发于治疗风湿性疾病的药物的副作用。干燥综合征（Sjögren disease）的口腔症状可导致潜在疾病的恶化，同时会影响患者的生活质量。导致这种口腔症状的根本原因是唾液分泌和流动功能的异常。唾液腺中的淋巴细胞浸润导致了腺体的不可逆损伤，引起唾液分泌的减少甚至缺失。

口干症（Xerostomia），通常被称为口干，是由唾液腺的破坏或萎缩导致唾液分泌功能缺失引起的，这也是干燥综合征的主要症状。唾液是维持口腔健康的关键因素。因此，唾液缺乏会引起咀嚼功能异常，增加龋齿和口腔感染的发病率。我们可以通过减少酸性饮食、避免食用含糖食物和清水冲洗来缓解低唾液症状。药物干预可以刺激唾液分泌，对部分患者有效，主要包括西维美林（cevimelin）和毛果云香碱（pilocarpine）。

由于口干症的影响，味觉减退（hypogeusia）和味觉障碍（dysgeusia）可能会导致干燥综合征的进展。

系统性硬化症是一种进行性的自体免疫性结缔组织疾病，可以导致血管损伤和组织纤维化。非炎症性的唾液腺纤维化会引起和干燥综合征相似的唾液腺改变。用以治疗这类疾病的免疫抑制剂可以导致口腔感染，例如念珠菌病。除了唾液分泌的减少以外，进行性的系统性硬化症还可以导致上下前牙间距减少，牙齿脱落增加，以及牙周疾病。张嘴受限可能是口周组织纤维化引起的，上下前牙间距的变化被认为是进行性系统性硬化症的并发症。

白塞病（Behçet syndrome）是一种病因未知的系统性血管炎，该疾病表现为反复发生的阿弗他溃疡、生殖器溃疡以及葡萄膜炎三联征。

黏膜的病灶是疾病的主要诊断要

点，97%～99%的患者都可以发生口腔溃疡。口腔病变在视觉上与普通的口腔溃疡难以区分，但它们一般为多发且非常容易反复。这些口腔病变通常很小，卵圆形，有明确的边界，其黄灰色的基底部常常被红斑包绕。轻型阿弗他溃疡是白塞病最常见的口腔病变。这些溃疡的特点是面积更小，直径小于1 cm，愈合后通常不留瘢痕。与典型的愈合后成疤的疱疹样溃疡不同的是，阿弗他溃疡最常见于未角化的黏膜表面，例如在唇黏膜、颊黏膜和口底。疱疹样溃疡为多发性且非常

小，通常直径只有2～3 cm，然而，它们也可以融合为一个较大的溃疡。阿弗他溃疡与疱疹样溃疡的鉴别要点是，前者没有出现水泡的前驱期，而且不含有病毒颗粒。

播散性红斑狼疮是一种原因未明的慢性炎症性疾病，这种疾病可以侵犯所有器官系统。15%的患者可以出现口腔病变，同时伴有不规则的红斑，这些口腔病变可能逐渐发生损伤、萎缩、最终形成瘢痕。病变周围可见白色针尖样小点。这些病变好发于面颊、上腭和嘴唇。

进行性系统性硬化症

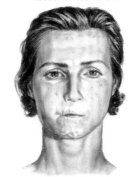

特征：面部皮肤变厚、变紧、僵硬，萎缩期可出现嘴唇变薄，嘴变小，张口受限

干燥综合征

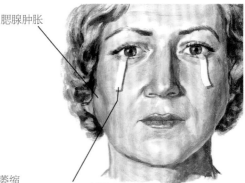

腮腺肿胀

Schirmer 试验：
滤纸条放置于双侧下眼睑内，湿润部分 > 眼睑外 15 mm 为正常，<5 mm 为异常，5～15 mm 可能异常

系统性红斑狼疮

颧部红斑

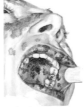

无痛性口腔溃疡

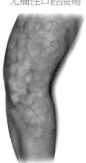

网状青斑

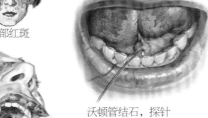

沃顿管结石，探针插入有脓液泌出

口干

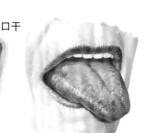

口腔干燥与舌炎

白塞病

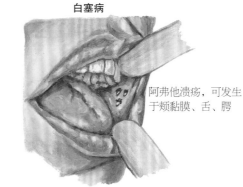

阿弗他溃疡，可发生于颊黏膜、舌、腭

内分泌系统相关的口腔表现

牙龈和舌黏膜的状态在激素波动时可发生变化。在月经期，边缘性牙龈炎并不少见，这种疾病的特点是牙龈由于充血变为深红色，同时伴有龈乳头增生。口腔卫生不佳造成的食物残渣堆积是主要病因。

在孕期，慢性牙龈炎很常见，通常在第2个月出现，直至生产。症状包括牙龈轻微增生、出血、桑葚样肿胀或者真菌样增生，通常被称为"妊娠期龈瘤"。在妊娠前发生的纤维牙龈瘤会更加显著地增生。临床上，牙龈会表现为肿胀的肉芽样组织增生。从组织学的角度来看，上皮组织呈水肿样退化、角质丧失、以及钉突增生，同时伴有真皮层的浸润和纤维蛋白渗出。

绝经期通常会伴随味觉异常、灼热感、干燥以及口腔黏膜疼痛，尤其是舌部，会出现舌乳头扁平化、融合，以及变光滑，与维生素B缺乏状态相似，有时也会形成轻型糙皮舌病（pellagrous tongue）急性期的红色卵石样改变。剥脱性牙龈炎的特殊类型有时也和绝经期相关，引起反复发作的牙龈以及颊黏膜的剥脱，可能引起疼痛。

皮肤黏膜色素沉着是肾上腺皮质功能减退症（艾迪生病）的早期表现。色素沉着是由于黑色素沉着引起的；色素沉着只发生在慢性原发性肾上腺皮质功能减退，而垂体功能失调引起的相关激素失调并不会引起色素沉着。在口腔内，黑色素会沉积在唇、颊、舌黏膜以及牙龈。色素沉着的颜色表现各异，从灰黄色到深蓝色，这取决于疾病的严重程度。虽然发生机制不同，但深色色素沉积的增加也可以发生于其他疾病，例如血色素沉着病、疟疾、肝硬化、尿黑酸尿症以及银质沉着症。

糖尿病，在血糖控制尚可的情况下，很少有口腔症状。在血糖控制差的糖尿病患者中，口腔黏膜可以出现深红色干燥化的改变，同时伴有大量的牙石和软垢的沉积。显著的牙龈萎

缩、牙槽骨吸收、溃疡和牙齿松动是常见的伴随表现。

肢端肥大症是由于过量生长激素分泌引起的疾病，可以导致面部结构粗糙及手足软组织肿大。"地包天"或者称为下颌前突，是下颌骨过度生长的结果。此外，肢端肥大症的口腔症状还包括巨舌、错𬌗畸形以及牙列增宽。

患有甲状腺功能减退的儿童可以出现多种口腔症状。例如水肿引起的巨舌样改变、口唇水肿、以及错𬌗畸形。还有乳牙延迟脱落，引起的恒牙

萌出延迟。

多发性内分泌瘤病（MEN），指包含多种由内分泌腺肿瘤引起的不同症候。黏膜神经瘤属于MEN ⅡB的一部分（有时也被归为MEN3），也包括甲状腺髓质癌、嗜铬细胞瘤，以及马方综合征体态。黏膜神经瘤有多种不典型症状，常有口唇和舌上长的软质无痛的丘疹或小结节，该病变也可在颊黏膜，牙龈和上腭发现。这种病变包含增生的、被增厚的神经束膜包绕的神经纤维束，存在于正常的黏膜下结缔组织基质中。

巨舌，可见齿印

口干与舌炎

妊娠

绝经

剥脱性龈炎

艾迪生病

糖尿病

肢端肥大症

黏膜皮肤神经炎：眼睑外翻

黏膜皮肤神经炎：唇与舌

多发性内分泌腺瘤 2 型

营养缺乏的口腔表现

口腔黏膜对营养缺乏极其敏感；然而却很难发现特异性的改变。临床上显著的营养不良有多种原因，包括摄入不足，吸收不良，排泄和代谢需求的增加。一种称为核黄素缺乏症的临床综合征，是由于核黄素的缺乏，发生的特异性的特征性改变。该病变的口腔病变初始表现为唇黏膜和嘴角皮肤发白，继而出现上皮松解以及裂口和硬结形成。唇干裂的定义为呈角度的和垂直的裂口以及表浅的溃疡形成；这些病变分布在口角、唇红以及唇黏膜。核黄素缺乏症可出现典型的皮肤黏膜界限的模糊。下列症状如果共同出现（包括结膜炎、角膜混浊、血管形成增加、畏光、鼻唇区的皮炎以及唇干裂，尤其是同时出现了舌炎），被认为是核黄素缺乏症的特征性改变。最具特征性的舌体改变是颜色向紫晶红色的改变以及由于菌状乳头早期水肿性增大而产生的卵石样改变，但这些特征并不常见。丝状乳头的萎缩不止在核黄素缺乏症中出现，也可以在复合维生素B缺乏症中出现。核黄素缺乏症也并不止有舌部的症状；牙龈也可以出现比正常状态更深红色的改变。

烟酸或吡哆醇缺乏症可以引起部烧灼感，随后会出现丝状乳头发红和肥大；最终产生牛肉样红色的光秃的舌面。

糙皮病目前被认为是由于缺乏B族维生素，最主要是缺乏烟酸和人体的必需氨基酸——色氨酸引起的疾病。舌痛是这种疾病早期表现之一，但糙皮舌病的其余症状通常在更晚的阶段出现。舌尖端和边缘的乳头最先受累，然后病变逐渐蔓延至整个舌体以及全部的黏膜。在这个阶段，舌背的颜色呈猩红色。随着水肿的发生，会有疼痛加重和唾液分泌的增加，同时出现溃疡及舌侧缘齿痕。随后，舌头变得光秃并且颜色更偏牛肉样红色。舌乳头从最开始的肥大，扁平，随后融合（形成沟壑），最后出现萎缩。

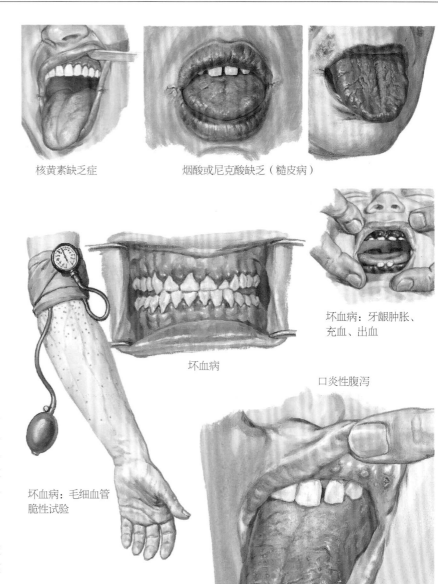

核黄素缺乏症   烟酸或尼克酸缺乏（糙皮病）

坏血病

坏血病：牙龈肿胀、充血、出血

坏血病：毛细血管脆性试验

口炎性腹泻

坏血病，也称为维生素C（抗坏血酸）缺乏症。其早期口腔表现之一是玫瑰色牙龈伴频繁出血。在接下来的病程中，牙龈乳头会肿大，出现蓝红色、海绵样改变；同时牙齿变得疏松；唾液分泌增加；并且会出现口臭。牙龈有出血倾向的部分原因是毛细血管脆性增加，可以用Rumpel-Leede现象（束臂试验）来证实（具体表现为在血管压迫区域出现瘀点）。

乳糜性口炎性腹泻的特点是小肠绒毛萎缩导致的小肠吸收功能障碍，其原因是摄入麦麸或类似谷物导致的抗原反应，这种疾病也会引起口腔症状。腹泻发作后会出现舌和口腔黏膜的烧灼感。口内会形成大量的小泡；还可见猩红色和阿弗他口疮样病变以及舌裂痕，形成"乳糜舌"，其表现和糙皮舌病很相似。铁吸收不足和存储量下降引起的缺铁性贫血可以导致唇和黏膜的苍白，其病因通常是慢性失血和饮食中的铁缺乏。

血小板减少性紫癜

慢性淋巴细胞白血病

血液病的口腔表现

虽然血液疾病的口腔表现通常在疾病病情进展后出现，但口腔黏膜的出血或质地和颜色变化可能是其中症状之一。

血小板减少性紫癜的主要口腔症状包括广泛的牙龈渗血。从血凝块中可散发出恶臭的气味。可能出现更严重的自发性出血，尤其是在炎症区域。点状的斑点也在嘴唇等黏膜处以紫红色斑块形式出现。糜烂和溃疡仅在晚期体虚的病例中见到。

在粒细胞缺乏症的急性期，经常可见到口腔和咽部溃疡性病变，并伴有吞咽困难，这些可能是疾病的初期表现。该病可能是急性或慢性（周期性和复发性）的，可能是全身性感染、激素失调或特殊药物反应的原发或继发病症。由于骨髓细胞在成熟过程中被阻滞，黏膜会容易受到细菌的快速入侵。突然发作时，口腔黏膜受累呈坏死溃疡状，周围鲜有红斑围绕。还可见各种类型的牙龈炎，以及在咽、扁桃体和硬腭部位可出现坏疽性口腔炎。严重的病例可出现带臭味的呼吸及过度流涎。

慢性白血病的口腔病变发生率非常高，其严重性表现的差异亦很大。一般隐匿起病，随后可能出现黏膜牙龈松软肥厚以及溃疡，面色苍白，自发性出血，梭菌螺旋体感染和龈乳头坏死，并产生一种难闻的气味。此外，舌头、牙龈和咽喉部可被黑色的假膜性渗出物覆盖。牙龈的肿大通常于下牙舌侧开始，亦可能出现牙齿松动，牙髓液化或化脓和疼痛。位于口腔和舌部的淋巴管以及颌下淋巴结常有肿大表现。一般来说，急性白血病

粒细胞缺乏

恶性贫血

真性红细胞增多症

产生的症状比慢性变异更严重。

在真性红细胞增多症（Vaquez病）中，皮肤和口腔组织会出现鲜艳的紫红色病变，可出现浅表血管扩张、牙龈肿胀、出血。可常常观察到瘀点。

在恶性贫血中，除了舌头是亮红色外，其余口腔黏膜呈现苍白或青黄色的颜色。舌部表现是一种慢性炎症状态，表现为不规则的、火红似燃烧状的斑片，主要位于舌尖和外侧边缘附近（Hunter或Moeller舌炎）。患者舌部有烧灼感，自觉瘙痒或刺痛，伴有进食痛或冷热刺激痛。这些症状出现在恶性贫血的早期阶段，有时在血液病缓解前或者缓解时也可出现。后期的口腔表现如舌乳头逐渐丧失和逐步萎缩，较为少见。舌部的疼痛和灼痛需要与其他病变相区别，如过敏病变、梅毒的舌表现以及地图舌等。

各种皮肤病的口腔表现

多种皮肤病的病理表现可与口腔的表现伴随出现，口腔病变可先于皮肤病理表现，或者同时出现。一般来说，这些病变与皮肤病变没有可比性，由于湿度、温度、是否暴露于创伤、缺乏角蛋白层和继发感染，两种病变有很大的差异。在鉴别诊断中，应警惕单纯局部病灶（例如复发性的口腔溃疡）的发生。

扁平苔藓是一种常见的累及口腔黏膜的皮肤病，它是一种慢性炎症性疾病，无恶变潜质。它最常见的口腔表现是伴有红斑和糜烂的矩形白色斑块；不常见的是溃疡和角化斑块。发病机制尚未完全阐明，但它涉及T细胞介导的免疫反应，通过激活CD8 T细胞对抗上皮基底细胞引起细胞毒性反应。通过对患者病史、体格检查和组织学检查结果的回顾即可诊断。皮肤出现紫色、多边形或角皮丘疹的出现提高了诊断的准确性。然而，在大多数情况下，口腔病变先于皮肤表现，且这种疾病可能仍然局限于口腔。大多数情况下，颊黏膜表现出特有的细纹、浅蓝色的白线和小的、针尖大小的丘疹。舌、上腭和牙龈部位也可出现类似的病理表现，通常比颊黏膜表现出较粗糙的斑块和更密集的丘疹。唇部病变较少见，有时，可以观察到结块的白色物质，覆盖于红色的基底部，形成类似一种侵蚀状的形态，病变容易引起出血和疼痛。放射和交错的灰白色线是诊断中最重要的标志。这些病变最常出现在艾滋病毒携带/艾滋病和其他免疫抑制的病人中。

本病与梅毒、念珠菌病和舌炎的鉴别容易，但与白血病的局部表现相鉴别有时是困难的，而活检则成为重要的辅助手段。扁平苔藓组织的组织病理学图显示了中度角化或角化不全，呈一种"锯齿状"的排列，淋巴细胞呈带状浸润于界限模糊的基底细胞区。淋巴细胞浸润区显著区别于其他部位的基质。

50%以上的天疱疮患者出现口腔表现，在口腔黏膜上形成大的、无痛的

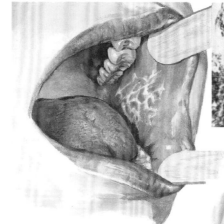

左，颊部扁平苔藓（网状结构）。白色角化病的条纹模式）
上，扁平苔藓组织学表现（致密的上皮下淋巴细胞浸润）

黏膜上的破裂水疱

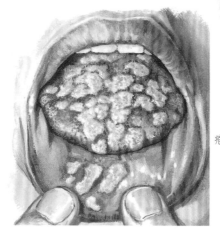

疱疹性口炎见于多形性红斑

囊泡或大疱。薄壁的水疱在短时间内破裂后呈表面的溃疡，边缘呈灰白色的薄膜。炎症反应在病变早期阶段不存在，但可能会以轻微的红晕的形式出现。发病是隐匿的、慢性的，可在无皮肤表现时单独在口腔发生。随着病情的发展，病变扩展融合，可见渗出、流涎、疼痛、出血增多，同时咀嚼和吞咽功能受损。

重型红斑可能会累及皮肤、口腔黏膜、眼睛和肛门。轻型多发性红斑表现与之类似，但不会涉及任何黏膜。轻重型红斑均有明显的特征性皮肤病变。早期口腔中的水疱病变有时与天疱疮难以区分。表现为弥漫性的大疱性口炎，伴有的黄色假膜，病变的大小不一，通常是在病灶周围呈蓝红色乳晕。嘴唇通常肿胀、溃烂，

并布满出血性痂。疾病的严重程度不同，易复发，且与季节相关。尽管红斑的发展与许多因素有关，包括药物、恶性肿瘤、自身免疫性疾病和单纯疱疹病毒感染等，但病毒是造成90%以上病例进展的重要因素。

史-约综合征是一种罕见的急性、危及生命的黏膜疾病，多数是由药物引起的过敏反应。最常见的致病因素是别嘌呤醇、抗惊厥剂、抗菌药物和非甾体类药物。皮肤反应包括广泛的角质细胞凋亡，导致真皮-表皮交界处的皮肤组织的分离。病变处的口腔黏膜以及唇红缘由灰白色的伪膜所覆盖，伴有出血和疼痛。口炎和黏膜炎会导致摄食障碍，导致营养不良和脱水。在史-约综合征中，表皮-真皮的分离面积可达身体表面积的10%。病情

各种皮肤病的口腔表现（续）

进展到影响30%以上的皮肤面积，叫作中毒性表皮坏死松解症。如果病变区域的皮肤比例在10%～30%，那么这种疾病就会被认为是史-约综合征和中毒性表皮坏死松解症的结合。

获得性大疱性表皮松解症是一种自身免疫性的上皮下疱性疾病，主要影响老年人，无明显的性别或种族差异。皮肤的损害是泛化的，在皮肤皱褶区尤其明显。最初的表现是局部的红斑或荨麻疹，这些丘疹合并成斑块，并在几周内变成深红色的囊泡和大疱。口腔偶见少量水疱，也不像皮肤病变那样严重和持续。遗传性大疱性表皮松解症是一种基于机械创伤反应的遗传性大疱性疾病。交界型大疱性表皮松解症以及营养不良型大疱性表皮松解症造成的影响更严重，包括器官的受累、皮肤的裂纹和疤痕的形成，以及口腔摄食障碍及导致的营养不良。交界型的病例中还可见牙釉质发育不全，导致乳恒牙表面的凹陷。龋齿在交界型和营养不良型中都很突出。

朗格汉斯细胞组织细胞增生症是一种罕见的疾病，其特征是组织器官被朗格汉斯细胞浸润。丘疹、疱、结节，以及头皮和尿布区的脂溢性表现是该疾病的主要皮肤表现。在30%的患者中出现了牙齿问题，其中包括一种由朗格汉斯细胞浸润牙槽骨组织导致的破坏性的牙周炎。最终，这可能会导致牙齿支持组织的破坏，上、下颌骨的吸收和牙齿松动（浮齿现象）。牙周炎的特点是牙龈退缩和牙周袋的形成，最终导致牙槽骨吸收和牙齿脱落。

先天性红细胞生成性卟啉病是一种罕见的常染色体隐性遗传病，通常由血红素的合成异常导致。口腔内表现为黏膜发白，以及牙齿出现红棕色的颜色变化（红牙症）。牙齿颜色的特征性改变有助于疾病的诊断：切牙几乎全部变色，尖牙只有牙尖变色，而磨牙的变色程度不一。这些牙齿的颜色改变被认为是由卟啉对牙齿中的磷酸钙的亲和力所决定的。

先天性梅毒是梅毒螺旋体经胎盘

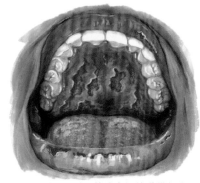

寻常型天疱疮。史-约综合征的黏膜与皮肤的变化

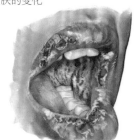

副肿瘤型天疱疮。严重的黏膜与皮肤的病损，见于进展期的史-约综合征

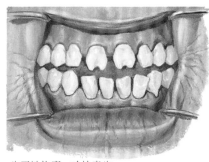

先天性梅毒·哈钦森齿

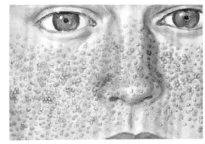

面部血管性纤维瘤（皮质腺瘤）

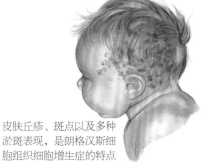

皮肤丘疹、斑点以及多种淤斑表现，是朗格汉斯细胞组织细胞增生症的特点

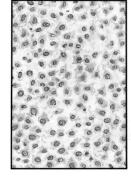

朗格汉斯细胞可见丰富的粉红色胞质，以及明显的核凹陷

感染的结果。在被感染的婴儿中，只有不到一半的婴儿会出现红斑和丘疹、丘疹性皮疹或脱屑性皮炎的皮肤表现，手掌和脚掌上的血疱是感染的病灶。鼻黏膜炎，唇、口、舌、上颚部位的黏液疹，以及肛门-生殖器和口角区域的湿疣是特征性表现。

外胚层发育不良是一组遗传性疾病，影响包括皮肤在内的一种或多种外胚层结构。典型的受影响的部位是毛发（毛发稀疏、部分或完全的脱发），指甲（营养不良、肥大或异常角质化），牙釉质（缺损或缺失），以及发育不全的汗腺。牙齿缺陷是疾病的特征性和核心表现，包括无牙症、多生牙、牙齿发育不良、乳牙滞留、釉质发育不全以及牙槽嵴发育不全。

结节性硬化症是一种常染色体显性遗传病。它会导致器官系统的错构瘤形成，包括皮肤、脑、肾、耳、肺、骨骼和眼部。典型的口腔病灶包括牙龈纤维瘤病和牙釉质凹陷，釉质凹陷是由于牙釉质在牙齿发育过程中形成减少所导致的。凹坑是牙釉质上的结构缺陷，产生凹凸不平的外观，没有颜色和质地的变化。

痣样基底细胞癌综合征是一种常染色体显性遗传病，可出现于上皮瘤、髓母细胞瘤及其他发育异常。该疾病的口腔特点是存在多个牙源性角化囊肿。在幼儿中发现角化囊肿是有力的诊断依据。

免疫缺陷状态的口腔表现

人类免疫缺陷病毒（HIV）感染、骨髓移植、实体器官移植、放疗及化疗导致了绝大部分的免疫抑制。HIV感染及其他免疫抑制状态的典型口腔表现，可归因于以下5种：真菌，如口腔念珠菌病；细菌，如牙龈炎；病毒，如黏膜白斑（专题2-41）；肿瘤，如卡波西肉瘤等。据报道，多达50%的艾滋病患者在病程中可出现口腔病变；目前高效抗反转录病毒疗法（HAART）已明显降低了HIV感染者的口腔念珠菌病、毛状白斑及卡波西肉瘤的发病率。HAART对牙周病的疗效尚不明确。牙龈线性红斑，又称HIV相关性牙龈炎，通常出现在免疫抑制患者前牙的牙龈边缘。HIV感染患者的多形核淋巴细胞数较非免疫抑制患者增加。口腔念珠菌病通常与此种情况有关。虽然通常与菌斑的形成有关，但改善口腔卫生和龈上洁治并不能改善这种状况。舌下菌斑与细菌数量增加有关；因此，治疗包括专业的菌斑去除及抗菌口腔冲洗液的使用。坏死溃疡性牙龈炎（NUG）局限于牙龈组织，没有牙周的临床附着丧失。与此相反，坏死溃疡性牙周病（NUP）也见于免疫抑制人群，可累及牙周韧带，导致牙槽骨的破坏。因此，这些病例可出现发热、不适、呼气恶臭、局部淋巴结肿大等症状。通常NUG见于CD4计数低于500个/mm³的HIV患者，而NUP最常见于CD4计数低于200个/mm³的HIV患者。虽然HAART疗法应能降低上述疾病的发生率，但亦有报道启动HAART疗法时，疾病由静止向出现症状的进展。

与非HIV感染者相比，唇及口内的复发性单纯疱疹感染在HIV感染者中更为常见。这些口腔病变开始于一个囊泡的形成，囊泡可在口腔外破溃结痂。疱疹病变通常累及角化的牙龈黏膜，开始是很小（1~2 mm）的圆形溃疡，逐渐增大融合成一个更大的溃疡。病变通常初发于牙龈，较少情况下，起始于腭和舌。

巨细胞病毒感染不常见于艾滋病

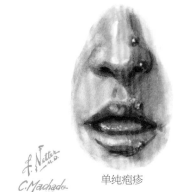

单纯疱疹

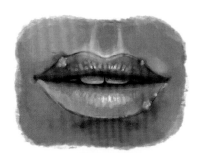

唇疱疹

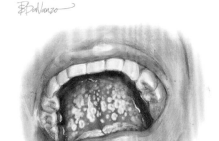

口腔念珠菌病

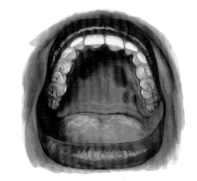

卡波西肉瘤

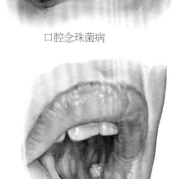

口腔疣

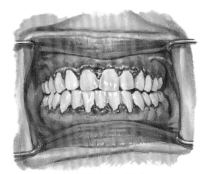

坏死性溃疡性牙龈炎

患者，而多见于骨髓或器官移植的免疫抑制患者。感染可导致疼痛性的口腔黏膜溃疡，呈穿凿样，边界无硬结，周围无任何水肿。此类病变通常见于嘴唇、牙龈、舌、颊黏膜和咽部。

口腔疣（尖锐湿疣）由人乳头状瘤病毒所致。可表现为寻常疣伴有单个或多个粉红色的菜花状结节、有白色尖刺突起的乳头状瘤，或带有平坦粉红色丘疹的局灶上皮增生。疣无症状，大小不一，主要见于嘴唇、牙龈、颊和腭黏膜。口腔尖锐湿疣发生于1.2%的HIV感染者中。该人群可能发生恶性转化。

口腔念珠菌病通常是由白色念珠菌感染所致。少见致病菌为光滑念珠菌、克柔念珠菌和热带念珠菌，其他念珠菌甚少致病。此病是免疫缺陷患

者或接受免疫抑制治疗的患者最常见的感染。假膜性念珠菌病（鹅口疮）可位于任何口腔黏膜表面，为单发或多发的乳白色凝乳样斑块。去除斑块后，可见黏膜表浅出血，罕见情况下，可进展为侵袭性溃疡。

口腔卡波西肉瘤是HIV感染最常见的肿瘤性病变，其发展与免疫抑制程度和CD4 T细胞计数有关。

人类疱疹病毒8型可能是这一血管黏膜皮肤肿瘤的病因。病变通常是无症状的红紫色斑点、结节或丘疹。最常见于腭，其次是牙龈和舌头。少见情况下，病变会延伸到下颌的牙槽骨，导致骨质破坏和牙齿松动。病变可在局部保持稳定，也可融合引起疼痛和出血。

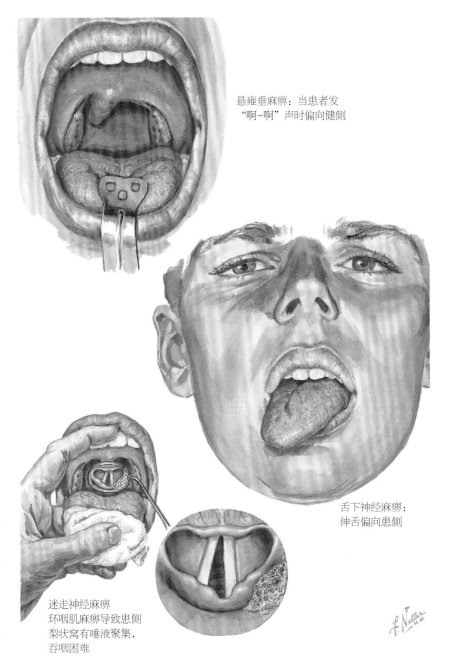

悬雍垂麻痹：当患者发"啊—啊"声时偏向健侧

舌下神经麻痹：伸舌偏向患侧

迷走神经麻痹
环咽肌麻痹导致患侧梨状窝有唾液聚集，吞咽困难

神经源性的口咽异常表现

咽部的运动神经及几乎所有的感觉神经来自咽神经丛，而咽神经丛来自于第Ⅸ、第Ⅹ颅神经的分支。这一对颅神经的传导模式在解剖及功能上均存在重叠。

正常情况下，悬雍垂居中，单侧麻痹患者的悬雍垂偏向健侧。在病人发"啊—啊"声的时候更容易观察到这一现象。在双侧、外周或核（延髓）麻痹情况下，尝试发声或反射刺激时的悬雍垂毫无动度。另一方面，核上性（假性延髓）麻痹情况下，下运动神经元的神经反射仍存在，悬雍垂对压舌板产生的瘙痒感或刺激有反应，但不能随意运动。可用压舌板来验证咽反射的消失与否。吞咽动作可通过患者饮水时咽部的向上运动情况来观察。软腭麻痹时，由于吞咽时鼻腔不能完全关闭，液体会被推入鼻腔，可导致鼻反流或痉挛性咳嗽。鼻音及腭音、失声、呼吸困难及吞咽困难是诊断迷走神经麻痹的必要体征。迷走神经麻痹将导致上咽缩肌神经支配失能，吞钡试验可发现钡剂滞留于梨状窝及梨状窝扩张。进一步用间接喉镜或纤维光学内镜检查，可发现唾液积存于环状软骨后区及梨状窝。迷走

麻痹可以是外周性的，如白喉感染后遗症或外科切除术后遗症，也可是颈静脉孔综合征的症状之一，或颅内疾病所致，如肌萎缩硬化症、小脑下后动脉血栓、脊髓空洞症或真性延髓麻痹。麻痹也可能是核上病变所致（上运动神经元），常见于多血管病变所致的假性延髓麻痹。舌通常由第Ⅻ对颅神经-舌下神经支配，能伸出偏离中线。单侧麻痹时，舌偏向患侧。在

完全的双侧麻痹时，舌完全不能伸出口外。单侧或双侧麻痹可能与萎缩和肌纤维震颤相关，都是外周受累的表现。除唇音外的发音都受损。迷走麻痹时，同侧的喉返神经也总是受累。由声襞的固定性，导致了声嘶。双侧麻痹时，声带固定于中线，导致呼吸困难，需紧急气管切开。喉返神经麻痹通常是由外科手术创伤、肿大淋巴结的压迫和局部癌症的扩散导致的。

咽部感染

A型链球菌（化脓性链球菌）引起的急性扁桃体炎是咽部感染中最常见的病原体。该疾病主要发生于儿童、青少年以及扁桃体肥厚和存在扁桃体复发性感染史的青年人群。头痛、寒战、咽喉疼痛及发热等症状可迅速进展。扁桃体发炎肿大，在扁桃体隐窝中可见到干酪样的渗出物。感染通常为双侧，伴局部淋巴结肿大、压痛。悬雍垂水肿使得发音重浊，并导致唾液聚集于口腔内。腺样组织、舌扁桃体以及咽扁桃体常参与感染的炎症反应过程。咽部分泌物培养出链球菌是诊断的金标准，但因快速抗原检测更便捷，即使该法灵敏度稍低，也成为临床更常用的诊断方法。咽部感染通常具有自限性，可在数天内缓解，抗生素治疗可缩短病程及减少并发症。

猩红热是化脓性链球菌引起的急性扁桃体炎的非化脓性并发症，这种链球菌可产生一种红斑毒素导致皮疹和黏膜疹。

急性或慢性扁桃体炎的局部并发症主要为扁桃体区域化脓，即扁桃体周围脓肿，也称扁桃腺炎。该病可发生于扁桃体炎的急性期，但更多地出现于急性感染恢复期、症状缓解时。吞咽疼痛、牙关紧闭、悬雍垂水肿、悬雍垂向脓肿对侧移位，同侧耳痛以及局部淋巴结肿大，以及伴随的舌腭弓和（或）软腭处有明显隆突，是扁桃体周围脓肿形成的早期特征性症状。有时候，脓肿发生于腭舌弓使扁桃体向前移位，指尖在肿胀处触诊触及波动感可明确诊断。脓肿自发性破裂或手术切开引流可迅速缓解症状，抗菌治疗可控制相应的细菌感染。

白喉是由白喉杆菌（克雷伯-拉弗勒杆菌）感染引起，其特征是在咽部黏膜形成膜性炎症（其他黏膜表面也可能成为感染的主要部位）。这种炎症性黏膜，起初为凸起的白色斑块，逐渐变黄，之后变为褐色，并腐化，剥脱后可见粗糙、出血的黏膜表

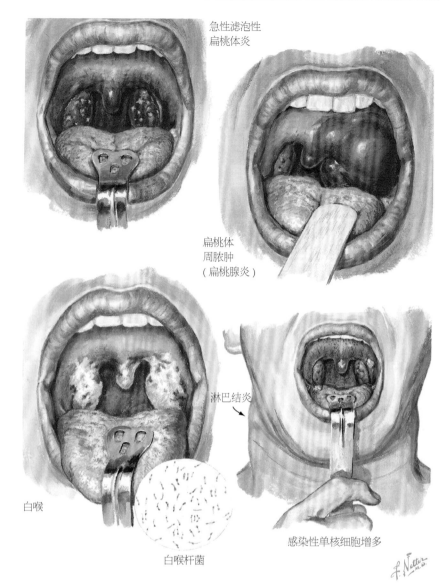

急性滤泡性扁桃体炎

扁桃体周脓肿（扁桃腺炎）

白喉

白喉杆菌

淋巴结炎

感染性单核细胞增多

面。与滤泡型扁桃体炎不同，炎症过程并不局限于扁桃体隐窝，可涉及扁桃体柱、软腭、鼻和喉部。渗出物涂片进行形态学鉴定或培养出白喉棒状杆菌可明确诊断，后者诊断依据更为可靠。抗毒素治疗是可选择的方法，必要时应用抗生素治疗。虽然心肺并发症很少出现，一旦出现则可能危及生命，因此，相对于疾病治疗，免疫接种的一级预防是更好的选择。自从儿童白喉-百日咳-破伤风疫苗问世以来，美国的白喉病例数已大为减少，然而，由于成年人没有接种疫苗以及部分父母选择让孩子退出疫苗接种计划，导致最近白喉病例又有所增加。随着咽部腺体引起发热及感染性单核细胞增多，由红斑包绕形成的片状病灶分散在整个喉咙。这些病灶随着感

染消退而消失，症状可持续2~3周，并可能再次复发。虽然腺体病可涉及全身，但颈部腺体是主要受累及的部位。

会厌炎是会厌、杓状会厌皱襞和邻近声门上部的急性感染，常常危及生命。流感嗜血杆菌B是涉及此过程的主要病原体，该致菌菌通过直接侵入咽部或通过血液传播两种途径感染。该病最常见的症状是声门下水肿引起的喘鸣、呼吸困难。直接或间接观察会厌可确诊水肿性会厌炎，但检查可能诱发喉痉挛和快速失代偿。因此，可以进行颈部侧位X片检查来观察从下咽前壁突出的肿大会厌（拇指征）。气道管理是治疗的首要步骤，其次是辅助支持治疗。自启动疫苗接种方案以来，出现这种感染的患者数量已经显著减少。

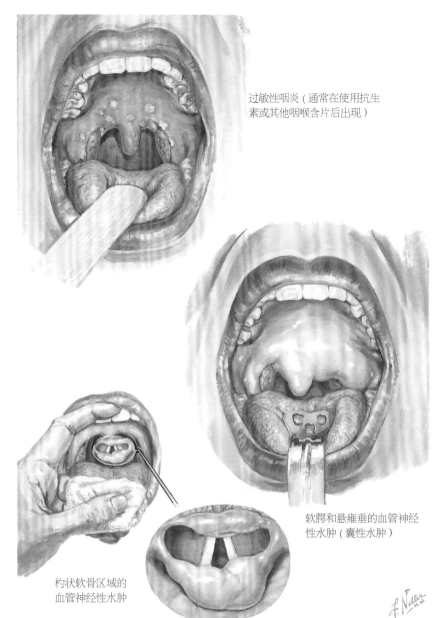

过敏性咽炎（通常在使用抗生素或其他咽喉含片后出现）

软腭和悬雍垂的血管神经性水肿（囊性水肿）

杓状软骨区域的血管神经性水肿

咽部过敏性疾病

过敏在临床上可作为独立的疾病仅仅出现在咽部，也可能表现为伴随皮肤或其他部位的过敏症状。血管性水肿属于后天获得或遗传性疾病，是由于体液从破损的血管壁中渗出进入组织间隙导致迅速进展的皮下组织水肿。过敏反应可仅仅表现为咽部水肿，或伴随皮肤荨麻疹，也可表现为急性过敏反应。水肿产生的机制为炎症介质作用于毛细血管和小静脉，引起血管扩张及血管通透性增加，导致液体渗出到周围组织中。急性表现通常是由对食物、药物、乳胶或昆虫叮咬引起的过敏反应引起的。过敏性水肿不仅限于表面的黏膜，还包括深层的结缔组织。组织液的渗出引起病变组织表面的非炎症反应性肿胀。这类水肿可以发生于上腭、悬雍垂、杓状会厌皱襞以及甲状软骨。典型的水肿一般发生于声门上区，但会厌、杓状会厌皱襞及喉部的独立参与也可能产生突发可致命的窒息症状。患者通常主诉突然出现的吞咽困难或呼吸困难伴随咽喉肿胀或异物感。

在悬雍垂血管性水肿或昆克病中，因悬雍垂、软腭或扁桃体柱苍白水肿、肿胀，可出现窒息感及濒死感。当血管性水肿进展到气道阻塞，即将发生的窒息时，肾上腺素可以挽救生命。该病的治疗方法与其他过敏疾病类似，即远离过敏原及特异性脱敏治疗。抗组胺药物和皮质类固醇可有效缓解水肿。在急重症情况下，紧急气管切开术是挽救生命的措施。外周血嗜酸性粒细胞升高对评估特异过敏性疾病有诊断意义。

过敏性咽炎可以由抗生素或咽喉含片引起。这种孤立的黏膜溃疡，直径只有几毫米，周围环绕着小块红斑，可分布在软腭、扁桃体柱、颊黏膜、舌下或嘴唇，这种溃疡表面均覆盖着一种白色的薄膜，它们可能是由于咽喉含片中的抗原成分造成，如含片中的常见抗生素或薄荷醇成分。服用广谱抗生素造成的溃疡更常见，病变可能是对抗生素过敏，或由于抗生素对口腔正常菌群造成影响导致机会性真菌感染引起。抗组胺药物或类固醇可迅速缓解症状，避免使用这类药物可防止复发。

颌骨及口腔囊肿

下颌骨或上颌骨的非上皮源性囊肿可能是由于创伤性骨髓内出血引起的，或者它们可能是单发和多发性纤维性发育不良（弥漫性或局部性纤维性骨炎）和广泛性纤维性骨炎的表现，也称为囊性骨营养不良，由于后一种情况是骨骼或内分泌系统的全身性疾病（原发性或继发性甲状旁腺功能亢进），因此本文将不再讨论。它们主要通过射线平片显示，通常被认为是囊肿，但病变内容物通常比液体硬度高。

颌骨的上皮囊肿从病因上分为根尖周囊肿、滤泡囊肿和面裂囊肿。牙周囊肿或根尖周囊肿是在龋齿或外伤导致的炎症基础上引起牙根尖肉芽肿演变而来。在牙齿的生成发育过程中，Hertwig上皮根鞘中的大部分上皮细胞已经被破坏和分散，在感染的根管中，细菌及毒素刺激残余的上皮细胞增殖，最终，该上皮细胞排列在肉芽肿的坏死中心周围并增殖增厚，逐渐将炎症局限隔离，形成纤维囊包绕上皮囊，囊内液体因体液渗出而增加。通常在组织学上发现囊肿外膜存在圆形细胞浸润，以及相邻的结缔组织、细胞碎片、脓液、巨噬细胞和胆固醇晶体。即使去除了含有肉芽肿的牙齿，囊肿仍然可能存在，并且可以以无菌病损的方式快速增长。

含牙囊肿或滤泡囊肿，是由牙囊的釉质上皮形成的，位于未萌出的牙齿的牙冠部。它是一种良性的非炎症性的发育性囊肿。只有当相邻的牙齿恰巧发生脓肿时，才会出现感染。滤泡囊肿的发病机制是在成釉器的退化和水肿时开始形成，而牙釉质通过扩张的方式在发育的牙冠上形成各种形状，单纯滤泡囊肿形成于牙釉质分泌之前，它可以抑制牙齿的成熟或者与牙齿完全分离。含牙囊肿在牙釉质发育形成后的阶段开始形成，逐渐覆盖了牙冠部分，从而干扰牙齿的萌出，牙齿可因囊液的压力偏移到颌骨的异常部位。囊肿通常是单腔，鲜有

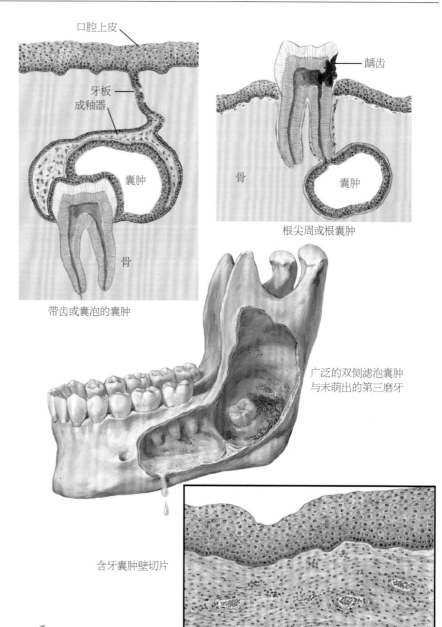

口腔上皮

牙板
成釉器

囊肿

骨

带齿或囊泡的囊肿

龋齿

骨   囊肿

根尖周或根囊肿

广泛的双侧滤泡囊肿与未萌出的第三磨牙

含牙囊肿壁切片

多腔。最常见的部位是下颌第三磨牙区。直到囊肿逐渐扩大，压迫骨皮质板导致颊、腭、牙槽骨外突，或上颌窦及鼻腔被侵犯时，才被发现。此时囊肿壁变得如羊皮纸般薄，触诊时可发出噼啪声。在囊肿的压力及牙根挤压下，放射线成像可以看到与囊肿相邻的牙齿倾斜，以及未萌出牙齿的完全移位。牙齿的活力依旧存在，牙根未被吸收。病变区的皮质骨层光滑完整、形状为单腔，无牙根侵犯是其区别于侵袭性肿瘤、成釉细胞瘤、良性骨巨细胞瘤、局限性或全身性纤维性骨炎的重要特征。但当囊肿被邻牙

的感染侵犯时，则像一个被破坏的囊腔，具有渗透性。另外，一些囊肿为多腔囊肿，如果不进行组织活检很难与成釉细胞瘤相鉴别。囊肿的囊壁由纤维结缔组织排列于上皮细胞外侧形成，外层由一层致密的骨组织包绕。囊壁的上皮细胞为复层鳞状上皮细胞，有些囊肿上皮很薄，有些则很厚，而另外一些囊肿的囊壁为单层柱状上皮细胞组成。囊肿内含的囊液一般是澄清的稻草色，如含有胆固醇结晶则呈现彩虹般的光泽，或者含有上皮和出血性碎片形成的稠厚而粗糙的物质。

颌骨及口腔囊肿（续）

面裂囊肿，也称为裂囊肿，形成于胚胎期双侧下颌融合处。它们可能位于腭裂、上颌骨或下颌骨（中线或中位囊肿）的中位裂隙处，或鼻窦间交界处。鼻腭囊肿形成于胎儿鼻腭交通遗留部分的切牙管或切牙孔中，并可能与面裂囊肿并发。刺激或黏液分泌物可能是表浅型面裂囊肿形成的主要病因。通常，鼻腭囊肿不出现临床症状，除非囊肿体积非常大，一般仅在影像学检查中被发现。影像学表现为在两颗中切牙的根尖部位的低密度影像，常与根尖囊肿混淆。它的大小不等，从切牙管的轻微膨胀到几厘米不等的病变，并可侵犯切牙管的靠上部分。如果浆液或黏液分泌物滞留于中切牙的龈乳头区域，产生肿胀，则可从乳头两侧的两个小孔排出。偶尔发生的继发感染可引起腭黏膜肿胀，有波动感，类似于牙槽脓肿，在压力的作用下，黏液脓性分泌物经小孔排出。在无牙殆中，牙槽骨的吸收则可能暴露既往未被发现的鼻腭囊肿。

口腔黏膜囊肿发生于黏液腺及其导管，偶见于舌下腺的潴留性囊肿。黏液囊肿可能出现在唇或颊的内侧面，尤其在与咬合面平行的水平上，因为咀嚼损伤会导致黏液导管阻塞。潴留性囊肿通常是圆形、半透明的或者蓝色的肿物，直径从针尖大小至1 cm不等。舌头上的Blandin-Nuhn腺体可能会形成深部的黏液囊肿，这种深部囊肿生长到较大体积后才在舌腹面上出现肿胀。

舌下囊肿因其酷似青蛙的腹部而得名，这个术语用于口腔底部的囊性肿块显得太宽泛。一个常见的错误是将舌下囊肿归因于下颌下腺（Wharton）导管的阻塞，但这种病因仅限于典型的舌下囊肿。舌下囊肿最常见的原因是舌下腺的排泄管阻塞。在少数病例中，舌下囊肿可能起源于中线处的腺体或从含上皮（Bochdalek 腺）的纤毛囊肿中产生，这些纤毛囊肿源自于原始的甲状

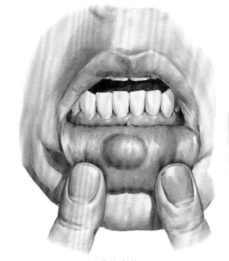

唇黏液囊肿

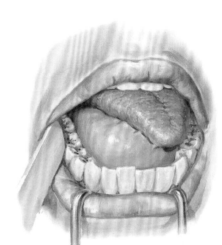

舌下皮样囊肿

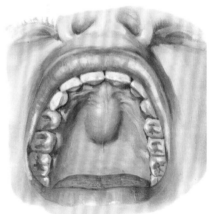

舌下囊肿

鼻腭囊肿（继发感染）

舌腺导管。典型的舌下囊肿是在黏膜下的口腔底前部外侧开始的，它通常生长缓慢，也可快速发展为囊性肿块（急性舌下囊肿）。它为浅灰色，清楚显现着许多小血管。舌下囊肿触诊为液体被一层弹性包膜包绕的感觉，这层包膜可自发破裂，但很快会被重新填满。当它大到一定比例时，会越过中线，被舌系带分割成两部分，导致舌体异位以及发音障碍。舌下囊肿有时会向下颌下方突出，是由于舌下腺的一部分向下穿过下颌舌骨肌。

皮样囊肿，起源于胚胎头部发育过程中外胚层结构的中胚层，发病往往见于10～30岁的年龄段。它们位于下颌中线或位于口底深部的颏舌骨肌之间，或位于下颌角的侧方。囊壁为复层鳞状上皮纤维膜排列形成的纤维囊，囊内填充着富含皮脂或毛发的干酪样或半固态的团块物，理论上讲，囊内还可能存在牙齿和其他附属器官。皮样囊肿可能达到很大尺寸，并突出于颈部或舌下，触诊为柔软的或半固定面团样的包块，无波动感。当黏膜薄到足以显露它时，可以看到囊肿为蜡状或淡黄色。

纤维瘤

硬的乳头状瘤

齿瘤（骨巨细胞瘤）

血管瘤

牙龈瘤（巨细胞瘤）

妊娠瘤

口腔良性肿瘤

口腔内的肿瘤非常多样化，在这里我们讨论少数几种。纤维瘤可以发生在牙龈、唇部、上腭和颊黏膜上。它们的质地软硬不一，颜色可为苍白色或红色，取决于所含胶原蛋白的密度及血管的数量。牙龈纤维瘤（纤维性牙龈瘤）通常是由骨膜分化产生，形态上可带蒂或无蒂，一般分化较好，生长缓慢。

乳头状瘤一般是柔软带蒂的，来源于由黏膜白斑区域的疣状角化上皮细胞。有些乳头状瘤上皮突起可突破基底层生长，有时会向内卷曲生长并固定在基底上，这些生长特点提示可能为恶性肿瘤。乳头状瘤可与纤维瘤发生在相同位置，舌部亦可见到。

血管瘤，无论是海绵状还是毛细管状的，可发生于口腔任何部位的血管内皮，多见于舌。它可能是先天性或家族性的，也可能后天形成。多发性血管瘤可发生在消化道黏膜的任何地方，嘴唇、舌头、牙龈和直肠都是好发部位。病变颜色可从浅红色到深紫色不等，按压可使病灶发白。一些大的血管瘤不那么平坦，表现为球状，在其游离的黏膜表面上呈分叶状，并有通过骨溶解向骨内移位的趋势。血管瘤随着滋养血管的内皮细胞增殖延伸进行性扩张生长，实际病灶通常比临床查体观察到的范围更为广泛。据报道，偶有临床上的小手术，例如拔牙，可引起口腔血管瘤破裂大量出血的病例发生。

良性巨细胞瘤，又称牙龈瘤，来源于牙周膜或骨膜，常见于牙龈，也可在骨内生长，它具有复发倾向，除非病变组织被彻底清除。从表面形式看是肉芽肿形成过程，伴随许多巨细胞侵犯骨小梁；陈旧的病灶包含更多成熟的成纤维细胞，较少合并出血。病灶中渗出的血红蛋白转化为含铁血黄素，因此偶尔呈现出棕色。中央巨细胞瘤可能表现出吸收性炎症的特征，但表现得像肿瘤，与长骨巨细胞肿瘤完全相同，但它与巨细胞肉瘤几乎没有关系。然而，肿瘤可以侵犯到骨头，并使牙齿移位。其外周没有包膜，但不会转移。实质上它是由不同数量的胶原纤维、出血性碎片和多核细胞组成的。有时候，在牙龈或骨头上的一个巨大的细胞瘤是甲状旁腺功能亢进的表现。

妊娠期龈瘤是一种增生性病变，这在患有慢性牙周炎的孕妇中很常见，但有时也可因其他内分泌状态改变引起（如青春期）。出血是妊娠期龈瘤的早期表现，尤其是牙间隙处，颜色从浅覆盆子色至暗红色，随后表现为牙龈乳头的增生和肥厚，肿瘤体积范围从轻微的肿胀到1～2cm不等。肿瘤可能会包裹不止一颗牙齿。改善口

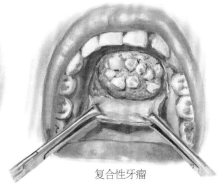

成釉细胞瘤

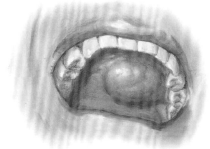

成釉细胞瘤

口腔良性肿瘤（续）

腔卫生条件和牙刷技术可延缓肿瘤生长，如合并持续出血则需要手术干预。较小体积的肿瘤一般在分娩后消失。

　　成釉细胞瘤，有时候被称为釉质瘤或牙釉质瘤，是一种上皮源性肿瘤，主要发生在下颌骨（按发病率的顺序主要发生于第三磨牙、下颌升支以及前磨牙区域）；它属于牙源性肿瘤（如黏液瘤和牙骨质瘤）（无图示）。普遍认为，成釉细胞瘤源自于牙釉质或牙板的残余物，来自分化程度较低的细胞（前成釉细胞），而不是产生滤泡囊肿的细胞。肿瘤主要为多囊性，有时是单囊性，有时是固体的。这种固体形态肿瘤极少在被发现时出现转移。肿瘤的生长速度非常缓慢。X线下可观察到，微囊泡浸润形成的微小的小室或小槽使下颌扩张，微小骨囊的形成造成周围组织扩张，通常是唯一的症状。病变最终可能会扩展到眼眶、鼻窦、甚至颅骨。最常见的类型是微观上可识别的成釉型，外层为圆柱形细胞、中心为星状细胞的类釉质滤泡是其特征。有时可见固态呈串状的未分化细胞或星状细胞鞘，还可见到鳞状细胞或棘细胞堆积。成釉细胞瘤的显微病理分级对于每个病例的正确处置、选择局部切除或根治性切除有重要意义。成釉细胞瘤的复发率极高，有极少数被确诊为恶性肿瘤。

　　牙瘤，是一种牙源性肿瘤，由外胚层和中胚层组织混合组成，质地或

腭部的混合瘤

复合性牙瘤

硬或软，取决于肿瘤组织钙化物质的存在与否。质地硬的牙瘤由异常排列的牙釉质、牙本质和牙骨质组成，牙瘤形成过程中，软的纤维基质逐渐被钙化的元素所取代，外部形成一个囊状。混合型牙瘤含有奇异的硬结构，没有固定的形状，组合型牙瘤同时包含有一些未成熟的牙齿和形态正常的牙齿，有时可达几十个。这些肿瘤结构可能会萌出，形成类似正常的牙列。

　　颌骨的黏液瘤（无图示），来源于牙乳头的胚胎组织，也是一种良性的牙瘤，是和牙骨质瘤类似的一种特殊的纤维瘤，它通常发生于下颌前牙根尖区。多发性的骨质瘤只在女性中发现，这表明肿瘤生成受雌激素的影响。

　　骨瘤（无图示）是致密的成骨性肿瘤，骨纤维瘤病变呈弥散型。两者都是生长缓慢的良性肿瘤；当肿瘤导致畸形时，采用保守的手术方法治疗。

会厌囊肿（镜视图）

会厌谷脂肪纤维瘤

会厌和舌根（下咽部）良性肿瘤

发生于舌骨和舌根部的良性的小结缔组织肿瘤可能存在很长时间，直到它们生长到一定尺寸，才会导致固体食物的吞咽困难。有时患者主诉当头部处于特定的姿势时出现呼吸困难，最主要的原因是这些良性肿瘤的肿块因头部位置改变而出现移位，导致阻塞、损害气道。肿瘤平滑、柔软，并由完整的黏膜包覆，最常见的是会厌囊肿，在镜检时很容易被发现。囊肿可以自由移动，因为有蒂附着于会厌的黏膜表面，易于在间接喉镜下用镊子取出。

在干扰正常呼吸之前，舌下纤维瘤可能不会被发现。肿瘤的肿块通常是圆形、淡黄色，并被平滑的黏膜覆盖。肿块一般附着于会厌软骨处的舌面上，占据舌根后部的位置从而覆盖喉部入口。肿瘤通常都是良性的。治疗方法为手术切除病灶。

疣状神经瘤（未示出）较罕见，该肿瘤在显现症状之前可能达到较大的尺寸，症状因肿瘤大小而异，可能导致吞咽困难或呼吸困难。

异位的舌甲状腺在明确诊断前可能存在很长一段时间，它在舌的后表面呈现为平滑的隆起，起于盲孔区并向后延伸至会厌的舌面。肿块表面光滑，质地柔软，并被完整的膜覆盖。有些肿瘤可能变得很大，以至于妨碍呼吸。肿瘤向下延伸进入喉前庭和（或）压迫会厌进入喉前庭可能是导

盲孔
异常（舌）甲状腺

致呼吸障碍的原因。当遇到舌根的光滑肿瘤时，应考虑该诊断，通常是排除性诊断，甲状腺扫描在肿块区域显示放射性碘跟踪剂可明确诊断。由于这类异常甲状腺部位较深，难以通过穿刺获取足够的典型组织进行活检，因此如果肿块不引起症状，则可能不需要进行治疗。

在显微镜下，异位舌甲状腺通常表现为功能正常，因此，应尽可能保持原状。可借助甲状腺扫描显示舌腺的功能特性。如果肿块太大以至于妨

碍呼吸，治疗剂量的放射性碘可导致肿瘤缩小消退，但可引起甲状腺功能减退，必须采取后期相应治疗。如在舌甲状腺中发现腺瘤样组织（通常也在正常的甲状腺中存在），此时最好通过手术方式切除。

在舌根部可能会发生其他需要切除的肿瘤，其中成肌细胞瘤是一种常见的手术切除效果较好的类型。而舌和软骨部的淀粉样瘤在之前的章节已经进行了描述，这类肿瘤不适合手术治疗。

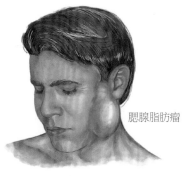

腮腺脂肪瘤

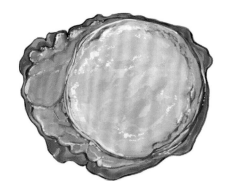

多形性腺瘤的外观

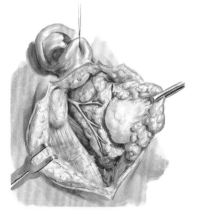

腮腺肿瘤

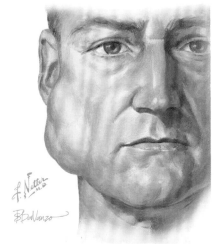

良性混合性唾液腺瘤

唾液腺良性肿瘤

多形性腺瘤，也称为混合性唾液腺肿瘤，是最常见的良性唾液腺肿瘤，约占60%。这类肿瘤最常发生于腮腺，其次是小唾腺和下颌下腺。该肿瘤在成人女性中多发，而在儿童中男性多见，肿瘤通常生长缓慢、无症状。肿物通常生长于腺体的下部，逐渐扩大，呈卵圆形或圆形的包膜完整的肿块。当肿瘤扩展到实质深处时，肿瘤趋于硬而分叶，导致覆盖部位皮肤变薄。面神经受累可能是由于直接侵犯或间接压迫神经组织造成的。肿瘤由导管上皮细胞和肌上皮细胞组成，具有梭形、浆细胞样、上皮样细胞、星状或基底细胞形态学特征，分布于黏液软骨样的间充质中。手术切除后的复发病变通常是多结节性的。

基底细胞腺瘤病理表现为基底样细胞呈团状、管状的小梁或膜性结构样增生，通常源于腮腺的单发、无症状、生长缓慢的肿瘤。瘤体边界清晰，直径可达3 cm。除了膜性变异外，手术切除后的复发率相当低。

乳头状淋巴囊腺瘤，通常被称为沃辛瘤，是第二大常见的唾腺肿瘤，主要发生在腮腺。与其他唾液腺病变

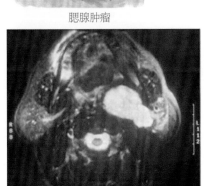

腮腺多形性腺瘤：T2 加权核磁影像高信号（引自 Flint PW，Haugher BH，Lund VJ，et al. Cummings Otolarygology-Head and Neck Surgery. Elsevier，Philadelphia，2014）

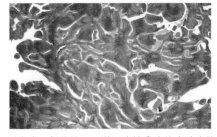

沃辛瘤，低倍镜下。淋巴瘤性乳头状囊腺瘤伴致密淋巴间质。（引自 Thompson LDR，Head and Neck Pathology：Foundations in Diagnostic Pathology，Elsevier，Philadelphia，2012）

不同，乳头状淋巴囊腺瘤与烟草的使用密切相关，最常见于60~70岁的白人男性。肿瘤常双侧同时发生，呈分叶状，和其他唾液腺瘤一样，它生长缓慢，直径可达4 cm。病理表现为双层的肿瘤细胞，在密集的淋巴基质内呈乳头状和囊状排列。病变部分包括部分腮腺组织、唾液腺组织和局部淋巴结，手术切除复发率高达25%。沃辛瘤虽然很少发生恶变，但可能发展成为鳞状细胞癌或B细胞淋巴瘤。

腺管瘤占唾液腺良性肿瘤的1%，好发于小唾液腺，尤其是上唇小唾液腺，这在70岁左右的美国黑人女性中最为常见。病变质地通常是坚实的，生长缓慢、单发、直径达2 cm。体格检查通常发现为边界清楚、实性或囊性的粉红色或棕褐色的无包膜肿块。组织学上，可见立方形和短柱状肿瘤细胞组成长的管状结构，分布于松散的、轻度胶原化基质中。可通过手术切除病灶，极少复发。

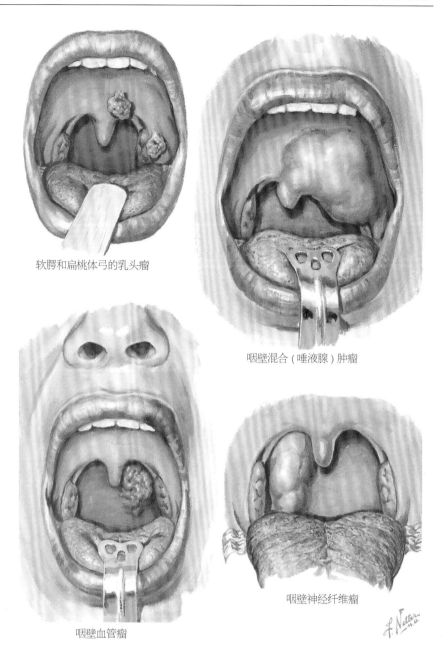

软腭和扁桃体弓的乳头瘤

咽壁混合（唾液腺）肿瘤

咽壁血管瘤

咽壁神经纤维瘤

口咽部良性肿瘤

　　口咽部的大部分良性肿瘤均起源于结缔组织；扁桃体柱和软腭的小的上皮乳头瘤虽然不罕见，但很少被发现，因为它们通常是无症状的，只是在常规检查中偶然被发现。小的乳头状肿块可以用镊子在基部取出，经局部烧灼处理后很少复发。

　　鳞状细胞乳头状瘤是一种常见的良性肿瘤，是口咽部的良性肿瘤。它由纤维血管结缔组织间质和非角化鳞状上皮组织组成，与人类乳头状瘤病毒血清6型和11型有关。虽然这种肿瘤可以在发生于口腔黏膜的任何部位，但更好发于硬腭、软腭和悬雍垂。在相同的口咽区域还可以看到寻常疣，也称普通疣，也与人乳头瘤状病毒感染有关，但与之相关的为人乳头瘤病毒血清2型和4型。

　　软腭和后咽部的小腺瘤很少见，这种腺瘤最好通过手术切除。

　　更常见的肿瘤类型是固着于结缔组织的血管瘤。口腔的血管瘤通常是先天性的，但在生存后期可能会被忽视。肿瘤透过覆盖的黏膜呈现蓝紫色是血管瘤典型的特征，出现这样的特征时即可明确诊断，无需显微镜检查。血管瘤肿块质地柔软、按压可凹陷。大部分无症状，而且很少会出血。咽部的血管瘤偶尔伴随唇、舌或颊以及其他胃肠道的类似病变。除非病变变大且有症状，否则无需治疗。手术切除是可选择的治疗方法。

　　咽壁的混合肿瘤表现为光滑而坚硬的黏膜下凸起。它们偶尔位于软腭后面的后喉部、咽后壁或软腭本身。可以通过穿刺活检进行诊断。更常用的方法是，在肿瘤周边的正常组织区，对整个肿瘤进行切除活检，则既能明确诊断又能去除病灶。如不进行扩大切除，如切除时肿瘤包膜破损或者切除不完整，混合瘤容易复发。

　　下咽神经纤维瘤表现为无蒂、结节性的黏膜下肿瘤，经常沿着咽后壁或咽侧壁以线性方式延伸。这些肿瘤可能与弥漫性神经纤维瘤有关，它们是突出进入下咽的包囊性肿瘤。抽吸活检可利于诊断，但肿瘤连同黏膜切除活检更可靠。

　　还有一些在口咽部出现的较少见的其他结缔组织起源的肿瘤，包括脂肪瘤、肌细胞瘤（特别是在舌的后部）和咽部黏膜的纤维瘤。肌细胞瘤可能会由于创伤和黏膜下出血而生长加速。肿瘤表现为可以在黏膜下被触及的深部包块，病理可见具有多颗粒状胞质的多边形细胞。它们不像癌一样坚硬，并且没有溃疡倾向。所有这些肿瘤最好通过局部切除术来治疗，这样可以同时起到明确诊断和治愈的作用。

口腔及口咽部恶性肿瘤

鳞状细胞癌（SCC）是一种表皮样癌，它是最常见的口腔及口咽部恶性病变。鳞状细胞癌来源于口腔的上皮细胞，唇、舌、口底、牙龈和上腭的发生率依次递减。在口咽部，它最多来源于腭扁桃体隐窝。尽管位于口腔与口咽部的鳞状细胞癌很有相似性，但也存在显著的临床及生物学差异，这提示两处SCC是两种独立病变。口腔与口咽部癌症均多见于男性，并且在50岁前均罕见。这两种恶性病变之间有显著差异，即口腔SCC发生率正在降低，而在口咽部的发生率则在升高。烟草是最明确的口腔SCC发病危险因素，酒精与烟草具有协同致癌效应。嚼槟榔、放射线暴露、维生素缺乏以及环境和职业暴露史是SCC发病的非典型危险因素。尽管烟草仍为口咽部癌症发病危险因素，但是人乳头状瘤病毒感染可能为最重要的口咽部SCC发病病因，尤其是血清型16。

口腔癌症通常始于作为癌前病变的口腔黏膜白斑或黏膜红斑。在黏膜白斑病变中，若棘细胞层出现无序排列并有角化不全，则恶变生长的趋势较强。病变局部可见裂纹和乳头状增生是向癌变转化的临床危险征象。与此相反，口咽部SCC的癌前病变并不常见。吞咽困难、吞咽痛、耳痛与体重减轻是口腔及口咽部SCC的共同临床表现。牙列问题和口腔出血是口腔SCC的特征，阻塞性睡眠呼吸暂停和颈部肿块则多发现于口咽部SCC。SCC的大体外观多变，可以是由其癌前黏膜白斑构成的灰白色、无明显特征的增厚黏膜，也可以是大的扁平溃疡病损或较大的蕈伞型肿块（伴或不伴局部浸润）。上皮发育不良病变发生于病程早期。基底膜受损表明有浸润性病变，可有外周神经和淋巴管浸润。组织学上看，大多数SCC病变表现为鳞状分化，可有粉红色胞质细胞巢、细胞间桥以及伴有促纤维间质的角化珠。口咽部SCC表现为少胞质的"蓝细胞"形态学特征、有丝分裂高度活动的核浓染以及少角化至无

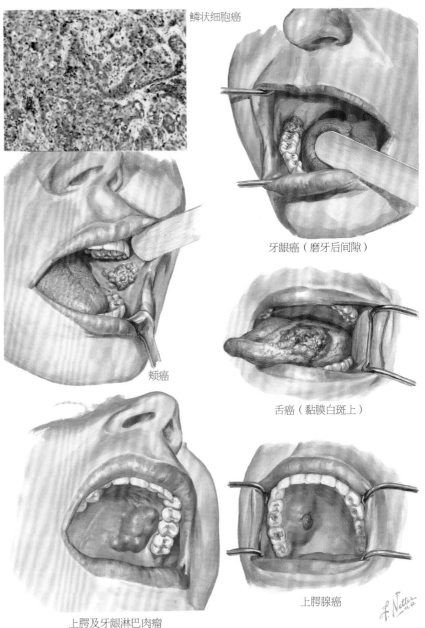

鳞状细胞癌

颊癌

牙龈癌（磨牙后间隙）

舌癌（黏膜白斑上）

上腭及牙龈淋巴肉瘤

上腭腺癌

角化。局部或颈淋巴结扩散在口咽部SCC中较常见，而口腔SCC中则少得多。在人乳头状瘤病毒感染相关性肿瘤中，口咽部SCC的总体预后显著优于口腔SCC。两种病变的治疗方法为包括放疗、放化疗和（或）手术切除的"鸡尾酒"疗法。

梅毒性舌炎被视为癌前病变，是一种梅毒口腔表现，表现为弥漫性舌萎缩伴乳头缺失。卡波西肉瘤是一种可见于口腔的内皮恶性病变，主要存在于艾滋病患者。很罕见的，可在东欧或地中海血统老年男性、非洲某些地区患者尤其是来自南非的班图人儿童以及免疫抑制个体尤其是移植受者

中发现。临床亚型因所受累的人群不同而有所不同。最常见的口腔部位是上腭，继而是牙龈和舌背部。病变外观取决于其在病程中被发现的时间点。早期病变扁平、红色、无症状，后期病变则较大、颜色较深并隆起，最终进展至溃疡、出血并有疼痛的大的结节状病变。随着高活性抗逆转录病毒治疗（HAART）的广泛应用，该病变发生率已经急剧降低。

淋巴肉瘤以及其他各种成淋巴细胞瘤偶尔也可见于口腔。该肿瘤源自黏膜下层的淋巴组织，尤其是上腭和咽部。这种肿瘤的典型特征是快速生长并且早期局部及区域淋巴结转移。

唾液腺恶性肿瘤

尽管大多数腮腺肿瘤为良性，但仍约有20%为恶性，原发性恶性病变最多见，混合性肿瘤、腺瘤与囊肿恶变来源较少见。

腺癌很少出现在口腔，为大唾液腺的原发性肿瘤，特别是腮腺。在口腔，它由小黏液腺相关胚胎上皮发育而来，主要位于上腭。其最初为黏膜下深层结节，可突破表面并在后期出现溃疡。腺癌占所有唾液腺癌的近20%，最多可影响60%的大唾液腺，主要为腮腺。

唾液腺导管癌是一种侵袭性腺癌，代表了9%的恶性唾液腺肿瘤，近乎遍及大唾液腺，尤其是腮腺。不像大多数唾液腺肿瘤，该癌显著多发于男性，具有较宽的年龄范围，横跨年轻成人至老年人。如图示，它表现为较硬的无包膜肿块，始发于腺体最上部或下颌后叶并快速生长使表面肿胀。痛感可能因感觉神经受压而比较严重。相邻组织被浸润，肿块触诊似植入下颌支，其上皮肤固着。组织学可见导管或腺泡再生，或黏液生成细胞带和细胞团将嵌于黏液样或玻璃样变性基质中的空腔样结构（圆柱瘤）包围。肿瘤为实体，灰白色或棕褐色，含有囊性、坏死及出血成分，提示此前存在多形性腺瘤。其表现为快速生长的肿块并有溃疡以及频发面神经麻痹，伴相关区域淋巴结及远处转移至肺、骨。作为最具侵袭性的唾液腺肿瘤，其5年生存率低于30%。

多形性低分级腺癌几乎仅见于小腺体，约占口腔内恶性唾液腺肿瘤的20%，主要累及上腭。女性多发，50～80岁发病最为常见。肿瘤可见小叶、实体巢和筛状及导管样体系模式。预后很好，手术切除后复发风险较低。

多形性腺瘤癌（Carcinoma ex pleomorphic adenocarcinoma）占所有唾液腺肿瘤的4%及唾液腺恶性病变的12%。它可见于小腺体、大腺体及下颌下腺，以腮腺为多。性别分布均等，主要在60～80岁发病。临床表现为长期存在的肿块，可快速增大或为之前的多形性腺瘤切除后复发。肿瘤大小

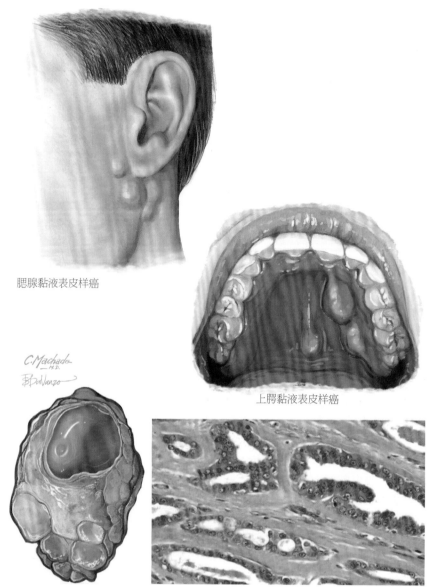

腮腺黏液表皮样癌

上腭黏液表皮样癌

黏液表皮样癌大体外观

唾液腺腺癌（引自 Thompson LDR. Head and Neck Pathology: Foundations in Diagnostic Pathology, Elsevier, Philadelphia, 2012.）

不一，但可变大超过20 cm。预后取决于肿瘤的侵袭性和分级。

黏液表皮样癌是最常见的唾液腺肿瘤（占肿瘤的12%～29%），主要发生于大腺体，尤其是腮腺。女性多发，大部分在40～50岁发病。口腔内病损通常为蓝红色并且凹凸不平，形似黏液囊肿或血管病变。在腮腺，病损通常为界限分明的有包囊的囊肿，其中含棕色或灰色黏液，由中间细胞、黏液细胞或表皮黏液样细胞排列而成。随着体积的增加，其存在破裂的风险，会使肿瘤细胞污染到周围的结构。低分级肿瘤通常为囊性并有大量黏液细胞，很少有异型性，或有丝

分裂活性较低；切除后预后很好。高分级肿瘤较少见，会有细胞学异型性、高分裂活性、坏死及神经浸润侵袭。即使手术干预，死亡率仍在50%左右。

腺泡细胞癌约占唾液腺肿瘤的6%，大部分发生于腮腺。它是具有浆液性腺泡分化的恶性上皮肿瘤，含胞质酶原分泌性颗粒。女性多发，年龄跨度大，为20～70岁。这是儿童中第二常见的唾液腺恶性病变（黏液表皮样肿瘤最常见）。其生长差异性大，可长达数周至数十年，大多数肿瘤生长缓慢。肿瘤通常表现为韧硬的有界限的卵圆或圆形肿块，可活动或固定。在大约1/3的个体中可见手术切除后复发。

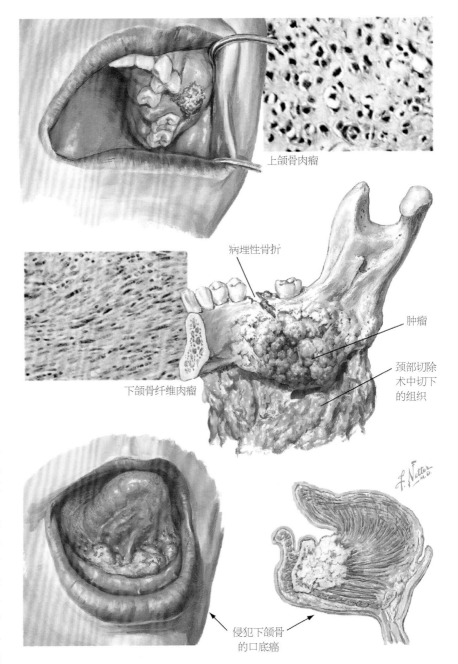

上颌骨肉瘤

病埋性骨折

肿瘤

颈部切除术中切下的组织

下颌骨纤维肉瘤

侵犯下颌骨的口底癌

颌骨恶性肿瘤

涉及颌骨的恶性肿瘤多是表皮样癌，来源于外周上皮并继而浸润骨骼。有时也可见良性肿瘤的恶性变，尤其是唾液腺组织的混合肿瘤。原发性甲状腺、乳腺或前列腺癌症经血流转移非常罕见，牙源性、骨源性或其他来源的恶性原发性肿瘤也是如此。

尽管骨肉瘤是最常见并最具恶性的骨肿瘤，但仅2%~3%的病例出现于颌骨。临床病史及动物实验结果证实，创伤在发病中扮演了重要角色。它单个生长，这点使其有别于多种非骨源性肿瘤（例如间皮瘤、多发性骨髓瘤）。图中的上颌骨肿瘤造成了广泛的斑点状骨质破坏，这可由影像学结果揭示。在颌骨很少能表现出见于长骨的典型的"日光放射"状，但可观察到新骨形成。肿胀可累及上颌骨整体及部分上腭，伴上颌窦浸润。相关症状有疼痛、感觉异常、肿胀、软化以及牙错位，伴咀嚼障碍。血行转移可早期出现。

组织病理图像显示多形并深染的未成熟细胞，与基质、黏液组织、软骨和骨样组织相混合。病理分型包括溶骨型、成骨细胞型和毛细血管扩张（血管）型。成骨细胞型较血管型生长缓慢。

纤维肉瘤可在周围形成并浸润颌骨，也可从牙组织、胚芽或其他间充质包体、神经及血管结缔组织成分中生成。对于快速进展的溶骨性病损，通常在出现牙松动、窦腔或鼻部被侵

蚀或者皮质板穿孔时才会有明显临床症状。病变通常无明显的骨膜活性证据，有时骨肉瘤病例也如此。很多时候，拔牙窝内增生是恶性病变的首发迹象。在图选的下颌肿瘤中，广泛分布的松质骨破坏造成病理性骨折。肿瘤瘤体突破了下颌骨的舌侧壁，伴口腔底及颈部软组织浸润。影像学检查显示模糊的弥漫性溶骨区域，说明其为浸润而不是膨胀生长。显微镜图像揭示纺锤状细胞，有退行性变及数量不一的细胞间胶原组织；在快速生长

形式中，可见细胞形态饱满并且有丝分裂频繁，但几乎无细胞间质。

图示显示的是一处涉及口底前部病损的下颌骨浸润癌。该肿瘤是Ⅲ级恶性病变，导致早期侵犯骨皮质，并沿哈弗氏管进展，伴大部分骨松质破坏。同时，经淋巴管扩散累及下颌下和颈淋巴结，以及邻近肿瘤的软组织。舌根变得固着并无法活动。在口底可观察到一蕈状肿物，有继发性感染时可极度疼痛，伴有恶臭的分泌物和气味。

下咽部恶性肿瘤

下咽部恶性肿瘤绝大多数为上皮来源。舌根鳞状细胞癌表现为吞咽痛、耳痛、咽喉不适以及最终的呼吸困难。溃疡、浸润型癌首先转移到颈淋巴结，但增生型表现为舌根部肿块，肉眼明显可见并易于触及。患者发现该症状并就医时通常已到晚期。触摸舌基底部可识别硬性肿物，即使其在基础口腔检查中未能被检出。这些癌肿多为非成熟或未分化型，这也解释了它们的早期转移趋势。肿瘤可侵犯进入会厌谷并使会厌移位挤压向喉腔，有时会造成声嘶并引起仰卧位时呼吸困难。吞咽痛是患者就医的主

要症状。镜检时可见到溃疡性生长，覆盖着碎渣及白色渗出液。肿瘤可以延伸进入腭弓和口腔底部。尽管常限于一侧，但它也可以延伸越过中线。手握并拉伸出舌可暴露舌的后1/3。活检是获得病理学诊断必不可少的一步；因肿瘤主体位置不同，获取活检组织的方法也不同。

梨状隐窝癌是一种外部的喉病变。肿瘤可以发生于梨状隐窝的中层壁并向上延展到杓会厌褶和会厌；也可能起源于梨状隐窝，并向上延展到咽侧壁，向下延展进入食管口。这些病变只在疾病晚期阶段产生症状。声带未受损合并声嘶是相对较晚出现的

症状。吞咽困难可能也只在病程后期出现，因为对侧梨状隐窝处未受限的通道往往足以供吞咽用。同侧颈部淋巴结肿大可能为病变的初始临床表现。直接或（最常见）间接喉镜检查以及活检可作出准确诊断。喉部X线体层成像，尤其是前后位像，常会显示病变侧梨状隐窝缺失。病变多为鳞状细胞癌，有高比例的未分化或不成熟细胞类型。对于头颈部病变，放疗和手术治疗可带来相近的控制率和生存率。治疗选择取决于病变部位和能否手术、预期功能转归（说话和发声、吞咽及气道保护）以及两种治疗方式的并发症。

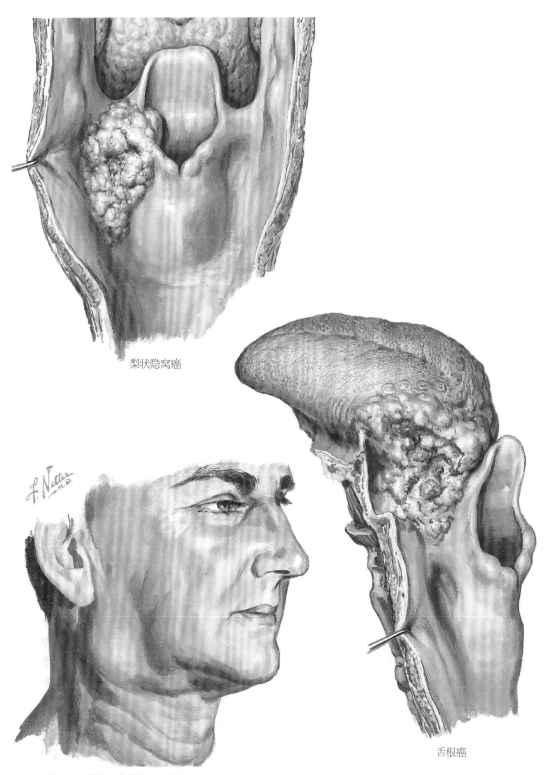

梨状隐窝癌

舌根癌

颈淋巴结肿大（常常是扁桃体、咽喉和
咽部恶性肿瘤的首发症状）

唾液分泌

来自大脑皮层运动前区（在咀嚼中心附近）和下丘脑区域的刺激会引起唾液分泌。从这些核心区发出的神经通路以及唾液腺的交感和副交感神经支配已在专题2-13中描述。

在静息或恢复期，当没有分泌刺激活动时，黏蛋白的前体——黏蛋白原颗粒在黏液细胞中形成，淀粉酶（唾液淀粉酶）的前体——酶原颗粒则在浆液性或新月形细胞中形成。这些物质连同其他组分排入腺泡腔及进入导管的过程主要受神经通路及胃肠激素分泌调节。副交感神经支配黏蛋白分泌细胞和小叶内导管细胞，交感神经则支配浆液性细胞及肌上皮细胞或篮细胞，后者存在于基底膜和分泌细胞之间，据推测，导致唾液分泌的导管收缩活动即由它主导。唾液的量和成分受口腔黏膜神经末梢（第V和IX）的化学或机械刺激因子的调控（非条件反射）。因此，可食用的物质通常产生富含黏蛋白和酶的黏性唾液。不可食用的物质如砂粒则引起水性分泌。酸性物质刺激后可产生有缓冲（含高蛋白）和稀释特性的唾液。牛奶与其他液体相比，会引发大量富含有机物的唾液。这些非条件反射过程是先天的，不是后天习得，已在去脑动物实验中证实。另外，条件反射则表现为唾液的流出，与下列情况相关联：想到或看到食物以及个体学到的与食物相关的事件，例如巴甫洛夫著名的狗实验中的音叉声。

唾液的每日分泌总量估计为1000～1500 ml。比重变动为1003～1008，pH值则为6.2～7.6。静息唾液往往是酸性的；自由流动的唾液往往为碱性。黏性随刺激物种类和流动速度而不同。腮腺形成含蛋白、盐及唾液淀粉酶但无黏蛋白的水性液体。舌下腺主要为黏液性，而下颌下腺则介于两者之间，但主要为浆液性。唾液是低渗的，其渗透压随流速增加而升高。仅有的唾液酶淀粉酶（唾液淀粉酶）由腮腺和下颌下腺生成，在pH值范围4.5～9（6.5最适宜）时将淀粉转化为糊精和麦芽糖。唾液淀粉酶在低于4.5的pH值下失活，加热至65℃时被破坏。其他有机组分包括来自颊黏膜和腺体的细胞成分、尿素、尿酸及痕量尿素酶。无机组分由阴离子Cl^-、$PO4^-$、HCO_3^-以及阳离子Ca^{2+}、Na^+、K^+构成。后二者在唾液中的比例反映了其在血清中的状况。唾液中也存在少量硫氰酸盐，它作为一种辅酶可在无 NaCl时激活唾液淀粉酶。吸烟者的唾液相对富含硫氰酸钾（KCNS）。

唾液有清洗功能，起到重要的口腔清洁作用，但唾液腺通过负反馈及正反馈环在水平衡稳态中扮演了调控角色。当体液容量降低而导致口腔黏膜干燥，从而促发渴感时，腺体就会停止分泌唾液。

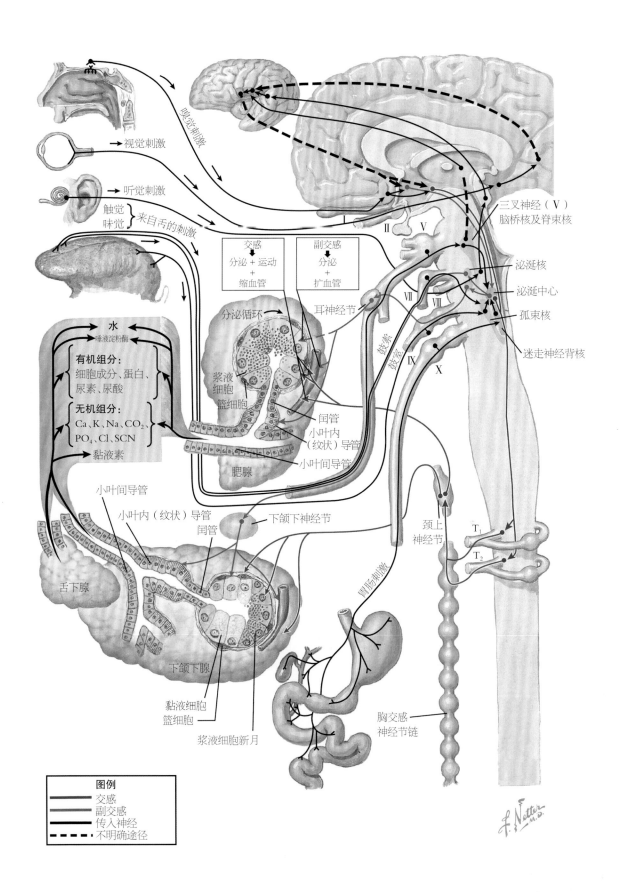

咀嚼

所有涉及咀嚼动作的肌肉均为横纹肌，为自主运动；咀嚼肌活动的神经调节在运动皮层产生，神经投射从这里经锥体束传至脑桥，与支配咀嚼肌的运动神经核相协调。这些肌肉的复杂活动经中枢整合，同时，传输牙齿及口腔黏膜感觉以及肌肉自身本体感觉的神经冲动对协调其运动起辅助作用。来自牙槽窝的本体感觉通路经过大部分中脑感觉神经核（唯一的起源神经细胞位于中枢神经系统的感觉神经根），再经过运动神经核，来控制咀嚼力并防止牙折断。

咀嚼开始于切牙切割食物，而后在磨牙及前磨牙的咬合面之间研磨食物。在研磨和咀嚼活动中也需要舌和颊部的肌肉力量。下颌交替性地进行抬升（咬肌、颞肌、翼内肌）、压低（二腹肌、下颌舌骨肌、颏舌骨肌）、向前（翼外肌）、向后（颞肌后束）以及侧向（翼外肌和对侧升肌）运动。磨牙可施加高达 270 磅的咬合力，可见咬合运动的最大潜力。咀嚼的主要目的是通过减小食物颗粒大小并用唾液润滑从而促进吞咽。完成这点需要多少次咀嚼取决于食物种

类、单次入口量、咬合强度以及饥饿程度等。一般情况下，在食物被咽下时，其大部分已经减至直径小于2 mm 的颗粒，最大不超过12 mm。口腔中的黏膜神经末梢可感知食团的颗粒大小并决定何时可以吞咽。该功能使食团很少会在正常食管中积存。

但是，促进吞咽并不是咀嚼的唯一结果。彻底的咀嚼也有助于消化。美味食物与口腔黏膜的接触延长会增强胃分泌，使胃准备好进一步研磨并推动食物进入十二指肠。颗粒越小，摄入食物的表面积就越大，并越容易

咀嚼的神经肌肉调节

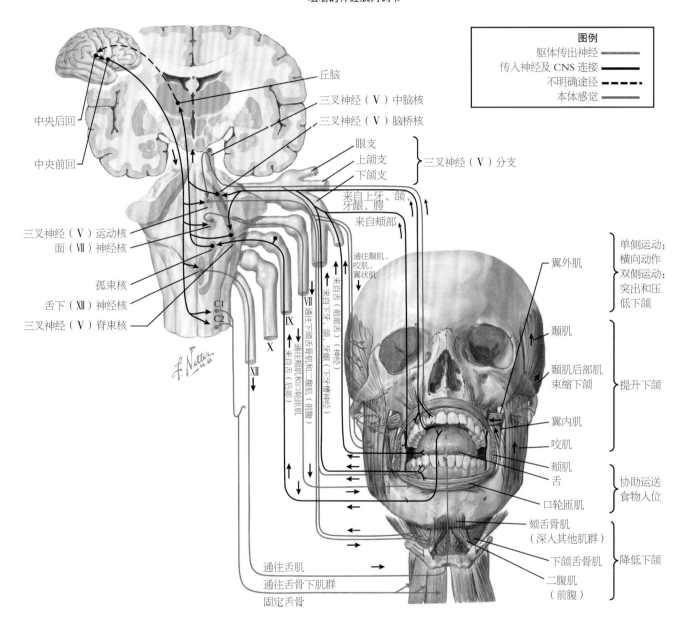

图例
躯体传出神经
传入神经及 CNS 连接
不明确途径
本体感觉

丘脑
三叉神经（Ⅴ）中脑核
三叉神经（Ⅴ）脑桥核

眼支
上颌支
下颌支
三叉神经（Ⅴ）分支

中央后回
中央前回

来自上牙、颌
牙龈、腭
来自颊部

三叉神经（Ⅴ）运动核
面（Ⅶ）神经核
孤束核
舌下（Ⅻ）神经核
三叉神经（Ⅴ）脊束核

通往颞肌、
咬肌、
翼状肌

C1
C2

Ⅶ 通往下颌舌骨肌和口轮匝肌（前腹）
来自舌（前颌舌）（神经）
来自下牙、颌、牙龈（下牙槽神经）
来自舌（后部）

Ⅸ
Ⅹ
Ⅻ

通往舌肌
通往舌骨下肌群
固定舌骨

单侧运动：
横向动作
双侧运动：
突出和压
低下颌

翼外肌

颞肌
颞肌后部肌
束缩下颌

提升下颌

翼内肌
咬肌
颊肌
舌
口轮匝肌

协助运送
食物入位

颏舌骨肌
（深入其他肌群）
下颌舌骨肌
二腹肌
（前腹）

降低下颌

咀嚼（续）

暴露于唾液和胃酶。较小的颗粒也会促进胃排空。

充分咀嚼的一个重要特性与咀嚼刺激的唾液分泌相关。除了稀释和润滑作用外，唾液的溶解功能可提升味道，从而进一步增强脑相胃分泌。大流量的唾液可让淀粉在胃里的消化更加完全，因为胃酸渗入食团后会使淀粉酶（唾液淀粉酶）失活。因脱水、发热或存在干燥综合征而出现唾液分泌减少，术语称为口干或唾液缺乏，此时唾液所有这些作用都缺失，咀嚼变得极度困难。特定的药物会抑制唾液分泌并可能对消化产生不良作用，

例如奎宁、抗交感神经药，特别是抗胆碱能药物。与此相反的障碍是唾液分泌过量，称为淀粉酶血症（多涎）或流涎，可能由局部激惹（锯齿状牙边缘、义齿不合适、异种金属填料、口疮或口炎等病损）导致，或为系统性疾病的表现之一。极端情况下，液体分泌缺失会导致脱水。已经观察到无临床表现的一定程度的流涎与溃疡患者的胃酸过多相关。

最常见的咀嚼障碍很可能由牙缺失导致。缺牙个体在尝试进食须有效咀嚼的食物时，可能会咽下可增加胃研磨负担的大颗粒食物。佩戴不合适

的义齿时也是如此。因此，对于缺牙患者应将咀嚼缺陷视为消化不良的一个重要原因。牙列问题引起的咀嚼不充分常常是食管食物嵌塞和气管支气管误吸的主要原因。中枢性或外周性面神经瘫痪时出现的颊肌和口轮匝肌功能缺失，经常会导致食物塞入牙和相邻唇、颊之间，并因而干扰患侧的咀嚼。不能充分咀嚼食物可能为重症肌无力的早期征象之一。咀嚼是将食团推入咽部供食管传送的起始步骤。在牙列缺失的情况下，这一步不能充分地完成，导致患者的营养不足、体重减轻以及生活质量整体下降。

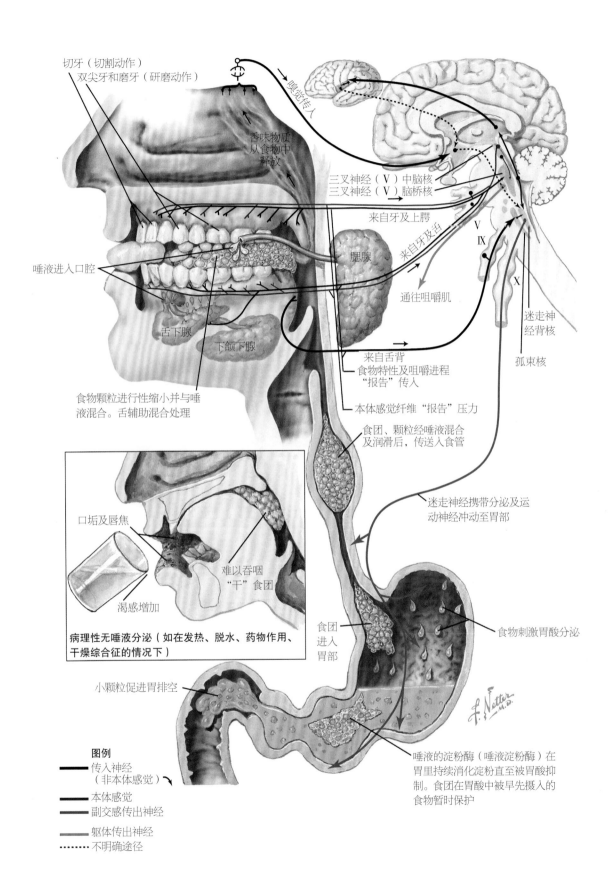

切牙（切割动作）
双尖牙和磨牙（研磨动作）

香味物质从食物中释放

嗅觉传入

三叉神经（V）中脑核
三叉神经（V）脑桥核

来自牙及上腭

来自牙及舌

腮腺

V
IX
X

唾液进入口腔

通往咀嚼肌

迷走神经背核

孤束核

舌下腺

下颌下腺

来自舌背
食物特性及咀嚼进程"报告"传入

本体感觉纤维"报告"压力

食物颗粒进行性缩小并与唾液混合。舌辅助混合处理

食团、颗粒经唾液混合及润滑后，传送入食管

迷走神经携带分泌及运动神经冲动至胃部

口垢及唇焦

难以吞咽"干"食团

渴感增加

病理性无唾液分泌（如在发热、脱水、药物作用、干燥综合征的情况下）

食团进入胃部

食物刺激胃酸分泌

小颗粒促进胃排空

唾液的淀粉酶（唾液淀粉酶）在胃里持续消化淀粉直至被胃酸抑制。食团在胃酸中被早先摄入的食物暂时保护

图例
传入神经（非本体感觉）
本体感觉
副交感传出神经
躯体传出神经
不明确途径

导致结构问题的功能障碍

　　口咽部吞咽困难是近端吞咽功能失常，影响食团从口腔推进到咽食管交界水平、环咽肌水平、食管上括约肌（UES）或颈段食管。鼻咽反流由食团倒退进入鼻腔所导致，喉误吸则是下咽部瘀食和会厌谷积食的结果。两者均为功能性或结构性因素，阻碍食团推进。

　　因神经损伤而吞咽困难是由中枢或外周神经系统受损导致的，无论是何病因。诸如脑血管意外后的双侧皮层损害会引起语言控制力降低和吞咽反射启动力丧失，这会导致吞咽延迟和咽蠕动减退。影响疑核控制中心的梗死会导致单侧咽喉部肌肉组织麻痹，引起声门闭合不良并发下咽部瘀食和喉气管误吸。肌萎缩侧索硬化是一种进展性神经退行性疾病，能导致脑、脑干和脊髓中的运动神经元退变。肌肉组织无力、肌萎缩及肌束震颤会引起食团移动障碍，致使吞咽失常。UES张开延迟或不完全会引起下咽部瘀食、会厌谷积食并最终导致喉气管误吸。支配食管上段括约肌（UES）的颅神经损伤可导致括约肌运动的不协调或减弱，这会引起功能性UES梗阻；这种梗阻加上咽部收缩可能引起咽口反流，这会导致咽喉气管误吸或鼻反流。神经性吞咽失常可通过电视透视检查直观查看。传统方法采用单一的液体钡餐并由放射科医师操作。目前更为可取的改良方法采用连续吞咽多钡剂的方法，并由语言病理学家操作。这种改良钡剂在口咽检查中具有优势，能捕捉到食团从口腔往咽喉交界处输送的细微异常。继发于皮层紊乱的吞咽障碍的治疗，初始为教育、饮食控制及再学习技术；替代营养途径则留给进展期疾病，例如经皮管饲。环咽肌切开已在颅神经受损诱发环咽功能不全的治疗中作了尝试并取得了一定程度的成功。该操作的目的是为食团提供梗阻较小的输送途径以进入食管（专题2-72）。

　　退行性疾病能最好地显示继发于原发性肌肉病的吞咽困难，例如肌营

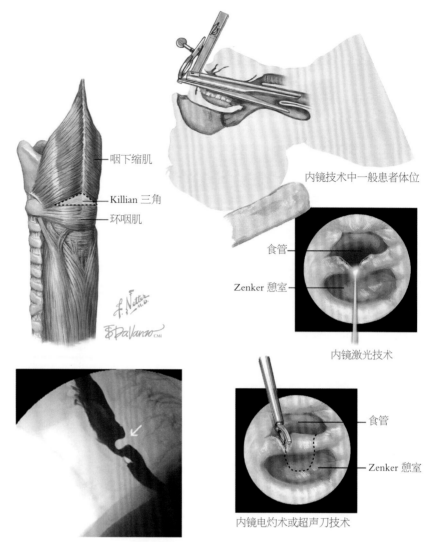

内镜技术中一般患者体位

食管

Zenker 憩室

内镜激光技术

食管

Zenker 憩室

内镜电灼术或超声刀技术

咽下缩肌

Killian 三角

环咽肌

电视透视影像显示典型的环咽"嵴"（箭头）——环咽肌后部突起同时有食管腔狭窄
（引自 Damrose EJ, Ho AS. Operative Techniques in Otolaryngology - Head and Neck Surgery. Elsevier, Philadelphia, 2012.）

养不良，尤其是眼咽型肌变种。双侧上睑下垂是该病的主要表现，吞咽困难会先出现或与上睑下垂同时出现。它们均为该病的晚期进展性表现。咽鼻反流的特点是较弱的咽部肌肉组织无法蠕动收缩达到足够幅度去运送食团通过食管上括约肌（UES）而引起吞咽困难。气管支气管症状来自咽肌控制不良、咽肌无力和下咽部瘀食。电视透视检查显示吞咽启动正常，钡剂从咽部流动受阻同时伴会厌谷积聚，食管上段括约肌因放松不完全或延迟而张开不全，多会显现环咽嵴。治疗为传统支持疗法，包括饮食控制、教育及咨询，当障碍严重时加上替代营养管饲。环咽肌切开已在小样

本患者系列中应用并取得良好效果。该操作的成功很可能源于切开后咽喉部张开增大。简单地说，该操作创建了一条阻力最小的通道。

　　环咽肌失弛缓症发病时会有口咽部吞咽困难，后者因环咽肌功能障碍而出现，这种功能障碍可能与咽部憩室（Zenker憩室）共存，也可能不共存。环咽肌失弛缓症的特征是UES放松不完全或UES张开与咽收缩之间缺少协调。它可源自内在的肌肉缺陷或造成UES高压的基础神经功能障碍。按照定义，需要有强有力的咽收缩对抗放松不良UES，后者表现为功能性梗阻。环咽肌失弛缓症患者表现出的症状有食用固体食物为主的吞咽困

导致结构问题的功能障碍（续）

难、对抗UES功能异常的强力咽收缩所致咽口反流，以致喉气管误吸。电视透视检查显示钡剂在闭合的UES上方积聚，可有或无环咽嵴出现。继发于纤维化的限制性肌病或引起环咽肌肉组织柔顺度下降的渗透过程与发病机制有关系；但是，由于对连续性咽食管扩张的应答不一致，肌肉水平的病变不大可能是唯一的致病因素。高压UES的压力测量结果以及对肉毒杆菌毒素常见阳性反应提示，来自乙酰胆碱受体的兴奋性抑制与抑制性神经递质间存在不平衡，正如在典型的失弛缓症中见到的那样。已有资料显示肉毒杆菌毒素为有效的临时治疗方法，可在成人和儿童中减轻环咽肌失弛缓，其方式与用于食管失弛缓时大致相同。在这种情况下，商业化制造的肉毒杆菌毒素经不含防腐剂的生理盐水稀释，在内镜直视下，药剂注入UES的全部4个象限。肉毒杆菌毒素不可逆地破坏受治疗的乙酰胆碱受体；但是，这种治疗是临时性的，仅能维持6~9个月，因新受体会生长。临床症状与影像学可见的功能障碍、测压显示的高压UES异常以及咽清除不良之间具有相关性，这支持肉毒杆菌毒素注射会产生积极疗效，以及采用外科或内镜技术的环咽肌切开术有良好疗效。

环咽嵴是一种影像学发现，表现为环状软骨下1/3水平的明显的后部连续凹陷；侧位像观测最佳。组织学检查显示，在切除的手术标本中可找到退变肌纤维及纤维化。它们在有症状及无症状的个体中均能出现。食管扩张术已成功用于治疗有环咽嵴老年个体的吞咽困难。

Zenker憩室在一个被称为Killian三角的解剖薄弱区域形成，该三角下方及后方以环咽肌的最上部纤维为界，上方以后咽下缩肌的下部纤维为界。该憩室，或称外翻，是由强力的咽蠕动收缩以对抗收缩活动失调的食管上或环咽括约肌而造成的。这种协

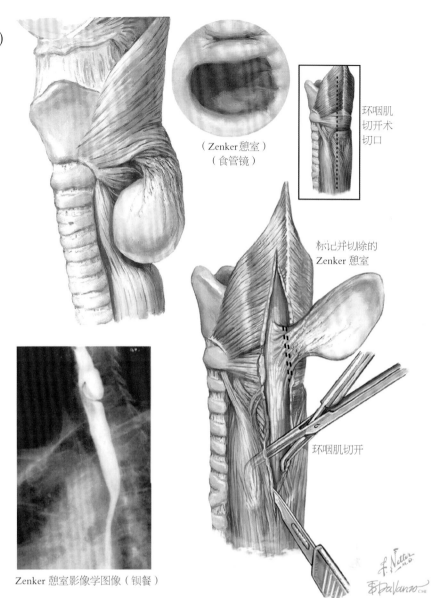

（Zenker憩室）
（食管镜）

环咽肌切开术切口

标记并切除的Zenker憩室

环咽肌切开

Zenker憩室影像学图像（钡餐）

调不良的运动造成下咽部食团内高压，导致发展成压出型憩室。憩室的症状和并发症随病变大小而不同。最常见的发病症状包括吞咽困难、未消化食物反流，尤其在仰卧位、梗噎、误吸及口臭。小憩室通常无症状，偶然在上消化道内镜或钡剂造影检查中发现。在影像学检查中，可见咽食管憩室为下咽部后壁水平的中线部位的突起，正位于环咽肌上方。大憩室会导致相当大的解剖学扭曲变形，引起食管腔功能性消失或闭合。由于进行性增大罕见，所以对有小憩室的个体，观察可能是唯一需要的干预；对有大憩室的患者，则需进行手术或内镜治疗。由于憩室是作为环咽肌功能

不良的结果发展而来的，所以治疗干预涉及两步，即憩室切除和环咽肌切开。传统上，治疗为外科开放式或采用刚性或柔性内镜的方法。不管进入方式为何，大憩室可以倒转、悬吊固定（憩室固定术）或切除。现在内镜治疗更适于治疗小于5cm的憩室。通过切割隔膜肌层切除食管上括约肌会形成一个单独管腔，它由食管后壁、憩室前壁组成，并包括食管上括约肌。当憩室切除的同时进行环咽肌切开，则很少会复发。对小于5cm憩室的治疗，软式内镜技术已显示与硬式内镜同样安全，它们还具有无需全麻的优势。可以采用小针刀技术、氩离子凝固术和单极钳进行肌切开。

第 3 章

食　管

食管的发生

食管为前肠的第一部分，起始于咽远端侧。和其余消化管道一样，沿食管腔排列的黏膜上皮均起源于内胚层。尽管食管的支撑结构均受迷走神经支配，但起源于两个不同部分。食管近侧1/3的肌层和结缔组织起源于咽弓间充质。与咽部相似，上端食管骨骼肌受穿行于迷走神经的疑核轴突支配。食管远侧1/3的肌层和结缔组织起源于围绕消化管道的中胚层。由此，该段食管肌肉由平滑肌构成，主要受迷走神经运动背核支配，其亦穿行于迷走神经丛间。中段1/3食管兼有两者特点，既含有骨骼肌，又含有平滑肌。

食管发生与气管发生密切相关。在胚胎发育第4周，在咽部远侧端喉气管沟形成，并构成一盲袋状结构，即呼吸憩室。呼吸憩室是由内胚层囊袋状腹侧延伸至附近的内脏中胚层所形成的。至第5周，呼吸憩室已向下延伸，长成为一个肺芽。此处食管气管完全分开，仅在原始咽入口处，食管气管尚相连接，而此处也将最终发育为声门。引起食管气管分离的是内脏中胚层的两个嵴样结构，即气管食管嵴。它们生长在呼吸憩室/肺芽和食管之间，最终形成气管食管隔。该发生过程如出现异常，可导致先天畸形，如食管闭锁和气管食管瘘。

食管最初相对较短，至第7周时生长至相对正常长度。如果发育过程中，未正常延长生长，牵拉胃通过横膈便会发生先天性食管裂孔疝。食管腔内的内胚层细胞的增殖是食管延长的因素之一。食管腔通常会因这些上皮细胞增殖而阻塞，但在第8周时管腔会再通，再通失败可能会导致异常变细、狭窄，因胎儿无法吞咽羊水，也会引起产妇羊水过多。

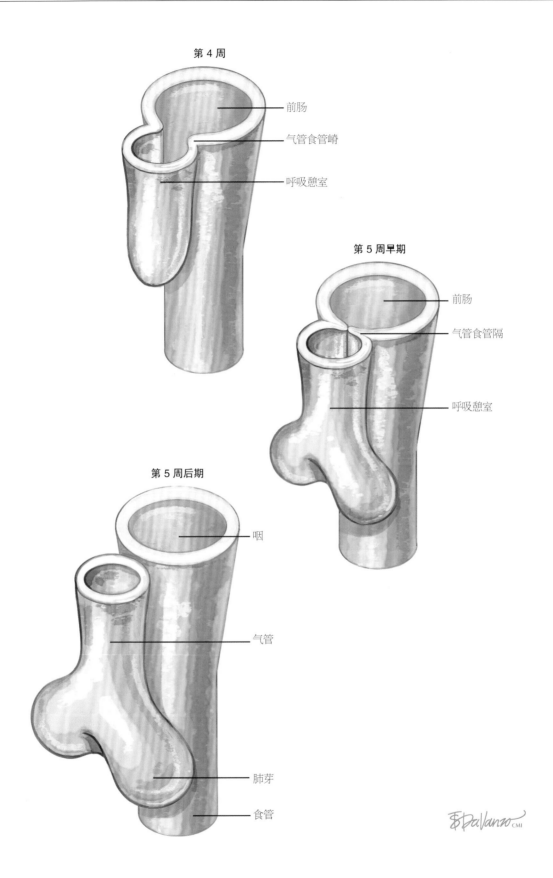

第 4 周

前肠

气管食管嵴

呼吸憩室

第 5 周早期

前肠

气管食管隔

呼吸憩室

第 5 周后期

咽

气管

肺芽

食管

毗邻关系；轮廓和食管的生理狭窄

食管始于颈部，与咽相连续（颈部食管）。其始点对应环状软骨下缘和下咽括约肌（亦称为环咽肌）下缘，约在第6颈椎水平。食管向下延伸通过颈部后，进入胸腔纵隔后上方，然后通过膈肌食管裂孔后，在约第10胸椎水平与胃贲门区相连接。

食管除了下部与横膈相连外，一般与脊柱前后的曲率相符。它也形成两个横向弯曲，这在冠状位图上形成翻转的"S"形。上方横向弯曲是凸向左侧，位于下胸腔和腹腔的下方弯曲凸向右侧。从环状软骨下缘起点，食管稍向左倾斜，直至其左缘较气管左缘偏左侧约1/4英寸（0.63cm）。然后向右略偏，在主动脉弓后方约第4胸椎水平到达中线。继续向右倾斜直到第7胸椎水平，以较前更大的幅度向左弯曲，并沿此方向通过食管裂孔。

食管分颈部、胸部、腹部三部分。颈部食管的前方为气管膜样后壁。该部位连接疏松，由疏松结缔组织和平滑肌束组成，因此食管前壁和气管后壁被认为是"同壁结构"。在气管和食管间的两侧沟内是喉返神经，其从上胸部迷走神经发出上行到达喉部。食管后方紧靠椎前筋膜，覆盖颈长肌前表面和颈椎椎体。在其左右两侧，颈动脉鞘和它所包含的结构（迷走神经、颈动脉和颈内静脉）与颈部食管伴行。由于在该部位的弯曲，食管更靠近左颈动脉鞘。甲状腺叶部分覆盖食管两侧。胸导管在颈根部食管左侧上行，然后拱横向走行于颈动脉鞘后及椎动、静脉前，于前斜角肌内侧缘进入左头臂动脉或左锁骨下静脉。

胸段食管亦位于气管后方，直至约第5胸椎水平即气管分叉处。气管在其下端轻度右偏，因此，左主支气管横跨食管前方。继续下行，食管隔着心包走行于左心房后方。胸段食管的最下段通过膈中心腱后方到达食管裂孔。在上胸部左侧，食管壁与左锁骨下动脉升部和壁层胸膜相接触。在第4胸椎水平，主动脉弓沿食管向后方走行。在此平面以下，降主动脉位于左侧，但当其通过食管后方，左侧纵隔

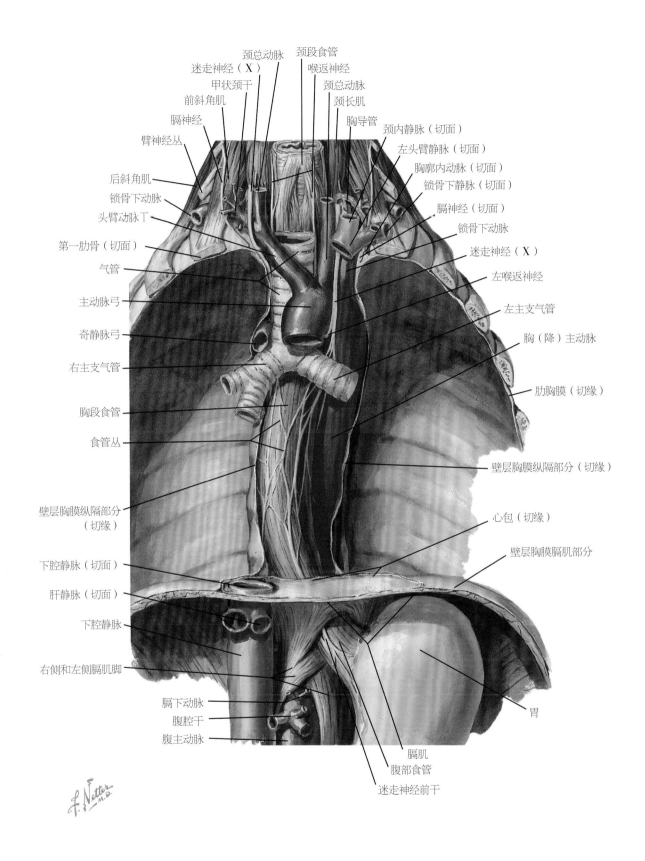

迷走神经（X）
颈总动脉
颈段食管
甲状颈干
喉返神经
前斜角肌
颈总动脉
膈神经
颈长肌
臂神经丛
胸导管
颈内静脉（切面）
后斜角肌
左头臂静脉（切面）
锁骨下动脉
胸廓内动脉（切面）
头臂动脉干
锁骨下静脉（切面）
第一肋骨（切面）
膈神经（切面）
气管
锁骨下动脉
主动脉弓
迷走神经（X）
奇静脉弓
左喉返神经
右主支气管
左主支气管
胸段食管
胸（降）主动脉
食管丛
肋胸膜（切缘）
壁层胸膜纵隔部分
（切缘）
壁层胸膜纵隔部分（切缘）
下腔静脉（切面）
心包（切缘）
肝静脉（切面）
壁层胸膜膈肌部分
下腔静脉
右侧和左侧膈肌脚
膈下动脉
胃
腹腔干
腹主动脉
膈肌
腹部食管
迷走神经前干

毗邻关系；轮廓和食管的生理狭窄（续）

胸膜又紧靠食管壁。在右侧，除在第4胸椎水平奇静脉转弯前行处外，壁层胸膜与食管紧密相邻。腹部食管较短，位于横膈之下，在前面观可见其对肝形成的压迫切迹。

左、右迷走神经与食管联系密切。在气管分叉下方，交织形成了食管的神经丛，然后和前后迷走神经干合并，与食管一起穿过横膈。

食管在其行程中存在几个压迹和狭窄：

1. 食管第一个狭窄位于起始部，由位于下咽括约肌和环状软骨下方的环咽肌引起。

2. 食管左侧受主动脉弓压迫形成第二狭窄。在行食管镜检查时，在此水平面常可见主动脉搏动。

3. 紧邻第二狭窄下方，左主支气管在食管左前壁形成压迹。

4. 在食管下段，当其通过右侧膈肌脚时，受膈肌压迫形成狭窄（食管下括约肌）。

食管总长度因个体身高而异。从贲门至上切牙的平均距离大约是40 cm，但在身高较高的个体中，该距离可能高达42 cm 或43 cm。该平均40 cm 的距离可细分如下：上切牙距环咽肌即食管上端的距离平均为16 cm。因此，食管本身的平均长度是40−16=24 cm，或大约10英寸。距门齿23 cm 处主动脉弓跨过食管走行于其左侧，主动脉弓跨越处位于环咽肌下7 cm 处。该处下几厘米处左主支气管在食管前方穿过。横膈切迹或食管腹部起始处位于距门齿37~38 cm 处。需要注意的是，食管横膈裂孔在该处下方约1 cm。胃贲门位于略低水平。上面为成人的数据。在儿童，数据相应减小。出生时，贲门距门齿的距离通常为18 cm，3岁约为22 cm，而10岁时约为27 cm。

尽管食管通常被描述为管状，但通常为扁的，其横轴略大于前后轴。静息状态下食管壁大致相似。食管宽度或直径在其收缩时变化显著，但在静息状态下平均宽度约为2 cm。

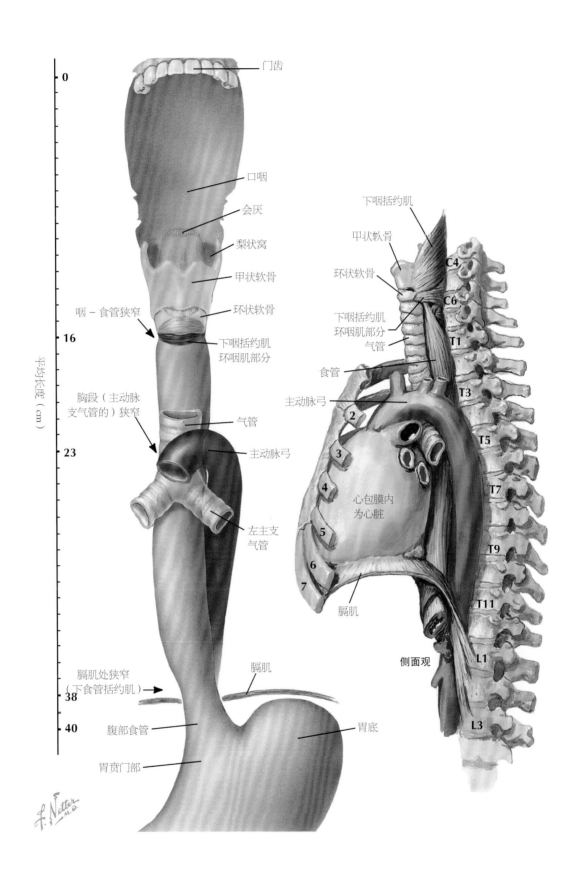

门齿

口咽

会厌

梨状窝

甲状软骨

环状软骨

咽 - 食管狭窄

下咽括约肌
环咽肌部分

胸段（主动脉
支气管的）狭窄

气管

主动脉弓

左主支
气管

膈肌处狭窄
（下食管括约肌）

膈肌

腹部食管

胃贲门部

平均长度（cm）

0

16

23

38

40

下咽括约肌

中状软骨

环状软骨

下咽括约肌
环咽肌部分
气管

食管

主动脉弓

心包膜内
为心脏

膈肌

侧面观

胃底

C4

C6

T1

T3

T5

T7

T9

T11

L1

L3

2

3

4

5

6

7

食管的肌肉组织

食管的肌肉组织由外纵肌层和内肌层构成，内肌层通常被简单地描述为环形肌，严格意义上讲，"环形肌"的描述不准确，下面会具体陈述。外纵肌层主要起自附着于上环状软骨背侧竖脊上部的粗短肌腱。两束肌肉从该肌腱发出，下降分叉分布于食管左右两侧。两束肌肉在后正中线相交叉，在其之间上方形成V形缺口。该缺口即V形区（Laimer）。该区底部为环形肌层，其上方以环咽肌为界。稀疏纵行肌纤维和环咽肌下缘附属肌纤维分布该区域。纵行肌纤维在上食管表面分布并不均匀。相反，肌纤维

在食管两侧聚集成肌肉团块，而在食管其他部分肌层则较为薄弱。食管前壁（紧邻气管后壁）肌层最为薄弱。事实上，在食管上端前壁纵行肌缺失，被称之为"裸区"。环状软骨侧后方及环咽肌深部对侧方通常也有辅助肌纤维汇至食管纵行肌两侧。随着纵行肌向下行走，在食管表面逐渐形成更均匀一致的鞘状结构。食管前壁与气管后壁腱膜紧密相邻，在食管上部两者通过含有一些肌肉纤维的弹性纤维组织相连。

内肌层亦称食管环形肌层，位于纵行肌层内侧，厚度较纵行肌层薄。

纵行肌与环形肌比例在食管较为独特，与其他部位消化管道比例相反。环形肌在食管上段并非真正环形，而是呈椭圆形，其前壁椭圆部分较后壁位置更低。随着食管部位降低，椭圆形肌层倾斜角度逐渐变小，至食管中上 1/3 处，肌纤维在真正水平面走行。在此水平面大约 1 cm，可以说是真正的环形走行。在此点以下，再次变为椭圆形，但是其倾斜方向与上段食管肌纤维倾斜方向相反（即后壁肌纤维较前壁处于更低水平）。在食管下 1/3，肌纤维再次变为螺旋状，缠绕食管下行。值得注意的是，椭圆形、

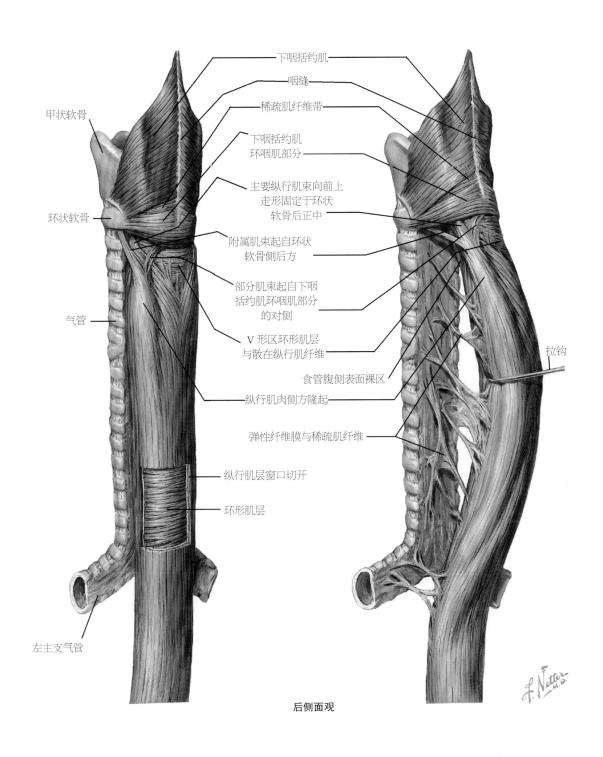

甲状软骨

下咽括约肌

咽缝

稀疏肌纤维带

下咽括约肌
环咽肌部分

主要纵行肌束向前上
走形固定于环状
软骨后正中

环状软骨

附属肌束起自环状
软骨侧后方

部分肌束起自下咽
括约肌环咽肌部分
的对侧

气管

Ｖ形区环形肌层
与散在纵行肌纤维

食管腹侧表面裸区

纵行肌肉侧方隆起

拉钩

弹性纤维膜与稀疏肌纤维

纵行肌层窗口切开

环形肌层

左主支气管

后侧面观

食管肌肉组织（续）

圆形和螺旋形肌纤维并不是真正平行一致的，而是互相重叠交叉，甚至出现裂隙。食管下2/3的一些肌纤维偶尔脱离某一层面椭圆形或者螺旋形纤维，向对角斜行甚至垂直向上或向下汇入另一层面肌纤维，但是从未形成一个连续层面。这些肌束呈丝状，或2~3 mm宽、1~5 cm长，通常有分支。食管胃连接部肌肉将在下一节中讨论。自发性食管破裂几乎总是发生在食管最下端2 cm处。线性撕裂可能贯穿食管壁全层。严重呕吐会导致该区域破裂，引起胃液进入纵隔内。

环咽肌严格意义上讲为咽壁肌肉，是下咽括约肌最低部分。然而却在食管功能或功能失调方面发挥重要作用。该窄带肌纤维束自环状软骨后外侧缘发出，呈吊索样行走至咽食管连接部后方。其最上方肌纤维上升汇合至下括约肌正中缝后方。环咽肌亦有肌肉纤维水平走行包绕咽食管连接，起到上咽括约肌的作用。当食管镜插入时，可以感觉到环咽肌收缩。因为即便在静息状态下，环咽肌水平紧缩感较食管腔其他部位要明显得多。吞咽可使该肌肉放松。在环咽肌上方（在该肌肉和下括约肌主体上方）处后方肌肉略薄弱和稀疏。Zenker憩室多被认为起源于该肌肉稀疏区域。

食管上部肌肉为横纹肌，而下部几乎完全是平滑肌。两者之间的移行平面各不相同。一般来说，食管上1/4为纯横纹肌，之后的1/4为过渡带，既包括横纹肌，又包括平滑肌。食管下半部分为纯平滑肌。在纵行肌和环形肌膜之间为狭窄的结缔组织层，可见肠肌神经节和神经丛。

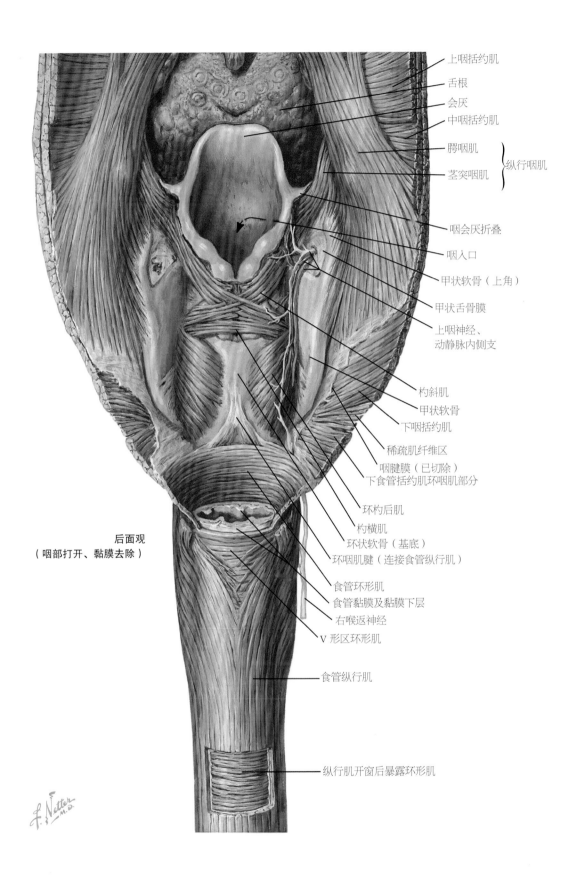

上咽括约肌

舌根

会厌

中咽括约肌

腭咽肌

茎突咽肌

⎫
⎬ 纵行咽肌
⎭

咽会厌折叠

咽入口

甲状软骨（上角）

甲状舌骨膜

上咽神经、
动静脉内侧支

杓斜肌

甲状软骨

下咽括约肌

稀疏肌纤维区

咽腱膜（已切除）

下食管括约肌环咽肌部分

环杓后肌

杓横肌

环状软骨（基底）

环咽肌腱（连接食管纵行肌）

食管环形肌

食管黏膜及黏膜下层

右喉返神经

V 形区环形肌

食管纵行肌

纵行肌开窗后暴露环形肌

后面观
（咽部打开、黏膜去除）

食管胃连接部

远端食管及胃食管连接部结构和功能已有较多研究。这有助于更好地理解相关临床疾病，如贲门失弛缓症、食管裂孔疝、巴雷特食管、食管炎及食管溃疡。食管纵行肌层向下延伸，成为胃最外层纵行肌覆盖于胃表面。所说的食管内环肌层在此呈螺旋状延伸至胃，但在贲门区分化为胃中环形肌层和内斜肌层。食管内斜肌层呈吊索样穿过贲门切迹，而内环肌层则或多或少地水平走行于胃周。两层肌纤维互相交织成角，形成肌肉环，被称为Helvetius颈圈。左侧的食管斜纤维形成纤维吊索，从胃前壁延伸至后壁，在贲门切迹处形成紧密弯曲部。在贲门区对侧，环形肌有大量缠绕纤维紧紧缠绕，并使贲门部变窄。通过协同作用，斜行和缠绕纤维预防胃反流，形成功能性而非解剖性的下食管括约肌。

自食管裂孔上1~2cm，穿过膈肌到达贲门，食管环形肌和纵行肌层逐渐适度增厚。该增厚的肌肉组织区域被称为"食管胃前庭"，该区域作为一整体收缩和松弛。由于远端食管肌肉弹性，理论上食物会在食管裂孔上方做短暂停留，但由于肌肉整体或协同松弛，使食物可顺利通过到达胃内。同样认为，远端食管的收缩是预防胃反流的重要因素之一，其他因素包括食管穿过膈肌至胃上方处形成角度以及贲门部松弛的胃黏膜呈莲座样结构。尽管在深吸气时膈肌强烈收缩，通过食物可能受阻，但膈肌起括约肌功能的可能性受到争论。

食管黏膜光滑而色泽发白。当食管收缩时，黏膜聚集成不规则纵向折叠。而胃黏膜色泽更为深红，腔内皱襞清晰。从食管黏膜过渡到胃黏膜时，上皮颜色急剧改变，容易鉴别。这种转变处呈不规则的齿状或锯齿形线，有时被称为Z线。Z线标志着从食管的复层鳞状上皮过渡到胃单层柱状上皮。通常与解剖界限并不一致。Z线位于贲门和食管裂孔之间水平，略高于解剖界限。有时胃黏膜可能向上延伸至食管相当一段距离。

当食管通过膈肌食管裂孔时，食管被膈食管韧带包绕。膈食管韧带起自食管裂孔周围，由与腹横筋膜相延续的下膈肌筋膜组成。在裂孔边缘，分成升支和降支。升支向上穿过食管

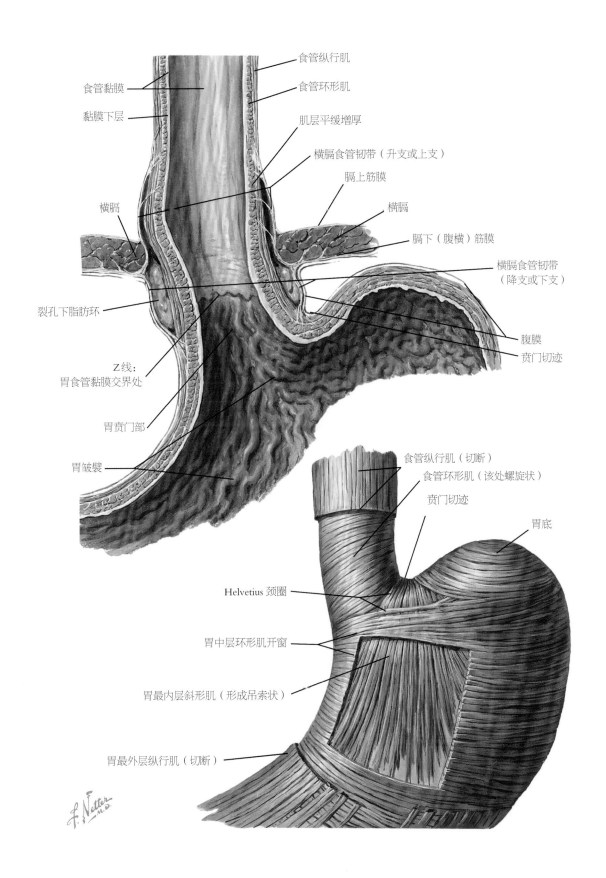

食管纵行肌

食管环形肌

食管黏膜

肌层平缓增厚

黏膜下层

横膈食管韧带（升支或上支）

膈上筋膜

横膈

横膈

膈下（腹横）筋膜

横膈食管韧带（降支或下支）

裂孔下脂肪环

腹膜

贲门切迹

Z 线：
胃食管黏膜交界处

胃贲门部

胃皱襞

食管纵行肌（切断）

食管环形肌（该处螺旋状）

贲门切迹

胃底

Helvetius 颈圈

胃中层环形肌开窗

胃最内层斜形肌（形成吊索状）

胃最外层纵行肌（切断）

食管胃连接部（续）

裂孔，似帐篷样围绕食管。其可上行几厘米，并环周进入食管动脉外膜。下支向下走行进入贲门深部至腹膜。膈食管韧带两支在食管表面形成一个包含密集脂肪组织的环状空间。对膈食管韧带功能有很多推测。从其结构看，它似乎肯定与固定远端食管并允许因呼吸、吞咽和体位改变引起的有限活动有关。它也可以作为防止压力穿过食管裂孔的一种额外方法。也可能和膈肌运动一起以某种方式参与关闭食管或起到食管括约肌作用。

膈肌食管裂孔构成很有趣。远端食管直接向左行走，而裂孔的构成几乎全部由右膈肌脚构成，左膈脚几乎未参与食管裂孔的形成。一束肌纤维起自右膈脚，向上穿行至食管右侧。另一束肌纤维亦起自右侧，但层次更深，向上穿行至食管左侧。这些肌肉纤维束剪刀式交叉进入膈中心腱内。因此，食管裂孔所有肌纤维均起自右膈脚。有趣的是，进入右侧食管的右膈脚纤维受右膈神经支配，而进入左侧食管的肌纤维和左膈脚受左膈经支配。右膈脚通常远远大于左膈脚。

有时，我们可以发现被称为"low"的肌肉纤维。这是很小的一束肌肉纤维，起自左膈脚，向右穿行于右膈肌纤维间，在下腔静脉孔区域到达膈肌中央肌腱内。在膈肌上表面也常可见类似的肌纤维束。更重要的是，在相当数量的个体中发现一种被称为"左移"的变异。此种情况下，发自左膈脚的肌纤维进入右侧食管裂孔。有时，右侧食管裂孔肌纤维完全起源于左膈脚，而左侧食管裂孔肌纤维完全起源于右膈脚。十二指肠悬韧带（Treitz 韧带）通常源于通向食管右侧的右膈脚。

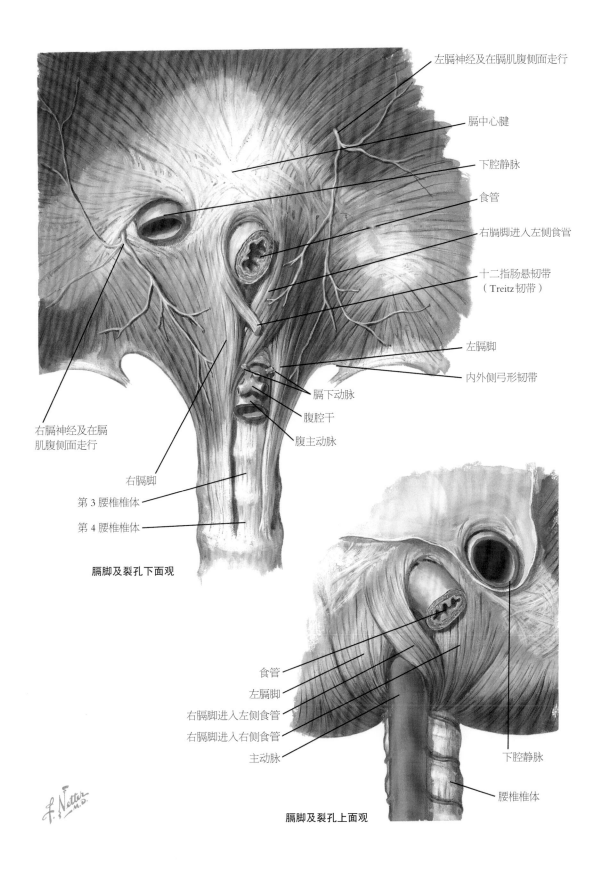

左膈神经及在膈肌腹侧面走行

膈中心腱

下腔静脉

食管

右膈脚进入左侧食管

十二指肠悬韧带
（Treitz 韧带）

左膈脚

内外侧弓形韧带

膈下动脉

腹腔干

腹主动脉

右膈神经及在膈
肌腹侧面走行

右膈脚

第 3 腰椎椎体

第 4 腰椎椎体

膈脚及裂孔下面观

食管

左膈脚

右膈脚进入左侧食管

右膈脚进入右侧食管

主动脉

下腔静脉

腰椎椎体

膈脚及裂孔上面观

食管组织学

和胃肠道一样，食管也是由黏膜、黏膜下层、肌层和外膜构成的。黏膜分为上皮、固有层及黏膜肌层。排列于食管腔表面的上皮为复层鳞状上皮，与咽部上皮相连续。表面上皮细胞扁平，含有部分透明角质颗粒，但不形成角质化层。在略高于胃贲门部沿齿状线（Z线），可见食管的复层鳞状上皮突然转换为胃单层柱状上皮。在上皮深层为疏松结缔组织称为固有层。黏膜肌层是一层薄薄的平滑肌，位于固有层深部，和咽腱膜相连续。在环状软骨水平腱膜处，结缔组织向肌肉组织发生转换。它包含两个纵向平滑肌纤维和一些弹性组织，在食管下端较厚。

黏膜下层由致密不规则的结缔组织构成，包含弹性和 I 型胶原纤维以及供应和支配黏膜的血管和神经。在黏膜固有层和黏膜下层可见淋巴细胞分布，并可偶见淋巴细胞团。收缩状态时，食管黏膜形成不规则纵向折叠。黏膜下层延伸到这些褶皱中，但多不包含浅肌层。

外肌层由内环形肌和外纵行肌构成。两层之间为一层薄薄的含有肌间神经节和神经丛（Auerbach）的结缔组织。在肌层和黏膜下层间为黏膜下神经节和神经丛（Meissner）以及一些血管。上1/4食管肌肉组织为横纹肌，第二个1/4食管肌肉组织由横纹肌和平滑肌混合构成，下半部分完全由平滑肌构成。外膜是覆盖于食管的一层疏松结缔组织，用以固定于周围结构。

食管中可见两种腺体。食管固有腺（十二指肠腺）不规则地分布在整个食管，为较小的复合黏液腺。其导管穿透黏膜肌层，分支导管位于黏膜下层。在上段食管分布更广。另一种腺体为食管贲门腺，其与胃贲门腺相似或一致，位于食管远端贲门略上方区域，偶可在食管上方、环咽肌下几厘米处发现。不同于食管固有腺，食管贲门腺导管并不穿透黏膜肌层，其分支导管分布于黏膜固有层而非黏膜下层。

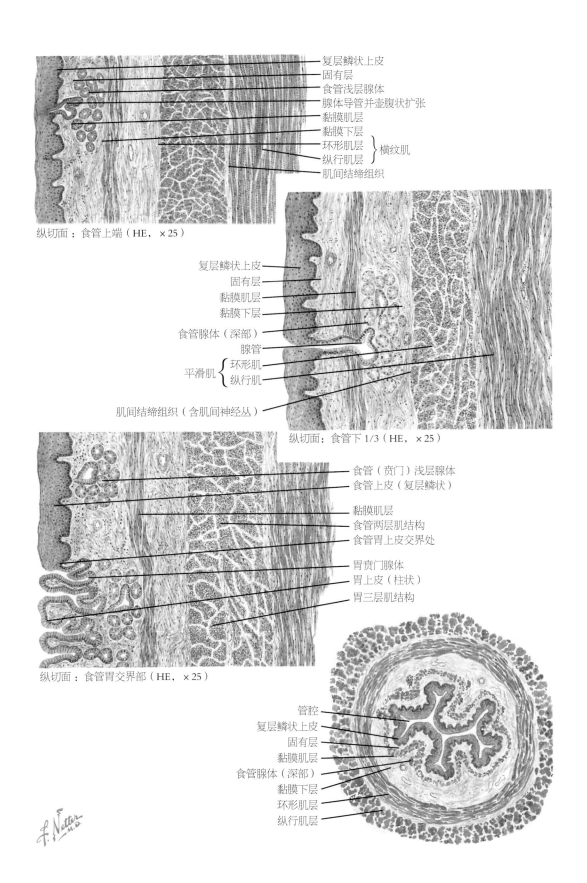

纵切面：食管上端（HE，×25）

复层鳞状上皮
固有层
食管浅层腺体
腺体导管并壶腹状扩张
黏膜肌层
黏膜下层
环形肌层 ⎫
　　　　　⎬ 横纹肌
纵行肌层 ⎭
肌间结缔组织

复层鳞状上皮
固有层
黏膜肌层
黏膜下层
食管腺体（深部）
腺管
环形肌 ⎫
　　　⎬ 平滑肌
纵行肌 ⎭
肌间结缔组织（含肌间神经丛）

纵切面：食管下 1/3（HE，×25）

食管（贲门）浅层腺体
食管上皮（复层鳞状）
黏膜肌层
食管两层肌结构
食管胃上皮交界处
胃贲门腺体
胃上皮（柱状）
胃三层肌结构

纵切面：食管胃交界部（HE，×25）

管腔
复层鳞状上皮
固有层
黏膜肌层
食管腺体（深部）
黏膜下层
环形肌层
纵行肌层

食管的血液供应

食管有丰富的血液供应。颈段食管由甲状腺下动脉的食管支供应。大部分颈段食管动脉来源于甲状腺下动脉的末梢分支；其上升支和下降支供应一个或多个食管分支。食管的血管分支在食管前方再分出供应附近气管的小分支。颈段食管的其他动脉供应还包括锁骨下动脉、颈总动脉、椎动脉、上咽动脉、颈浅动脉和甲状腺动脉干。

胸段食管由支气管动脉、胸主动脉和右肋间动脉的分支供应。支气管动脉在气管分叉处或下方发出食管支，最常见的是从左下支气管动脉发出。支气管动脉的分支变异较大。标准的教科书类型（左2，右1）只发生在约一半（50%）的人身上。异常类型包括一个右支和一个左支（25%），2个右支和2个左支（15%），1个左支和2个右支（8%），个别情况下出现3个右支或3个左支。在气管分叉附近，

腹主动脉、主动脉弓、肋间和胸廓内动脉也可能发出分支供应胸段食管。主动脉到胸段食管的分支并不是常规分为4个小分支，而是分成2个不成对的血管。胸主动脉的上食管分支较短（3~4 cm），通常出现在T6~T7水平。胸主动脉下食管分支较长（6~7 cm），出现在T7~T8椎间盘水平。2条动脉通过食管后方，分为纵向吻合的上升和下降分支，下降支来自甲状腺下动脉和支气管动脉，上升支来自胃左动脉和膈左下动脉。在大约20%的人群中，右肋间动脉主要是第5右肋间动脉，发出食管分支供应胸段食管。

腹段食管主要接受腹腔干的分支血管供应。胃左动脉是腹腔干三个分支之一，是腹段食管的主要血液供应。其他的血液供应来自胃短动脉和左膈下动脉返支，后者在其到达横膈的过程中从食管后发出。胃左动脉通

过一个单独的血管或几个下级分支（2~5个）供应贲门食管，在到达胃前壁和胃后壁前顺序发出数条分支血管。腹段食管的其他动脉供应还可能有：①胃左动脉分出的异常肝左支，肝左动脉分出的胃左动脉支，或固有的肝胃动脉弧分支；②来自脾动脉干的贲门食管分支，脾上极末梢分支（胃短动脉）及胃后动脉的大分支；③来自主动脉或腹腔干或脾动脉的第一支贲门食管分支。

当切除手术时，下面情况可引起血流阻断：①颈段食管切除位置太低（该段通常由甲状腺下动脉供应）；②在气管分叉和支气管动脉分支处过度分离食管以及支气管动脉损伤；③在游离胃时过度切除胃左和左膈下动脉返支。腹部食管的吻合支通常很丰富，但在某些情况下，这些吻合支可能非常细小。

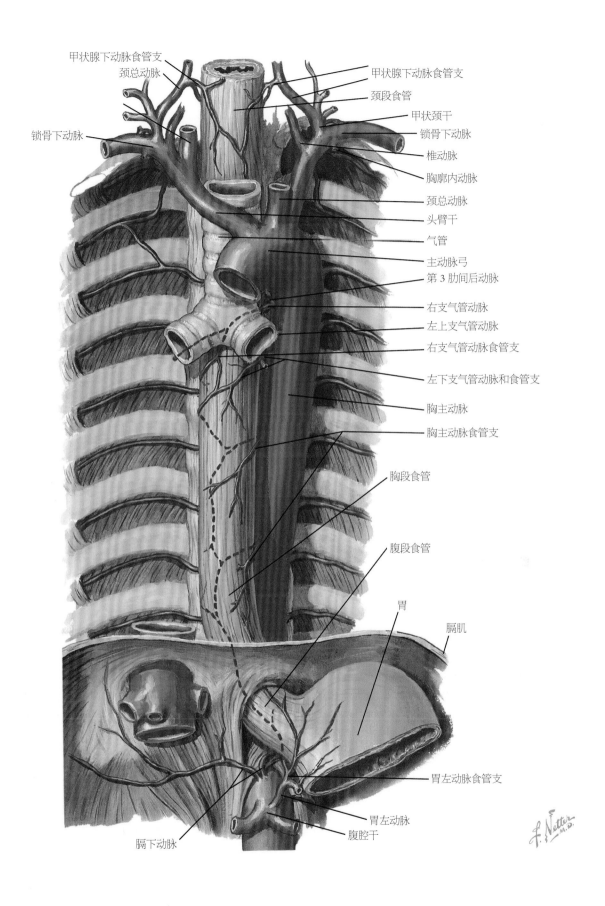

- 甲状腺下动脉食管支
- 颈总动脉
- 锁骨下动脉
- 甲状腺下动脉食管支
- 颈段食管
- 甲状颈干
- 锁骨下动脉
- 椎动脉
- 胸廓内动脉
- 颈总动脉
- 头臂干
- 气管
- 主动脉弓
- 第 3 肋间后动脉
- 右支气管动脉
- 左上支气管动脉
- 右支气管动脉食管支
- 左下支气管动脉和食管支
- 胸主动脉
- 胸主动脉食管支
- 胸段食管
- 腹段食管
- 胃
- 膈肌
- 胃左动脉食管支
- 胃左动脉
- 腹腔干
- 膈下动脉

食管的静脉回流

食管的静脉回流受奇静脉和半奇静脉系统的回流影响。回流开始于黏膜下静脉丛，其分支穿过肌层后，在食管表面形成静脉丛。颈段食管静脉回流到甲状腺下静脉，甲状腺下静脉回流至右侧和（或）左侧头臂静脉。右侧胸段食管静脉汇入奇静脉、右侧头臂静脉，有时回流至椎静脉。左侧胸段食管静脉汇入半奇静脉、副半奇静脉、左头臂静脉，有时回流至椎静脉。腹段食管的静脉支流大部分通过胃左静脉回流至门静脉，其次回流至胃短静脉。少部分腹段食管的血液回流至左膈下静脉，然后直接汇入下腔静脉或通过肾上腺静脉汇入左肾静脉。

奇静脉系统构成及走行变异很大。奇静脉起自右腰升静脉，接收第一和第二腰静脉和肋下静脉回流。奇静脉也可以直接汇入下腔静脉，或与右髂总或肾静脉相交通。在胸部，奇静脉接收第4~11肋间的右肋间后静脉并汇入上腔静脉右侧。接收第1肋间静脉汇入右头臂静脉，或汇入椎静脉。接收第2和第3肋间的肋间静脉汇合成右肋间上静脉，最后回流至奇静脉弓。半奇静脉是左腰升静脉和左肾静脉的延续。半奇静脉接收第8、9~11左肋下静脉和肋间静脉，然后从食管后方跨过脊柱，汇入奇静脉。副半奇静脉从第4~7、8肋间接收肋间静脉，然后从食管后方跨过脊柱汇入半奇静脉或奇静脉。在上方，副半奇静脉可以与接收第2和第3肋间血液回流的左上肋间静脉相通，并汇入左头臂静脉。第一肋间静脉的回流是左头臂静脉或椎静脉。

通常，半奇静脉、副半奇静脉和上肋间静脉干形成连续的纵向静脉通道，右侧不与奇静脉相通。奇静脉位于椎体的前方，接收左侧胸部静脉的回流。左侧奇静脉是食管左侧静脉和肋间静脉的主要回流血管，之后汇入相应的椎静脉。第7和第9肋间静脉是左奇静脉系统中断进而交通到右奇静脉的常见位置，最常见的是T8水平。

在食管下段，胃左静脉分支与食管下段静脉相交通。门静脉高压时血液分流到食管下分支，然后通过奇静脉和半奇静脉进入上腔静脉。这些血管可能扩张，发生食管静脉曲张。同样可分流至脾静脉，腹膜后静脉和膈下静脉，汇入腔静脉系统。由于胃静脉从脾向贲门食管端向上延伸，脾静脉血栓形成容易导致食管静脉曲张和致命性出血。

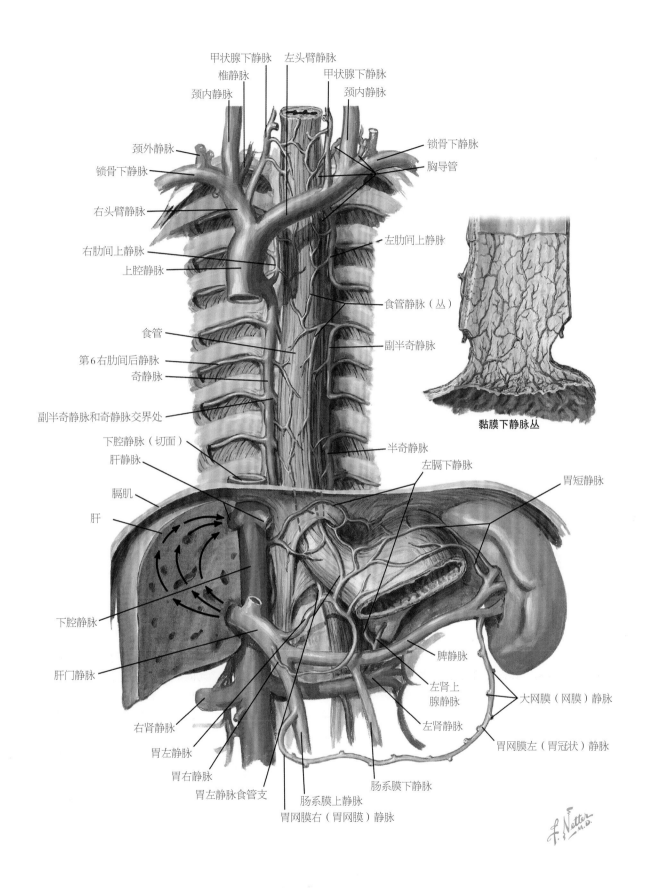

甲状腺下静脉　左头臂静脉
椎静脉
颈内静脉
甲状腺下静脉
颈内静脉
颈外静脉
锁骨下静脉
锁骨下静脉
胸导管
右头臂静脉
右肋间上静脉
左肋间上静脉
上腔静脉
食管静脉（丛）
食管
副半奇静脉
第6右肋间后静脉
奇静脉
副半奇静脉和奇静脉交界处
下腔静脉（切面）
半奇静脉
肝静脉
左膈下静脉
膈肌
胃短静脉
肝
下腔静脉
肝门静脉
脾静脉
左肾上
腺静脉
大网膜（网膜）静脉
右肾静脉
左肾静脉
胃网膜左（胃冠状）静脉
胃左静脉
胃右静脉
胃左静脉食管支
肠系膜下静脉
肠系膜上静脉
胃网膜右（胃网膜）静脉

黏膜下静脉丛

食管的淋巴回流

食管内含有丰富的淋巴管网络，大部分在黏膜固有层内，少量分布在食管其他层。

颈部食管的淋巴管主要引流至下颈部（颈内）淋巴结，亦可引流至食管和气管之沟淋巴结。颈内淋巴结是颈深淋巴结的分支，与颈内静脉伴随，从腮腺延伸至锁骨。左侧颈内淋巴结将淋巴液汇入胸导管，右侧汇入右侧淋巴导管。右侧淋巴导管在锁骨下静脉与颈内静脉形成的夹角处汇入右锁骨下静脉。

胸段食管的淋巴液向后汇入后纵隔和肋间淋巴结。食管后壁淋巴结由后纵隔和肋间淋巴结组成。后纵隔淋巴结位于脊柱旁边，肋间淋巴结位于附近的肋间隙。这两组淋巴结最终都汇入胸导管或右淋巴导管。右淋巴导管进而汇入与右侧颈静脉相通的右锁骨下静脉。食管后壁附近的膈上淋巴结与食管后壁淋巴结密切相关。胸段食管前壁淋巴液汇入气管旁、支气管上、支气管下淋巴结；少量的淋巴液汇入食管旁和膈上淋巴结。

在气管两侧的气管旁淋巴结呈链状沿着喉返神经分布。上下气管、支气管两组淋巴结位于气管分叉附近。结节病纤维化时形成的淋巴结可能是牵引性食管憩室的原因。气管和支气管淋巴液回流入支气管纵隔干，支气管纵隔干反过来汇入胸导管或右淋巴导管。但是它们也可能与静脉具有独立的交通，或者与胸内淋巴或颈内的低位淋巴结相通。

腹段食管的淋巴回流与胃小弯上部的相似，主要回流到胃贲门淋巴结。胃贲门淋巴结是胃左淋巴结组的一部分。胃左淋巴结回流至腹腔淋巴结。来自该区域的一些淋巴管也通过食管裂孔，与隔膜上方的淋巴管和淋巴结相通。胃左淋巴结沿着胃左动脉和冠状静脉回流入腹腔干根部的腹腔淋巴结。这些腹腔淋巴结又汇入乳糜池或胸导管。

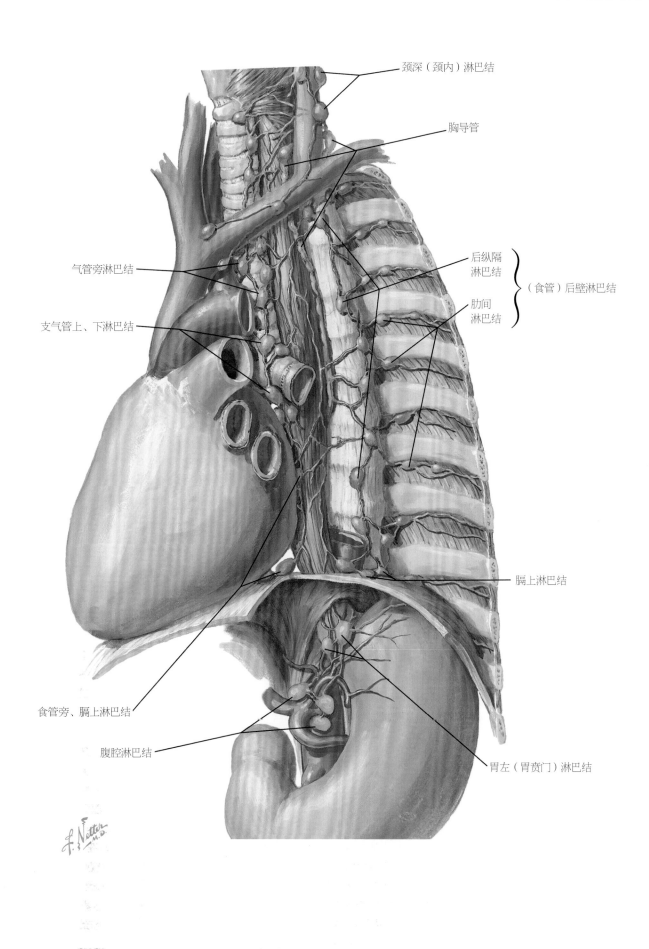

颈深（颈内）淋巴结

胸导管

气管旁淋巴结

支气管上、下淋巴结

后纵隔
淋巴结

肋间
淋巴结

（食管）后壁淋巴结

膈上淋巴结

食管旁、膈上淋巴结

腹腔淋巴结

胃左（胃贲门）淋巴结

食管的神经支配

食管由迷走神经和交感神经所支配。迷走神经支配食管的腺体和肌肉，交感神经主要支配与器官血液供应相关的毛细管括约肌。

迷走神经（运动和副交感神经）

迷走神经在延髓和食管之间传递运动和感觉。像咽一样，上食管的骨骼肌是自主收缩，支配这些纤维的轴突主要来自疑核的神经元。然而，食管平滑肌的数量随着食管位置下移而增加，主要由背侧迷走神经运动神经元的轴突支配。

在骨骼肌占主导地位的颈段食管，接收来自食管和气管间的喉返神经的运动神经元轴突支配。在右侧，喉返神经源于颈根部的迷走神经，从右锁骨下动脉下方穿过后上行。左侧喉返神经起源于与主动脉弓相对的左侧迷走神经，在主动脉弓下方到达气管食管沟。还有许多杂乱的神经纤维从位于颈动脉鞘内颈动脉和颈静脉中间后方的迷走神经发出支配食管。

在胸部，食管接受左喉返神经和两侧的迷走神经支配。迷走神经在支气管后方下降，发出分支与交感干结合，形成较小的前肺丛和较大的后肺丛。在支气管下面，每个迷走神经通常分为2～4个分支支配位于后纵隔内的食管表面。右侧和左侧迷走神经的分支在分离和重新组合时分别向后和向前旋转，形成包含小神经节的网状食管丛。在食管裂孔上方，神经丛组合为迷走前干和后干，分布于食管下部的前壁和后壁。食管丛和迷走前干和后干发出分支进入食管壁内。神经丛和迷走神经干的常见解剖变异对于行迷走神经切断术特别重要，外科医生应该记住至少有一个以上的迷走前

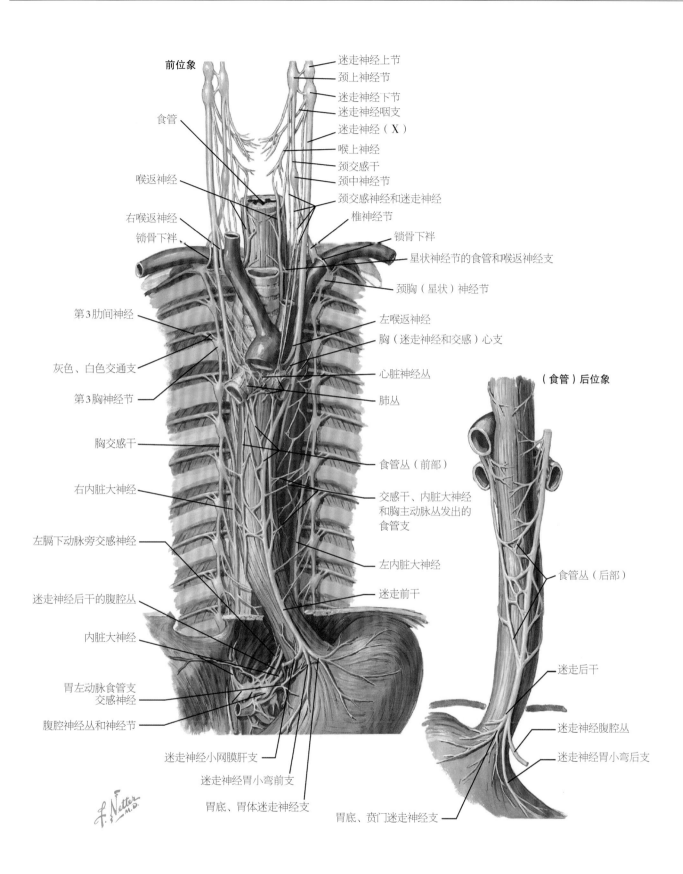

前位象

食管

喉返神经

右喉返神经
锁骨下袢

第3肋间神经

灰色、白色交通支

第3胸神经节

胸交感干

右内脏大神经

左膈下动脉旁交感神经

迷走神经后干的腹腔丛

内脏大神经

胃左动脉食管支
交感神经

腹腔神经丛和神经节

迷走神经上节
颈上神经节
迷走神经下节
迷走神经咽支
迷走神经（X）
喉上神经
颈交感干
颈中神经节
颈交感神经和迷走神经
椎神经节
锁骨下袢
星状神经节的食管和喉返神经支
颈胸（星状）神经节
左喉返神经
胸（迷走神经和交感）心支
心脏神经丛
肺丛

食管丛（前部）

交感干、内脏大神经
和胸主动脉丛发出的
食管支

左内脏大神经

迷走前干

（食管）后位象

食管丛（后部）

迷走后干

迷走神经腹腔丛

迷走神经胃小弯后支

迷走神经小网膜肝支

迷走神经胃小弯前支

胃底、胃体迷走神经支

胃底、贲门迷走神经支

食管的神经支配（续）

干和后干。从颈部向下，迷走神经及迷走神经干与交感神经干相互交错，形成副交感神经交感神经丛。

交感神经支配

交感神经节前纤维起源于脊髓侧角细胞的轴突，主要位于第4～6胸脊髓。这些突触前轴突位于脊神经前根。它们通过白色交通支离开脊神经，并传递到位于交感神经干的神经元。一些神经纤维与脑膜神经节中的细胞形成突触，但其他纤维在突触前传递到躯干中较高和较低的中枢。离

开交感神经干的突触后轴突通过交感神经干的分支到达食管。传入神经冲动穿过白色交通支到达脊神经，然后沿着后神经根，到达脊髓后角。它们的假单极神经元位于后（背）根神经节。

食管最上部主要由咽丛的分支支配，其中包含突触后交感神经轴突。其次由颈上神经节的心脏分支支配，偶尔由交感神经干的颈中神经节或脊神经节支配。其他纤维伴随供应动脉的小神经丛到达食管。在上胸部，食管轴突由星状神经节或锁骨下袢支配，小的胸心神经通常与食管、气管、主动脉和肺的神经纤维相关联。

在胸段食管，轴突从胸内脏神经传递到附近的食管丛。尽管存在明显变异，较大的内脏神经通常由3或4个较大的神经根和交感干的第5～9胸神经节的较小神经根组成。神经根及下级纤维在胸椎椎体和椎间盘的侧面向前，中间和下方倾斜，组成一定大小的神经。每侧神经穿过同侧膈肌角进入腹部，少数亦可从膈肌脚侧缘和中间弓状韧带上行纤维间穿行。之后发出分布于腹腔神经节的分支。较小的胸内脏神经主要终止于主动脉肾节和肠系膜上神经节。来自左侧较大内脏神经末梢分布在腹段食管。

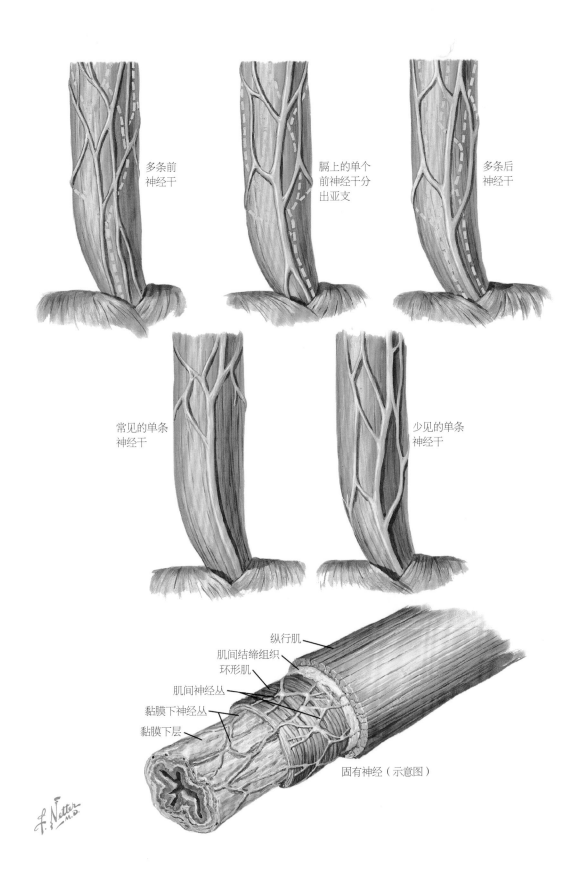

多条前
神经干

膈上的单个
前神经干分
出亚支

多条后
神经干

常见的单条
神经干

少见的单条
神经干

纵行肌

肌间结缔组织

环形肌

肌间神经丛

黏膜下神经丛

黏膜下层

固有神经（示意图）

消化道固有神经支配

从食管到直肠，消化道由肠神经系统支配。该网络由许多轴突和树突相互连接的神经节细胞组成。它们主要分布在两个位置，外肌层的纵向和环形层之间的肌间神经丛（肠肌神经丛），以及外肌层和黏膜下层之间的黏膜下神经丛。前者较粗，其神经纤维按粗细划分，分别称作初级、次级和末梢纤维。黏膜下神经丛较细。其他还有一些细小的神经丛，比如腹膜覆盖消化道的那些细小的浆膜下丛。

肠道神经丛在消化道不同部位和不同动物中的分布模式和密度各不相同。它们在从胃到直肠区域中发育良好，而在食管中，特别是食管上半部骨骼肌部位发育不良。神经节细胞在此处也呈不均匀分布；因此，肠肌丛中神经节的分布密度在食管中最低，在胃中明显上升，到幽门处分布最高，然后在整个小肠中下降至中间水平，然后再沿着结肠再次增加，至直肠处分布最高。黏膜下神经丛中细胞分布大致平行于肌间神经丛。

肠神经丛包含突触后交感神经，以及突触前和突触后副交感神经。它们与来自消化道的传入神经轴突和每个神经丛的内在神经节一起存在。迷走神经突触前纤维与神经节形成突触，神经节细胞的轴突是突触后副交感神经。交感神经突触前纤维在椎旁或椎间神经节中发出，因此丛中的交感神经在没有突触中断的情况下到达终止。来自食管、胃和十二指肠的传入神经通过这些部位的迷走神经和交感神经到达脑干和脊髓，但它们与肠神经丛的神经节没有突触连接。

肠神经丛的神经细胞分为Ⅰ型和Ⅱ型两种主要形式。Ⅰ型细胞是多极的，局限于肌间神经丛。它们的轴突通过神经丛与Ⅱ型细胞形成突触。Ⅱ型细胞数量更多，分布在肌内和黏膜下神经丛中。大多数Ⅱ型细胞是多极的，它们较长的树突成束行进在不同的距离，然后在其他细胞簇中分支。

它们的许多轴突向外延伸并在肌层终止，其他轴突向内分布在黏膜肌层和血管周围与上皮分泌细胞之间。这种分布表明它们本质上是支配运动和分泌的。

肠神经丛的另一组细胞是Cajal间质细胞，它与所有自主神经末梢相连，是胃肠道平滑肌层的起搏细胞。这种起搏活动的频率因不同的器官而异。实验条件下蠕动发生在肠道的孤立部分，表明内在神经肌肉调节机制的重要性，但肠管的活动由副交感神经和交感神经调节。局部反射弧可能存在于肠丛内；研究发现在黏膜下层中可以检测到除了Ⅰ型和Ⅱ型多极细胞外，存在极少量的假性单极细胞和双极细胞，可能是局部反射弧的传入神经。

在先天性巨结肠中，尽管外部支配神经完整，但消化道的一段肠神经丛未发育或退化。受累肠段在收缩、蠕动方面出现异常或消失，进而导致肠道近端区域扩张。

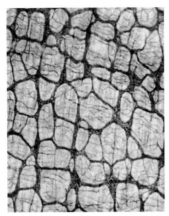

纵行肌上的肌间神经丛。可见细微
的神经纤维相交（豚鼠十二指肠，
锇酸染色，×20）

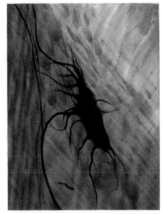

肌间神经节丛的 I 型多极神经元
（猴子回肠，银染，×375）

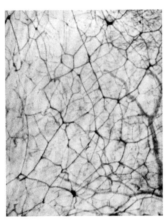

黏膜下神经丛
（豚鼠升结肠，氯化金浸染，×20）

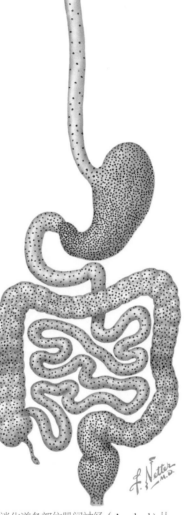

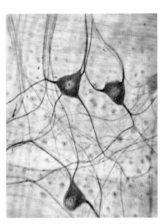

肌间神经节丛的 II 型多极神经元
（猫回肠，银染，×200）

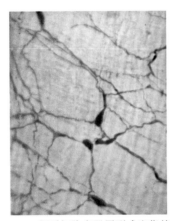

Cajal 间质细胞在肌层形成密集的
神经丛（豚鼠升结肠，亚甲基蓝染
色，×375）

消化道各部位肌间神经（Auerbach)丛
和黏膜下神经（Meissner）丛神经节的
密切连接（红点代表肌间神经丛神经
节，蓝点代表黏膜下神经丛神经节）

图片引自：Dr.J.R Rintoul and Mr.P.
Howarth, Manchester University, England.

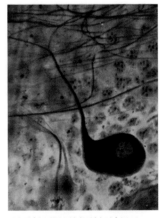

肌间神经节丛的假单极神经元
（猫回肠，银染，×375）

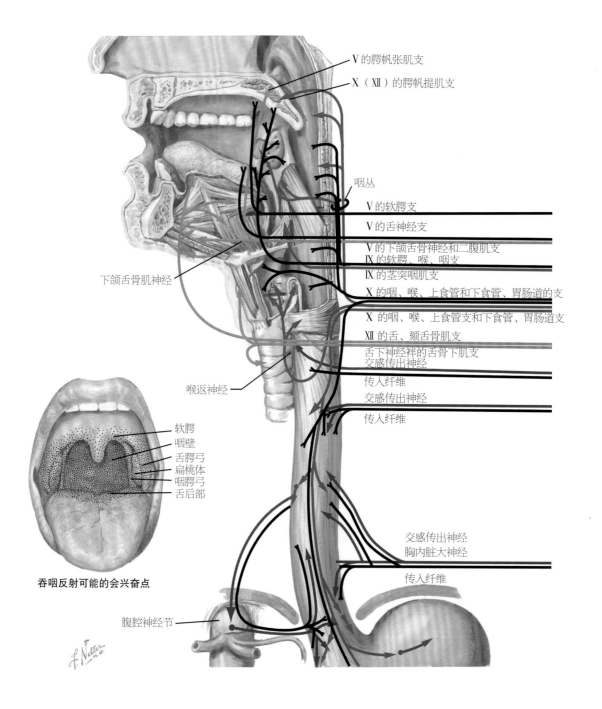

V 的腭帆张肌支

X（XII）的腭帆提肌支

咽丛

V 的软腭支

V 的舌神经支

V 的下颌舌骨神经和二腹肌支
IX 的软腭、喉、咽支

IX 的茎突咽肌支

X 的咽、喉、上食管和下食管、胃肠道的支

X 的咽、喉、上食管支和下食管、胃肠道支

XII 的舌、颏舌骨肌支

舌下神经祥的舌骨下肌支
交感传出神经

传入纤维

交感传出神经

传入纤维

下颌舌骨肌神经

喉返神经

软腭
咽壁
舌腭弓
扁桃体
咽腭弓
舌后部

吞咽反射可能的会兴奋点

交感传出神经
胸内脏大神经

传入纤维

腹腔神经节

吞咽的神经调节

　　肌间神经丛支配食管体和食管下括约肌的运动。肌间神经丛位于固有肌的外纵和内环肌之间。由于食管的近端从骨骼肌向平滑肌变化，肌间神经丛对运动功能有更明显的支配作用。肌间神经丛与起到调节作用的迷走神经纤维相连。在近端食管，迷走神经纤维中枢控制起源于位于脑干的疑核，而平滑肌食管的迷走神经起源于脑干背侧的运动背核。迷走神经还包含肌肉和黏膜的感觉神经。颈段食管的迷走神经的传出纤维通过喉返神经。迷走神经直接支配胸段食管。食管神经传入纤维通过喉上神经、喉返神经及迷走神经。

　　食管的主要功能是从近端食管段向胃部蠕动推送食物。原发性蠕动是由咽部收缩引起的，而继发性蠕动起

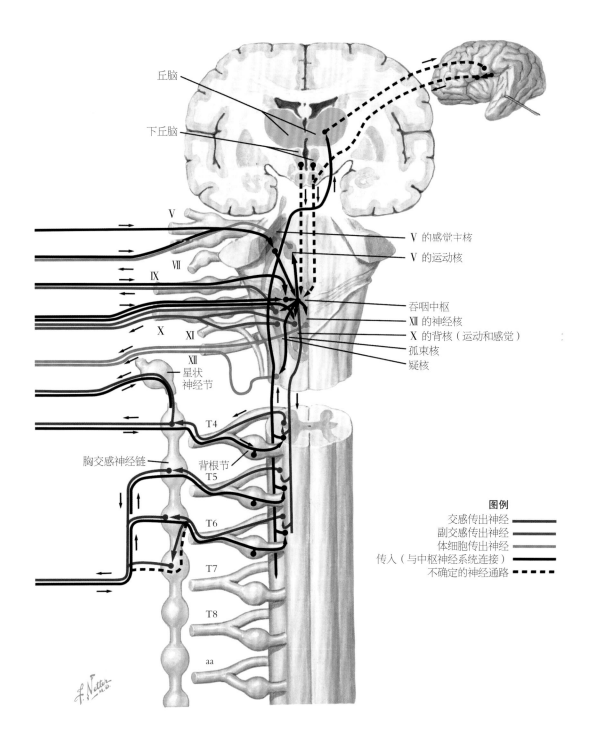

丘脑

下丘脑

V

VII

IX

X XI

XII

星状
神经节

胸交感神经链

背根节

V 的感觉主核

V 的运动核

吞咽中枢

XII 的神经核

X 的背核（运动和感觉）

孤束核

疑核

T4

T5

T6

T7

T8

aa

图例

交感传出神经

副交感传出神经

体细胞传出神经

传入（与中枢神经系统连接）

不确定的神经通路

吞咽的神经调节（续）

源于刺激点的食管扩张。后一种蠕动对于清除胃内容物的反流特别重要。蠕动由神经网络协调，以实现近端食管收缩推动食物，而远端段松弛利于接受食物。这种反射是通过近端释放兴奋性神经肽和远端释放抑制性神经肽来实现的。食管的兴奋性神经肽包括乙酰胆碱和非肾上腺素非胆碱能神经元。一氧化氮和血管活性肠肽则是主要的抑制性神经肽。下行协调是通过局部、肌间和中央迷走神经控制的结合来实现的。

胃食管高压区的开放才能完成食管内容物向胃内推进。这涉及食管下括约肌（LES）固有神经和膈肌的神经配合。LES固有神经可能通过胆碱能和肾上腺素能控制LES的收缩。与食管体相似，肌间神经丛和迷走神经反射用于调节腹压增高时LES的压力。膈脚收缩是通过膈神经调节的。

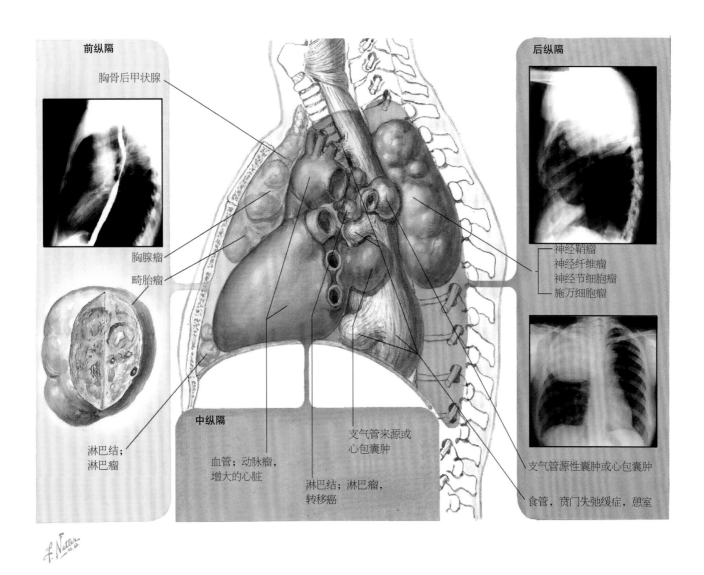

前纵隔
胸骨后甲状腺
胸腺瘤
畸胎瘤
淋巴结；
淋巴瘤

中纵隔
血管；动脉瘤，
增大的心脏
淋巴结；淋巴瘤，
转移癌
支气管来源或
心包囊肿

后纵隔
神经鞘瘤
神经纤维瘤
神经节细胞瘤
施万细胞瘤
支气管源性囊肿或心包囊肿
食管，贲门失弛缓症，憩室

食管重复囊肿

虽然食管是胃肠道系统中第二个易发生重复畸形的部位，仅次于回肠，食管重复囊肿仍是一种少见的先天性异常。囊肿多位于右后纵隔，食管下1/3水平。囊肿内衬为鳞状上皮、柱状上皮、立方上皮、假复层上皮或纤毛上皮细胞。内皮细胞外层被两层厚的肌层所包被，后者与固有

肌层相连接。食管重复囊肿可与某些先天异常伴发，如食管闭锁。重复食管可由于食管胃连接处因囊肿压迫表现为食管扩张，类似贲门失弛缓症表现。重复囊肿罕见有肿瘤生成。食管重复囊肿常见症状为吞咽困难或呼吸道表现（尤其是病灶位于食管近端情况下），机制主要由囊肿对食管

或支气管压迫所致。影像学用于诊断时多将多种技术综合应用，包括超声内镜（尤其是囊肿表现为实性时）、CT、钡餐造影等。该病可以在孕中诊断，也可在儿童乃至成年期诊断。往往无意中诊断此病，并不需要进一步处置。当患者出现相应症状或并发症时，需要考虑手术手段解决。

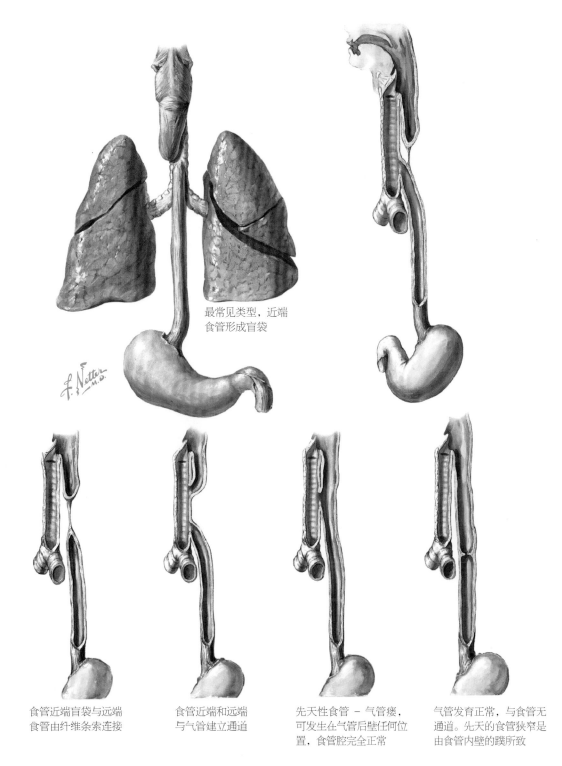

最常见类型，近端
食管形成盲袋

食管近端盲袋与远端
食管由纤维条索连接

食管近端和远端
与气管建立通道

先天性食管 – 气管瘘，
可发生在气管后壁任何位
置，食管腔完全正常

气管发育正常，与食管无
通道。先天的食管狭窄是
由食管内壁的蹼所致

先天性食管狭窄

先天性食管狭窄（CES）临床罕
见，在出生婴儿中发现率约为1/50 000～
1/25 000，真实发病率仍然未知。CES
特征为患儿出生时食管腔即出现环形
缩窄，但新生儿期未必表现出相关症
状。该病的病因学尚不清楚，研究者
多倾向胚胎发育紊乱假说。组织学上

CES分为3种类型：食管壁内异位气
管–支气管残留、肌层和黏膜下层节段
性纤维肌性肥大和膜性隔膜或狭窄。
CES往往导致食管闭锁。CES无性别偏
向，大多在14岁前确诊，绝大部分在
2岁前明确诊断。最常见的主诉是吞咽
困难、食物嵌塞以及呼吸道症状，也

有部分患者系偶然发现CES。诊断多
由钡餐和（或）内镜等手段明确，可
以观察到软骨残存证据。观察到的环
状结构易与嗜酸性食管炎混淆。部分
患者通过食管扩张治疗即可缓解，大
部分患者需要手术切除，尤其是狭窄
引起食管闭锁的患者。

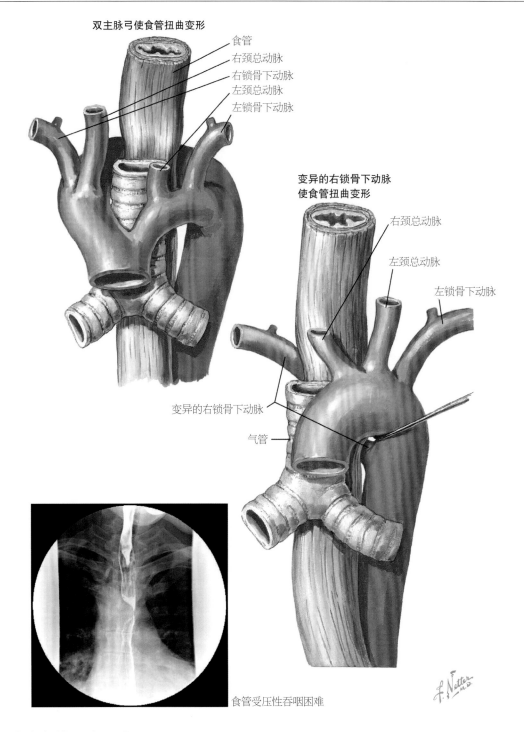

双主脉弓使食管扭曲变形

食管
右颈总动脉
右锁骨下动脉
左颈总动脉
左锁骨下动脉

变异的右锁骨下动脉
使食管扭曲变形

右颈总动脉
左颈总动脉
左锁骨下动脉

变异的右锁骨下动脉

气管

食管受压性吞咽困难

主动脉或其他血管压迫导致的吞咽困难

主动脉性吞咽困难是一组异源性疾患，其原因在于动脉瘤对食管的外在压迫而导致的吞咽困难。引起吞咽困难的动脉瘤病因有：动脉粥样硬化所致血管性疾病、创伤性、感染（梅毒或真菌）和自身免疫性疾病〔大动脉炎（Takayasu arteritis）〕。导致吞咽困难的动脉瘤多位于降主动脉。

治疗原则多针对动脉瘤进行处置，手段包括：调整动脉瘤和食管的空间位置、放置食管支架或食管扩张术。当患者处于动脉瘤相关心血管高危情况时，主要以支持治疗为主，建议给予患者软食或流食。此外，其他心血管结构改变也可以导致食管压迫，如慢性心功能衰竭或二尖瓣狭窄导致的右心房扩大也可导致类似症状。

另一种食管血管性压迫被称为食管受压性吞咽困难（dysphagia lusoria），多为先天畸形。有2种主要先天异常形式：常见的供应右上肢血液的右锁骨下动脉从主动脉弓的左侧发出，从后方跨越挤压食管；次一种常见的畸形是左锁骨下动脉从主动脉弓的右侧发出，从左至右走行于主动脉后方。这两种畸形都是横向压迫食管，可通过MRI或CT血管造影手段证实。绝大部分患者是偶然发现这些畸形的，吞咽困难症状轻微。极少数情况患者需要手术解决上述畸形。

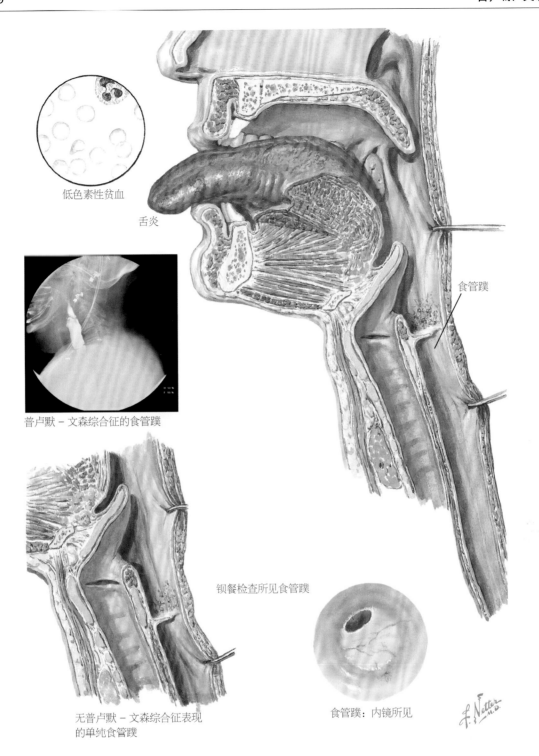

低色素性贫血

舌炎

普卢默 – 文森综合征的食管蹼

食管蹼

钡餐检查所见食管蹼

无普卢默 – 文森综合征表现
的单纯食管蹼

食管蹼：内镜所见

普卢默–文森综合征

　　普卢默–文森综合征（Plummer
Vinson syndrome），又被称为帕
特森–凯利综合征（Paterson-Kelly
syndrome），是一组罕见症候群，包
括缺铁性贫血、近颈部端食管蹼。经
常在中年女性群组发现该病。贫血与
食管蹼的关系并不清楚。

　　普卢默–文森综合征特征性症状为

吞咽困难，常常伴有低色素性贫血。

　　患者主诉为持续性吞咽困难，伴
有因贫血导致的疲乏无力，口干且有
舌头的烧灼感。症状发展缓慢，数月
或数年才有进展，患者逐步觉得喉咙
后部或颈部阻塞感。液体食物患者基
本可以接受，固体食物无法下咽。

　　该综合征患者查体可见萎缩性舌
炎和咽颊膜干裂，嘴角见裂痕，在所

有患有这种综合征的患者中都有规律
性的表现。萎缩黏膜可延伸到后咽部
甚至食管入口。少数患者可检出多种
维生素缺乏症状，如指甲碎裂等。

　　以往的病例曾提示纠正铁缺乏后
网状蹼可以消失，中断补铁后网状蹼
可再次出现。治疗可以选择食管逐步
扩张、内镜下切开网状蹼，纠正缺铁
性贫血。

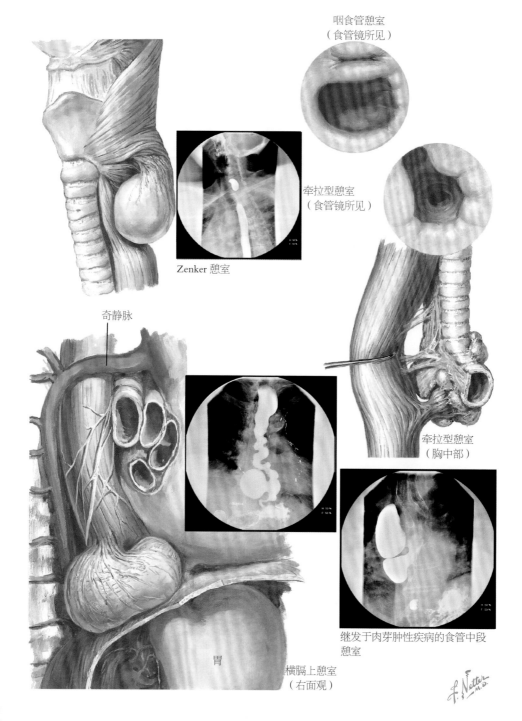

咽食管憩室
（食管镜所见）

牵拉型憩室
（食管镜所见）

Zenker 憩室

奇静脉

牵拉型憩室
（胸中部）

继发于肉芽肿性疾病的食管中段
憩室

胃

横膈上憩室
（右面观）

食管憩室

　　憩室可以发生在食管的各个位置。憩室的发病机制主要有：继发于食管运动功能紊乱的食管内源性压力增高所导致的"推力"；继发于食管邻近结构的外在牵拉作用所形成的"拉力"，使得食管壁向腔外方向膨出。在食管近端，Zenker憩室是"推力"造成的管壁膨出，外推作用点主要着力下咽括约肌和环咽肌之间即Killian三角后方的咽部机械薄弱部

位。推力的产生是由于咽部收缩与环咽肌的松弛不匹配造成的。治疗可根据憩室大小考虑环咽肌切开术联合憩室切除术/固定术，防止憩室的再形成。在食管中部，牵拉性憩室更为常见。外来牵拉多来自周围器官疾病，如纵隔腺体疾病/肿瘤、肉芽肿性感染（结核或组织胞浆菌病）等。外拉的憩室开口多呈宽阔型，外推憩室的开口多狭窄锐利。非特异性憩室，

多因外推机制造成，也可在食管中部形成，多为偶然发现，少数患者有症状。这种憩室的成因尚不明了。

　　食管远端膈上憩室多为典型的外推型憩室，在食管-胃交界处近端形成。无论有无贲门失弛缓症，远端憩室多由食管下段括约肌（LES）压力过高造成。与处理Zenker憩室相似，高压力区的肌切开术是必要的，当憩室形成较大的囊时也须一并切除。

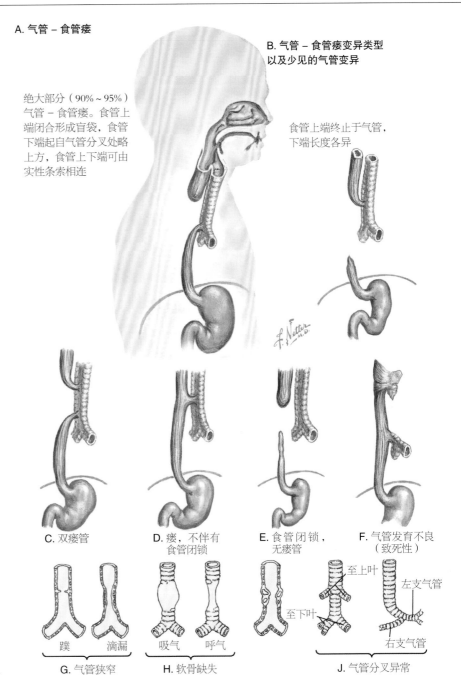

A. 气管 - 食管瘘

绝大部分（90%～95%）气管 - 食管瘘。食管上端闭合形成盲袋，食管下端起自气管分叉处略上方，食管上下端可由实性条索相连

B. 气管 - 食管瘘变异类型以及少见的气管变异

食管上端终止于气管，下端长度各异

C. 双瘘管

D. 瘘，不伴有食管闭锁

E. 食管闭锁，无瘘管

F. 气管发育不良（致死性）
至上叶
左支气管
至下叶
右支气管

蹼　　滴漏

G. 气管狭窄

吸气　　呼气

H. 软骨缺失

J. 气管分叉异常

食管闭锁

食管闭锁是一种散发性先天性疾病，根据解剖结果不同分为2种：食管闭锁和（或）食管-气管瘘。食管闭锁是食管先天性疾病中最常见的，在新生儿中发生率为1/4500～1/2500。该病根据特殊解剖变异模式和变异频率分型。食管闭锁的病因并不清楚，但有几种假说，多数围绕胚胎形成期异常气管憩室生成有关。特殊基因位点变异研究未获得有意义的一致性结果。食管闭锁可以在孕期过半后经由产前超声诊断，但大多数患儿的疑诊症状是出生后母乳喂养时出现大量分泌物、窒息、发绀，以及经口胃管插管失败。相关诊断技术包括放射性胸部摄影和支气管镜检查，它们对明确诊断非常重要。外科手术方式根据食管闭锁和（或）食管-气管瘘的具体变异情况而定。患儿的预后取决于多方面因素，如：术前出生时体重、呼

吸道情况等，最重要的是取决于合并其他先天异常的发病率和致死率，如室间隔缺损、法洛四联症等。必须注意的是，50%的食管闭锁患儿合并其他先天异常。VACTERL是一组单词的字头缩写，被用于描述婴儿的先天性多器官异常，异常器官有：脊椎、肛门、心脏、气管、食管、肾和四肢。手术的时机取决于食管闭锁的类型和呼吸道状况。食管-气管瘘合并/

不合并吸入性肺炎的患儿需要紧急手术；无呼吸道并发症的患儿可选择随访数月后再考虑手术，可以先进行胃造瘘术进行管饲，尽可能使食管生长成熟，再进行食管近端和远端吻合。手术的主要挑战为是否有足够长的残余食管来完成手术。事实上，常常需要进行部分胃或小肠代食管术。术后近期和远期并发症主要有吻合口瘘和（或）狭窄以及严重的胃食管反流病。

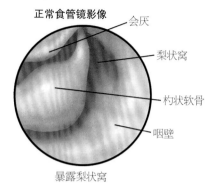

正常食管镜影像

会厌

梨状窝

杓状软骨

咽壁

暴露梨状窝

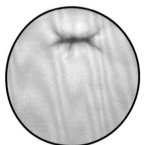

食管口（环咽部）

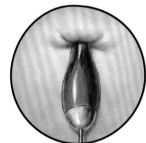

寻腔探条纳入
以放松环咽部

食管镜和超声内镜

　　将可弯曲的具有电荷耦合装置安全地纳入胃肠道是临床胃肠病学的革命性事件。内镜检查可以提供详细的食管黏膜信息、腔内或腔外因素所致的管腔压迫，还可通过括约肌张力和食管管径来评估有否食管动力异常。黏膜异常分为炎症性和肿瘤性。炎症损伤呈多样化，可以是轻度表浅黏膜红斑，也可以是黏膜明确损伤形成溃疡。损伤可以发生在食管远端（如胃食管反流）或近端（如扁平苔藓）。炎症损伤区域可以呈局限性（如药物性食管炎）、补丁状（如念珠菌食管炎）或弥漫性（如放射性或腐蚀性食管炎）。炎症也可以食管狭窄为间接表现，见于无法控制或疗效极差的慢性炎症患者。食管狭窄可呈现为逐步缩窄的锥型结构，或短或长，有时涉及整个食管。狭窄内径随病因变化，可发生在食管的任何节段。最常见的食管狭窄发生在远端，主要由胃食管反流病导致。狭窄区域因炎症程度的区别，其表面覆盖的黏膜可以表现为正常、轻度红斑或溃疡。

　　超声内镜是在标准内镜基础上研发，在其远端加一超声转换头，可以

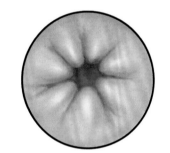

食管胸段（呼气状态）

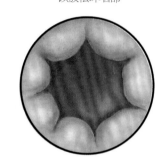

食管胸段（吸气状态）

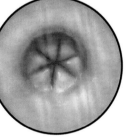

食管下括约肌

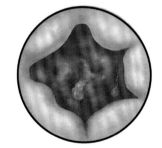

胃食管交界

显示食管壁各层次以及邻近结构的详细信息。从声学角度，根据回声强度的不同可以将食管壁分为黏膜层、黏膜下层和固有肌层。新一代超声内镜可以将上述回声层次更进一步分层。这对很多食管疾病的鉴别诊断非常有意义，如起源于黏膜层的恶性肿瘤对食管壁的侵袭深度的评估，黏膜下

起源病变的性质判断，食管周围淋巴结和邻近器官（如主动脉弓、心脏和肺）的观察。此外，超声内镜引导下可将穿刺针进入黏膜下病变或穿过食管壁对病变组织进行抽吸活检，通过组织学分析可以提高诊断准确性。治疗性干预也可在超声内镜引导下进行，如穿刺引流邻近囊肿或脓肿。

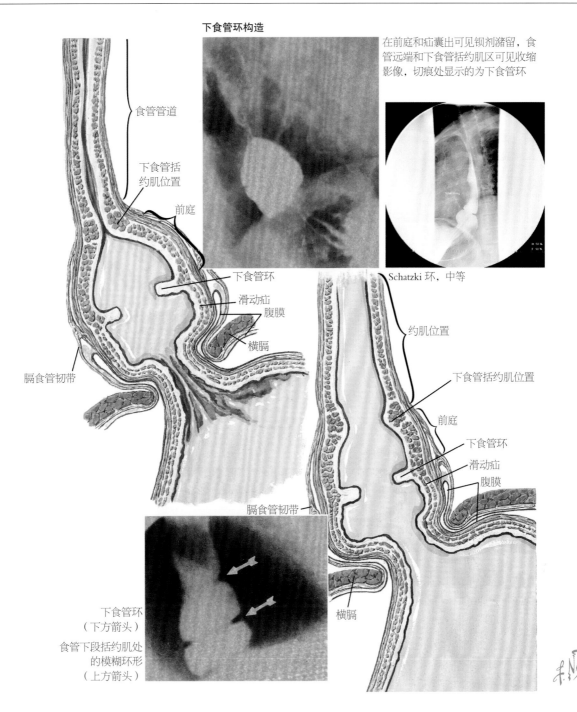

下食管环构造

在前庭和疝囊出可见钡剂潴留，食管远端和下食管括约肌区可见收缩影像，切痕处显示的为下食管环

食管管道

下食管括约肌位置

前庭

下食管环

滑动疝

腹膜

横膈

膈食管韧带

Schatzki 环，中等

约肌位置

下食管括约肌位置

前庭

下食管环

滑动疝

腹膜

膈食管韧带

横膈

下食管环（下方箭头）

食管下段括约肌处的模糊环形（上方箭头）

下食管环形成

下食管环，又名Schatzki环，系位于胃-食管接合部、鳞状细胞-柱状细胞交界处食管腔的规则的圆环状结构。尽管没有被证实，多数认为这是后天形成的环状结构，往往发生在中年且伴有胃食管反流。近期研究证实，嗜酸性食管炎患者的食管也可发现类似环状结构，提示这是由于慢性炎症进展所致，并非为胃食管反流所特有。下食管环须与消化道环状狭窄相鉴别，严格区分而言，前者只是黏膜结构异常，后者涉及食管壁深层改变，多有异常纤维化形成。放射线检查或内镜影像有助于鉴别诊断，下食管环表现为薄层膜状结构，而狭窄可呈现较厚的结构异常。下食管环的主要症状为间歇性吞咽困难和（或）进食固体食物后出现食物嵌塞，是成年人固体食物吞咽困难的最常见原因。由于管腔太小而食物团过大而形成相对机械性梗阻，因此某些食物如肉类、面包和生的蔬菜形成食物团块时，更易诱发症状出现。早期数据提出，下食管环的表现明显受食物团的黏着性影响，但其他因素，如食物类型、下咽前的咀嚼粉碎程度、应用汤类辅助下咽食物等因素，均可影响到食物嵌塞症状出现的可能性。下食管环的治疗为机械性破坏环状结构，可通过活检、应用气囊扩张术或Savary扩张术实现。对于顽固性下食管环，可以采用内镜下切开术。术后复发常见，抗胃食管反流的药物常被用于防止复发，但缺乏循证医学证据。

贲门失弛缓症和弥漫性食管痉挛

贲门失弛缓症少见，人群发病比例约为1∶10 000～1∶100 000。发病机制为由于食管体部及食管下段括约肌肌间神经丛发生退行性变，导致食管不能正常蠕动以及食管下段括约肌不能完全松弛。前者是由于缺乏刺激蠕动的兴奋传入引起，后者由一氧化氮介导的抑制性传入降低所致，使括约肌持续处于兴奋状态的阈值，在吞咽时仍不能松弛。本病病理生理学的起因目前仍不清楚，可能与遗传易感性和病毒感染后自身免疫相关。其临床症状进展缓慢且以反流为主要表现，因此易延误诊断。若病变早期未予有效治疗，病程中食管将持续进行性扩张，显著扩张的食管可压迫邻近结构，如肺和气管。贲门失弛缓症的典型症状包括对气体及液体的吞咽困难、反流、胸痛以及体重减轻。然而，患者常会针对该病做出生活方式的调整，并呈现微妙的疾病适应性症状，如进食缓慢和直立型进食体位，如用餐时坐立或行走。这些动作在生理上增加纵向肌张力。通过临床症状、影像检查[放射线和（或）内镜]和

食管压力测定的综合分析可对贲门失弛缓症做出诊断。影像检查结果因疾病严重程度不同而异。在早期阶段，在内镜检查或放射线下食管无扩张，但食物通过困难，下食管括约肌松弛不全。随着疾病的进展，食管扩张更易被发现，虽经长时间禁食，食管腔内仍有潴留唾液和食物。当在疾病进展到一定阶段，可发现食管伸长和扩张状似乙状结肠，被称为"乙状结肠型"食管。治疗上，通常对潜在的神经损伤无有效治疗措施，主要措施为通过药物或机械损伤降低食管下段括约肌张力，以及食物团的重力作用使之进入胃内。一种简单但相对短效的治疗方法是在内镜下将肉毒杆菌毒素注入食管下括约肌。在药理学上，这种方法可抑制胆碱能刺激活性，降低食管下段括约肌张力。机械治疗包括内镜下用高压气囊扩张食管以撕开括约肌肌纤维或用外科方法更精确地切开括约肌（肌切开术）。最近，后者已可通过内镜（经口内镜下肌切开术）完全实施，通过食管黏膜下层建立隧道，然后切开食管下段括约肌的

固有肌层的内环形肌。这种新方法的长期疗效有待验证。伴有"乙状结肠型"食管表现的严重贲门失弛缓症患者，可能需要食管切除术治疗。有长期严重贲门失弛缓症表现的患者发生食管鳞状细胞癌的风险增加。

弥漫性食管痉挛的病理生理学类似于贲门失弛缓症，但反映了更明显的食管失去抑制。其特点是，食管下端括约肌不完全松弛，从吞咽开始到食管下段括约肌松弛的时间间隔更短（远端潜伏期降低）和高压力性食管收缩。患者表现为吞咽困难和（或）严重的间歇性胸痛。放射线检查可见食管呈螺旋状。弥漫性食管痉挛的治疗与贲门失弛缓症相似，但其症状（尤其是胸痛的改善）不如贲门失弛缓症的吞咽困难缓解更明显。因此，经常需要其他的治疗来控制胸痛。治疗目的在于降低食管肌肉收缩（如使用抗胆碱能药物或促一氧化氮类药物）或降低食管敏感性（如使用低剂量三环类抗抑郁药）。弥漫性食管痉挛保持稳定或进展到更典型的贲门失弛缓症的病例数仍不明确。

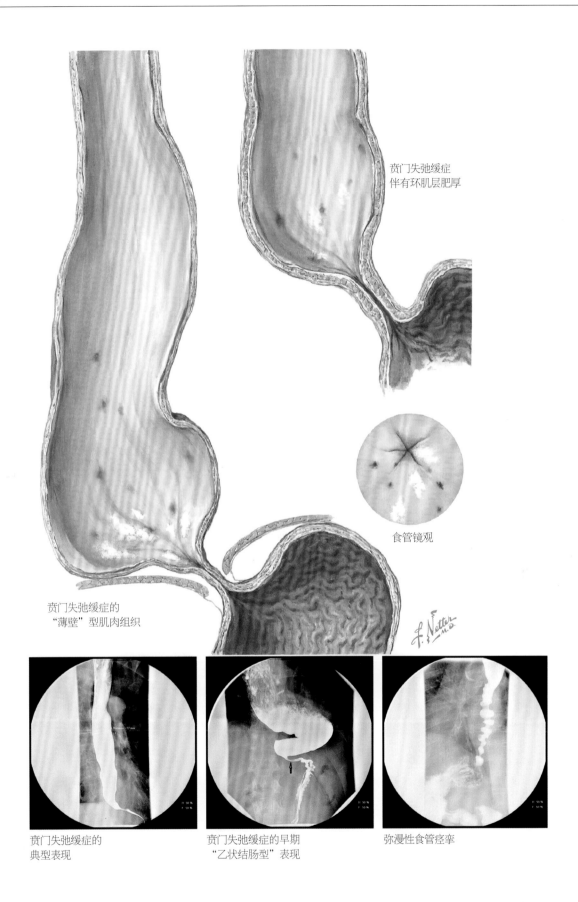

贲门失弛缓症
伴有环肌层肥厚

食管镜观

贲门失弛缓症的
"薄壁"型肌肉组织

贲门失弛缓症的
典型表现

贲门失弛缓症的早期
"乙状结肠型"表现

弥漫性食管痉挛

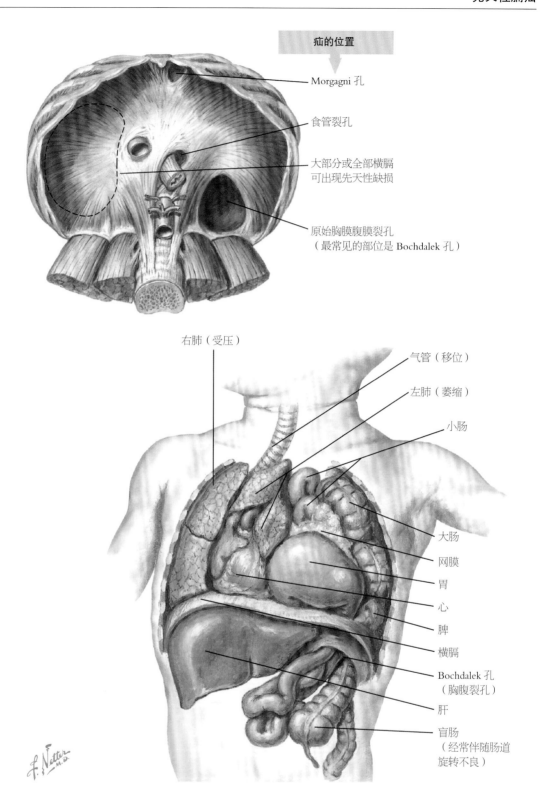

疝的位置

Morgagni 孔

食管裂孔

大部分或全部横膈
可出现先天性缺损

原始胸膜腹膜裂孔
（最常见的部位是 Bochdalek 孔）

右肺（受压）

气管（移位）

左肺（萎缩）

小肠

大肠

网膜

胃

心

脾

横膈

Bochdalek 孔
（胸腹裂孔）

肝

盲肠
（经常伴随肠道
旋转不良）

先天性膈疝

　　先天性膈疝（CDH）是由于原发性发育性横膈缺损导致腹腔器官近端疝入胸腔的结果。大约75%的膈肌缺损位于左侧膈肌后外侧（Bochdalek疝），约25%膈肌缺损位于前内侧（Morgagni疝）。先天性膈疝可因呼吸道疾病而发现，这是由于腹部器官压迫导致肺发育不良。先天性膈疝合并多个明确的遗传综合征、染色体异常或其他先天性畸形强烈提示其发病的基因易感性。胃是最常见的疝入胸部的器官，小肠、大肠、肝、脾和胰腺也可能疝入。本病的诊断通常通过产前超声确诊，或出生时由于肺不张而被疑及。一些患者症状出现晚，甚至成年后发现。晚期阶段症状包括餐后上腹痛、胸痛或急性坎顿症状。胸部计算机断层成像和（或）钡剂检查可确诊本病。外科手术是唯一有效的治疗手段；将内脏器官还纳回腹部，并根据缺损的大小，对膈肌缺损进行缝合术或修补术。

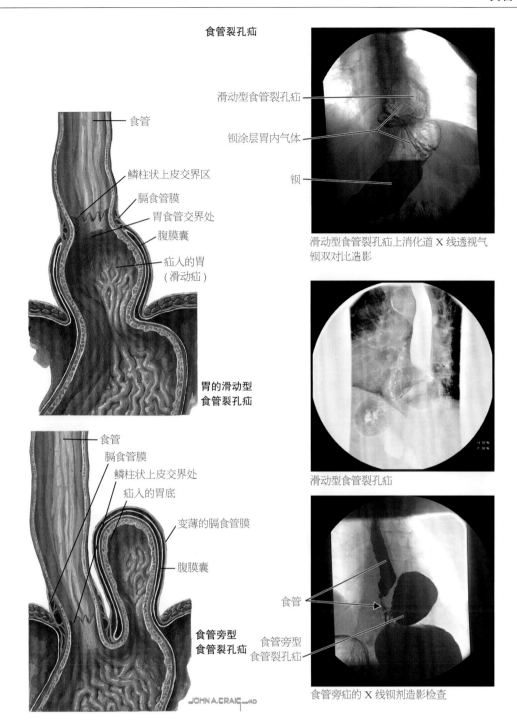

食管裂孔疝

食管

鳞柱状上皮交界区

膈食管膜

胃食管交界处

腹膜囊

疝入的胃
（滑动疝）

**胃的滑动型
食管裂孔疝**

食管
膈食管膜
鳞柱状上皮交界处
疝入的胃底

变薄的膈食管膜

腹膜囊

**食管旁型
食管裂孔疝**

JOHN A.CRAIG—AD

滑动型食管裂孔疝

钡涂层胃内气体

钡

滑动型食管裂孔疝上消化道 X 线透视气
钡双对比造影

滑动型食管裂孔疝

食管

食管旁型
食管裂孔疝

食管旁疝的 X 线钡剂造影检查

滑动型疝和食管旁疝

获得性食管裂孔疝是指胃的一部分通过膈食管裂孔进入到胸腔。通常分为两类：滑动型疝和食管旁疝。滑动型食管裂孔疝是指胃的近端（包括胃食管交界部）通过裂孔进入胸腔。通常认为是膈食管韧带松弛造成的，正常情况下，膈食管韧带的作用是封闭胃食管交界处周围的横膈间隙并将

交界处固定在合适的位置。滑动型食管裂孔疝是食管裂孔疝最常见的类型，与胃食管反流关系最为密切。其发生原因是多方面的，包括：①固定食管下端的膈肌脚松弛；②胃食管反流物滞留于疝囊内；③具有防止反流瓣膜样功能的His角的锐角遭到破坏。膈脚的缺损越大，则疝的直径也越大，反流的程度也更明显。因此，大的食管裂孔疝更易出现胃食管反流的

并发症，如糜烂性食管炎、食管狭窄和巴雷特食管，通过生活方式和药物干预来控制反流也更加困难，一些患者需要手术矫正，如胃底折叠术。

相比之下，在食管旁疝中，胃食管交界处仍固定在正常位置，胃近端部分没有进入胸腔。尽管疝的形成也是穿过了膈食管膜和裂孔开口，胃食管交界处仍因与腹主动脉周围筋膜和正中弓状韧带的连接而固定在正常位

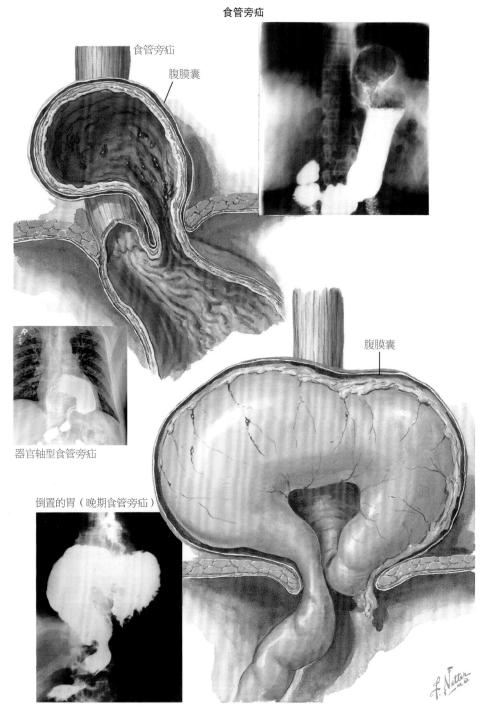

食管旁疝

食管旁疝

腹膜囊

器官轴型食管旁疝

倒置的胃（晚期食管旁疝）

腹膜囊

滑动型疝和食管旁疝（续）

置。疝的形成可能始于胃底，但随着时间的推移，即使不包含整个胃，也会有大部分胃进入胸腔。此时，胃通过食管裂孔疝入胸腔有两种方式。第一种是按肠系膜轴系方向，即在胃近端与远端间的分割线处。当整个胃部通过横膈在胃的近端和远端边缘处都呈上下颠倒的位置时，这种情形被称为器官轴型裂孔疝。食管旁疝的

胃食管反流未必有严重后果，但由于胃血管受压和扭曲、膈肌裂孔处胃的嵌顿和绞窄，会给病人带来极大的风险。首先出现的症状为部分梗阻所致的餐后胸痛或上腹痛，以及由于胃容积的减小出现早饱。胃嵌顿可导致剧烈胸痛、胃梗死性休克，若不及时处理会造成死亡。对于有症状的病人或有巨大疝的年轻病人，需经外科手术

使胃固定于膈肌下方并关闭裂孔。伴有较大的膈肌缺损时，与胃相邻的器官，如结肠和脾也可能形成疝进入胸腔。最后，虽然明确定义了上述疝的类型，但并存滑动型疝和食管旁疝的混合型食管裂孔疝很常见。这些患者可同时存在反流症状和梗阻症状。因此，这些患者多需要同时行疝复位术和胃底折叠术。

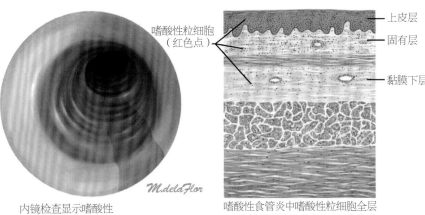

嗜酸性粒细胞（红色点）

上皮层

固有层

黏膜下层

内镜检查显示嗜酸性
食管炎的特征性食管环

嗜酸性食管炎中嗜酸性粒细胞全层
浸润的显微镜下横断面观。常由内
镜活检确诊，因此活检组织中见上
皮层和固有层嗜酸粒细胞浸润

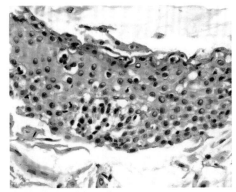

嗜酸性食管炎的组织学

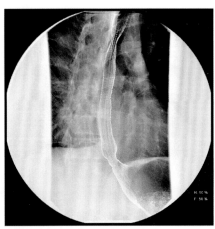

嗜酸性食管炎的多环和波纹状表现

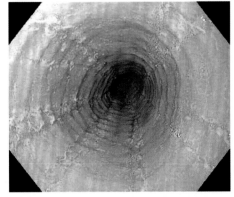

嗜酸性食管炎的纵行沟、
食管环及白色渗出物

嗜酸性食管炎

嗜酸性食管炎（EoE）是一种新认识的常见病，食管症状是由于嗜酸性粒细胞浸润而不是由胃食管反流或其他原因引起的。这种疾病是由于正常饮食中食管黏膜接触特异的食物抗原引起由IgE和TH-2淋巴细胞联合介导的变态反应，从而出现嗜酸性粒细胞浸润增多，引起慢性炎症反应。嗜酸性食管炎在男性中比女性更为常见，并且通常影响儿童、青少年和年轻人。个人史或家族史中食管外过敏常见。EoE患儿炎症相关症状主要包括发育不良、恶心、呕吐、消化不良以及烧心。随着时间的推移，慢性炎症会导致纤维化，引起食管狭窄，尤其是在成年人中更多见，吞咽固体食物困难为最常见症状。狭窄长度从局灶性远端狭窄到均匀的食管狭窄（小口径食管）不等。除了狭窄，内镜下还有其他一些表现，如嗜酸性粒细胞感染所致的脓性白色渗出物；黏膜撕裂所呈现的纵行沟槽样改变，食管黏膜脆性增加不能耐受轻微擦伤，以及因纤维化而形成波纹状食管环。EoE的治疗，尤其是针对成人的治疗主要是控制炎症和扩张纤维化狭窄，控制黏膜嗜酸性粒细胞过多可应用质子泵抑制剂和皮质类固醇药物。理想的治疗方法是鉴定并避免诱发个体发病的食物抗原。可惜的是，通过皮肤和血液检测推断食管过敏原的准确性差，临床价值不大，并且缺乏可靠的无创性手段来监测多种试验性食物添加和去除后的反应，以及需要避免多种食物摄入。

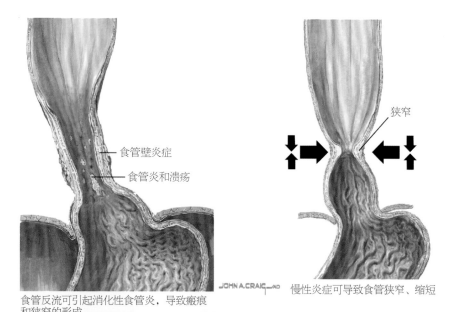

食管壁炎症

食管炎和溃疡

狭窄

食管反流可引起消化性食管炎，导致瘢痕和狭窄的形成

慢性炎症可导致食管狭窄、缩短

反流性食管炎

简单地讲，胃食管反流是指胃内容物进入食管。胃食管反流病（GERD）发生于反流物体积异常，并有相关症状和（或）食管明显损伤时。在这个定义中，包括多种发病机制，而且其症状轻重程度不一，可能表现为不适感，也可能表现为更严重症状甚至死亡。GERD由此被粗略地分为轻型和重型两类，轻型患者反流物腐蚀性弱、食管暴露时间短、反流量小，因此不至于引起食管的显著损伤。这种类型可能是由于正常抗反流功能的轻微障碍引起的。例如，吞咽或嗳气时食管下括约肌一过性松弛时，有胃内容物过量反流，并足以引发胃部灼热或胸痛等症状。轻型胃食管反流病进展到更严重程度的可能性很小，可以通过应用质子泵抑制剂和（或）改变生活方式来控制症状。重型胃食管反流病有更大量的胃内容物（如胃酸、胆汁和胃蛋白酶）进入食管，正常鳞状上皮和其他食管防御机制不足以抵御其对食管组织的损伤。从而出现糜烂、溃疡、狭窄和（或）化生性改变（巴雷特食管）。导致重型胃食管反流病的机制包括食管下括约肌压力过低，通常伴发滑动型食管裂孔疝，以及夜间反流，夜间反流时缺乏食物重

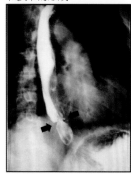

钡剂检查显示食管狭窄

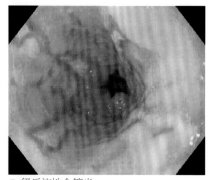

D 级反流性食管炎

糜烂性食管炎的洛杉矶分级	
A 级	一个（或多个）黏膜破损长度不超过 5 mm 且两个黏膜皱襞顶端无相互融合
B 级	一个（或多个）黏膜破损长度超过 5 mm 但两个黏膜皱襞顶端无相互融合
C 级	一个（或更多）黏膜破损，在两个或两个以上黏膜皱襞的顶端融合连续，但不超过周长的 75%
D 级	一个（或多个）黏膜破损累及至少食管全周的 75%

（引自 Lundell LR, Dent J, Bennett JR, et al: Endoscopic Assessment of sophagitis: Clinical and Functional Correlates and Further Validation of the Los Angeles Classification. Gut 1999; 45: 172-180）

力作用和正常吞咽清除反流的胃内容物。糜烂性食管炎通常会发生在食管远端，也可以范围更广，当胃酸和胆汁反流量大并反流到食管上端时，食管近端受累范围增加。为了将胃食管反流病的内镜检查结果标准化，提出了糜烂性食管炎的洛杉矶分级（见上表）。该分级的意义不仅仅在于标准化分级，对决定治疗方式也有重要作用。例如，当胃食管反流病出现糜

烂，尤其是洛杉矶分级为B级和更高者，需要低剂量质子泵抑制剂来治疗食管炎。更高等级的损伤，需要更高剂量的质子泵抑制剂治疗，有时需要行胃底折叠术。另外，由于导致这种程度的食管损伤的机制，如大的食管裂孔疝和食管下括约肌不完整是不可逆的，这些病人需要终身使用质子泵抑制剂或进行胃底折叠术以防止损伤复发。

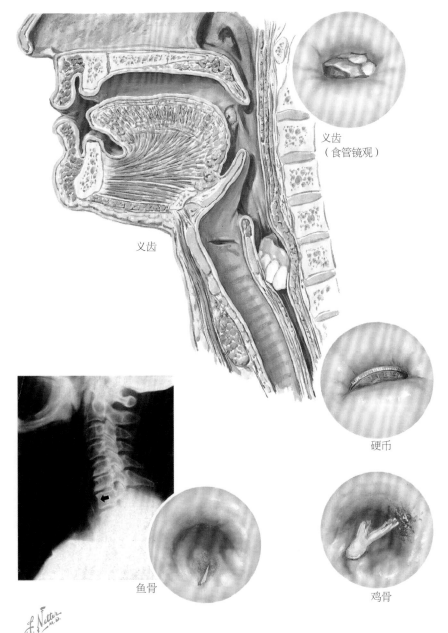

义齿
（食管镜观）

义齿

硬币

鱼骨

鸡骨

食管异物

食管异物是根据异物的位置和类型进行分类的。异物的位置通常以环咽肌为界，分为环咽肌上和环咽肌下。由于误吸或气管压迫，位于环咽肌以上的异物可能会导致呼吸道功能损伤。后一种情况称为"牛排馆综合征"。除了咀嚼不充分的较大的食物团块或异物难以通过食管上端括约肌之外，其他的原因很难造成呼吸道功能受损。然而，食管狭窄部位比如环咽肌切迹，也可能会出现这种问题。位于环咽肌以下的异物即食管异物。引起食管异物的原因可能是食管的生理性压迫或异常的狭窄，或者少见的情况下，也可能发生于食管运动障碍。前者见于正常结构如主动脉弓或右心房压迫食管。食管异常狭窄包括多种原因，如反流、嗜酸性食管炎、Schatzki 环、碱性物摄入或辐射损伤等所致的狭窄，以及食管癌、纵隔腺病或肺肿块的外部压迫。贲门失弛缓症有时可能会出现异物嵌塞，特别是有憩室形成时。

食管异物的治疗和出现并发症的风险与异物类型有关。肉块和面包等大块的固体食物易堵塞食管，这些食物通过受损的食管腔时最困难。食管直径越小，嵌塞的机会越大。食物嵌塞可能会导致严重并发症，原因有两个方面。首先，当食管完全阻塞时，分泌物在食管近端积聚并导致误吸。其次，长时间的异物嵌塞和压迫，可能会发生食管壁坏死和穿孔。因此，

需要及时将异物清除。对于真正的食管异物，治疗方法和并发症的发生取决于异物类型。尖锐或边缘锋利的物体（如针、骨头或碎玻璃）造成穿孔的风险很高。其他异物还可通过其他机制带来风险。例如，纽扣电池可能导致食管壁坏死，造成食管坏死的原因包括电休克和腐蚀性碱性液体的泄漏。和食物嵌塞一样，这些异物也需要立即通过内镜或其他手段去除。

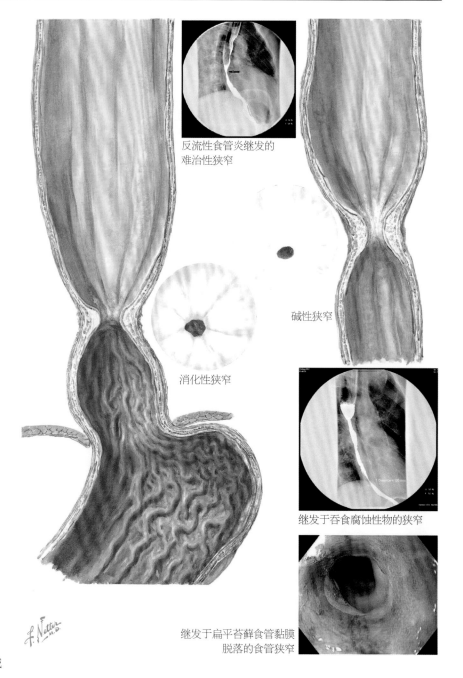

反流性食管炎继发的
难治性狭窄

消化性狭窄

碱性狭窄

继发于吞食腐蚀性物的狭窄

继发于扁平苔藓食管黏膜
脱落的食管狭窄

食管狭窄

　　食管狭窄的特征是食管一段区域管腔变窄，通常由炎性纤维化和肿瘤所致。潜在的病因不同，狭窄的长度、直径和位置也不同。许多疾病和过程都可导致食管狭窄。影响狭窄形成的最常见因素为炎症的慢性病程和严重程度，以及食管受累的范围。例如，药物诱导性食管炎等急性炎症所致的食管狭窄可自行缓解。相比之下，放射损伤等慢性过程因慢性持续性炎症导致长期纤维性狭窄。同样地，胃食管反流病由于远端食管受酸暴露影响更明显，比近端食管更易出现狭窄。而嗜酸性食管炎因病变广泛，可能导致食管全程狭窄。食管全程狭窄还可发生于扁平苔藓，腐蚀剂摄入和长期的鼻胃管使用时。

　　食管肿瘤也可引起食管狭窄。例如，原发性食管癌如腺癌或鳞状细胞癌可以通过炎症和肿瘤对食管壁的浸润而形成狭窄。实际上，这些肿瘤表现类似于皮革胃。原发性食管淋巴瘤起源于食管壁，其表现类似于长期的良性狭窄。食管黏膜下层的改变引起的食管狭窄，由于内镜无明显的黏膜表现或通过活检难以诊断，因此排除恶性肿瘤比较困难。恶性肿瘤也可能导致食管直径缩小，而无典型的狭窄形成。食管黏膜下的病变，如平滑肌瘤或颗粒状细胞肿瘤，可使食管腔变窄，但可能不造成明显狭窄。

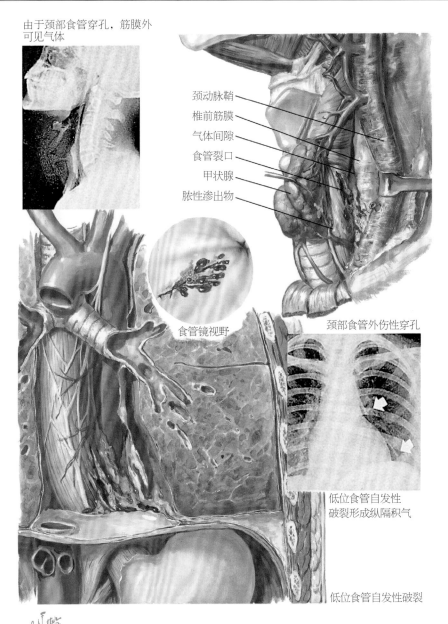

由于颈部食管穿孔，筋膜外可见气体

颈动脉鞘
椎前筋膜
气体间隙
食管裂口
甲状腺
脓性渗出物

食管镜视野

颈部食管外伤性穿孔

低位食管自发性破裂形成纵隔积气

低位食管自发性破裂

食管破裂和穿孔

　　食管破裂和穿孔常见的原因分为疾病和医源性因素。原发性食管破裂（Boerhaave综合征）最常见的原因是持续呕吐。常见于两种情况：第一种是长时间剧烈呕吐，常见于酗酒后。第二种是由于食物团块嵌顿引起剧吐所致。仟何原因导致的食管远端较大撕裂，会伴游离气体进入胸腔，液体通常外渗。Boerhaave综合征的病死率与细菌感染程度相关，酒精和食物是腹腔和胸腔感染的因素。病人发病前有持续呕吐，表现为胸部和上腹部明显的疼痛，伴发热、捻发音，血液化验提示脓毒症。胸部X线提示可见纵隔和皮下游离气体，出现以上改变时应高度怀疑食管破裂，食管泛影葡胺造影检查可以确诊。过去的治疗几乎都是手术治疗，目前可采用食管支架

植入、胸腔引流，并尽可能早地给予广谱抗生素。

　　食管穿孔也有些特殊的原因，最常见的原因是食管异物。例如，意外或故意摄入强酸或碱性液体，可导致食管坏死和穿孔，死亡率很高。尖锐的异物，如牙签或别针也可能导致食管穿孔。异物通常位于食管腔生理狭窄区域，如主动脉弓或食管下括约肌。长期食物嵌顿可以导致穿孔，发病前无明显的恶心。在这些患者中，食管壁持续扩张导致压力性坏死和穿孔。食管穿孔也可能发生在外部创

伤，如刀伤或枪伤，甚至是脊柱棘突钝性创伤。对于食管穿孔，快速诊断和治疗是必要的。

　　另一部分食管穿孔是来源于医源性检查。其中胃镜是最常见的。虽然常规诊断性胃镜检查很少导致穿孔，但食管手术治疗，包括因食管狭窄和括约肌扩张术、取食管异物或食管黏膜切除术、食管射频消融术都会增加食管壁穿孔的风险。如经食管超声心动图或心脏消融技术也可能导致食管穿孔。硬式食管镜或套管也会增加穿孔的风险。

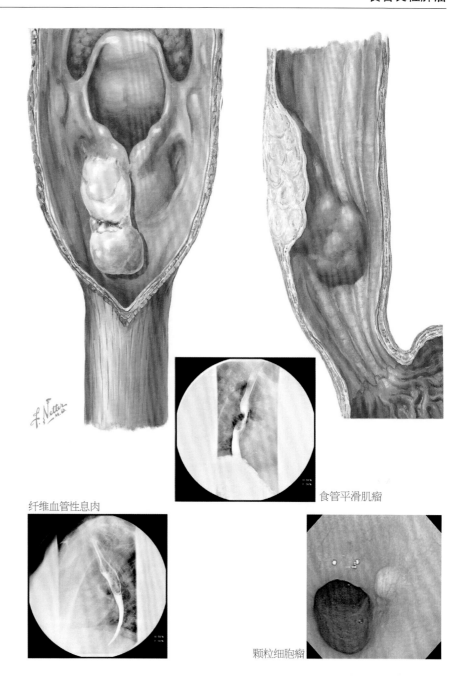

纤维血管性息肉

食管平滑肌瘤

颗粒细胞瘤

食管良性肿瘤

食管最常见的良性肿瘤是颗粒细胞瘤（GCT）。GCTs是起源于黏膜下神经丛的施万细胞（Schwann）的间质病变，在组织学染色中为S100阳性。大约5%~11%的GCTs发生在胃肠道，其中1/3发生在食管。这些肿瘤通常是在内镜检查时发现的，黏膜表面为黄白色或灰白色。其可发生于食管的任何部位，亦可多发。尽管内镜下可以安全切除病变，但它们有低度恶

性可能。平滑肌瘤是由平滑肌细胞衍生而来的食管良性肿瘤。它们常在内镜检查时被偶然发现，或因吞咽困难就诊发现，其直径可达10cm。平滑肌瘤可发生在食管的任何部位，发病年龄多为中老年。恶性转化是罕见的，有观点认为尽量早期通过胸腔镜摘除以免因肿瘤增大引起症状而需要外科手术切除。食管间质瘤类似胃肠道间质肿瘤，但在食管中更少见。它们来源于Cajal的间质细胞，并在组织学染

色中呈c-kit阳性。治疗方法与平滑肌瘤相似。

食管纤维血管性息肉是一种罕见的良性食管肿瘤，通常发生在上段食管。它们由纤维组织、脂肪和血管组成。它们可能会很大，典型的表现为吞咽困难。患者会感到吞咽后有大的物体迅速反流。因此，也有窒息的危险。治疗包括外科手术切除及内镜下治疗。食管炎症反应性增生也可形成炎症性息肉，与纤维血管性息肉相似。

胃食管连接部

食管上皮

肠化生

异型增生

肿瘤形成

发展为腺癌

正常鳞柱状上皮交界

巴雷特食管

巴雷特食管

目前对巴雷特（Barrett）食管的定义与诺曼·巴雷特博士提出的原始定义有很大不同。目前巴雷特食管定位为由慢性胃食管反流引起的食管下端的黏膜组织化生。巴雷特食管的病因主要是胃食管反流，但也有其他重要的因素，例如，巴雷特食管主要发生在男性白种人身上。这在一定程度上反映了一种遗传倾向，同时也反映了白人男性中心性肥胖的发病率高。吸烟也是一种可能危险因素，幽门螺杆菌感染具有保护作用。

巴雷特食管的诊断说起来容易，但做起来困难，这有两个原因：①内镜下并不能明确地定义正常的鳞状细胞，在食管和胃之间并不一定有明确的界限。因为近20%的正常成年人在胃贲门处有化生组织，与远端食管相连，导致食管活检来自胃黏膜。因此，由于在胃贲门活检，许多病人被错误地诊断为巴雷特食管；②诊断必须具有癌前病变的肠上皮化生。另一方面，食管肠上皮化生往往是贲门型与肠化生型相混，内镜活检很难区分这两种来源。因此，英国的指南中，胃或肠来源的肠上皮化生均可诊断巴雷特食管。目前消化界仍有争议。

在内镜下，对远端食管的黏膜进行检查，巴雷特食管外观为橙红色的黏膜，在正常的鳞柱状上皮交界处向上延伸，与正常的粉红色略白鳞状上皮黏膜不同。由于上述原因，最小长度定义为胃食管交界处以上从1 mm到2 cm。患者分为长段疾病（>3 cm）或短段疾病（<3 cm）。布拉格标准根据依据化生黏膜环周范围和最大长度进行了更精细分类。

巴雷特有两点需要关注。第一，它是一种严重的胃食管反流，伴有腐蚀性食管炎和形成狭窄的可能。第二，由于肠化生细胞的不稳定性，它具有潜在的癌变风险。其发生腺癌的概率较低（每年0.2%～0.4%），但主要是因为错过最常见的腺癌筛查程序。治疗包括药物控制反流或外科手术，定期监测内镜，可发现早期病变及肿瘤。对于合并不典型增生的患者，可以行射频消融术或内镜黏膜切除术，以避免进展成肿瘤而需外科手术。

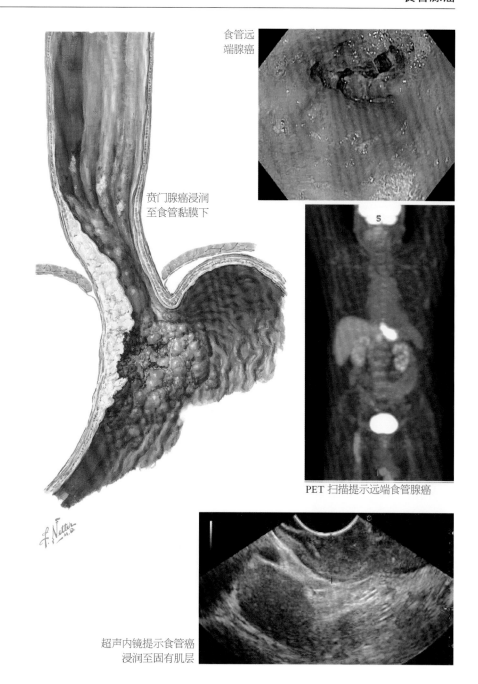

食管远端腺癌

贲门腺癌浸润至食管黏膜下

PET 扫描提示远端食管腺癌

超声内镜提示食管癌浸润至固有肌层

食管腺癌

食管腺癌通常来自于巴雷特食管的肠上皮化生。长期胃食管反流、白种人、男性、中心性肥胖、吸烟等是相关的危险因素。食管腺癌可能出现在巴雷特食管区域内的任何地方；它的起源决定了它在食管内的潜在位置。换句话说，在有短段巴雷特食管的患者中，癌症常发生在远端食管，而在长段巴雷特食管的患者中，远端和中下部分易发生肿瘤。近端食管很少发生腺癌。临床最常见的表现是吞咽困难，是由于肿瘤或恶性狭窄导致

管腔变窄所致。一些患者由于肿瘤黏膜的接触性出血或溃疡性出血导致缺铁性贫血。体重减轻和早饱感也很常见，早饱感是由于肿块向胃浸润导致胃蠕动功能丧失。值得注意的是，这些患者通常不会出现反流症状；即使有反流的症状也是轻微的，或者患者能耐受，以至于病人没有早期接受内镜检查。由于巴雷特食管有长期监测，其中只有不到10%的患者发展成食管腺癌。

食管腺癌有几个分期系统。TNM

系统是最常用的系统之一。T阶段定义了侵及食管壁的深度：T1肿瘤局限于黏膜，T2达到固有肌层，T3透过固有肌层，T4延伸到食管外。N阶段定义了淋巴结受累的程度：N1 1~3个，N2 3~6个，N3大于6个。M阶段表示是否有远处转移。在这些等级中有进一步的细分；例如，T1可分为黏膜和黏膜下层。这一分期系统可以评估食管外转移，对治疗方式的选择尤为重要，包括内镜、手术切除、辅助放化疗。

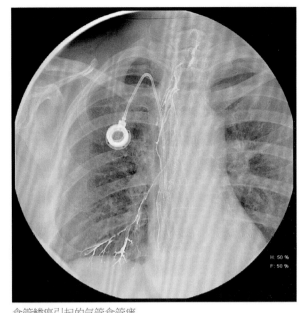

食管鳞癌引起的气管食管瘘

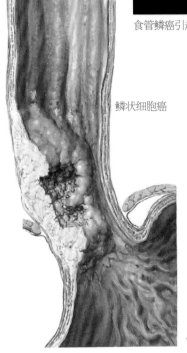

鳞状细胞癌

食管鳞状细胞癌

鳞状细胞癌是西方国家几个世纪以来的主要食管恶性肿瘤。但目前在西方国家，与腺癌相比，鳞癌相对少见。考虑原因有腺癌的危险因素增加（如肥胖），鳞状细胞癌（如吸烟和酗酒）的危险因素的降低。然而，在全世界范围内，它仍然是最常见的食管癌，特别是在中国和非洲。除了吸烟和饮酒之外，还提出了其他危险因素，如感染人类乳头状瘤病毒或EB病毒，以及其他环境和饮食方面的因素。此外，既往头颈部鳞状细胞癌患者随后发生的食管癌的可能性增加。与腺癌不同的是，除了非特异的地理位置和生活方式因素外，没有明确的癌前病变可以进行筛查和监测。男性比女性更普遍。最常见的症状是吞咽困难和体重减轻。内镜检查是最可靠的诊断方法。肿块病变最常位于近端食管。由于鳞状细胞食管癌位于食管近端，可能会出现致命的并发症，包括瘘管累及呼吸道或主动脉。分期的定义与腺癌的方式相似。但当肿瘤发病位置较高、紧邻呼吸系统结构时，食管切除比较复杂，一般较少行外科手术。

食管和胃疾病的诊断方法

高分辨食管测压及阻抗监测

固定点的食管压力测量作为食管动力监测的一项指标已经使用了超过50年。尽管它已经成为某些疾病如贲门失弛缓症诊断的关键方法，但它的准确性和可靠性因下列因素受到质疑：①只有少数的单向压力传感器可以用来记录；②由于导管长度相对较短，在不同的时间段内，必须通过将食管拉出来测量不同位置的食管压力；③只能测量压力，而不能反映蠕动波。随着高分辨食管测压技术的出现，这些局限性已经被克服。导管经过设计，可以测量36个通道，包括环绕测压点。该导管通过整个食管，可同时测量上、下食管括约肌和食管体，获得的数据可以同时提供多部位食管的参数。食管蠕动功能可以通过对刺激的反应来测量，比如吞咽，其准确性和舒适度要高得多。

通过测量阻抗的传感器，食物运输也可以同时被测量。该功能基于欧姆定律，即电压（V）＝电流（I）/电阻（R）。在导管内，相邻电极之间产生电压，产生电流是电流的电阻或阻抗的函数。当电解液流过电极时，如果是低电阻和高导电性，电流很容易进行，测量到的电流的阻抗就是低的。用同样的方法测量了全食管导管的一系列电极的阻抗，就可以测量出食管蠕动的方向和速度。因此，在高分辨率测压及阻抗监测中，通过患者咽水，不仅可以评估食管体和括约肌的压力动态，还可以评估因压力改变产生的水流方向。测量阻抗将会依据物质传导属性区分不同类型的物质在食管的蠕动。

通过食管阻抗的测量可用于独立诊断某些疾病，如胃食管反流。当导管与pH记录相结合时，通过门诊长时间持续测量食管蠕动和相应的pH值。一个动态的pH/阻抗导管可以测量包括酸度在内的所有反流到食管的液体。本试验目前为胃酸或非酸胃食管反流诊断的金标准。这项测试用于指导治疗，可以确定胃食管反流的程度，也可以通过这项测试确定在治疗过程中持续的症状是否是由于抗反流治疗不足或其他原因引起的。

窄带成像技术（NBI）

虽然内镜是医学重要的检查方法，但仅可发现白光下异常表现的病变，不能发现更细微的重要的异常黏膜，如异型增生。现在内镜的主要改进之一是使用增强的成像技术更详细地观察黏膜。窄带成像（NBI）是一种通过使用滤镜来增强蓝光和绿色光波的技术。这些颜色用于通过血红蛋白吸收这些波长来增强血管的可视化。通过这些黏膜血管的变化，区分增生与异型增生、不同程度的异型增生、癌症。研究表明，在巴雷特食管等癌前病变中，NBI的使用提高了内镜的诊断能力，对可疑病变进行有针对性的活检有指导意义。

共聚焦激光内镜

共聚焦激光内镜（CLE）是一种基于探针的技术，该技术将激光作为光源，应用于黏膜上皮，产生的图像几乎与组织学图像一样精确。该探针通过内镜观察可疑的异常黏膜。荧光用于突出细胞结构，如细胞核或细胞质，取决于所使用的荧光。这项先进的技术，称为容积式激光显微内镜，聚焦于更广的黏膜成像，而非点导向可视化。与NBI相似，CLE的目标是进一步观察细胞和组织的形态，尤其是在发现异型增生时。

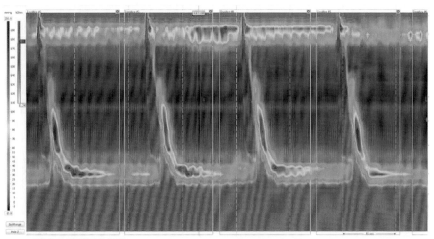

正常的食管测压和阻抗

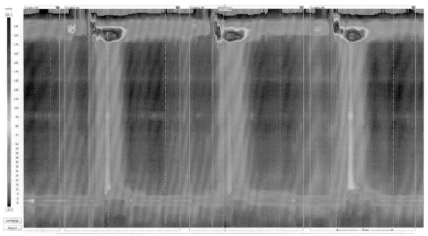

贲门失迟缓症的高分辨测压提示食管 LES 松弛障碍和食管体部蠕动消失

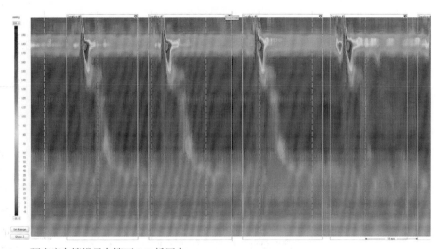

硬皮病食管提示食管下 2/3 低压力

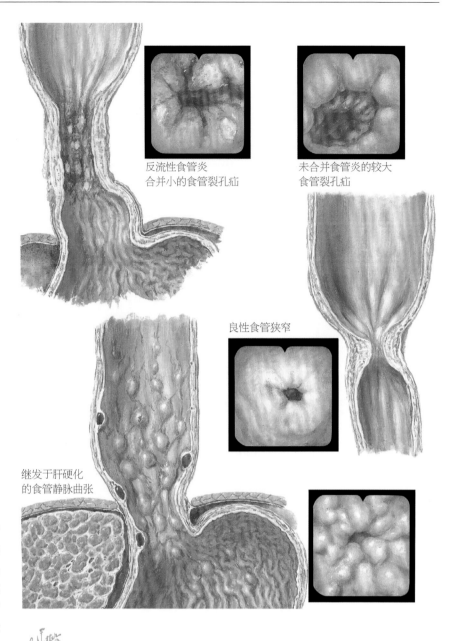

反流性食管炎
合并小的食管裂孔疝

未合并食管炎的较大
食管裂孔疝

良性食管狭窄

继发于肝硬化
的食管静脉曲张

食管静脉曲张

食管静脉曲张的发生是对从食管静脉到远至奇静脉和右心室段静脉压力增加的反应。回流阻力可能是功能性的，如高动力循环状态，或机械性的，如来源血栓或肿瘤。血管活性介质如一氧化氮和血管活性肠肽的进一步变化也可能导致内脏静脉系统的血管扩张。从脾静脉、门静脉或肝静脉血栓形成（布-加综合征，BuddChiari syndrome）到右心衰竭，均可能导致食管静脉曲张。食管静脉曲张最常见的原因是继发于肝源性门静脉高压，如肝硬化。在肝硬化中，肝窦纤维化和闭塞导致门静脉回流阻力增加。有多达一半的患者在新诊断为肝硬化时，初次评估即发现食管静脉曲张。绝大多数肝硬化患者在不接受肝移植的情况下最终也会出现食管静脉曲张。如果静脉曲张存在，下列因素会增加出血风险：静脉曲张粗大、门静脉高压增高、肝功能衰竭、近期出血或内镜下有即将出血的

迹象（如红色征）。食管静脉曲张破裂出血可以迅速而量大，死亡的风险极高。

食管静脉曲张可以有很多治疗方法，选择哪种治疗方法通常基于以下方面：治疗急性出血、预防复发性出血或对非出血的静脉曲张的预防。在这些临床方案中，治疗分为各种类型的栓塞术（内镜下套扎和硬化），药物降低门静脉压力（β-受体拮抗剂、硝酸酯类、生长抑素），以及机械降

低门静脉压力[经肝门体静脉分流术（TIPS）、外科门静脉分流、肝移植]。急性和慢性的治疗可以是联合栓塞和药物治疗。例如，急性出血可以通过内镜下套扎和静脉注射奥曲肽联合降低门脉压力，慢性预防则可能依赖于对β-受体拮抗剂的使用。预防性治疗往往是药物治疗，但也可能会使用内镜治疗。更严重和（或）难治性的静脉曲张出血可考虑TIPS或肝移植。

第 4 章

胃

胃和大网膜的起源

前肠来源于内胚层，始于上皮细胞排列的一个简单的、中线处的管状结构。内胚层形成胃的内壁，围绕它的内脏中胚层将形成与其相关的肌肉、结缔组织和肠系膜。即将发育成胃的前肠部分在矢状面开始逐渐扩大，同时其前后表面也分别开始气球样膨胀，但后部的扩张速度明显超过前面，因此胃的大体形状开始弯曲，后部的扩张形成了胃大弯，前面部分形成了胃小弯。同时，整个胃发生旋转，后面部分转向身体的左侧，而前面部分转向右侧。后面部分的旋转和扩张赋予了胃独特的形状特点，食管进入胃底和胃大弯的右侧；而胃出口即幽门区，转移到右侧大弯略上一点的部分。这就使胃在腹部的形态从上/下轴转向右/左轴。胃末端的内环形肌层显著增加形成了幽门括约肌。

胃的转动和扩张不是孤立发生的。前肠被背侧（后部）肠系膜附于身体后壁，脾和部分胰腺将在其中发育。脾与胃之间的肠系膜部分将分化成为大网膜。胃的前部与肝相连，之后，被腹侧（前）部肠系膜附于前腹壁。将肝连接到前腹壁的腹侧肠系膜部分将演变为镰状韧带，肝、胃和十二指肠之间的部分将形成小网膜。当胃的后表面扩张并向左旋转时，附着的肠系膜也会随之旋转，所以脾位于腹腔的左侧。胃和脾之间的背侧肠系膜扩展并折叠覆盖于自身，在两层之间形成一个大口袋（网膜囊）。胃大弯的持续旋转和扩张使这个双层的"围裙"从胃向下延伸到下腹，在横结肠和小肠前方下降。两层之间的空间被称为网膜囊下凹，然而，随着胚胎的进化，这一空间通常会消失，两层会黏附在一起形成一个单一的大网膜。随着肝的生长，胃移向腹部左侧，而肝向右侧移动。这使得网膜囊位于胰腺前方，肝下表面的下方，胃和小网膜的后部，可被进一步分为肝胃韧带和肝十二指肠韧带。有时网膜囊也可以向上、向后延伸至肝形成网膜囊上凹。最终成熟后，网膜囊腔与腹腔其余空间分离，仅在位于肝十二指肠韧带右侧边缘的一个被称为"网膜孔"的小开口与腹腔相通。

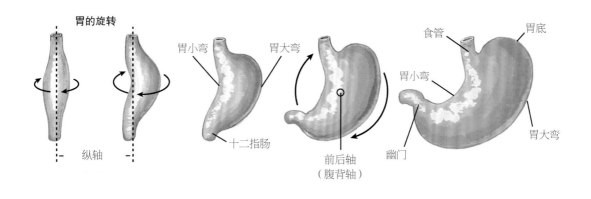

胃的旋转

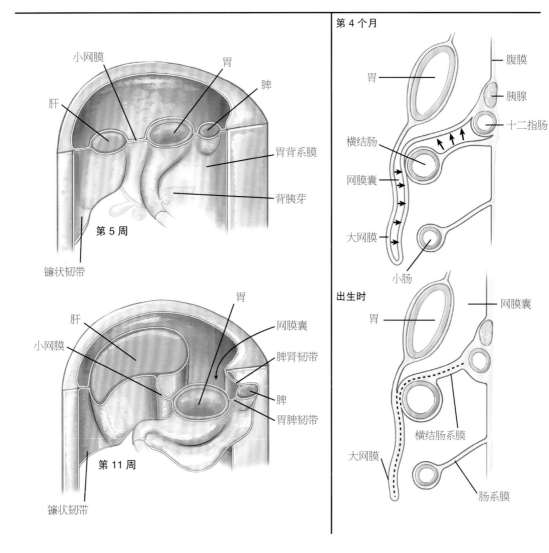

胃的解剖学、常见变异及毗邻关系

胃是消化道近端一段扩大的储存库，食物在胃内被包含酶和盐酸的胃液浸泡后，间断地通过胃蠕动释放入十二指肠。胃的形状和大小可因身体姿势和充盈程度而有很大差异。

胃的前壁和后壁在胃排空时几乎相互贴近。其下部向左扩展，在上边界处形成大弯和小弯。大弯曲度最明显的区域称为胃底，这个圆顶形区域位于腹腔左上方邻近膈和脾的位置。大弯和小弯相汇于胃的贲门区域，也就是食管入口。食管在右侧平滑地进入小弯，但在左侧却有一个明显的压痕，即"贲门切迹"，当胃底被充满和膨胀时，此切迹最为明显。位于

贲门和胃底下方的胃体是胃的主体部分，大弯的重力使胃腔向右移到腹部的右侧，在那里将食物排空到十二指肠。在到达十二指肠之前，胃体与幽门区域逐渐移行在一起，但在小弯侧位置上有一个"胃角切迹"，是胃体和幽门区之间的界限标志。幽门区主要包含幽门窦、逐渐缩小形成的幽门管以及终点的幽门瓣。

胃的表面被腹膜完全覆盖并悬浮于腹腔。源于胚胎腹腔肠系膜的双层腹膜从小弯和十二指肠起始部扩展延伸到达肝形成小网膜，其可被分为大且薄的肝胃韧带和小且厚的、远端的肝十二指肠韧带，分别连接于幽门区域和十二指肠水平部的上端。在肝十二指肠韧带内包裹有门静脉、肝固

有动脉和胆总管。肝十二指肠韧带的游离边缘位于小网膜右侧，形成网膜孔的前边界，与胃后部的网膜囊（小囊）相通。大网膜由胚胎背肠系膜演化而来，绕过胃大弯下方，两个前层和两个后层间构成了网膜囊的下凹。通常这个空间可以忽略不计，使整个大网膜像一个悬挂于胃大弯的围裙一样自由移动。

胃前壁的表面紧挨腹膜壁层和肝左叶的下表面，在某种程度上，幽门区域可能还紧邻肝方叶和胆囊。其后表面紧邻后腹膜结构（胰腺、脾血管、左肾和肾上腺），但被网膜囊分开。胃底凸起紧邻左侧横膈。脾在左侧与胃底相邻，经源自胚胎背部肠系膜的胃脾韧带与胃相连。

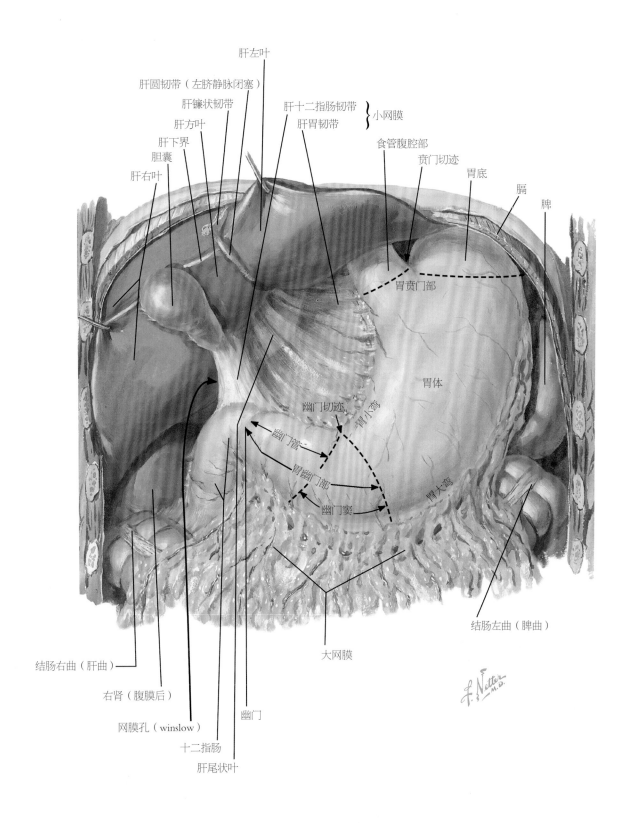

肝左叶

肝圆韧带（左脐静脉闭塞）

肝镰状韧带

肝方叶

肝下界

胆囊

肝右叶

肝十二指肠韧带

肝胃韧带

}小网膜

食管腹腔部

贲门切迹

胃底

膈

脾

胃贲门部

胃体

幽门切迹

胃小弯

幽门管

胃幽门部

幽门窦

胃大弯

结肠左曲（脾曲）

结肠右曲（肝曲）

大网膜

右肾（腹膜后）

网膜孔（winslow）

幽门

十二指肠

肝尾状叶

十二指肠的解剖学及毗邻关系

十二指肠是小肠的起始部分，总长度约为25～30 cm（约12根手指宽度，因此而得名），形状类似一个左侧开口的马蹄形。

十二指肠上段（起始）部分，位于第1腰椎水平，从胃的幽门延伸到十二指肠上曲。由于与肝十二指肠韧带相连，十二指肠起始部的移动性有限，其走行根据胃的充盈情况调整。十二指肠前半段前上方与肝方叶的下表面和胆囊密切相邻。放射照相或透视所指的"十二指肠球"指的是十二指肠上部的最近端，当其被充满后，由于幽门收缩而明显与胃轮廓分离。十二指肠的两层腹膜分别覆盖于十二指肠前上方和后下方的表面，形成肝十二指肠韧带，包裹着"门脉三联管"。这个门脉三联管包括门静脉、肝固有动脉和胆总管。胰头位于十二指肠起始部位的后方，两者被网膜囊的腹膜折叠分开。

十二指肠降段（第2部分）从上至下垂直延伸至十二指肠下曲，大约位于第3腰椎水平。十二指肠降段的上缘紧靠右侧肾门，中部的整个长度则由结缔组织附着于紧邻十二指肠边缘的胰头。大约在一半的位置，降段部分从前方穿过横结肠系膜。门脉三联管位于十二指肠上段后侧，持续至降段和胰头之间，一直到达十二指肠乳头（Vater壶腹）开口处。这种结构是胰头肿瘤时胆管阻塞的解剖学基础。

十二指肠下段（第3部分，或水平部）开始于十二指肠下曲，呈水平走行，有时略微呈上升方向直到主动脉的左侧缘区域，继而向头侧弯曲，改变方向进入十二指肠终末端，即十二指肠升段（第4部分）。十二指肠第2部分的下段和十二指肠下曲位于身体右侧的腰大肌之上，十二指肠下段和水平段，横跨于腔静脉和腹主动脉之上。肠系膜血管前段在进入肠系膜根部之前，穿过十二指肠下段靠近上升段的部位。第3部分是腹膜后部分，但它逐渐被腹膜覆盖，上升段被小肠系膜覆盖，在十二指肠空肠曲的部位进入腹腔内。十二指肠空肠曲位于横结肠系膜下端，平对第2腰椎或L1与L2椎间盘水平。

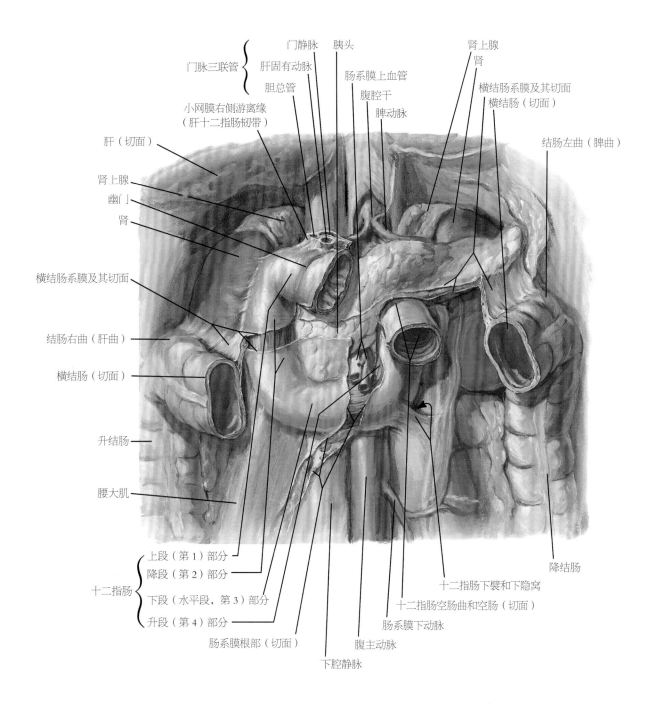

门脉三联管 { 门静脉
肝固有动脉
胆总管

胰头
肠系膜上血管
腹腔干
脾动脉

肾上腺
肾
横结肠系膜及其切面
横结肠（切面）

小网膜右侧游离缘
（肝十二指肠韧带）

结肠左曲（脾曲）

肝（切面）

肾上腺

幽门

肾

横结肠系膜及其切面

结肠右曲（肝曲）

横结肠（切面）

升结肠

腰大肌

十二指肠 {
上段（第 1）部分
降段（第 2）部分
下段（水平段，第 3）部分
升段（第 4）部分

肠系膜根部（切面）

下腔静脉

腹主动脉

肠系膜下动脉

十二指肠空肠曲和空肠（切面）

十二指肠下襞和下隐窝

降结肠

胃的黏膜

胃黏膜呈灰红色，由表层的上皮细胞、固有层和黏膜肌层组成，自贲门部位不规则的"之"字形线（称为Z线）开始向下延伸。黏膜深处是胃的黏膜下层和3层外肌层。胃排空时，黏膜就会形成皱褶，当胃扩张时，皱褶又会变平。在小弯部位，黏膜与其下面的肌层固定得更为紧密，因此黏膜褶皱呈现纵向的分布。胃底部位的黏膜皱褶通常很小，在接近幽门部分时逐渐变大，呈现出向大弯侧对角线样的分布。除了这些广泛的褶皱外，胃黏膜还具有很多表浅的凹陷，将黏膜表面分为马赛克一样的高低不同的区域。在放大镜下观察，可以看到一些乳头状的突起和凹陷，称为胃小凹。胃腺通过胃小凹开口于胃腔。

胃的上皮由单层柱状细胞构成，在贲门区胃食管交界处变为食管的复层鳞状上皮。柱状上皮细胞属黏液类型，其靠外部分有黏原颗粒，基部有一个卵圆形核。这些细胞和颈黏液细胞、主细胞、壁细胞以及肠内内分泌细胞沿着贲门腺管排列，使胃能够执行其功能。

1.贲门腺是一个狭窄的区域，宽0.5~4cm，围绕着贲门孔。腺体卷曲着几乎完全由分泌黏液的上皮细胞覆盖。

2.胃腺，主要是指胃底的腺体覆盖于胃底和胃的大部分。它们是相当笔直的单一的分叉小管，狭窄的腔体几乎延伸到黏膜肌层。它们由4种细胞覆盖：①与贲门区域相同的颈黏液细胞，其黏原颗粒的染色特性与表面上皮细胞有轻微不同，它们基底部的细胞核趋于扁平或凹陷；②主要分布在腺体下半部分的主细胞。有一个球形的核，含有光折射的酶原颗粒和高尔基体，其大小和形态随分泌活动的状态而变化。主细胞的功能是产生胃蛋白酶原，即胃蛋白酶的前体，而胃蛋白酶是一种消化酶；③更大一些的壁细胞，通常会聚集在腺体的腔内，通过细胞内分泌小管的缝隙来连接。其内部颗粒呈强的嗜酸性，折光率低于主细胞。壁细胞的功能产生盐酸，降低胃的pH值。它们还能产生一种促进维生素B$_{12}$在胃肠道的回肠内进一步吸收的糖蛋白，即我们所称的内因子；④肠内内分泌细胞是一种独立的腺体细胞，它可以释放激素进入到固有膜内，从而调节胃和其他消化器官的活动。胃中的每一个肠内分泌细胞都可以分泌胃泌素（C细胞）、胃促生长素（ghrelin）、铃蟾肽（bombesin）、脑啡肽（kephalins）、血管活性肠肽或生长抑素（D细胞）。肠嗜铬样细胞分泌组胺，肠嗜铬细胞分泌5-羟色胺。不同的激素均由胃肠道内的肠内分泌细胞释放。

3.幽门腺主要位于幽门区域，但有一个扩展的移行区，在这个范围内，我们可以看到胃和幽门腺从小弯到大弯交错分布。幽门腺管更短，更弯，密度更小，它们的末端比胃体腺体分支更多。幽门腺孔比其他区域更深，主要由黏液细胞排列而成（如贲门区域）；偶尔也可以看到壁细胞或肠内分泌细胞。

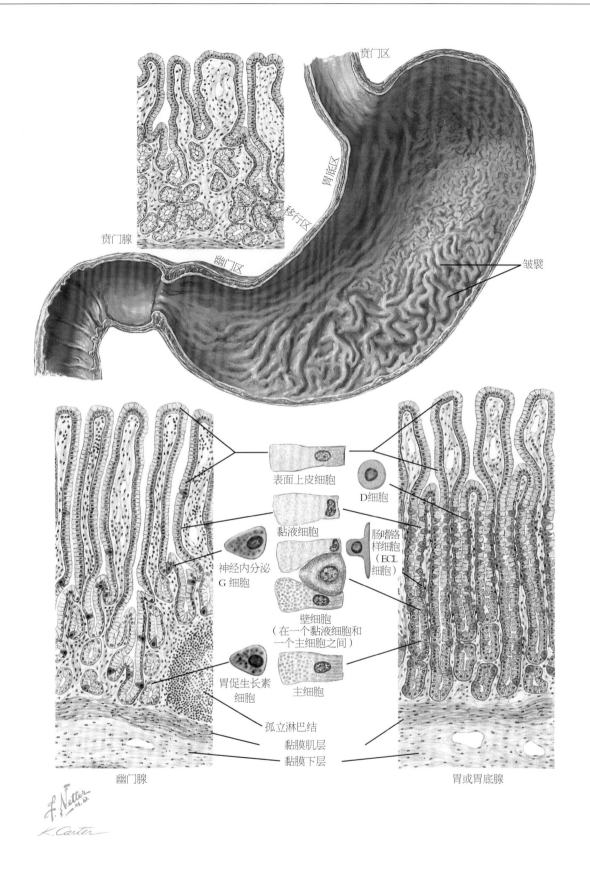

表面上皮细胞

D细胞

黏液细胞

肠嗜铬样细胞（ECL细胞）

神经内分泌G细胞

壁细胞（在一个黏液细胞和一个主细胞之间）

胃促生长素细胞

主细胞

孤立淋巴结

黏膜肌层

黏膜下层

贲门区

胃底区

移行区

贲门腺

幽门区

皱襞

幽门腺

胃或胃底腺

胃的肌肉组织

胃壁的肌肉组织仅由平滑肌纤维组成，与消化道其他部位的双层排列不同，共分为三层。中间的环行层完全覆盖了胃壁，而另外两层，纵行的表层和斜行的里层，并没有完整覆盖整个胃壁。纵行肌和环行肌是由连续的纤维相互连接而成，环行肌和最深部的斜行肌层也是相连的。

胃的纵行肌层与食管的纵行肌层连续，在贲门两侧形成两条隆起。顺着胃小弯的这些肌肉群在通过胃上界时力量略强。另一组纤维在移行至胃底时变得更薄，通过大弯直至幽门。因此，胃前壁和后壁表面的中间部分基本上没有纵行的肌纤维。上纵肌条的肌纤维边缘沿胃底和胃体的前、后表面斜行放射，与环行层的纤维结合在一起。在幽门区，两组纵行肌纤维再次汇聚成为一层，大部分与十二指肠外部的纵行肌层相延续。幽门区域前部和后部的纵行肌层厚度增加，形成所谓的幽门韧带（分别是前和后幽门韧带）。

中间的环行肌层不仅是最连续的，也是胃三层肌肉中最强壮的。它也始于贲门，作为环行食管肌表面纤维的延续。接近幽门部位时，环行肌变得明显，形成幽门括约肌。

最内层是由斜行的平滑肌纤维形成的，它在胃底区域最强壮，靠近幽门时开始逐渐变弱。其纤维在贲门区域，与食管深层的环行肌相连。小弯附近并没有斜行纤维存在，距离其最近的斜行纤维从贲门侧的一个点出发与胃小弯平行走行，由于缺少最内层的斜行肌，胃小弯处出现纵向的皱襞。斜行纤维束，最初沿着这条或多或少的纵行纤维束向左侧弯曲延伸，最后在胃底区域变成环形，在那里与环行纤维的延续是很明显的。由于前壁和后壁的斜行纤维在胃底区域内彼此融合，所以斜行肌整体是呈 U 形环状的。斜行纤维并不到达胃大弯区域，而是逐渐消失于胃壁。在食管左侧，斜行纤维构成了一个从胃前壁到后壁的"吊索纤维"，在贲门周围形成一个比较紧的弯曲，而在贲门的另一侧，环行肌形成"套索纤维"将贲门区夹紧并缩小。"吊索纤维"和"套索纤维"一起作用，有助于防止胃反流，形成了功能性的、非解剖结构的下食管括约肌。

幽门括约肌的肌肉组织

中层的环行肌在幽门处明显增厚成为肌肉环，形成一个真正的解剖结构上的括约肌。幽门括约肌与十二指肠的环行肌层并不连续，而是由一层薄的结缔组织纤维隔膜分开。纵行肌的大部分纤维与十二指肠的相应肌层连续，也参与了幽门括约肌的肌群的构成，部分纤维甚至可能会进入括约肌群的网络，并穿至黏膜下层。

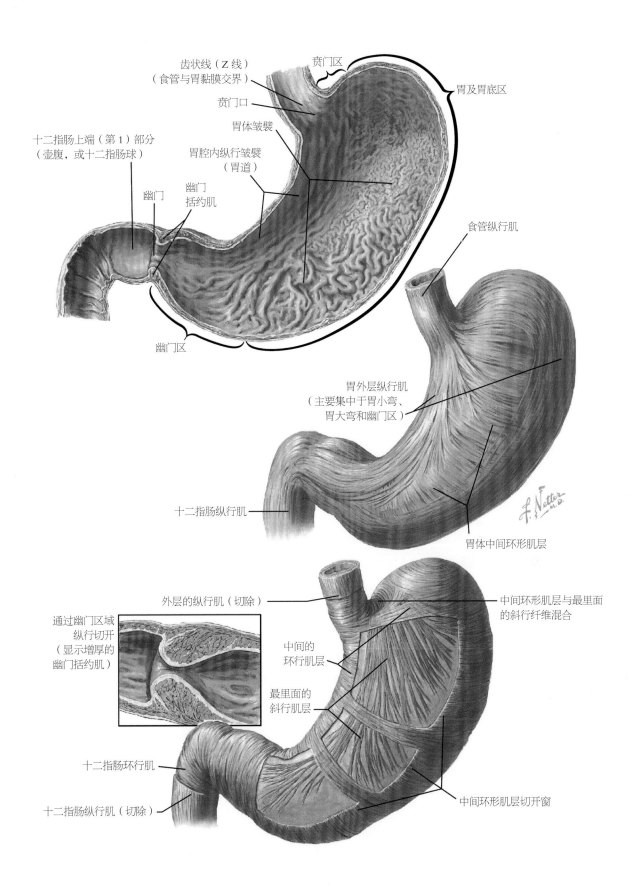

齿状线（Z 线）
（食管与胃黏膜交界）

贲门区

贲门口

胃及胃底区

胃体皱襞

十二指肠上端（第 1）部分
（壶腹，或十二指肠球）

胃腔内纵行皱襞
（胃道）

幽门

幽门
括约肌

食管纵行肌

胃外层纵行肌
（主要集中于胃小弯、
胃大弯和幽门区）

幽门区

十二指肠纵行肌

胃体中间环形肌层

外层的纵行肌（切除）

中间环形肌层与最里面
的斜行纤维混合

通过幽门区域
纵行切开
（显示增厚的
幽门括约肌）

中间的
环行肌层

最里面的
斜行肌层

十二指肠环行肌

十二指肠纵行肌（切除）

中间环形肌层切开窗

十二指肠球部和十二指肠黏膜

十二指肠第一处宽大部分也称为十二指肠壶腹（十二指肠球），其黏膜相对平坦光滑，只有很少的纵行皱褶。除了比较光滑的十二指肠壶腹部，正常的十二指肠表面都布满了红色为主、内衬绒毛、外观柔软的黏膜。远端十二指肠的黏膜几乎与小肠一样有"圆形皱襞"（Kerckring皱襞）深入到肠腔内。这些褶皱始于十二指上曲，在十二指肠远端的数量和深度越来越多，大大增加了小肠的表面积。它们并不总是在整个肠壁上形成完整的圆圈，有些是半圆形或新月形，而有些则是与相邻褶皱相连续。这些皱襞经常偏离它们的环形模式以追求更螺旋的路线。圆形褶皱由黏膜和黏膜下层构成的，黏膜肌层和

外膜并未包含在圆形褶皱内。

十二指肠降部中下段大约一半的位置，距幽门约8.5～10 cm处，有一个十二指肠主乳头，也被称为乳头（Vater壶腹），是胆总管和主胰管（Wirsung管）开口于十二指肠的地方。胆总管在小网膜折叠而成的肝十二指肠韧带内靠近十二指肠，并在十二指肠降段和胰腺之间的沟槽中继续走行，胆总管末端部分在十二指肠中下段的肠壁上形成一个轻微但能看得见的纵向印迹，被称为"十二指肠纵向褶皱"，这个褶皱通常终止于十二指肠乳头，偶尔也会以所谓"系带"的形式在乳头外持续一小段距离。乳头顶部的这种小回旋型折叠对胆管和胰管的共同开口具有保护作

用。乳头上方约2.5 cm稍微内侧的位置有一个小的、疣状的、通常不十分明显的十二指肠副乳头，它是副胰管（Santorini管）的开口。

十二指肠壶腹的形状、大小、位置和方向经常变化，在钡剂X线下呈三角形，其基底在幽门，尖端指向十二指肠上曲。如果给予适当钡剂进行连续的钡餐透视，放射线下可以看到十二指肠的纵向褶皱以及十二指肠下部的环形褶皱。在黏膜像，十二指肠乳头的区域有时会出现一个小圆形充盈缺损，当乳头形态增大到一种类似小型憩室的情况时，造影剂有时会进入胆管和胰管的末端部分，结果在X光片上该区域看起来就像一颗有两个根的臼齿。

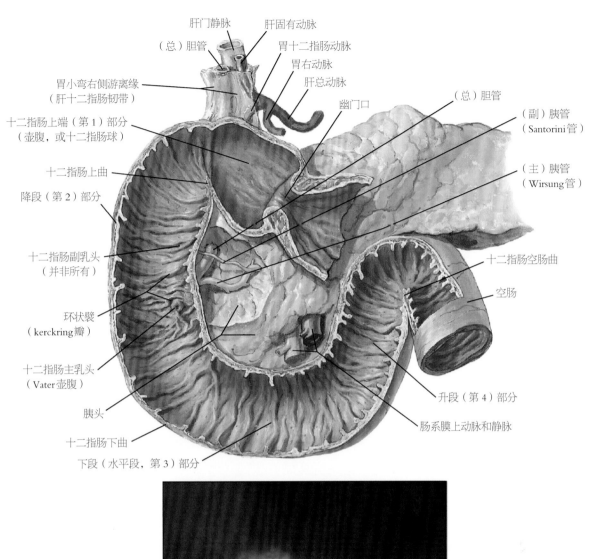

肝门静脉
肝固有动脉
（总）胆管
胃十二指肠动脉
胃右动脉
肝总动脉
幽门口
（总）胆管
（副）胰管
（Santorini 管）
胃小弯右侧游离缘
（肝十二指肠韧带）
十二指肠上端（第 1）部分
（壶腹，或十二指肠球）
（主）胰管
（Wirsung 管）
十二指肠上曲
降段（第 2）部分
十二指肠副乳头
（并非所有）
十二指肠空肠曲
空肠
环状襞
（kerckring 瓣）
十二指肠主乳头
（Vater 壶腹）
胰头
升段（第 4）部分
十二指肠下曲
肠系膜上动脉和静脉
下段（水平段，第 3）部分

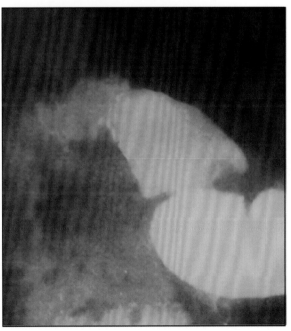

正常的十二指肠球部

十二指肠结构

十二指肠是胃肠道的一部分，它由黏膜、黏膜下层、黏膜肌层和外膜组成。十二指肠自身有一层浆膜覆盖，但同时也被腹膜及其他地方的外膜覆盖。它虽然是小肠的一部分，但无论从胚胎起源还是从形态功能上，其与空肠和回肠截然不同。除了十二指肠壶腹外，十二指肠还有肉眼可见的环形褶皱（Kerckring皱襞），深入肠腔内以增加可利用的表面积。这些环形皱褶由黏膜和黏膜下层构成。从微观上看，这些小的手指状突起的黏膜深入肠腔形成了绒毛，黏膜的表面积因绒毛的存在而得到更广泛的增加。绒毛之间是小肠腺体（李氏腺，Lieberkühn腺），深入黏膜下层。十二指肠的绒毛非常浓密粗大，有些部位呈叶子形状。每个绒毛的中心都有一个空白的管状区域，叫做中央乳糜管，负责从小肠输送淋巴液和脂溶性物质。

黏膜可进一步细分为上皮层、固有层和黏膜肌层。十二指肠黏膜上皮由有明显表皮边界的单层柱状细胞（一种肠黏膜细胞）组成。肠黏膜细胞间分布大量分泌黏液的杯状细胞。在隐窝深处，充满着嗜酸性的帕内特（Paneth）细胞和一些肠内分泌细胞。固有层由上皮层深处的疏松结缔组织组成。许多细胞，如浆细胞和淋巴细胞，在对免疫信号进行应答的过程中可从固有层移入和移出。固有层深部是双层平滑肌细胞构成的黏膜肌层，其纤维深入固有层并继续到达绒毛尖端，使绒毛可以从中央乳糜管中泵出液体。

黏膜下层位于黏膜和肌层之间，使这两层之间有可能相互转化。其由致密不规则的结缔组织组成，纤维排列成网状结构。网格中嵌入的十二指肠腺体（Brunner腺），是十二指肠的特征性标志。这些弯曲的腺管状腺体，末端有多个分支，穿过黏膜肌层，开口于肠内隐窝。十二指肠腺的细胞可释放酶原颗粒、黏液、碳酸氢盐和碱性糖蛋白。这些成分有助于提高胃酸性环境中消化的胃内容物进入十二指肠后的pH值。这就解释了为什么十二指肠腺体在近端十二指肠的体积更大、数目更多，而接近十二指肠空肠连接处逐渐消失。据说老年人腺体的数量要比年轻人少得多。

十二指肠的两层外肌层与空肠和回肠相同。内侧环行肌层被较薄的外侧纵行肌层所覆盖。与小肠其他部位一样，黏膜下靠近肌层有黏膜下神经丛（Meissner神经丛）。环形肌和纵行肌之间有肌间神经丛（Auerbach神经丛）。浆膜下层和外膜由精细的晶格状排列的胶原纤维构成，与身体其他部位浆膜层一样，覆盖十二指肠的腹膜由单层扁平间皮细胞构成。

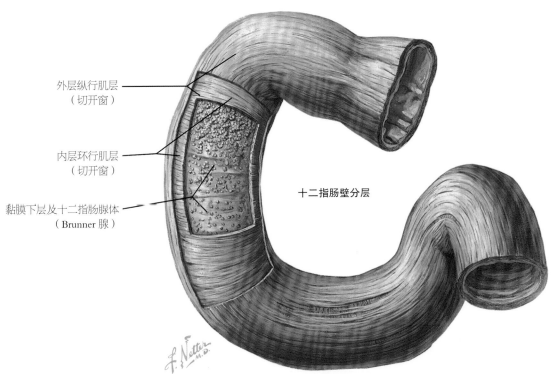

外层纵行肌层
（切开窗）

内层环行肌层
（切开窗）

黏膜下层及十二指肠腺体
（Brunner 腺）

十二指肠壁分层

D.Gl - 十二指肠腺体
G.C. - 杯状细胞
P.C. - 帕内特（Paneth）细胞

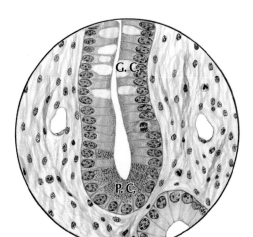

Lieberkuhn 隐窝

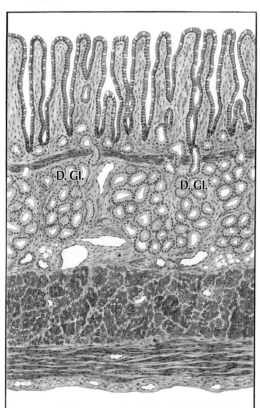

十二指肠壁纵切面

十二指肠隐窝和十二指肠悬韧带

十二指肠空肠曲位于第一和第二腰椎水平的中线左侧。十二指肠悬肌（Treitz韧带，十二指肠悬韧带）是一个扁平的纤维肌韧带，起自主动脉裂孔附近的右膈脚。其经过腹腔干和肠系膜上动脉左下方，从胰腺后面到达十二指肠空肠曲，个体间可能有差异。韧带的平滑肌细胞大部分与腹腔动脉和肠系膜上动脉的肌肉组织相连，在与肠相接的部位与肠道的纵行肌层相连并延续到小肠的肠系膜。韧带与十二指肠的连接可能很窄，较宽者也可一直延伸到十二指肠水平部。如果十二指肠悬韧带很短，那么十二指肠空肠曲就很高；若韧带很长，十二指肠空肠曲的位置可能就很低，以致于十二指肠末端部分不能按通常的路径上行。

十二指肠升部的左侧有几个腹膜形成的隐窝。这源于固定降结肠于腹后壁的肠系膜，其深度和大小个体间差异很大。那些起源于十二指肠上襞和十二指肠下襞的隐窝最为重要。它们起源于降结肠系膜然后从左向右弓形走行，上端到达十二指肠空肠曲，下端到达十二指肠降部。上襞为下凹形，形成上十二指肠上隐窝，而下襞则为上凹，形成十二指肠下隐窝。这些隐窝的临床意义是可能在局部形成腹腔内疝。它们分别被十二指肠上襞和十二指肠下襞所围绕，左侧边界是十二指肠升部或十二指肠空肠曲。两个隐窝的右侧边界都是腹膜壁层，向后延伸到脏腹膜覆盖的十二指肠后壁。靠近十二指肠上襞插入的是肠系膜下静脉，上升后到达脾静脉。在下折叠的相应位置是左结肠动脉的上升支。十二指肠下隐窝的后面紧挨左侧输尿管。

在这一区域也可以出现几种罕见的隐窝类型，例如被肠系膜下静脉和左结肠动脉的上升支所围绕的十二指肠旁隐窝。这是一种纵向的腹膜折叠即"十二指肠旁襞"，稍向右凹，这种情况有时候会引起一种所谓的左侧十二指肠旁疝（Moynihan疝）。这个隐窝有时可以由两部分折叠而成：腹侧和浅层的折叠在左结肠动脉的上升分支之上上升得越多，后折叠被肠系膜下静脉所环绕得就越深。

在非常罕见的情况下，十二指肠空肠隐窝（不再阐述）从横结肠系膜根部的十二指肠空肠曲扭曲扩展，或在主动脉和十二指肠升部之间的十二指肠后隐窝向上走行。空肠旁隐窝，胚胎时期就一直存在，偶尔也会形成封闭的囊，从而形成一个右侧的十二指肠旁疝。其前方被进入小肠系膜的肠系膜上血管围绕，后方被主动脉右侧上方的壁腹膜围绕。

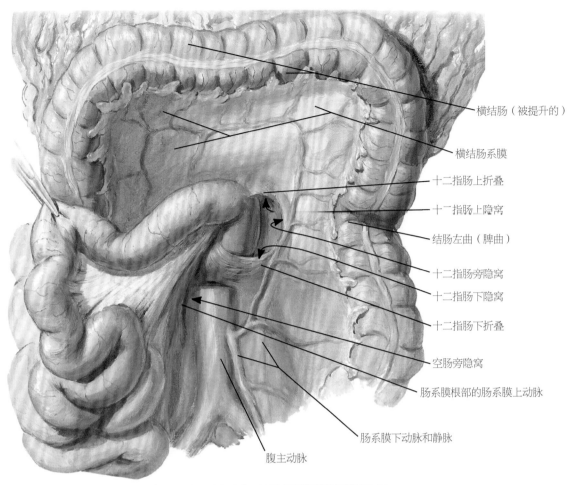

横结肠（被提升的）

横结肠系膜

十二指肠上折叠

十二指肠上隐窝

结肠左曲（脾曲）

十二指肠旁隐窝

十二指肠下隐窝

十二指肠下折叠

空肠旁隐窝

肠系膜根部的肠系膜上动脉

肠系膜下动脉和静脉

腹主动脉

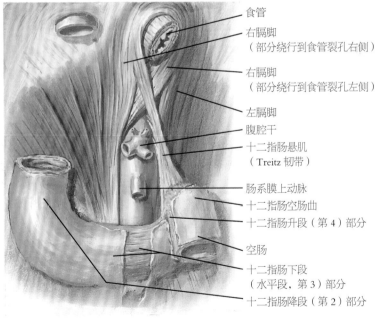

食管

右膈脚
（部分绕行到食管裂孔右侧）

右膈脚
（部分绕行到食管裂孔左侧）

左膈脚

腹腔干

十二指肠悬肌
（Treitz 韧带）

肠系膜上动脉

十二指肠空肠曲

十二指肠升段（第 4）部分

空肠

十二指肠下段
（水平段，第 3）部分

十二指肠降段（第 2）部分

暴露的十二指肠悬肌
（Treitz 韧带）

胃十二指肠的血液供应

传统教科书常描述胃肠器官和脾的血液供应是固定不变的，这是一个错误的概念。事实上，它们是不可预测的，在每个实例中各不相同。在接下来的叙述中，我们将在检查各器官的血液供应之前，首先介绍"典型"的血管树，然后是在手术切除中可能会遇到的一些常见的血管变异。

通常，前肠器官（肝、胆囊、胃、十二指肠、胰腺和脾）的全部血液供应来自腹腔动脉干，另有一小部分由肠系膜上动脉通过其胰十二指肠下分支提供补充。腹腔动脉干的口径为 8～40 mm。最典型的是，它会产生三个分支：胃左动脉、肝总动脉、和脾动脉，它们经常呈现三脚架形（25%）。

胃左动脉从腹腔干分支出来后向左、向上走行。它主要供应胃的贲门区域，并沿着胃小弯从左向右延伸。它还会发出食管分支，从胃的贲门区域向上走行到远端食管。

通常肝总动脉从腹腔干发出，向右侧走行。在门静脉附近，它分支为肝固有动脉和胃十二指肠动脉。胃右动脉一般从肝固有动脉发出沿胃小弯分布，并与胃左动脉吻合。肝固有

动脉继续上行，分为右肝动脉和左肝动脉进入肝。在进入肝之前，右肝动脉通常会发出胆囊动脉供应胆囊。胃十二指肠动脉是肝总动脉的另一个分支。十二指肠上动脉多从胃十二指肠动脉发出并沿十二指肠上曲分布，并分支为胰十二指肠前上和后上动脉。最后，胃十二指肠动脉延伸为胃网膜右动脉沿胃大弯右侧走行。

脾动脉是腹腔干的第三个分支，粗大而迂曲，沿胰腺上缘或后方向左侧腹部走行。它通常发出一个大的胰背动脉来供给胰头和胰体，在其下不远处发出胰大动脉。胰腺尾部的动脉可以被看做是远端脾动脉的一个小分支，通过胰腺内的胰下动脉来连接胰大和胰背动脉。在它的终点附近，脾动脉分出几个分支进入脾门，供应脾。此处，最上方的脾动脉分支发出短胃动脉供应胃底。在其下方脾动脉发出胃网膜左动脉供给胃大弯的左侧，并与胃网膜右动脉吻合。

胃和腹段食管的血液供应由6个主要动脉和5个次级动脉完成。主要的动脉是：①胃右动脉；②胃左动脉，沿着胃小弯分布；③胃网膜右动脉；④胃网膜左动脉，沿胃大弯（这4支血管

分别向胃的前、后表面发出侧支，并相互吻合）；⑤脾动脉，在其远端1/3为胃短分支（变异数2～10），从其上或下末端发出的胃网膜左动脉；⑥胃十二指肠动脉，有一些直接的小分支（1～3）和通常较大的幽门分支。

次级动脉是：⑦胰十二指肠前上动脉（胃十二指肠动脉末端）有一些短分支，通常由较大的幽门分支组成；⑧不同来源的十二指肠上动脉（胃十二指肠、胰十二指肠后上脉、肝动脉、胃右动脉），除了供应十二指肠第一段外，通常还会向幽门发出一个或多个分支；⑨胰十二指肠后上，胃十二指肠的第一主要分支，沿胆总管左侧迂曲向下分布至胰腺和十二指肠的后面，经常发出一个或多个幽门分支，在某些情况下，这些分支与十二指肠上和胃右吻合；⑩不同来源的胰背动脉（脾、肝、腹腔、肠系膜上动脉），其右支与胰十二指肠上、胃十二指肠以及胃网膜右动脉吻合，并在此过程中，发出小分支至幽门；⑪左膈下动脉，在其向横膈走行过程中，通过食管下段后通常向食管贲门和胃的后方发出较大返支，在此处，其末端与发自胃左、脾动脉末

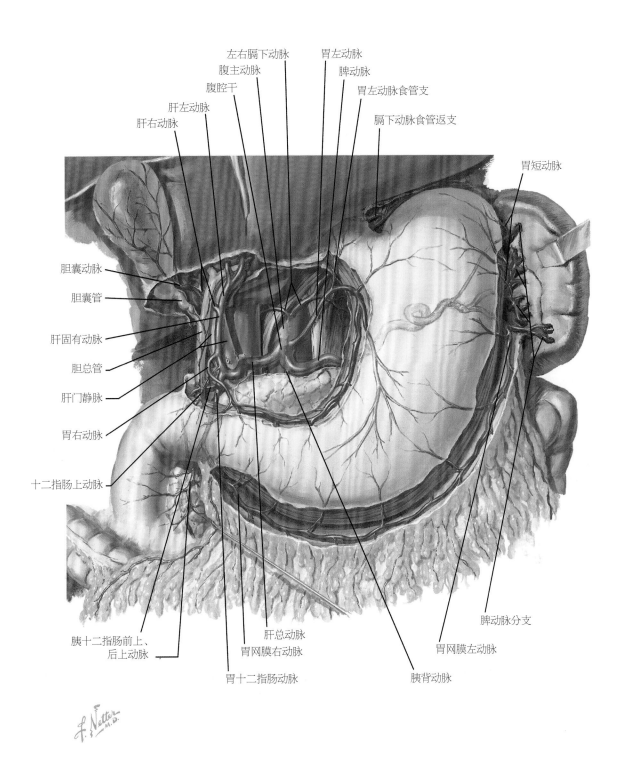

左右膈下动脉
腹主动脉
腹腔干
肝左动脉
肝右动脉
胃左动脉
脾动脉
胃左动脉食管支
膈下动脉食管返支
胃短动脉

胆囊动脉
胆囊管
肝固有动脉
胆总管
肝门静脉
胃右动脉
十二指肠上动脉

胰十二指肠前上、
后上动脉
胃十二指肠动脉
胃网膜右动脉
肝总动脉
胰背动脉
胃网膜左动脉
脾动脉分支

胃十二指肠的血液供应 (续)

端,发自胃左的左肝迷走支以及胸食管降支发出的供应贲门食管部的分支血管相吻合。

这种传统典型的腹腔动脉三分支型只发生在55%的人群中,它通常缺乏一个或多个典型的分支。但无论是完整的还是不完整的,腹腔干在大约90%的人群中形成了一个肝脾胃干。腹腔干有可能缺乏胃左动脉,这样就会出现肝脾主干 (3.5%);也有可能缺乏一个或多支肝动脉,这样就只有一个胃脾干 (5.5%);或者缺乏脾动脉,使肝胃干出现 (1.5%)。其他分支也有可能起源于腹腔主干[胰背动脉 (22%),膈下动脉 (74%)],偶尔,甚至起源于结肠中动脉或附属结肠中动脉。在许多情况下,会出现肝总动脉缺如,而从肠系膜上动脉、腹主动脉或胃左动脉发出。

通常,胃左动脉起源于腹腔干 (90%),是它最常见的第一个分支。在其余病例中,它来自于主动脉、脾或肝动脉,或者异位的肝主干。它的宽度为2~8mm,比胃右动脉宽得多,并沿胃小弯与胃右动脉吻合。在分为前胃和后胃分支之前,胃左动脉提供食管胃结合部的血供,或者由主干发出的一个分为2~4个二级分支的一级分支供给。胃左副动脉也时有发生。例如:①从肝左动脉发出较大的胃左动脉;②从脾干或脾上极发出向上走行较粗的食管胃后支;③从腹腔干、腹主动脉、脾动脉前段或者膈下动脉发出的线样细长的贲门食管支。

胃左动脉的末端分支与以下血管相吻合:①胃右动脉的分支;②从脾动脉末端或脾上极或者胃网膜左动脉发出的胃短动脉;③左膈下动脉发出的贲门食管支 (通过返支);④胃左动脉 (A) 发出的异位肝左动脉或肝左动脉 (B) 发出的胃左副动脉,也有向下走行的胸食管支。贲门食管端的血管吻合程度不一,它可非常广泛,亦可较为稀疏。

在大约1/4的人群中,胃左动脉会发出一支较大的左肝动脉 (宽2~5mm,长5cm) 通向肝左叶。这种肝左动脉可以是异位的,也可以是副肝动脉。在异位型中 (12%) 没有正常意义的左肝动脉,整个左肝叶外侧段的血供依靠从胃左动脉发出的肝左动脉供给。左肝副动脉是额外供给肝左叶的血管 (左肝外叶的上下段),这部分肝组织并不完全依靠从腹腔干发出的肝左动脉供给。从功能的角度来看,没有一支肝动脉是"附属"的,因为每支肝动脉都供应肝确定的区域。针对这些普遍存在的解剖变异,每个胃切除术之前均应进行仔细探查,以明确存在的是哪种类型的胃左动脉,离断从胃左动脉发出的肝左动脉会造成肝左叶的缺血甚至致命性坏死 (第7~16天),这已反复经尸检证实。胃左动脉也会经常发出一支左膈下副动脉,甚至在一些情况下左膈下动脉本身从胃左动脉发出。

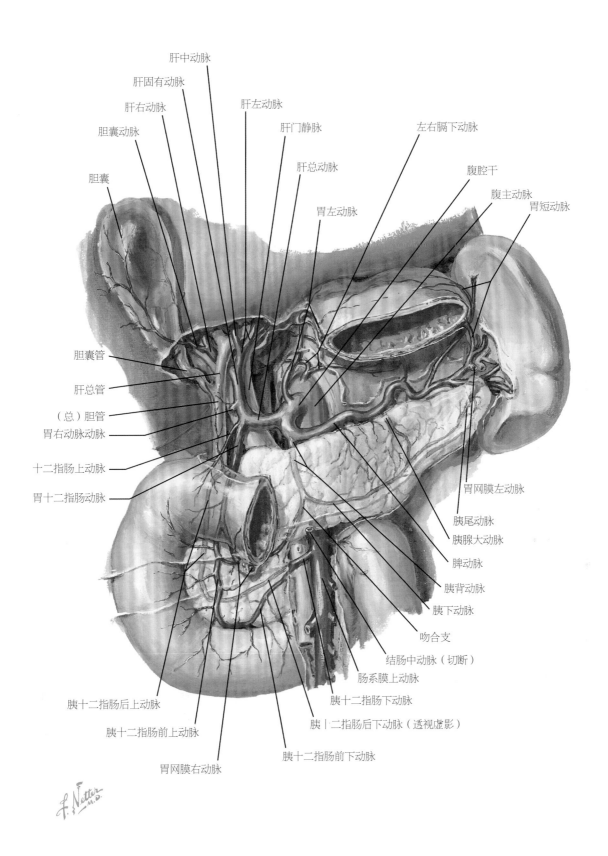

肝中动脉

肝固有动脉

肝右动脉   肝左动脉

胆囊动脉   肝门静脉   左右膈下动脉

胆囊   肝总动脉   腹腔干

                                            胃左动脉   腹主动脉

                                                                                        胃短动脉

胆囊管

肝总管

（总）胆管

胃右动脉动脉

十二指肠上动脉

胃十二指肠动脉   胃网膜左动脉

                                                                                        胰尾动脉

                                                                                        胰腺大动脉

                                                                                        脾动脉

                                                                                        胰背动脉

                                                                                        胰下动脉

                                                                                    吻合支

                                                                            结肠中动脉（切断）

                                                                        肠系膜上动脉

胰十二指肠后上动脉   胰十二指肠下动脉

胰十二指肠前上动脉   胰十二指肠后下动脉（透视虚影）

胃网膜右动脉   胰十二指肠前下动脉

胃十二指肠的血液供应（续）

当右或左肝动脉来自其他来源时，腹腔干可能是不完全的。肝总动脉有可能完全从肠系膜上动脉发出（C）；肝右动脉也有可能完全从肠系膜上动脉发出并给胆囊供血（D）；肠系膜上动脉也可能发出一支副肝右动脉，这可能会也可能不会给胆囊供血（E）。肝总动脉也有可能从近端即分出左右肝动脉，而肝右动脉和胃十二指肠动脉进一步向右相互发出（F）。肝左叶也可能接收从肝右动脉发出的肝左副动脉的血供（G），或肝右动脉可能在进入肝的实质前向前穿过肝管（H）。

胃右动脉（2 mm）通常比与之吻合的胃左动脉（4~5 mm）小得多。有时（8%）它会发出十二指肠上动脉或者向十二指肠第一段发出一些细小分支。胃十二指肠动脉主要起源于肝总动脉（75%），但是，在某些情况下，特别是在腹腔干分支型者，它可能来自肝左动脉（10%）、肝右动脉（7%）、从主动脉或肠系膜上动脉发出的异位肝主干（3.5%），甚至直接从腹腔干或肠系膜上动脉发出（2.5%）。这些非典型的起源与腹腔干的分支类型有关，例如肝总动脉可能只分为胃十二指肠动脉和肝右动脉（肝左动脉从胃左动脉异位发出）或只分为胃十二指肠动脉和肝左动脉（肝右动脉从肠系膜上动脉发出）。胃十二指肠动脉的典型分支为：①胰十二指肠后上动脉（90%）；②胰十二指肠前上动脉；③胃网膜右动脉。不恒定的分支是：①胃右动脉（8%）；②十二指肠上动脉（25%）；③胰腺横动脉（10%）；④胆囊动脉，即表面分支或整个胆囊动脉（3%）；⑤副肝右动脉；⑥结肠中或副结肠中动脉（极少）。

相对较大的胰十二指肠后上动脉（宽度1~3 mm）在胰头的后方形成一个拱形，其分支通向十二指肠。在许多情况下（10%），该血管不是由胃十二指肠动脉发出的。当它由胃十二指肠发出时，它是作为其最重要的侧支分支，而不是作为其末端分支。胃网膜右动脉比胃网膜左动脉大得多，在它行进的过程中，它远远超出胃大弯的中部与胃网膜左动脉吻合。有重要手术意义的是，在许多情况下（10%），这种吻合并不是肉眼可见的，它在两者相遇前就消失或减少到很小的动脉细支。由右、左胃网膜动脉形成的胃网膜血管弓，发出一支大的幽门分支，然后是不同数量的胃升支和胃网膜降支或前支。网膜分支位于大网膜的前两层之间。短的分支与邻近的血管吻合，而长的分支则会进入大网膜的远端游离缘，然后转向上变为网膜后动脉。许多这样的血管接入位于横结肠下方的大网膜后层的大网膜弓。大网膜弓通常由网膜右动脉（胃网膜右的第一个分支）和胃网膜左动脉发出的网膜左动脉组成。纤细的动脉从大网膜弓弧线上升，与从结肠中或左结肠动脉发出类似的分支

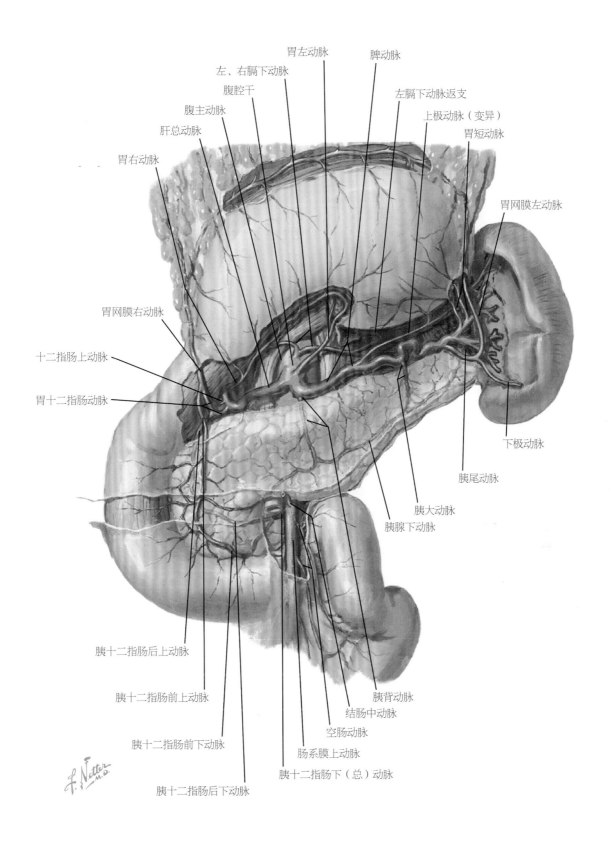

左、右膈下动脉

腹腔干

腹主动脉

肝总动脉

胃右动脉

胃左动脉

脾动脉

左膈下动脉返支

上极动脉（变异）

胃短动脉

胃网膜左动脉

胃网膜右动脉

十二指肠上动脉

胃十二指肠动脉

下极动脉

胰尾动脉

胰大动脉

胰腺下动脉

胰十二指肠后上动脉

胰十二指肠前上动脉

胰十二指肠前下动脉

胰十二指肠后下动脉

胰背动脉

结肠中动脉

空肠动脉

肠系膜上动脉

胰十二指肠下（总）动脉

胃十二指肠的血液供应（续）

（网膜后）相吻合，然后穿过胰腺从胰腺表面下缘走行。网膜后动脉的终末支和倒数第二支与结肠中动脉的直小血管吻合，但是很显然，当结肠中动脉无功能时，它的口径并不能完全接管血液供应。胃网膜右动脉胃的畸变是：①来源于肠系膜上（1.5%）或结肠中和胰十二指肠上动脉（1%）；②通过较大的血管与结肠中动脉吻合（1%）；③起源于肠系膜上的胃十二指肠动脉。

通常，胃网膜左动脉起源于脾动脉的远端（75%）或其位于末端附近的一个脾分支（25%）。它也可能被2~3个血管所取代，主要的动脉来自脾的主干，而其他则来自于脾下极动脉。胃网膜左动脉的分支是：①胃底短动脉分支（2~4支）；②数支上升的胃短动脉；③长短不一的网膜动脉降支，其中一些与胃网膜右动脉发出的类似分支相吻合；④通向胰尾部的胰腺动脉，当较大时被称为胰尾动脉；⑤脾下极动脉；⑥网膜左动脉，在大网膜

下形成网膜的左支，右支由胃网膜右脉或胰横动脉形成。

十二指肠和胰头的血液供应是人体中最具变异性的部位之一，而且是外科手术中最难操作的部位之一。十二指肠的第一段是一个关键的过渡带，其血液供应的缺失或不足与导致紧邻幽门的十二指肠上部溃疡性穿孔发生率较高。通常情况下，十二指肠第一段的上、前、后表面由十二指肠上动脉供血，这可能来自于两个附近的动脉，即胰十二指肠后上动脉或胃十二指肠动脉；在一些情况下，亦可起源于胃右动脉、肝总动脉或肝右动脉。十二指肠上动脉常与胃右动脉、胃十二指肠动脉、胰十二指肠前上动脉或者后上动脉的分支吻合。剩余的十二指肠部分由来自胰十二指肠的两个血管弓的分支供血，这两个血管弓一前一后通向胰头。正是由于这两个血管弓，使得十二指肠成为肠道中唯一有双血供的部分，一个在它的前表面，一个在它的后表面。

胰十二指肠前动脉弓是由胰十二指肠前上动脉形成的，后者为胃十二指肠动脉的两个末端分支中较细的分支。在胰腺前面形成一个半圆或近似半圆的循环后沿着胰腺与十二指肠沟的内侧下行进入胰腺，然后向左、向上到达胰头后面，与肠系膜上动脉分出的胰十二指肠前上动脉汇合。动脉弓向十二指肠的前表面发出8~10个相对较大的分支，在许多情况下还发出1~3个分支通过肠系膜上动脉后方到空肠的第一部分。该循环也提供了许多胰腺分支，其中一些呈弧形分布，并与从脾动脉第一段或肝动脉起源的胰背动脉发出的分支相吻合。

胰十二指肠后动脉弓由胰十二指肠后上动脉形成，它是胃十二指肠的第一个分支，位于胰头上方的十二指肠上方，在那里它可以被结缔组织隐藏。在大约10%的病例中，它有明显不同的来源：肝动脉（4%）、肝右动脉（2%）、异位肝右动脉（3%）或胰背动脉（1%）。从典型的胃十二指肠动

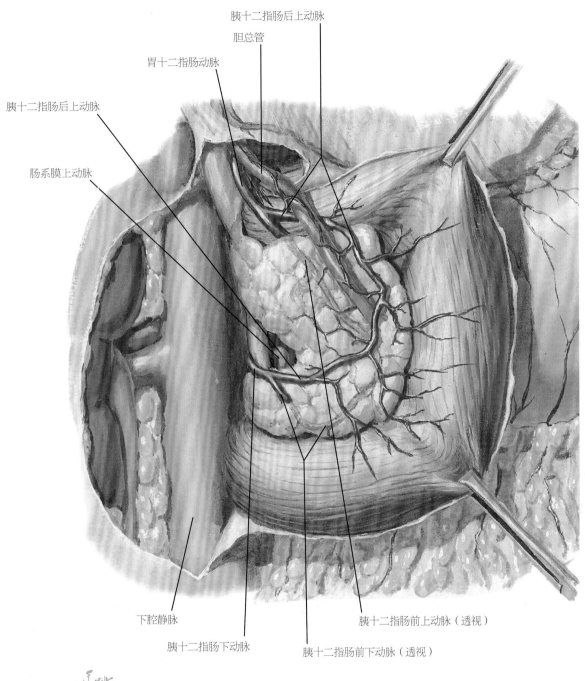

胰十二指肠后上动脉

胆总管

胃十二指肠动脉

胰十二指肠后上动脉

肠系膜上动脉

下腔静脉

胰十二指肠下动脉

胰十二指肠前下动脉（透视）

胰十二指肠前上动脉（透视）

胃十二指肠的血液供应（续）

脉起源后，胰十二指肠后上动脉（宽 1~3 mm）在胆总管左侧下行 1 cm 或更多，然后穿越其侧前方，并沿其右侧下行数厘米，然后向左、向后形成后动脉弓。U 或 V 形后动脉弓的主要部分位于胰头的后部，高于前动脉弓的水平。当十二指肠被向前翻开暴露后表面时可展现它的全貌。它被一层很薄的结缔组织覆盖，可以看到它的分支。在动脉弓的表面伴随有一个静脉弓，并直接流入门静脉。该动脉弓从后方穿过胆总管胰腺段并向之供血。最终，胰十二指肠动脉后上与肠系膜上动脉来源的胰十二指肠下动脉相连，并高于前动脉弓（40%），或收集前后动脉弓血液的胰十二指肠下总动脉（60%）的后支吻合。由胰十二指肠后弓发出的主要分支是：①数支通向十二指肠第一段的下降支（2~3 个），其中一支可能是十二指肠上动

脉；②通向降、横、升十二指肠段的后表面的分支；③远少于和短于前动脉弓的较小的胰腺分支；④通向胆总管十二指肠上段的上升支（一个或多个）；⑤从胰十二指肠后上的第一部分或胃十二指肠起源的胆囊动脉（整支或其表面的分支），约占病例的 4%。

在大多数情况下，胰十二指肠前后动脉弓有着不同的解剖结构，在某种意义上，它的动脉弓可能是双弓，也可能是三弓甚至四弓的循环。当多个弓的循环存在时，位于十二指肠附近的外侧弓通常通过它的分支向其供血，而内侧的动脉弓只提供胰腺分支血供，并最终与腹腔干的其他分支结合。

每例十二指肠切除术必须记住三个重要的血管解剖：

1.整个十二指肠和胰头的血管有可能完全脱离肠系膜上动脉。这种情

况发生于异位的肝右动脉起源于肠系膜上动脉时，它通过胰头后并发出一支或两支胰十二指肠下动脉与胰十二指肠前或后动脉弓或者两者同时相吻合。

2.前或后胰十二指肠动脉弓或两者经常通过胰十二指肠下动脉相吻合。后者可起源于肠系膜上动脉左侧或其第一、二、三支空肠分支。这在每一例胃空肠吻合术中需探查确认，以免十二指肠血供受损，导致肠管无法获得足够血供。

3.在十二指肠切除时，必须确保其残端前后表面的血液供应。来源于胰十二指肠动脉弓的十二指肠分支是终末支，如果这些分支被结扎，会造成缝合组织的坏死、破裂。这往往造成十二指肠残端瘘，这一事件经常是致命的，对残端过度的血管阻断通常是致死事件的直接原因。

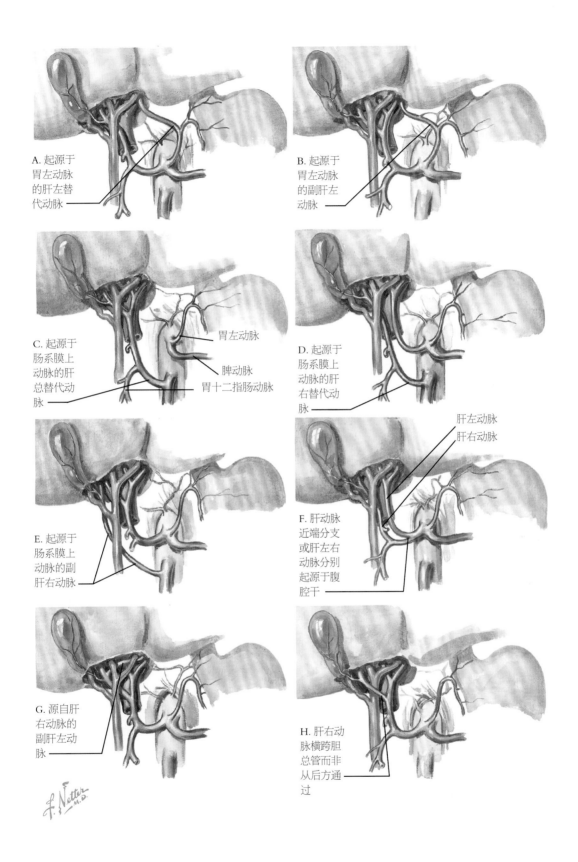

A. 起源于胃左动脉的肝左替代动脉

B. 起源于胃左动脉的副肝左动脉

C. 起源于肠系膜上动脉的肝总替代动脉

胃左动脉

脾动脉

胃十二指肠动脉

D. 起源于肠系膜上动脉的肝右替代动脉

E. 起源于肠系膜上动脉的副肝右动脉

肝左动脉
肝右动脉

F. 肝动脉近端分支或肝左右动脉分别起源于腹腔干

G. 源自肝右动脉的副肝左动脉

H. 肝右动脉横跨胆总管而非从后方通过

上腹部脏器的侧支循环

前肠脏器如胃、十二指肠、胰腺、脾、胆囊等较身体内其他区域的器官呈现出更多种多样的血液供应通道。大网膜由于其血管的多样性和结缔组织的松散排列，特别适合作为补偿性循环的地带，尤其是对肝脾动脉闭塞时的肝和脾。胃可以从6个一级血管和6个二级血管来获得血供；胰腺由肝动脉、脾动脉和肠系膜上动脉供血；肝由3个一级血管（腹腔干、肠系膜上、胃左动脉）和至少23条其他动脉供应的循环通路供血。鉴于脾动脉的解剖关系，很明显，上腹部的大部分侧侧通路均可通过它和它的分支建立，并由胃十二指肠动脉和肠系膜上动脉建立起来的循环完成。

上腹部器官中最重要的侧支通路如下：

1.胃下动脉弓。这一胃下网膜通路由胃网膜左、右动脉沿胃大弯侧吻合建立。它发出向上的胃支和向下的网膜分支动脉。

2.胃上动脉弓。这一通向胃前后表面的胃上通路由胃左、右动脉沿胃小弯侧吻合建立。胃右动脉的分支可能与胃十二指肠动脉、十二指肠上动脉、胰十二指肠后上动脉或者胃网膜右动脉的分支相吻合。胃左动脉的分支可能与脾动脉末端发出的胃短动脉、胃网膜左动脉、左膈下贲门食管循环支的分支或者从胃左动脉发出副肝左动脉的分支相吻合。

3.大网膜弓。这个网膜通路位于横结肠下方的大网膜的后层。它的右支由胃网膜右动脉发出的网膜右动脉组成，它的左支由胃网膜左动脉发出的网膜左动脉组成。涉及这一侧支通路的动脉包括肝动脉、胃十二指肠动脉、胃网膜右动脉、网膜右动脉、网膜左动脉、胃网膜左动脉以及脾动脉末端的分支。

4.沿胰腺长轴的穿支循环。这一重要的副支循环通过胰背动脉和脾动脉建立联系。胰背动脉可与脾动脉起始端、肝动脉、腹腔干或者肠系膜上动脉相吻合，这取决于胰背动脉从哪一支发出。在胰尾端，它通过胰大动脉、胰腺下动脉和胰尾动脉与脾动脉末端相吻合，而在胰头部则与胃十二指肠动脉、胰十二指肠上动脉或胃网膜右动脉相连。

5.肝胃循环。这是由胃左动脉和肝左动脉之间的原始胚胎弓形吻合的衍变而来的。在成人中，这一弓仍可保持完整。它的上半部分可发出副胃左动脉，而下半部分可发出胃左动脉起源的副肝动脉。

6.肝脾循环。这种情况多是有一支异位的肝右动脉或整个肝总动脉起源于肠系膜上动脉，通过胰背动脉、胃十二指肠动脉、胰腺下动脉或胰尾动脉的分支与脾动脉相吻合。

7.腹腔干肠系膜循环。血液可以流经胰十二指肠前后血管弓，通过胰十二指肠下动脉进入胃十二指肠动脉，并通过它进入胃网膜左、右动脉到达脾，或者通过肝总动脉到达腹腔干。

8.胃脾膈循环。这种联系可能存在于：①通过脾动脉末端发出的胃短动脉和左膈下动脉发出的食管贲门回旋支的吻合；②通过胃短动脉与胃左动脉、左副肝动脉或者从肝左动脉起源的副胃左动脉等发出的食管贲门支的吻合。

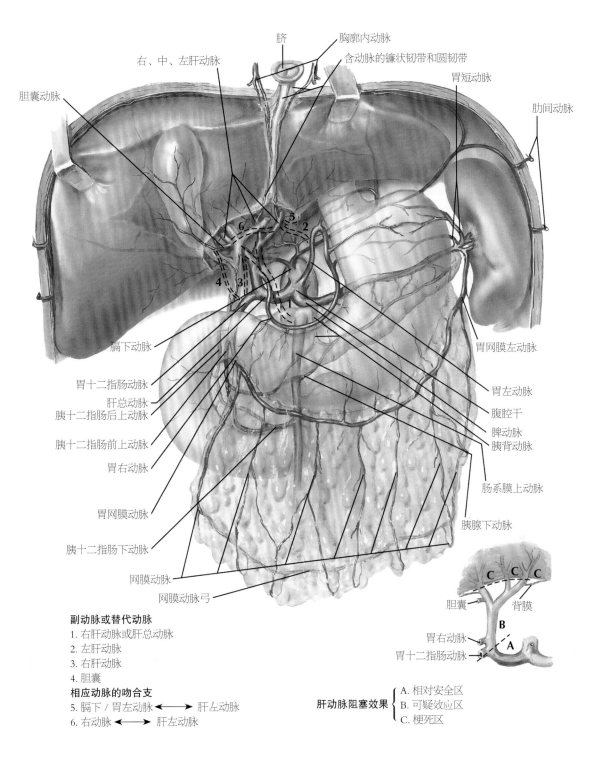

脐
胸廓内动脉
右、中、左肝动脉
含动脉的镰状韧带和圆韧带
胃短动脉
肋间动脉
胆囊动脉

膈下动脉
胃十二指肠动脉
肝总动脉
胰十二指肠后上动脉
胰十二指肠前上动脉
胃右动脉
胃网膜动脉
胰十二指肠下动脉
网膜动脉
网膜动脉弓

胃网膜左动脉
胃左动脉
腹腔干
脾动脉
胰背动脉
肠系膜上动脉
胰腺下动脉

副动脉或替代动脉
1. 右肝动脉或肝总动脉
2. 左肝动脉
3. 右肝动脉
4. 胆囊
相应动脉的吻合支
5. 膈下 / 胃左动脉 ⟷ 肝左动脉
6. 右动脉 ⟷ 肝左动脉

胆囊   背膜

胃右动脉
胃十二指肠动脉

肝动脉阻塞效果 { A. 相对安全区
B. 可疑效应区
C. 梗死区 }

胃十二指肠静脉回流

胃和十二指肠的静脉血流，以及胰腺、脾和除肛管以外的其余肠道部分的血液通过门静脉进入肝。门静脉类似于一棵树，其根部（毛细血管）在肠道内呈网状分布，而它的枝干（血窦、毛细血管）在肝内分枝。从它的形成点到进入肝内分为左、右两支，门静脉的长为8～10 cm，宽8～14 mm。一般来说，门静脉是由肠系膜上静脉和脾静脉在胰颈后方汇合而成的。它的分支呈现出多样性，并在手术过程中极其重要。肠系膜下静脉通常进入脾静脉（38%），但是在许多情况下会进入肠系膜上静脉和脾静脉的连接点（32%）或进入肠系膜上静脉（29%）。偶尔还会分成两支分别进入脾静脉和肠系膜上静脉。

胃左静脉与胃左动脉伴行，沿胃小弯从右向左走行，在食管贲门端接收食管支的血液。它可能回流入肠系膜上静脉和脾静脉的结合部（58%）、门静脉（24%）或者脾静脉（16%）。胃右静脉与胃右动脉伴行从左向右走行，接收胃上部前后表面的回流分支，通常直接汇入门静脉的下部（75%）。也经常进入肠系膜上静脉（22%），偶尔进入胃网膜右或胰十二指肠下静脉。在某些情况下，它与胃左静脉有共同的终端或者无法辨认。胃网膜左静脉接收胃下部前后表面的回流分支和大网膜、胰腺的分支。它通常开口于脾静脉远端，偶尔进入脾静脉靠下的分支。起源于胃底和贲门部的胃短静脉，汇入脾静脉末端或胃网膜左静脉的脾支，或者直接进入脾静脉。胃网膜右静脉沿胃大弯分布，接收大网膜前后表面的回流分支，通常在进入门静脉之前，它就会终止于肠系膜上静脉（83%），有时，它则进入脾或门静脉的第一段（2%）。

胰十二指肠静脉与胰十二指肠前后动脉弓伴行。胰十二指肠下前、下后静脉汇合成一支后通常在胃网膜右静脉入口下方进入肠系膜上静脉。后血管弓往往直接汇入门静脉。典型的胰十二指肠上后静脉通常流入门静脉。由胆囊表面和深层的支流形成的胆囊静脉可直接进入门静脉或其右分支，或者直接进入肝。大部分起源于胰腺体尾部的静脉分支与脾静脉相连，而另一些则进入肠系膜上、下静脉或胃网膜左静脉。左膈下静脉收集胃食管贲门区域的支流，通常进入肾上腺静脉，但在某些情况下则连接肾静脉。

由于门脉系统大的血管都缺乏静脉瓣，因此，通过与腔静脉系统的联系可以很容易地影响门脉阻塞时的侧向静脉循环。

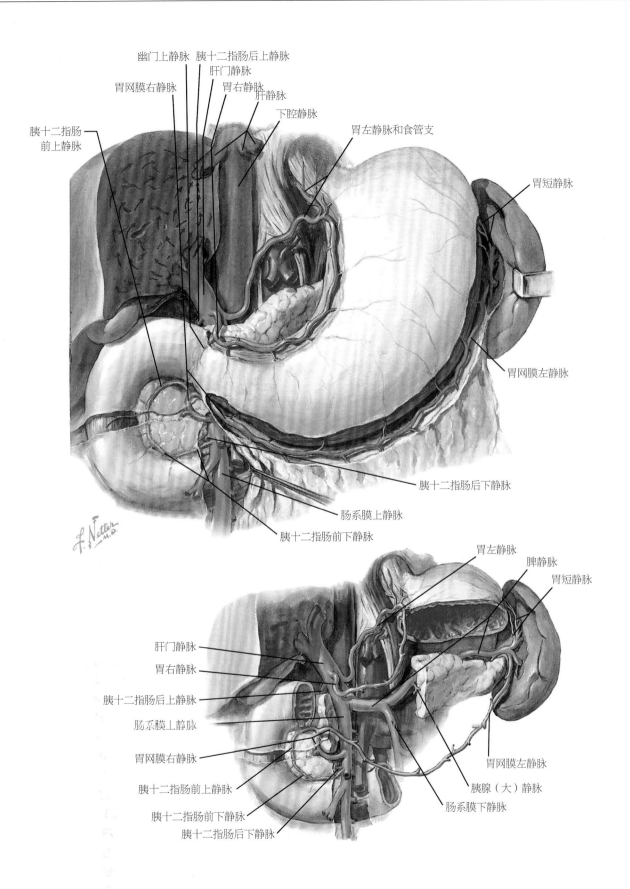

幽门上静脉　胰十二指肠后上静脉
胃网膜右静脉　　肝门静脉
　　　　　　胃右静脉
胃十二指肠　　　　　肝静脉
前上静脉　　　　　下腔静脉

胃左静脉和食管支

胃短静脉

胃网膜左静脉

胰十二指肠后下静脉

肠系膜上静脉

胰十二指肠前下静脉

胃左静脉

脾静脉

胃短静脉

肝门静脉

胃右静脉

胰十二指肠后上静脉

肠系膜上静脉

胃网膜右静脉

胰十二指肠前上静脉

胰十二指肠前下静脉

胰十二指肠后下静脉

胃网膜左静脉

胰腺（大）静脉

肠系膜下静脉

胃的淋巴引流

胃的淋巴液汇集到淋巴管中，在胃的前后表面形成致密的腹膜下淋巴丛。淋巴沿胃大、小弯侧引流，形成第一区域淋巴结。在小弯侧上半部是胃左淋巴结，与贲门周围淋巴结相延续。沿小弯侧向下是一些胃右淋巴结。胃窦的上、下、后方分别是胃窦上、胃窦下和胃窦后淋巴结。胃网膜右淋巴结在大弯侧胃结肠韧带内沿胃网膜右动脉主干呈链状分布。通过这些淋巴结，淋巴液向右流向位于胰头前、幽门下和十二指肠第一段的幽门下淋巴结。在离脾最近的地方有一些较小的胃网膜左淋巴结。

为了简化起见，可以将胃的淋巴分为4个引流区，尽管事实上这些区域并不能如此严格区分。左上方胃壁（不包括远端左侧胃底、胃体）前后的淋巴回流进入胃左和贲门周围淋巴结，该处淋巴液沿胃左动脉和冠状静脉方向进入腹腔干的脉管床。在该系统中还包括左膈脚附近的胃左淋巴结。胃窦小弯侧淋巴液直接或间接通过胃窦上方的淋巴结流入胰腺右上方淋巴结。来自胃底左侧（与脾相邻）的淋巴液沿胃脾韧带内的淋巴管部分直接进入左侧胰腺上淋巴结，另一部分间接通过小的胃网膜左淋巴结和脾门淋巴结进入。远端胃的胃大弯右下方和胃窦下方区域的淋巴汇合进入胃网膜右淋巴结，从这里，淋巴液流向位于胰头前方的幽门下淋巴结，它们部分位于幽门下、部分位于幽门后，通向这些淋巴结的还有一小部分来自与胃窦相连的胃大弯侧的淋巴管。这些幽门下淋巴结还通过胰腺前淋巴管与肠系膜上淋巴结相连，其淋巴液通过位于胃窦和十二指肠球部后方的淋巴管流向胰腺右上方淋巴结。

来自胃左淋巴结、胰腺右上方淋巴结和胰腺左上方的淋巴液流向位于胰腺上方的腹腔干及其分支根部的淋巴结。从腹腔淋巴结，淋巴流经胃肠淋巴管到达胸导管，其起始部通常或多或少地明显扩张，称之为乳糜池。胸导管向上延伸通过后、上纵隔进入由左锁骨下和左颈静脉形成的交角，并通常在进入前接收来自左锁骨下淋巴管的淋巴液。在一些胃癌病例中，该区域可以出现明显的左锁骨上淋巴结转移（Virchow）。

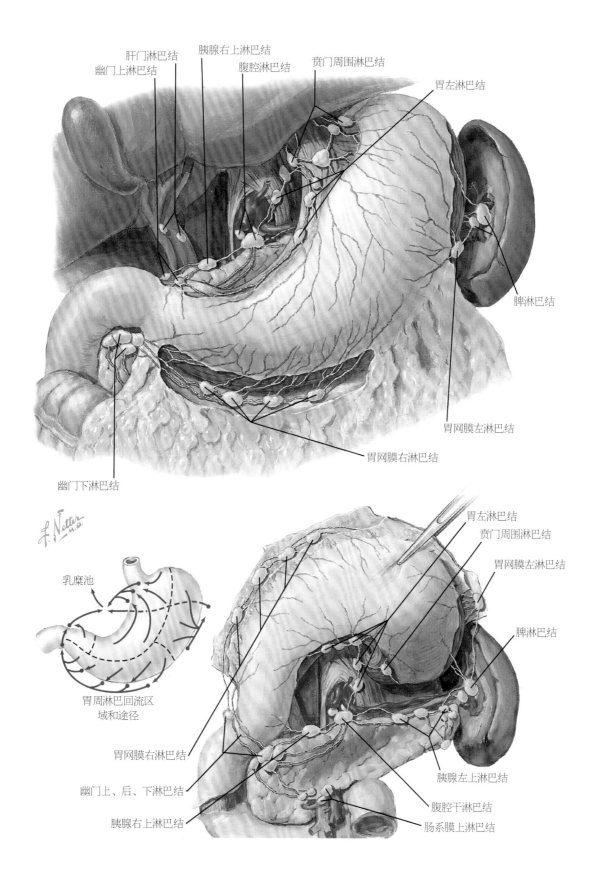

肝门淋巴结
幽门上淋巴结
胰腺右上淋巴结
腹腔淋巴结
贲门周围淋巴结
胃左淋巴结
脾淋巴结
胃网膜左淋巴结
胃网膜右淋巴结
幽门下淋巴结

乳糜池
胃周淋巴回流区域和途径

胃左淋巴结
贲门周围淋巴结
胃网膜左淋巴结
脾淋巴结
胃网膜右淋巴结
幽门上、后、下淋巴结
胰腺右上淋巴结
胰腺左上淋巴结
腹腔干淋巴结
肠系膜上淋巴结

胃和十二指肠的自主神经支配

胃和十二指肠受伴随着内脏传入纤维的内脏传出交感和副交感神经支配。

胃的交感神经支配由胸5至胸9（或胸10）脊髓柱的外侧细胞发出，前脊神经根作为突触前轴突来完成。它们从白色交通支的脊神经传递到伴随交感神经干邻近的交感神经节。支配胃的交感神经轴突通过没有突触的神经节，沿着胸内脏神经通过横膈到腹腔神经节。一般来说，这些轴突会与腹腔及肠系膜上神经节的突触后神经细胞形成突触。这些细胞的突触后轴突被传送到胃和十二指肠的腹腔神经丛和肠系膜上丛。这里我们重点介绍前者，因为它是胃和十二指肠近端的主要神经支配。腹腔神经丛的轴突附着在源于腹腔动脉干的动脉壁上，根据伴随动脉的不同，它们被称为肝丛、脾丛或胃左丛。每条交感神经丛的轴突沿着突触前副交感神经轴突和内脏传入轴突走行。

肝动脉神经丛的亚丛沿着右侧胃，胃十二指肠动脉，胃网膜右动脉和胰十二指肠前、后上动脉前行。脾动脉神经丛发出分支沿着胃短动脉及胃网膜左动脉前行。

胃左神经丛由伴随胃左动脉的1~4个分支组成，该分支支配贲门并与左膈神经丛的分支相连。其他的分支沿着位于小网膜间的胃小弯的动脉前行，用于支配胃的邻近结构，它们与右胃神经丛和迷走神经胃支沟通密切。相邻的膈神经丛辅助支配胃贲门部。来自右膈神经丛的分支有时会向左走行支配贲门口区，而左膈神经丛发出一个恒定的分支支配贲门口区。

左膈神经发出精细分支（图中未标示）支配贲门。

脾神经丛发出胰腺支、胃短支和胃网膜左支来支配相应命名区域，部分分支可以向上弯曲支配胃底。

肝丛沿其分支发出副神经丛。伴随着胃右动脉的神经丛支配幽门区，而位于十二指肠第一段和胰头间的胃十二指肠神经丛发出分支支配十二指肠第一段、胰头及胆总管相邻的结构。随着动脉分支成胰十二指肠前上动脉和胃网膜右动脉，神经也相应分支支配十二指肠的第二段、胆总管末端、胰管末端、胰头及胃的一部分。位于小网膜的游离缘部分的肝神经丛发出一至多个分支（肝胃）向左通过小网膜层至贲门和胃小弯，最终与胃左神经丛汇合。

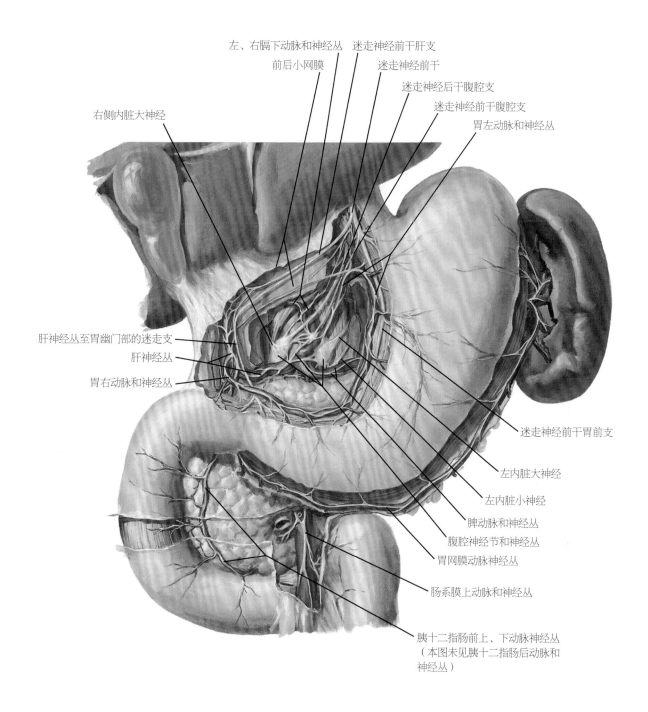

左、右膈下动脉和神经丛　迷走神经前干肝支

前后小网膜　迷走神经前干

迷走神经后干腹腔支

右侧内脏大神经　迷走神经前干腹腔支

胃左动脉和神经丛

肝神经丛至胃幽门部的迷走支

肝神经丛

胃右动脉和神经丛

迷走神经前干胃前支

左内脏大神经

左内脏小神经

脾动脉和神经丛

腹腔神经节和神经丛

胃网膜动脉神经丛

肠系膜上动脉和神经丛

胰十二指肠前上、下动脉神经丛
（本图未见胰十二指肠后动脉和
神经丛）

胃和十二指肠的自主神经支配（续）

肠系膜上神经节主要通过突触后神经元支配中肠脏器。同时它也通过伴随胰十二指肠前、后下动脉走行的轴突到达十二指肠和胰头的分支来支配十二指肠远端。

胃和十二指肠的副交感神经源于位于第四脑室底的迷走神经背核。迷走神经背核发出突触前副交感神经轴突至左、右迷走神经，迷走神经离开颈静脉孔以支配胸、腹盆部脏器。通常我们会忽略胸部迷走神经活性，而关注左、右迷走神经与食管的密切关联。左右迷走神经交织形成前、后迷走神经干，它通过横膈伴随食管进入腹腔。位于胃前壁的迷走神经前干通过肝胃韧带支配胆囊和肝的一部分。通常，胃前神经分支较其他分支粗大。胃神经的很多分支在进入肌层之前在浆膜下层走行一段距离，虽然相邻的胃神经分支相连，但是通常不存在胃前神经丛这一术语。源于迷走神经前干或胃前神经的幽门支（图中未标示）向右通过小网膜间，再向前下通过或接近肝神经丛至胃窦、幽门、十二指肠近端。小腹腔支沿着胃左动脉走行至腹腔丛，通常与迷走神经后干的分支汇合。迷走神经后干向后通过食管进入相邻的腹腔神经节。与进入腹腔神经节的突触前交感神经相反，突触前副交感神经节不形成突触，而是直接通过神经节进入腹腔神经丛。这些副交感神经轴突与源于内脏感觉突触的突触后交感神经轴突沿腹腔干、肝、脾和胃左神经丛分支到达前肠器官。当这些突触前副交感神经轴突到达靶器官时，它们与位于

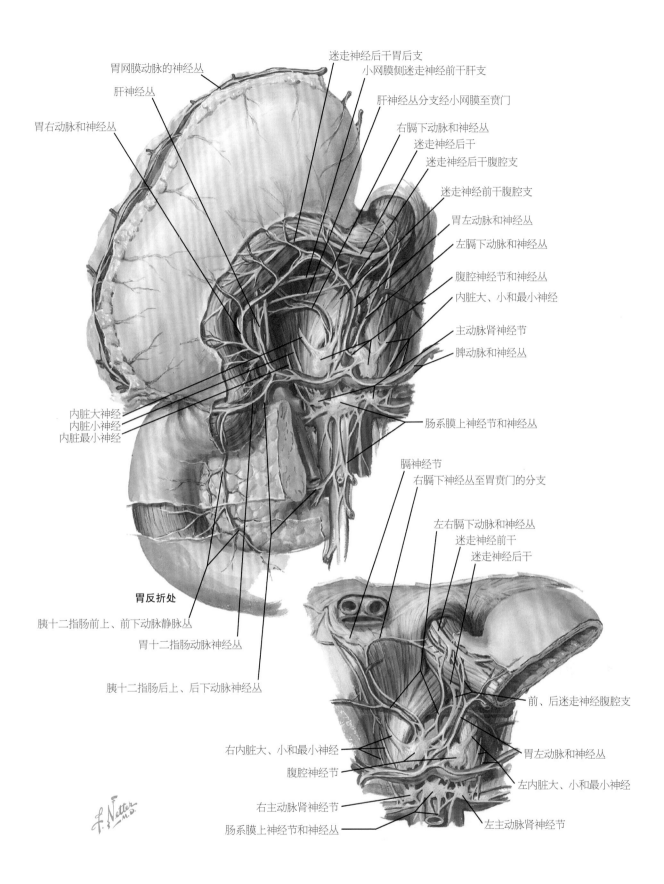

胃网膜动脉的神经丛

肝神经丛

胃右动脉和神经丛

迷走神经后干胃后支

小网膜侧迷走神经前干肝支

肝神经丛分支经小网膜至贲门

右膈下动脉和神经丛

迷走神经后干

迷走神经后干腹腔支

迷走神经前干腹腔支

胃左动脉和神经丛

左膈下动脉和神经丛

腹腔神经节和神经丛

内脏大、小和最小神经

主动脉肾神经节

脾动脉和神经丛

内脏大神经

内脏小神经

内脏最小神经

肠系膜上神经节和神经丛

膈神经节

右膈下神经丛至胃贲门的分支

胃反折处

胰十二指肠前上、前下动脉静脉丛

胃十二指肠动脉神经丛

胰十二指肠后上、后下动脉神经丛

左右膈下动脉和神经丛

迷走神经前干

迷走神经后干

前、后迷走神经腹腔支

胃左动脉和神经丛

左内脏大、小和最小神经

右内脏大、小和最小神经

腹腔神经节

右主动脉肾神经节

肠系膜上神经节和神经丛

左主动脉肾神经节

胃和十二指肠的自主神经支配（续）

脏器壁内的突触后副交感神经形成突触。胃和十二指肠的内脏活动分为两类，内脏痛和正常的内脏反射性刺激。胃对一般的触觉、痛觉及热刺激不敏感，而对牵拉、缺血及化学刺激敏感，后者称之为内脏痛。内脏痛觉纤维沿着胃交感神经逆行传导，因此，内脏痛轴突沿着胃左、胃右、胃网膜右神经丛最终到达腹腔神经节。

没有突触，轴突会继续沿着胸内脏大神经前行，通过交感神经节链，然后再通过白色交通支、前支和脊神经，此时，轴突会沿着后根到达脊髓，在到达脊髓之前，轴突会与神经细胞体相遇（不在突触内）。这些内脏感觉轴突的神经细胞体位于后根神经节内。因为这些神经细胞的假极性结构，其轴突从靶组织延伸至细胞体，

但也在近端达到脊髓灰质后角。

胃的非痛觉反射性刺激沿着副交感神经支配逆行传导。因为所有的前肠器官通过迷走神经接受反射性内脏传入神经的突触前副交感神经支配，胃反射性内脏传入沿迷走神经上行达脑干至孤束核。这些神经元的胞体位于下迷走神经节，而下迷走神经节位于迷走神经自左右静脉孔的出口点附近。

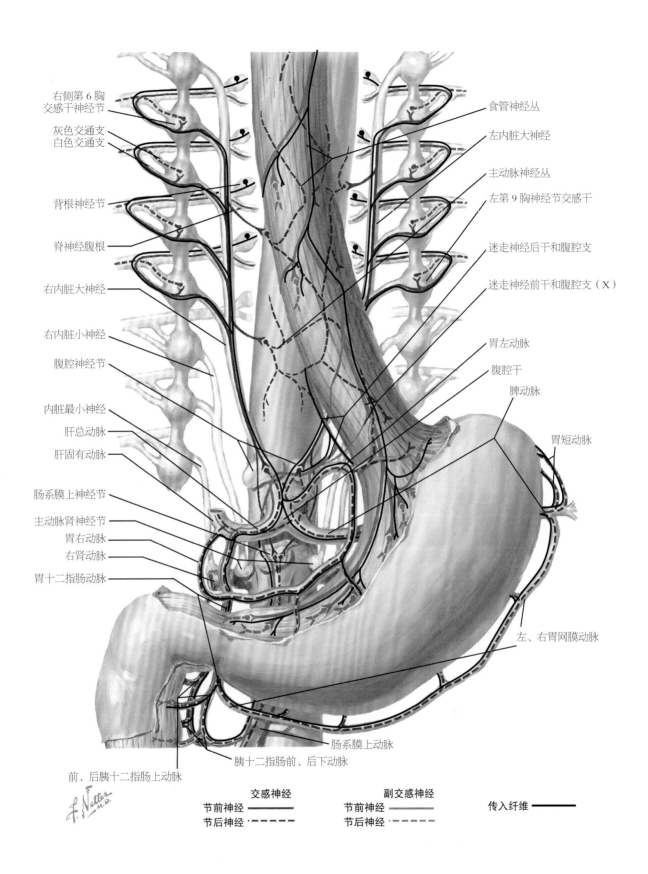

右侧第 6 胸
交感干神经节

灰色交通支
白色交通支

背根神经节

脊神经腹根

右内脏大神经

右内脏小神经

腹腔神经节

内脏最小神经
肝总动脉
肝固有动脉

肠系膜上神经节
主动脉肾神经节
胃右动脉
右肾动脉
胃十二指肠动脉

前、后胰十二指肠上动脉

食管神经丛

左内脏大神经

主动脉神经丛

左第 9 胸神经节交感干

迷走神经后干和腹腔支

迷走神经前干和腹腔支（X）

胃左动脉

腹腔干

脾动脉

胃短动脉

左、右胃网膜动脉

肠系膜上动脉

胰十二指肠前、后下动脉

交感神经
节前神经
节后神经

副交感神经
节前神经
节后神经

传入纤维

正常胃神经肌肉生理

正常的胃生理最好分为禁食及食物摄取胃的反应来描述。

空腹时胃运动

空腹时，特征性的胃收缩是循环运动现象，称为移行运动。健康人空腹状态下，胃约每90分钟运动一次，最明显的是夜间。通常，在进食后约4h后会出现空腹状态下的胃运动，这时胃已经完全排空。胃空腹收缩分为平静期（Ⅰ期）、间歇性压力活动期（Ⅱ期）和活动期（Ⅲ期）。活动期内胃和小肠的收缩频率最高。胃的收缩频率达到3次/分，而近端小肠的达到11~12次/分，收缩波沿着胃和小肠继续向下传导，一方面帮助胃排空未消化的固体食物，另一方面将这些食物向下传输进入结肠。十二指肠测压要在空腹期，压力导管进入胃（主要是胃窦区）和小肠（主要是十二指肠）。

进食后的胃运动

正常情况下，进食固体食物时，胃上部松弛（胃容受性舒张），这样允许胃容纳食物。接着是胃底的紧张性收缩将食物输送至胃远端。在胃窦内，节律性蠕动收缩将固体食物磨碎，使之能将其输送至幽门。随着胃

窦的收缩，幽门括约肌以协同的方式舒张，这样就允许小的食糜颗粒从胃进入小肠，而较大的食糜颗粒再次移行至胃体，之后再次进入胃窦，如此反复，直至食糜可以足够小以能通过幽门。

胃的容受性

胃的容受性调节发生在餐后，通过迷走神经介导的反射来降低主要是近端胃的胃张力。胃的容受性调节给予摄取的食物一个容器，而胃内压并没有显著增加。

胃的容受性调节分为两个主要部分，接受性舒张和适应性舒张。接受性舒张发生在进食后的前几秒，由口咽部和胃的刺激触发，这种反应包括食管下括约肌及近端胃的松弛。适应性舒张是由胃和十二指肠扩张触发的慢性过程，亦可能由某种营养物质调节。容受性反射由迷走神经介导，是代表着胆碱能兴奋性驱动与非肾上腺素非胆碱能抑制输出之间的平衡。输入信号由胃壁的牵张敏感感受器及胃和十二指肠的渗透压感受器、化学感受器产生的，传出的非肾上腺素非胆碱能信号的主要神经递质是一氧化氮，当然血管活性肠肽也发挥着作用。

胃排空

正常的胃排空是胃底、胃窦、幽门括约肌和十二指肠之间的协调作用。胃底-胃窦-幽门-十二指肠协调运动是精细调节的，由①通过Cajal间质细胞的胃肠电活动，②肠神经系统中的肠神经连接中枢神经系统，③中枢神经系统传出的迷走神经调节。胃排空的过程受胃和小肠的营养物质及体积反馈影响，这些是通过局部肠感觉神经、迷走神经和激素介导的。

胃体及胃窦的平滑肌收缩主要由胆碱能介导的，一般3次/分的节律胃窦收缩将大的食糜颗粒研磨为适合肠道消化的大小。胃的收缩节律由胃的电起搏器及Cajal间质细胞控制。幽门括约肌松弛通常与胃窦收缩同步，这使得小的食糜颗粒通过胃进入十二指肠。抑制神经递质使得幽门松弛，这些递质主要是一氧化氮和血管活性肠肽。

固体食物和液体的胃排空速度是不同的，因为液体的排空主要依赖于胃十二指肠压力梯度而幽门开放较少，所以其是以指数速度排空的。固体食物将食糜保留在胃内直至将其研碎至小于2mm，这样它们才以线性速度排空。

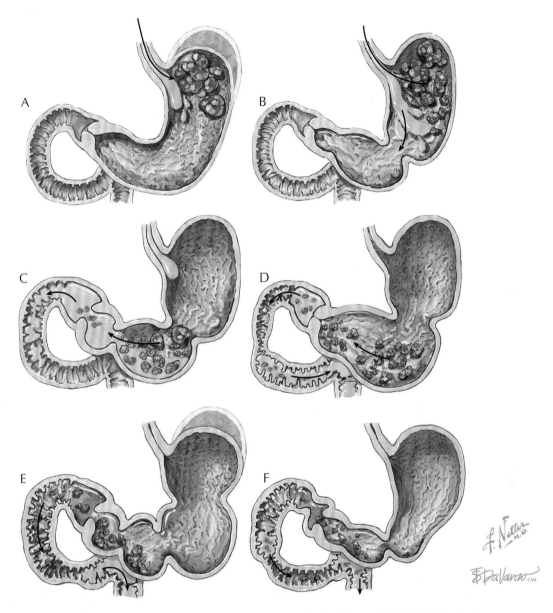

固体食糜的正常消化过程，近端胃舒张容纳消化内的食糜。接着胃体收缩将食糜疏松至远端胃。
在胃窦，规律的收缩将固体食糜磨碎以便幽门括约肌开放时食糜进入十二指肠

胃酸分泌机制

胃的解剖区域，即胃底、胃体和胃窦。在功能上，胃分为两大腺区，即泌酸黏膜和幽门黏膜。泌酸腺黏膜含有壁细胞[产生胃酸（HCl）]，80%分布在胃底和胃体。幽门腺黏膜含有G细胞，20%分布在胃窦。主细胞主要在基底，分泌胃蛋白酶原和瘦素。不同的神经内分泌细胞有：①肠嗜铬细胞，其中包含心房钠尿肽、生长抑素、5-羟色胺、肾上腺髓质素；②类肠嗜铬细胞，含有组胺；③D细胞，含有生长抑素；④含胃促生长素和肥胖抑制素细胞。

胃酸分泌的生理刺激包括头相、胃相和肠相三个阶段：

1. 头相由食物的形态、味觉、嗅觉所激活。吞咽主要由胆碱能/迷走神经机制介导。条件反射（精神）分泌（由巴甫洛夫描述）是头相的主要组成部分，因此，狗习惯于把铃声和一顿饭联系起来。食物的预期是增加胃液分泌的有力诱因。其他上调系统包括胰腺和胆囊。

2. 胃期是由于食物的化学作用和胃泌素介导的胃扩张，胃血流量显著增加，从而提供了主动分泌细胞类型的代谢需求。

3. 当食糜从胃移行至十二指肠时，肠相发生。此时肠腔的缓冲能力降低，pH值开始下降。这种反馈反应涉及多种内分泌和旁分泌因子，包括胃抑制多肽和胆囊收缩素（CCK）。

生理性促进分泌因素包括迷走神经激活、食物和胃扩张。壁细胞分泌的盐酸浓度约为160 mmol/L或pH值为0.8，由二氧化碳的水合反应生成H^+和HCO_3^-，由水合碳酸酐酶催化产生。胃酸分泌过程需要功能性受体、信号传导通路、通道、转运和泌酸泵（H^+/K^+-ATPase）。

基础胃酸分泌量约为受刺激的壁细胞最大胃酸分泌量的10%。基础胃酸分泌水平夜间高于日间。

壁细胞含有前列腺素E_2（PGE_2）的另一种抑制受体，它通过降低细胞内环磷酸腺苷水平和胃泌素分泌来抑制胃酸分泌，并刺激生长抑素分泌。胃酸有助于蛋白质的消化和钙、铁和维生素B_{12}的吸收。胃酸还能抑制细菌的生长，防止肠道感染和小肠细菌过度生长。低水平胃酸与慢性萎缩性胃炎和胃癌前病变有关。胃壁细胞的胃酸分泌受多种通路的调节，包括内分泌（胃泌素）、旁分泌（组胺和生长抑素）、神经（乙酰胆碱），可能还有自分泌（转化生长因子α）因子。胃底腺的壁细胞分泌胃酸，它的基底膜含有组胺、胃泌素和乙酰胆碱的受体；当三者同时存在时，可能会产生增效分泌。静息状态下，壁细胞充满分泌囊泡，形成分泌到顶端腔的通道。这些结构的分泌膜含有H^+/K^+-ATP酶泵，该泵始终处于活动状态，但由于不活跃的交换，它在休眠囊泡中处于短路状态。通过刺激，这条通路变得活跃，并发生H^+/K^+交换。

蛋白质膳食摄入后胃泌素释放，这样通过细胞组胺释放和对壁细胞的直接作用增加壁细胞的胃酸分泌。

许多膳食物质是非常有效的缓冲剂，碳水化合物和脂肪抑制胃酸分泌，脂肪刺激CCK及其他抑制胃酸分泌的介质生成。生长抑素通过影响胃泌素/组胺的合成和释放抑制胃酸分泌。胃肠黏膜神经介导胃酸头相分泌和胃扩张的反应。乙酰胆碱是促进胃泌素释放、刺激胃壁细胞和抑制生长抑素分泌的主要介质。其他刺激因子包括铃蟾素、血管活性肠肽和垂体腺苷酸环化酶-激活肽。胃泌素通过活化位于壁细胞和嗜铬细胞的CCK2受体发挥作用。前列腺素抑制胃酸分泌，胃泌素刺激组胺释放。慢性幽门螺杆菌感染、十二指肠溃疡、Zollinger-Ellison胃泌素瘤，肥厚性胃病或胃窦保留的胃部分切除术后患者胃酸分泌过多。一旦H_2受体拮抗剂或质子泵抑制剂治疗停止1个月或更长时间，就会出现反弹性酸分泌过多。

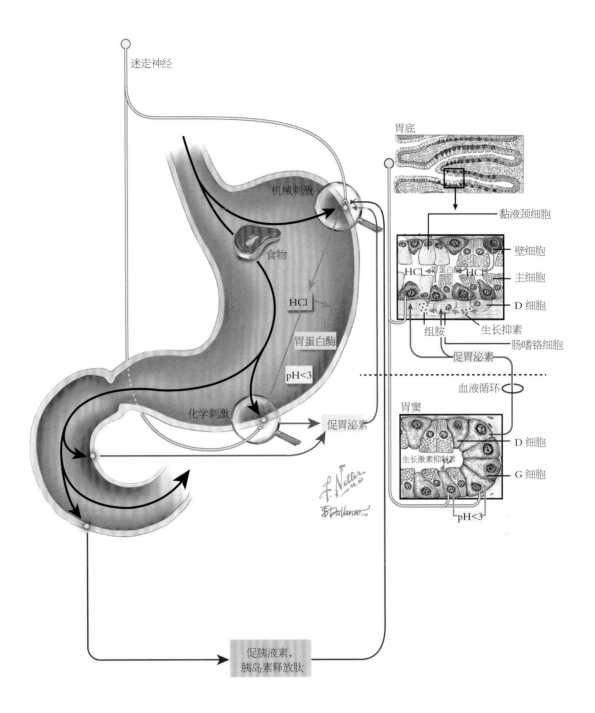

胃的消化功能

胃的主要作用是为肠道消化和吸收食物做准备。胃壁细胞产生盐酸，多种神经和激素介质参与调控胃功能。胃酸分泌过程需要功能性受体、信号通路、通道、转运和分泌酸泵（H^+K^+-ATPase）共同参与。胃酸水平取决于壁细胞和非壁细胞的相对比例；因此，分泌速度越快，胃酸水平越高。

反弹胃酸高分泌发生在质子泵抑制剂或H_2受体拮抗剂治疗停止后，此时夜间及餐后胃酸分泌明显增加。碱性潮（餐后尿酸度降低）通常归因于胃酸分泌引起的高血碱，它的发生受肠道盐酸形成速度和吸收的影响。其他影响因素包括碱性消化液（主要是胰腺），食糜的中和能力，餐后呼吸调整，以及进餐的利尿作用。

主细胞内存储的是胃蛋白酶原，而胃蛋白酶是胃液的主要酶。在pH值低于6.0时，胃蛋白酶原转化为胃蛋白酶。游离胃蛋白酶继续激活胃蛋白酶原转化为胃蛋白酶。主细胞是胃黏膜中最常见的细胞，存在于胃体、胃底、胃窦和十二指肠。胃蛋白酶原由乙酰胆碱、组胺和CCK2激活，并被生长抑素抑制。

促进胃泌素分泌的因素包括胃蛋白酶、低血糖（迷走神经刺激）或直接电刺激迷走神经。胃主细胞的胃蛋白酶原会分泌入血并以胃蛋白酶原形式出现在尿液中。

如前所述，胃酸分泌分为头相、胃相和肠相。胃的黏液颈细胞、表面黏液细胞和布伦纳的腺体分泌黏液，它们受乙酰胆碱、促胰液素和前列腺素的刺激。黏液的作用是在胃和十二指肠黏膜面提供一层保护层，黏液减缓了酸从管腔到黏膜的弥散，为食物的通道提供润滑，并且由于碳酸氢盐在黏膜表面保持接近正常的pH值。黏液可被胃蛋白酶和N-乙酰半胱氨酸溶解，同时黏液容易被胆盐、乙醇和非甾体抗炎药（NSAIDs）渗透从而导致黏膜损伤。黏膜修复是非常迅速的，它通过在基底膜上已经成熟的黏膜细胞的移动而发生。

乙酰胆碱、组胺、内源性一氧化氮、PGE_2可引起血管舒张和胃血流量增加；交感神经刺激、外源性肾上腺素、去甲肾上腺素和血管加压素可引起血管收缩和胃血流减少。

壁细胞合成和分泌的内因子在末端回肠吸收维生素B_{12}中起关键作用。非甾体抗炎药通过抑制前列腺素生成途径中的环氧化酶（COX）对胃黏膜造成损害。目前，环氧化酶（COX）有两个亚型，即COX-1和COX-2，COX-1产生PGE_2，COX-2途径主要参与炎症反应。选择性COX-2抑制剂可减少炎症反应而不影响PGE_2的产生。幽门螺杆菌感染也会影响黏膜防御能力。

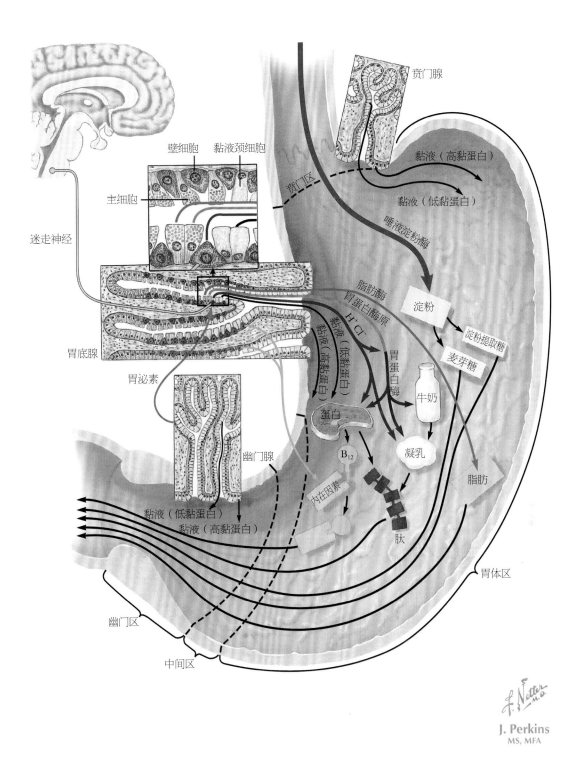

贲门腺

黏液（高黏蛋白）

黏液（低黏蛋白）

唾液淀粉酶

淀粉

淀粉提取糖

麦芽糖

牛奶

凝乳

脂肪

胃体区

壁细胞   黏液颈细胞

主细胞

迷走神经

胃底腺

胃泌素

脂肪酶
胃蛋白酶原

H^+ Cl^-

黏液（低黏蛋白）

黏液（高黏蛋白）

胃蛋白酶

蛋白

B_{12}

内在因素

肽

幽门腺

黏液（低黏蛋白）

黏液（高黏蛋白）

幽门区

中间区

J. Perkins
MS, MFA

胃运动的神经调节

传出神经支配

影响胃动力和分泌的皮质区在眶后回和邻近的扣带回前部。通过丘脑内侧核与下丘脑进行连接，纤维下行至背侧纵束，最后至于迷走神经背核。来自下丘脑前区的冲动作用于脑干的副交感神经核，后视丘与脊髓胸腰段灰质的外侧角神经元相连。

支配胃和十二指肠运动和分泌的传出神经，包括迷走神经和交感神经。迷走神经是支配胃的主要方式，它通过肠神经系统来抑制或促进胃的运动和分泌（见下文）。当迷走神经被切断时，胃张力、运动和分泌活动都会永久性地减少，而内脏神经切断并没有从本质上改变胃的功能。借助于壁内肠神经系统的自主调节功能，胃在完全的去神经后（即双侧迷走神经和内脏神经切断术后）仍能充分发挥运动和分泌的作用。

肠神经支配

迷走神经和交感神经通过壁内肠神经系统的神经元胞体和突起的突触来调控胃运动。肠道神经系统由一个支配胃肠道系统功能的神经元系统组成。胃平滑肌上的肠神经元突触能够减少或增强胃收缩。胃收缩的频率是由胃起搏细胞——Cajal间质细胞来调控的。肠神经系统的神经元接收两种类型的神经节，调节运动的肌间神经丛和调节分泌的黏膜下神经丛。肌间神经丛位于固有肌层的内、外层之间，而黏膜下神经丛位于黏膜下层。肠道神经系统具有自主调控功能，例如协调反应能力；虽然肠神经系统受自主神经支配，但它能独立于大脑和脊髓而自主调控。因为肠道神经系统有自己独立的反射活动，所以被称为"第二脑"。

传入神经支配

胃肠道被密集的神经支配，以提供其管腔内容物、调节消化和吸收的过程的信息。这些信息是由内在和外在的传入神经来收集，并调节体内稳态和健康的生理反应。总之，肠神

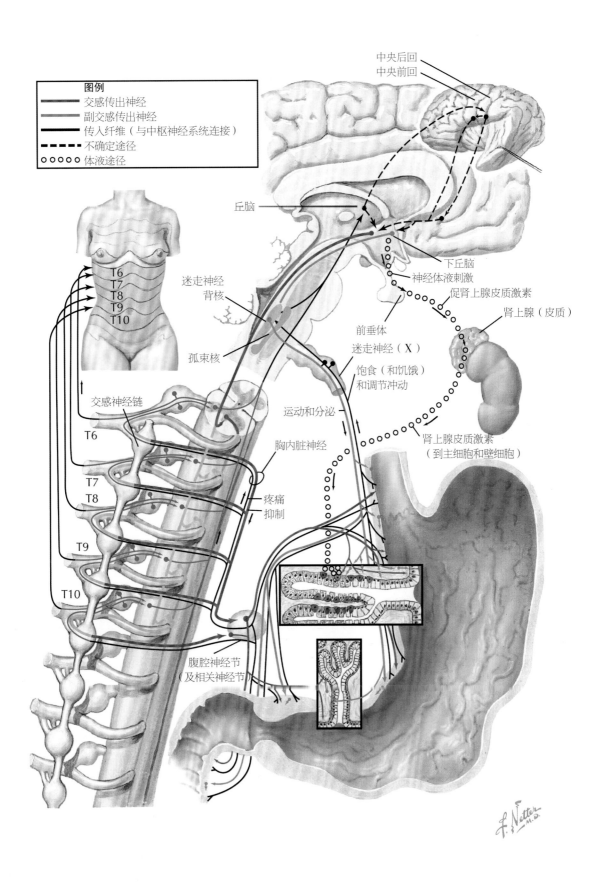

图例
交感传出神经
副交感传出神经
传入纤维（与中枢神经系统连接）
不确定途径
体液途径

中央后回
中央前回

丘脑

下丘脑
神经体液刺激
促肾上腺皮质激素
肾上腺（皮质）

迷走神经背核

前垂体
迷走神经（X）
饱食（和饥饿）和调节冲动

孤束核

运动和分泌

肾上腺皮质激素
（到主细胞和壁细胞）

交感神经链

胸内脏神经

疼痛抑制

腹腔神经节
（及相关神经节）

胃运动的神经调节（续）

系统的感觉神经元激活局部反应，而外源性传入神经将感觉信息传递到脊髓或脑干进行进一步的加工和整合。一般来说，肠的外源性传入神经受迷走神经和脊髓传入神经支配。迷走神经传入纤维的细胞体在结状神经节，主要是孤束核。迷走神经反射导致迷走神经背侧运动核传出神经刺激。迷走神经反射的例子是短暂性食管下括约肌松弛和餐后胃容受性舒张。

脊髓传入神经在背根神经节中有细胞体，这些传入神经是胸腰神经（胸对胸腰椎背根神经节和通过内脏神经和肠系膜/结肠/腹下神经神经元投射）或腰骶神经（细胞体在腰骶背根神经节，它们通过盆腔神经和直肠神经远端肠管投射）的突触在脊髓和脑干发送信息。值得注意的是，胃肠道的每一个区域都接受双重感觉神经支配，反映了这些通路中外在初级传入神经分布的功能连通性。

传入感觉纤维与迷走神经和交感神经结合来介导内脏感觉，包括恶心、饥饿和疼痛。疼痛感由伴随交感神经的传入纤维传递。与躯体感觉神经相反，内脏传入神经或受体对诸如切割或燃烧之类的刺激相对不敏感。内脏痛的有效刺激是通过肌肉收缩、扩张或炎症而向神经末梢传递的张力。正常的胃蠕动通常不会引起任何感觉，但强烈的收缩可能被认为是一种绞合紧张的感觉，或是腹痛，特别是在炎症或溃疡过程的存在下。

除了患者腹部累及脏器感觉不适外，患者本人通常主观感觉腹壁或胸壁疼痛。这种疼痛的区域取决于传入纤维的分布及传输过程。胃的疼痛主要发生在第5～10胸段交感神经的传入区域，但通路也可能延伸至第12胸节段。神经脉冲通过白色交通支和背根神经节到达脊髓，在脊髓内，脉冲被"传递"到躯体感觉神经的神经元，所以源于胃的疼痛可以牵涉至任何从第5～12胸段接受其感觉神经供应区域的躯体。

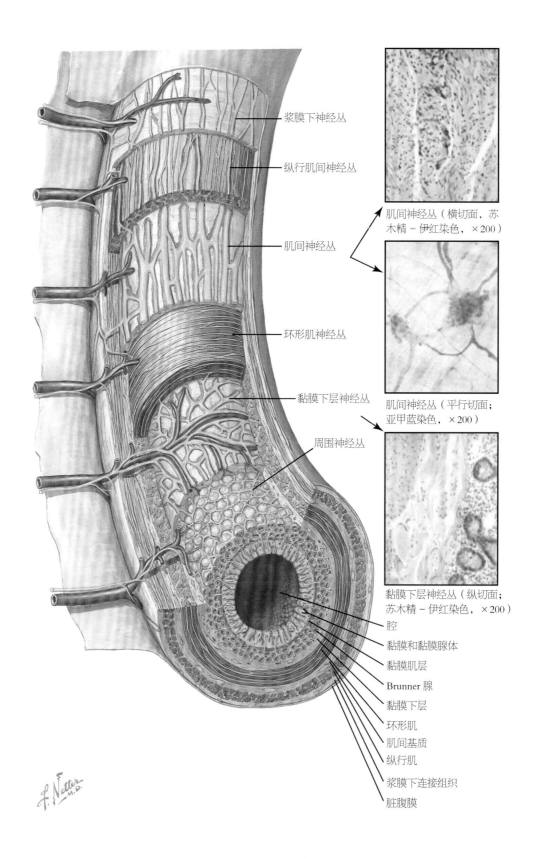

浆膜下神经丛

纵行肌间神经丛

肌间神经丛

环形肌神经丛

黏膜下层神经丛

周围神经丛

肌间神经丛（横切面，苏木精-伊红染色，×200）

肌间神经丛（平行切面；亚甲蓝染色，×200）

黏膜下层神经丛（纵切面；苏木精-伊红染色，×200）

腔

黏膜和黏膜腺体

黏膜肌层

Brunner 腺

黏膜下层

环形肌

肌间基质

纵行肌

浆膜下连接组织

脏腹膜

影响胃动力的因素

胃蠕动和分泌的调节通常是同时和同向进行，并受到胃局部、外部因素或全身因素等影响，主要有以下几点：

胃局部因素影响胃动力

1.食物的特征：富含脂肪的膳食与富含蛋白质的膳食相比，其胃排空率延迟10%以上，且胃酸的分泌也会减少。脂肪抑制胃液分泌并不是局部作用，而是其进入十二指肠后所释放的全身激素作用的结果。如果在饭前摄入15~30 ml植物油，则脂肪和胆囊收缩素的肠胃抑制作用更加明显。

与蛋白质膳食相比，以淀粉类为主或完全是淀粉的膳食虽然较少刺激胃酸分泌，但其胃排空率往往更快。其他情况与之类似，相比培根（熏肉）、鸡蛋和牛奶，进食含果汁、谷物、烤面包（吐司）和茶的早餐后，往往更易饥饿。摄入蛋白质时，胃液和胃酸分泌量最高。这种分泌量和分泌速率与胃酸或胃蛋白酶浓度的关系会不断变化，很大程度上受个体差异以及个体所处不同状况的影响。

2.食物的稀稠度：无论是单独液体摄入或与固体食物同时摄入，其胃排空速度比半固体食物或固体食物更快。但这种情况并不适用于某些液体，如牛奶，其与胃液接触时会有固体物质沉淀，而且牛奶中的脂肪也会刺激释放胆囊收缩素（cholecystokinin, CCK）。当需要咀嚼的食物到达胃部时，其稀稠度通常为半固体状态，从而有助于胃液分泌、消化和排空。液体通常是胃液分泌的弱刺激剂，但以下几个重要情况例外：（1）肉汤或鱼汤，其营养成分具有强效的促分泌作用；（2）咖啡，其促分泌效力源自咖啡因以及在烘焙过程中形成的促分泌物质。

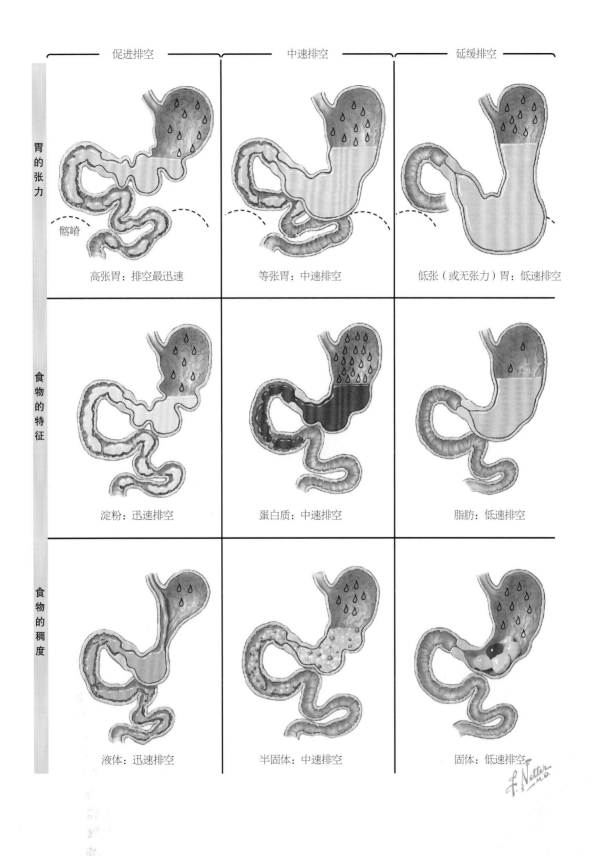

影响胃动力的因素（续）

全身性（外部）因素影响胃动力

1.饥饿：在极度饥饿时进餐，胃的排空率要比正常进餐时快得多，这显然是由于胃张力增高的结果。这点易于理解：饥饿源于身体营养物质的消耗，在饥饿状态下，机体会有相应的机制来加速所摄取的营养物质进入肠道。当胃空虚时，胃促生长素的水平就会升高，机体会产生饥饿的感觉，提示吃饭的时间到了。胃促生长素还有加速胃排空的作用。

2.运动：与休息状态相比，轻度至中度的运动（如走路）会加速胃排空，特别是在餐后；而剧烈运动时，胃收缩会被暂时抑制，胃排空减少。但胃的分泌活动似乎并没有受到运动的影响。

3.体位：右侧卧位可使幽门和十二指肠处于低位，有利于胃的排空；仰卧时，因胃内容物聚集于胃底部使得胃排空延迟。尚无证据表明胃的分泌功能会受体位的影响。由于胃排空延迟可引起反流症状，因此，有胃肠道反流症状的患者，右侧卧位睡眠可减少其夜间不适。

4.情绪：临床和实验观察均证实情绪状态对胃动力和分泌有阻碍作用。健康人群在愤怒、恐惧、迷路刺激、疼痛刺激、术前焦虑和剧烈运动状态下，其胃排空延缓。情绪对胃动力的影响可能会强化或抑制，这取决于情绪体验是否具有攻击性（敌意、怨恨）或抑制性（悲伤、恐惧）。

5.疼痛：身体任何部位的严重或持续疼痛（如肾或胆囊结石、偏头痛或坐骨神经炎），均可通过神经反射抑制胃动力和排空。

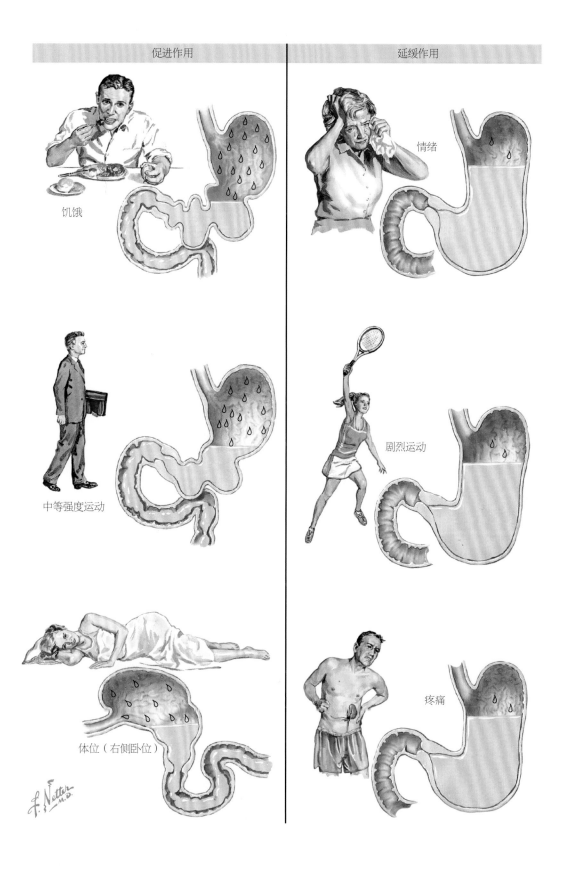

影响胃动力的激素因素

胃有许多功能，包括消化、分泌胃酸、存储食物和吸收，也参与食欲和饱腹感的调节。胃肠肽通过调节分泌、运动和食欲，在上述不同的功能中发挥重要作用。已发现超过100种生物活性肽，可通过自分泌、旁分泌或神经内分泌途径发挥功效。其中，五种肽（胃泌素、胆囊收缩素、促胰液素、生长抑素和促胃动素）会直接影响胃动力，因此予以详细阐述。

1.胃泌素：胃泌素主要产生于胃窦部G细胞，其分泌受进餐和胃内高pH的影响。G细胞受胃泌素释放肽、生长抑素和来自迷走神经（副交感神经）传入的调节。胃泌素是胃酸分泌的主要介质，它诱导组胺分泌，继而刺激盐酸的分泌。胃泌素水平升高的最常见原因是使用抑酸药物，特别是质子泵抑制剂，其机制是抑制胃窦D细胞内生长抑素的释放（一种强效的抑制性刺激因子）。另外，与幽门螺杆菌（Helicobacter pylori, Hp）感染和胃泌素瘤 [又称卓－艾综合征（Zollinger-Ellison syndrome, ZES）]相关的萎缩性胃炎也是高胃泌素血症的重要原因。胃泌素瘤好发于"胃泌素瘤三角"区，该区域是指由胆囊管与胆总管的交界点、十二指肠降部外缘和水平部下缘切线的交界点和胰头与胰颈的交界点三点连线所

构成的三角形区域。可高于1000 pg/ml。该综合征的主要临床表现为消化性溃疡、腹泻和腹痛。

2.胆囊收缩素（CCK）：CCK是一种由十二指肠和空肠黏膜的 I 细胞分泌的多肽，属于"脑－肠肽"家族，在肠道和中枢神经系统中也广泛分布。其分泌的主要刺激物质是小肠内的长链脂肪酸、单硬脂酸甘油酯或蛋白质。CCK是胆囊收缩的强有力的刺激物，并同时松弛奥迪括约肌（肝胰壶腹括约肌），从而有助于胆汁进入肠道。CCK可通过CCK-1受体激活生长抑素的释放，从而强有效抑制胃酸分泌。在过去的几十年中，人们对CCK在调节膳食摄入饱腹感方面的认识有所深入。CCK随餐后分泌，并会延迟胃排空。CCK还作用于迷走神经传入神经纤维，并向丘脑发送信号，以减少膳食量并增加进餐之间的时间间隔。

3.促胰液素：促胰液素是由十二指肠和空肠中的S细胞受十二指肠低pH刺激所分泌的一种多肽。促胰液素刺激胰液和碳酸氢盐分泌，中和肠道内的酸性食糜；还刺激胆管、十二指肠黏膜和布伦纳腺分泌液体和碳酸氢盐，同时抑制胃酸分泌和肠蠕动。

4.生长抑素：生长抑素在胃肠道和胰腺中大量存在，由旁分泌D细胞产

生，膳食摄入和胃酸分泌可刺激生长抑素分泌。生长抑素是一种重要的抑制性多肽，能减少消化腺内分泌和外分泌、降低胃肠蠕动和血流量、抑制胆囊收缩和大多数胃肠激素的分泌。

5.促胃动素：促胃动素是十二指肠近端M细胞分泌的一种肽。它在消化间期释放，由肠腔中的碱性物质和胆汁激活。另一方面，小肠内营养物质或酸的存在强烈地抑制了消化状态下胃动素的内源性释放。促胃动素通过直接作用于平滑肌细胞的促胃动素受体而起作用，促胃动素受体激活神经和平滑肌中的磷脂酶C信号通路。禁食状态下，空腹血清胃动素水平每1~2小时达到峰值。促胃动素对胃肠机械活动和电活动都有强烈的影响，通常被称为胃肠道的管家，能诱发消化间期移行性运动复合波（MMC）Ⅲ相。这是一个强有力的收缩，开始于食管下段括约肌，进入胃肠道，将不易消化的固体残留物向结肠排出，并预防结肠细菌逆行入小肠。促胃动素受体还可与大环内酯类抗菌药物红霉素结合并被其激活，因此，红霉素可用于治疗糖尿病和十二指肠切除术后的胃排空延迟，这属于红霉素的非抗感染领域临床应用（超说明书范围）；然而，红霉素的广泛效应（其他治疗作用与副作用）限制了其长期使用。

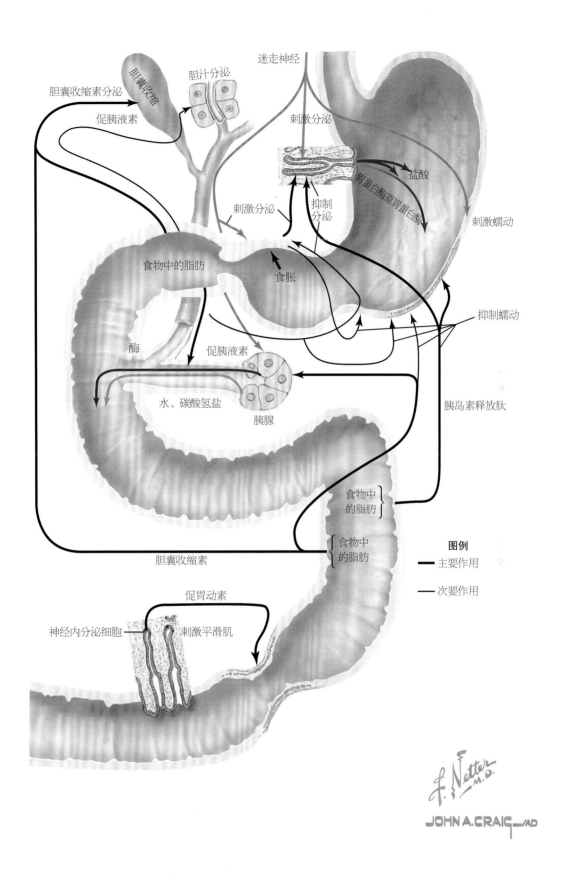

胃肠疾病患者胃动力和胃分泌的功能性改变

胃的分泌和蠕动在不同个体之间，以及同一个体的不同时段均有很大的差异。在没有上消化道疾病的受试者中，标准膳食的胃排空时间可以从平均值至超过平均值的100%，基础状态下或标准刺激状态下所分泌的盐酸浓度可为0~100毫克当量/升（mEq/L）甚至更高。

十二指肠溃疡

在许多十二指肠溃疡患者中观察到胃张力过高和胃运动过强的倾向。由于十二指肠球部溃疡引起的反射性胃窦痉挛，初次膳食的排空可能会延迟相当长的一段时间；随后，在胃的有力收缩下，其收缩压力克服幽门阻力，胃内容物被快速推进，从而可以大大缩短最终的排空时间。当溃疡区域出现炎症、水肿或疤痕时，胃的运动发生最重要的改变：起始胃排空受阻，但当胃收缩运动过度之后，胃又变得无力，此时可通过吞钡造影识别。当发生十二指肠溃疡时，胃酸分泌量过剩和胃酸浓度过高，因此，十二指肠溃疡患者胃酸的平均分泌量大大超过了所有其他类别人群，包括正常人。最典型的莫过于佐林格-埃利森综合征（ZES）这种罕见疾病，位于小肠上段和十二指肠球部的消化性溃疡可分泌大量胃酸。

尚不清楚的是，在十二指肠溃疡发生之前是否就存在胃酸分泌过多？但可以明确的是，在溃疡愈合后仍然持续存在胃酸分泌过多。这可能是由于潜在的幽门螺杆菌感染抑制胃内的D细胞分泌生长抑素，而生长抑素可抑制胃酸分泌。

十二指肠溃疡的疼痛最常被描述为啃噬性或强烈的饥饿感，通常在饭后1~2 h出现。

胃溃疡

胃溃疡引起的病理生理改变取决于溃疡的部位。溃疡越接近幽门部，其临床表现与十二指肠溃疡越相似。当胃小弯的溃疡位于角切迹或其附近时，除了在溃疡处（通常是溃疡相反的位置）的肌肉组织有一些局部高张力外，胃动力没有明显异常。当胃溃疡患者出现胃排空延迟时，应怀疑是否合并十二指肠溃疡。由十二指肠溃疡慢性幽门狭窄引起的胃潴留可能是形成胃溃疡的一个因素。

由于分泌的胃酸可立即与溃疡病灶接触，故胃溃疡的疼痛往往发生在进食后不久。因此，相比于十二指肠溃疡，柔和的饮食对胃溃疡患者显得更为重要。但随着质子泵抑制剂的广泛应用，清淡饮食已变得不太重要。

胃癌

胃癌并没有特定的常规胃动力模式，仅在病变浸润到肌层区域或肿瘤产生梗阻的区域，胃动力有显著改变。

胃萎缩

胃黏膜萎缩可以在扁平的胃黏膜表面清楚地显示出，尽管失去正常排列的腺体可使黏膜变薄，但并不一定会导致皱襞消失。胃黏膜萎缩时，胃腺随之减少，胃酸分泌也相应减少，即使最大刺激亦无盐酸分泌。胃酸的减少可导致全身激素胃泌素的二次升高，借此释放信号以试图增加胃酸分泌。因此，可以在 ZES 或胃萎缩的恶性贫血中观察到血清胃泌素水平升高；但两者又存在显著的区别：ZES 需同时具备消化性溃疡和高胃酸分泌，而胃萎缩相关恶性贫血为低胃酸分泌。胃萎缩时胃动力呈下降趋势。

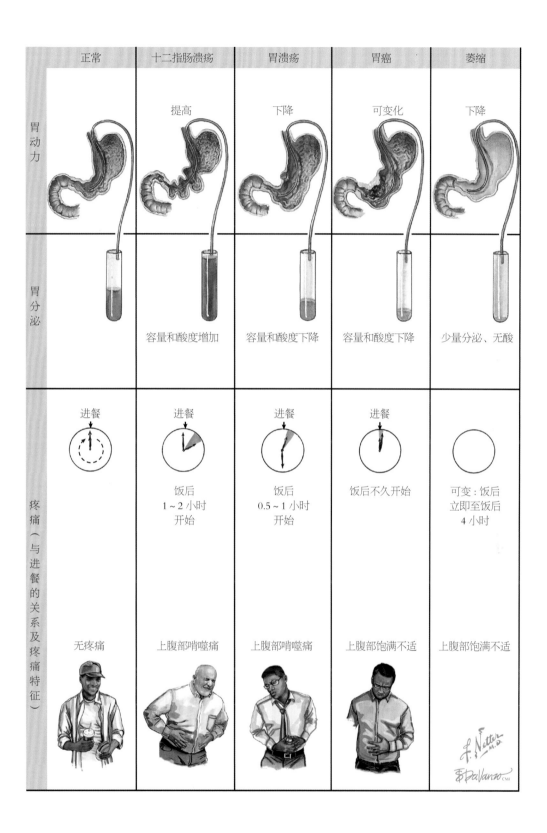

	正常	十二指肠溃疡	胃溃疡	胃癌	萎缩
胃动力		提高	下降	可变化	下降
胃分泌		容量和酸度增加	容量和酸度下降	容量和酸度下降	少量分泌、无酸
疼痛（与进餐的关系及疼痛特征）	无疼痛	饭后 1~2 小时开始 上腹部啃噬痛	饭后 0.5~1 小时开始 上腹部啃噬痛	饭后不久开始 上腹部饱满不适	可变：饭后立即至饭后 4 小时 上腹部饱满不适

幽门梗阻及呕吐的影响

当幽门部胃的出口变窄到胃排空受阻时，首先胃肌群蠕动增加，尽可能产生足够的压力来克服胃幽门末端的阻力；在此阶段，患者的上腹部或左季肋部有"烧灼"感。当阻塞持续存在，胃内容物（摄入食物和胃分泌物）进一步停滞，胃部开始扩张，肌肉组织失去张力，仅存极少的蠕动；病人主诉腹部胀满、呕吐宿食、嗳气有酸腐味；如果梗阻未解除，呕吐更加频繁和剧烈。由于严重的胃弛缓和幽门梗阻，极少的胃内容物进入小肠，患者水和电解质失衡，出现脱水、低氯血症、低钾血症和代谢性碱中毒，并进一步影响肾功能，出现少尿、氮质血症和其他电解质的紊乱。临床上，患者乏力、厌食、嗜睡，除非采取措施纠正代谢紊乱并解除梗阻，否则病情将进展到不可逆的组织损伤和致命后果。

幽门梗阻并不是呕吐的唯一原因。胃轻瘫是一个更常见的原因，胃排空延迟往往是由于胃窦动力低下，并无幽门梗阻。

幽门梗阻的诊断包括患者的病史、呕吐方式、最初呕吐物的外观和性状以及体格检查振水音的存在（检查时患者仰卧，医生以一耳凑近上腹部，同时以冲击触诊法振动胃部，即可听到气、液冲撞的声音；亦可将听诊器膜式体件置于上腹部，另一手自一侧摇震患者，或在胃部做冲击震动，可听到气、液冲撞的声音）。十二指肠溃疡是幽门梗阻最常见的原因，患者通常会出现溃疡症状。患者起先为间歇性呕吐，间隔2～3天后，呕吐物常包含前一天食用的可辨认的食物颗粒。呕吐导致的液体和电解质丢失量在很大程度上取决于幽门梗阻持续时间和幽门梗阻程度所导致的胃扩张程度（即在初期，梗阻可通过增加蠕动来"补偿"；随后，胃失去张力）。

与其他任何原因引起的剧烈呕吐一样，病人会失去大量的液体、氢离子、氯离子和钾。钾的丢失归因于壁细胞分泌大量的钾离子（壁细胞受刺激时，壁细胞顶膜上的钾离子通道打开，钾离子由胞质进入分泌小管）。因为胃液中钠盐很少，通常不会出现钠缺乏；而当血液中钠盐存留时，碳酸氢根离子会取代氯离子。

呕吐通常不发生于无并发症的溃疡病，除非溃疡位于幽门管，但许多溃疡病人可通过呕吐来排空胃内容物以减轻疼痛。

反复呕吐或过度呕吐重要的处置方法包括及时补充液体和电解质、放置鼻胃管将胃排空24～72小时。如果阻塞本身没有缓解，则需要通过手术重建胃肠通道，但在水电解质平衡恢复之前不应该进行手术。

与幽门梗阻密切相关的临床和生理紊乱可能是由于摄入过多的可溶性碱和含钙丰富的食物（如牛奶），这就是所谓的乳碱综合征或Burnett综合征（即慢性期乳碱综合征）。

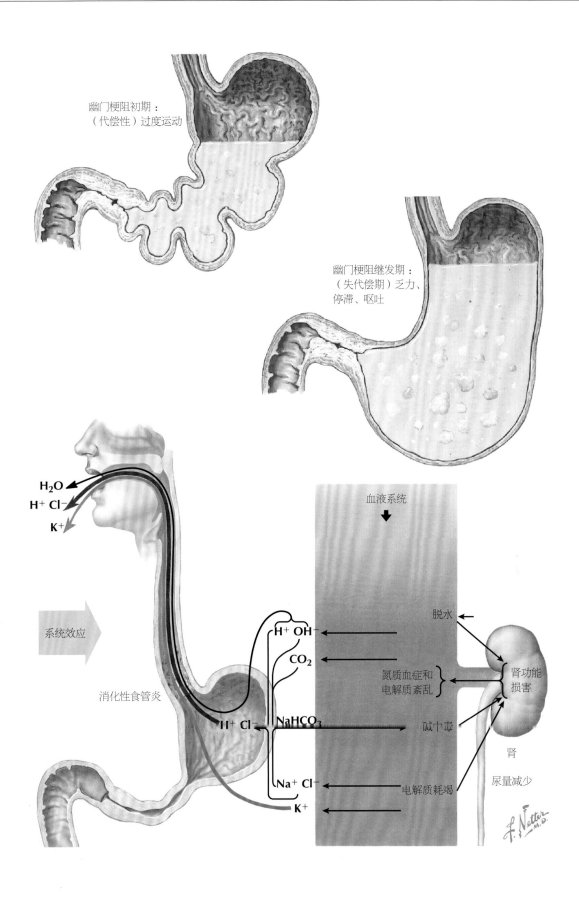

幽门梗阻初期：
（代偿性）过度运动

幽门梗阻继发期：
（失代偿期）乏力、
停滞、呕吐

H_2O

$H^+ Cl^-$

K^+

系统效应

消化性食管炎

血液系统

$H^+ OH^-$

CO_2

$H^+ Cl^-$ $NaHCO_3$

$Na^+ Cl^-$

K^+

脱水

氮质血症和
电解质紊乱

碱中毒

电解质耗竭

肾功能
损害

肾

尿量减少

恶心和呕吐

　　恶心的症状是一种令人不愉快和痛苦的体验，难以明确定义，常被描述为生病的感觉或即将呕吐的感觉。恶心通常在呕吐之前，常是呕吐的前奏；但脑肿瘤所导致的呕吐是一个例外。恶心可持续或间断出现，可无呕吐，尤其在胃空虚的情况下，常伴有流涎、面色苍白、心动过速、昏厥、虚弱和眩晕。

　　当上消化道存在不利于机体功能的状况时，恶心的生物学意义可能是防止食物摄入、呕吐食物或使其他已摄入的物质排出。例如，晕动病时胃张力和蠕动丧失，这种情况下胃内容物通过恶心和呕吐被消除则是机体的权宜之计。恶心和呕吐可能由几乎身体任何部位的不适所引起，所以这些症状的临床意义并不是很确切。引起恶心和呕吐的原因众多：情绪失调、颅内血管舒缩和压力变化、刺激性气味或味觉、胸部和腹部脏器包括泌尿生殖道的功能或解剖学改变、躯体的剧痛、外源性或内源性毒素、药物（特别是阿片类麻醉镇痛药）和前庭器官受到刺激（常由运动引起）等。上述感受器所受到的刺激会经由相应

的感觉神经（迷走神经、交感神经、舌咽神经等）的传入通路将神经冲动传导至中枢神经系统（位于延髓部位的呕吐中枢），延髓背外侧网状结构呕吐中枢的递质上传，并和大脑皮层与恶心的相关控制区域相连，超过呕吐阈值产生呕吐。

　　目前认为中枢神经系统的两个区域与呕吐反射密切相关。一是延髓呕吐中枢，位于延髓背外侧网状结构调控唾液分泌和呼吸等相关活动的细胞群中；另一是化学感受器触发区（chemical trigger zone，CTZ），位于紧邻呕吐中心的第四脑室底部的狭窄条带中（第四脑室底部的后极区）。这两个区域虽然存在一定联系，但功能并不相同。呕吐中枢由胃肠道和其他外周感受器的传入信号激活；化学感受器触发区主要接受来自血液循环中的化学物质、药物等呕吐刺激信号以及来自小脑的神经冲动，引起呕吐。因此，该区域化学感受器的消融可消除阿扑吗啡（一种中枢作用的呕吐物）和静脉注射硫酸铜的催吐反应；但不能消除口服硫酸铜的催吐反应，因为后者造成的呕吐刺激是通过

外周交感神经到达呕吐中枢。当呕吐中枢被抑制时，即可消除阿扑吗啡和注射硫酸铜的催吐反应，不会发生呕吐。

　　呕吐病理生理反射过程可能如下：躯体或内脏任何部位或任何感觉器官的刺激所造成的脉冲信息，通过其各自的感觉神经到达髓质，激活呕吐中枢；化学物质、药物等，无论是外源性还是内源性，都会作用于化学敏感触发区，由此接收呕吐冲动，激活附近的呕吐中枢。在超过呕吐阈值之前，通过皮层的神经传导可引起恶心的感觉。呕吐中枢协调从相邻的神经元释放神经冲动到参与呕吐的各种效应器和结构。呕吐中枢的兴奋会连带引起其他植物性神经中枢（如涎核）的兴奋，这也是呕吐之前多涎、多汗、呼吸加深加快等反应的原因。腹肌的收缩，并伴随着肋间肌和膈肌的收缩，可引起剧烈的吸气运动和腹内压力的增加。在呕吐的过程中腹肌急剧收缩，幽门部收缩，贲门括约肌舒张，胃体肌肉舒张，这些生理反应造成腹压急剧升高，胃内容物可以较为顺畅地通过贲门进入食管；继而膈肌收缩，食管肌肉舒张，声门关闭，

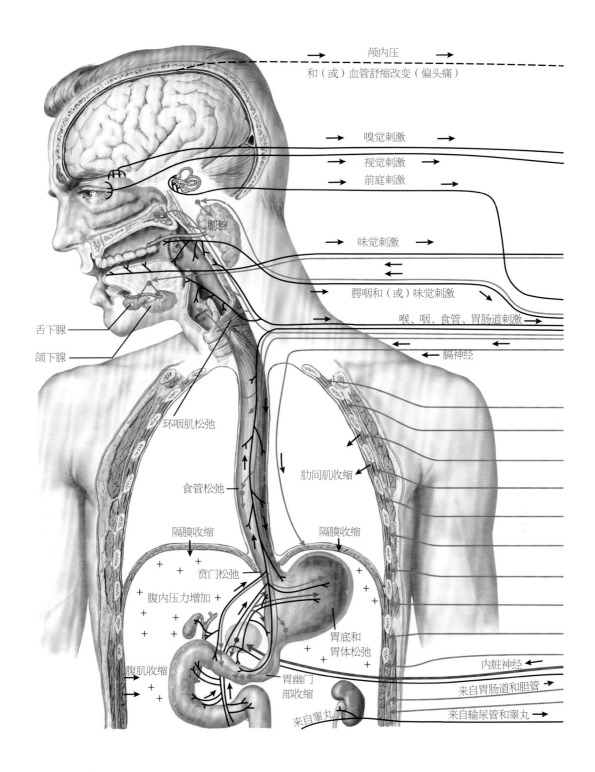

颅内压
和（或）血管舒缩改变（偏头痛）

嗅觉刺激
视觉刺激
前庭刺激

味觉刺激

腭咽和（或）味觉刺激

喉、咽、食管、胃肠道刺激

膈神经

腮腺

舌下腺
颌下腺

环咽肌松弛

肋间肌收缩

食管松弛

隔膜收缩   隔膜收缩

贲门松弛

腹内压力增加

胃底和
胃体松弛

腹肌收缩

胃幽门
部收缩

内脏神经

来自胃肠道和胆管

来自睾丸   来自输尿管和睾丸

恶心和呕吐（续）

食管上括约肌松弛，胸腔压力急剧上升使得食管内容物快速通过咽喉经口吐出体外。声门关闭可以保证在呕吐的过程中胃肠道内容物不会经由咽喉进入呼吸道而造成窒息。但剧烈呕吐时，胃内容物也可能通过鼻子喷出。

运动引起的恶心和呕吐，是由头部、颈部和眼睛肌肉的运动以及腹部器官的牵引促使前庭器官受到过度或过长时间的刺激所致。引起该类疾病的运动类型不包括垂直运动，明显的事实是，一些个体仅在旋转或火车后退时才出现恶心和呕吐症状。在这种情况下，试图通过眼睛和头部的移动来解决视觉定向障碍可能刺激迷路，直接引起或伴随眼球运动造成胃张力下降，引起恶心和呕吐。视觉刺激对运动相关性恶心和呕吐的发生并非必不可少，即使盲人也可出现这些表现。

快速的向下运动随即突然停止或随后又向上运动时，腹部脏器下垂并牵拉其附属物，这便是当电梯快速下降或飞机突然急剧下降时会产生下沉感觉的缘由。如果一个人在电梯里保持倒立姿势，就不会有这样的感觉；如果一个人平卧在上下颠簸的飞机上时，这种感觉就会减轻，因为这种情况下内脏对前后方向的位移相对于上下方向来说更明显。脊髓麻醉手术时，病人出现恶心和呕吐可能与向下牵拉术中暴露的胃有关。这些内脏刺激所造成的神经冲动将通过自主神经（主要是迷走神经）传递给呕吐中枢。然而，前庭功能失调机制在某种程度上亦可发挥作用，因为在没有前庭器官的情况下，晕动症不会发生。

前庭功能失调造成恶心和呕吐的神经冲动主要起源于前庭内耳膜迷路的椭圆囊和球囊的囊斑，依次由第8对颅神经（前庭神经）传至前庭神经核，再传至小脑的悬雍垂小结叶，到达化学感受器触发区，最后到达呕吐中枢。

恶心，除了时常出现的难以缓解的不适症状之外，如果持续足够长的时间，并影响机体的营养状况，就会成为一个严重的临床问题。原发性恶心（即恶心发生在吸收后状态，亦称空腹状态）偶尔伴随眼睛疲劳、心肌梗死、氮质血症和内脏肿瘤疾病。迁延不愈的呕吐不仅可致机体营养恶化，还可导致电解质丢失、出血性食管贲门黏膜撕裂综合征（Mallory–Weiss综合征）和食管炎。如果止吐药物疗效不理想，可放置鼻胃管吸引；胃张力减退矫正后可能会使病情得到控制。

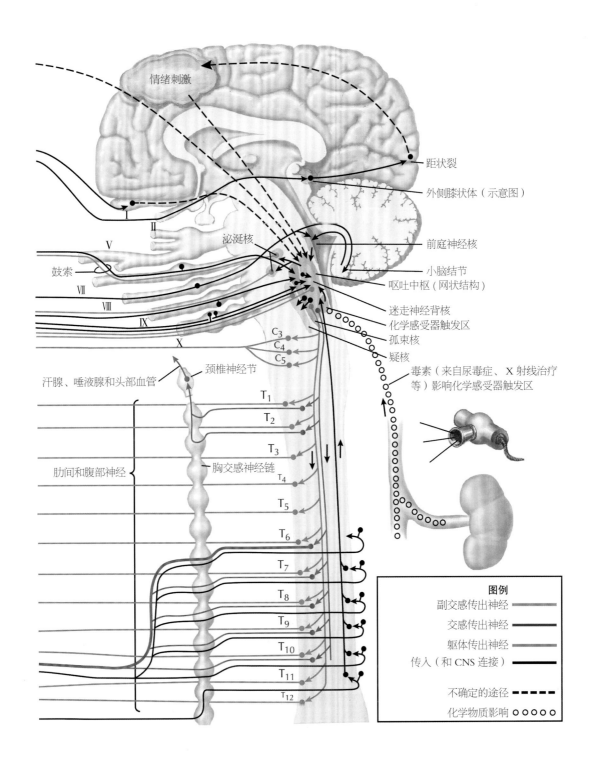

情绪刺激

距状裂

外侧膝状体（示意图）

泌涎核

前庭神经核

鼓索

小脑结节

呕吐中枢（网状结构）

迷走神经背核

化学感受器触发区

孤束核

疑核

毒素（来自尿毒症、X 射线治疗等）影响化学感受器触发区

颈椎神经节

汗腺、唾液腺和头部血管

肋间和腹部神经

胸交感神经链

图例

副交感传出神经	
交感传出神经	
躯体传出神经	
传入（和 CNS 连接）	
不确定的途径	- - - - -
化学物质影响	○○○○○

吞气症和嗳气

吞气症即为客观观察到的或测量到的空气吞咽。吞气症通常会导致令人烦恼的反复嗳气。根据罗马标准（胃肠病的指南共识），该病症属于功能性胃肠病，其诊断标准要求嗳气等症状必须每周至少发生3次，持续6个月以上。吞气症与嗳气可发生于任何人群，但好发于发育障碍或焦虑人群。

导致吞气症的病理生理机制有多种。举例来说，人体会吞咽空气并将其保留在食管中。这可以自发地发生，或发生在食管下括约肌保持紧张的情况下（如贲门失弛缓症）。吞气症可在正常的日常活动如吞咽唾液时发生，然而，某些生活方式（如食物的快速摄取、吸烟、嚼口香糖、饮用碳酸饮料）能加剧。深呼吸、经口呼吸和持续气道正压通气装置的使用也会增加吞气症。由于紧张和经口呼吸（鼻或鼻窦疾病引起）所导致的过度通气也是常见原因。

吞气症的结果通常是嗳气，又称打嗝。嗳气时，声门闭合，膈肌和胸肌收缩，当传递到胃的腹内压增加到足以克服贲门和生理性食管下括约肌的阻力时，被吞入的空气通过打嗝排出。嗳气可能会成为一种习惯性的慢性疾病。

嗳气生来既有，多见于婴幼儿，常在喝牛奶时吞咽空气。在成人，嗳气可能由于大量进食后胃过度膨胀所致。某些食物，如西兰花、豆类、花椰菜和其他高纤维食物可能易于产成气体，也会嗳气。代食品和不易消化的药物也可能会导致产气和嗳气，如经常用作糖代用品的山梨糖醇和用于便秘或肝性脑病的乳果糖。胃炎或消化性溃疡疾病引起的胃部炎症，也会导致胃部不适和嗳气。另外，当一个人直立和清醒时，短暂的自发性食管下括约肌松弛也会导致胃内空气的释放而出现嗳气。

吞气症的诊断通常需要仔细询问病史。尽管如食管测压、食管阻抗或阻抗pH监测等精密的方法可证明该病症，但反复嗳气的病史也可以诊断。嗳气时，腹压增加伴逆行反流，以及随后的食管上括约肌松弛，但是其他状态（如反刍），也可以有这些表现。

吞气症或嗳气很少会导致严重的并发症。理论上可能存在胃扭转、肠梗阻或穿孔的可能性，但较少见，主要见于残障者。针对这些患者的管理比较困难，因为他们可能无法遵循医嘱和建议。在这些情况下，可能需要采取其他措施来使胃或结肠减压，如鼻胃管、胃造口管或直肠减压管。通常，吞气症或嗳气并不危险，其主要后果是给患者或其家人带来的困恼。尽管患者常为这些麻烦的症状寻求医疗建议，但他们通常都会感到宽慰，因为这两种情况都不会危及生命。对于吞气症和嗳气最佳的疗法是健康教育和行为修正。吞气症和嗳气需要与胃食管反流病（GERD）或消化性溃疡病等病理状况相鉴别。对于遭受吞气症痛苦的患者来说，体位纠正可能有帮助。取左侧卧位或膝盖顶到胸部屈曲可能有助于缓慢释放空气而改善嗳气。其他治疗方案包括呼吸训练、生物反馈治疗和催眠术也可能有效，但其效果尚未得到证实。

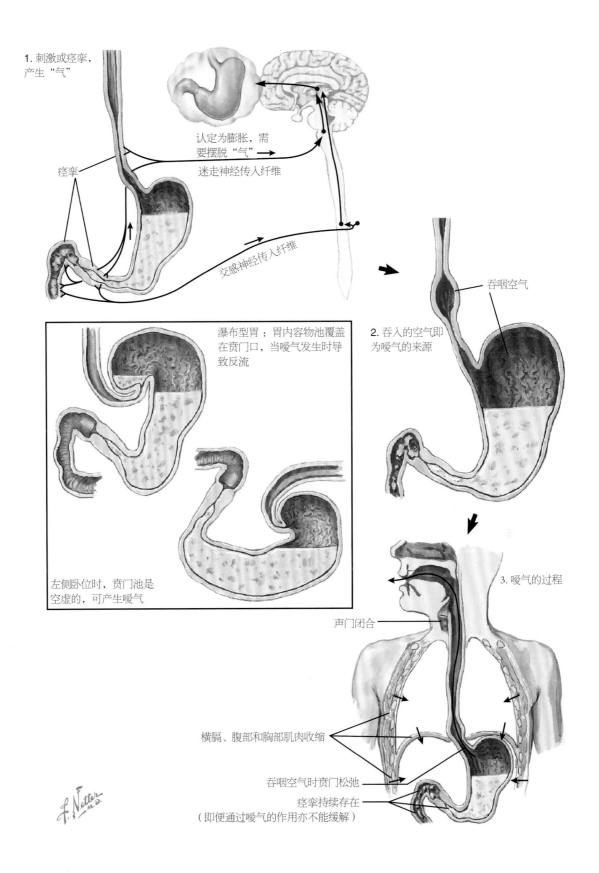

1. 刺激或痉挛，产生"气"

认定为膨胀，需要摆脱"气"

迷走神经传入纤维

痉挛

交感神经传入纤维

瀑布型胃：胃内容物池覆盖在贲门口，当嗳气发生时导致反流

左侧卧位时，贲门池是空虚的，可产生嗳气

吞咽空气

2. 吞入的空气即为嗳气的来源

3. 嗳气的过程

声门闭合

横膈、腹部和胸部肌肉收缩

吞咽空气时贲门松弛

痉挛持续存在
（即便通过嗳气的作用亦不能缓解）

胃镜软管部分

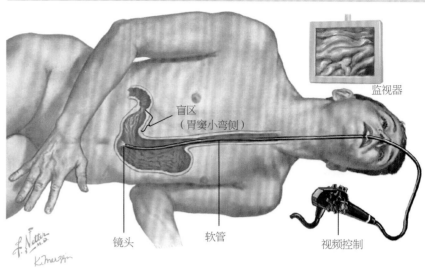

监视器

盲区
（胃窦小弯侧）

镜头   软管   视频控制

正常胃镜图像

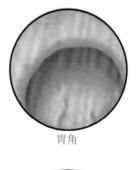
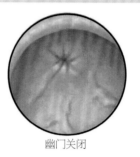
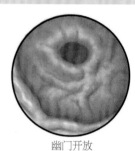

胃角   幽门关闭   幽门开放

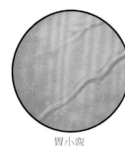
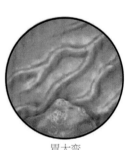

胃后壁   胃小弯   胃大弯
（由于距镜头近下部   （底部分泌物池，
皱襞显示偏大）   上部为胃前壁）

胃镜检查：上消化道内镜

胃镜检查、食管胃十二指肠镜或上消化道内镜是胃肠病学家通过内镜观察食管、胃和十二指肠影像的操作过程。它是上消化道检查治疗一种基本方法，这个检查方法由最初硬式、半硬式光纤维镜发展到目前的柔软的电子内镜检查。内镜前端有一个收集影像并传送到视频处理器和内镜检查的监视器上的色片及一个负责照明的小灯。因此在检查过程中图像能够被收集并储存。内镜直径一般8～10 mm，并有一个活检孔道，在内镜操作部有注气及抽吸液体气体的旋钮。

上消化道内镜检查的适应证包括吞咽困难、胃食管反流病、嗜酸性食管炎、巴雷特食管、肠化生、消化性溃疡、消化不良、幽门螺杆菌感染、乳糜泻和上消化道恶性病变。上消化道内镜在治疗方面应用广泛，包括溃疡合并出血、静脉曲张、Dieulafoy病变、动静脉血管畸形等所致的出血的止血治疗、异物移除、食管扩张及支架的放置。

胃镜检查之前要明确每一例适应证及风险与获益情况。上消化道内镜检查分为择期及急诊内镜检查。一些常见的适应证如上所述。并发症主要为大出血、感染、穿孔、窒息、心肺事件及麻醉药的不良反应。

行上消化道内镜检查时，中等程度的镇静可减少疼痛和起到镇静作用。可选择的药物很多，但经典的是短效苯二氮䓬类、鸦片类、丙泊酚联合用药。另外，局麻药含漱、喷雾直接喷洒于咽部可以抑制行胃镜检查时的咽反射。

一旦病人适当镇静，内镜略过舌面通过咽，常规正对着声带下方，内镜通过咽部，充气后直视下可以检查食管。在胃食管连接部位可以看到各种黏膜异常表现。内镜进入胃可以看到食物及胆汁等内容物，内镜反转镜身，远端呈J型，可以全面观察食管胃连接部、胃底部及食管裂孔疝。在检查幽门时，幽门收缩能被看到。轻柔推送内镜通过幽门进入到十二指肠球部。内镜可以看到十二指肠的第二部分，如果需要，可以进入到第三部分。胃镜可以观察到Vater壶腹，但最好是应用侧视镜观察。

如果在食管、胃和十二指肠观察到肿块及异常黏膜，活检钳可经活检孔道进入进行活检，标本被放入固定液中，并送病理检查。

胃排空检查闪烁扫描术

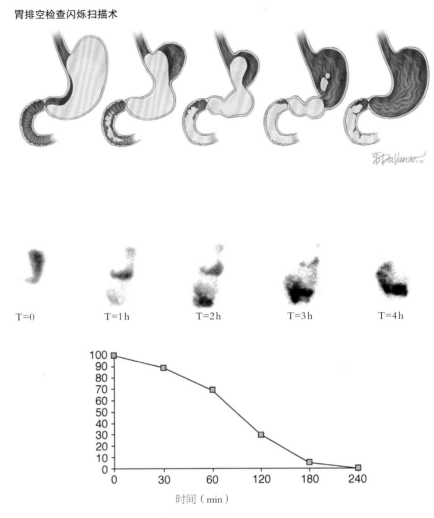

| T=0 | T=1 h | T=2 h | T=3 h | T=4 h |

一餐后胃排空情况。最上面的图是示意图。中间的图显示了胃排空闪烁图 – 放射性元素标记的餐食入胃后，随时间推移，胃排空的影像。下面的图片描绘了随时间推移为内容物残留的量（From Parkeman Hp, Jones MP. Tests of gastric neuromuscular function. Gastroenterology，2009 36（5）：1526-43.）

胃部疾病的辅助诊断：胃排空检查闪烁扫描术

胃排空检查有很多种方法：闪烁扫描术、呼吸试验和运动性胶囊试验。

胃排空闪烁扫描术是经典的检测方式，通过用放射素标记的饮食定量和接近生理性的检查模式，它被用于评估一个有症状病人的胃排空紊乱（是慢还是快）。这些人通常已通过胃镜及上消化道放射检查排除结构和黏膜功能的异常。它首先用于存在相关症状的胃轻瘫患者的诊断，如恶心、早饱和餐后饱胀感。这个检查也用于评估快速胃排空，比如倾倒综合征的患者。

放射性锝[99]标记的硫胶体标准餐（相当于2个大鸡蛋+2片面包＋果酱和水），同位素标记物需要烹调入蛋白，以便同位素绑定到固相试验餐中。在食物摄入后的4个时间点（0、1、2和4 h），通过 γ – 射线计数器进行成像检查，超过4小时后仍可检测到放射性元素有助于诊断胃排空延迟。

最简单的方法是检测在规定的时间点餐后胃内容物滞留的百分比（通常是2 h和4 h），曲线拟合技术可以计算排空一半的时间，这个时间就是胃排空一半的时间。其他潜在的参数是固体滞留时间，它代表需要将固体研磨至1～2 mm小颗粒时所用时间，只有这样，才能经幽门排空。

检测胃对固体的排空相比于对液体排空对胃轻瘫（慢排空）更有评估意义，因为直到胃轻瘫加重才会出现液体潴留。有外科手术史的患者，双重液体和固体排空试验是有帮助的，因为症状可以由慢固体排空和快液体排空共同导致的。

高血糖、吸烟和药物因素可以影响胃排空。与血糖正常者相比，血糖大于250 mg/dl的糖尿病患者会出现更明显胃排空延迟。血糖应该低于合理控制水平时才能获得可靠的胃排空值。吸烟、药物中含有阿片类的麻醉镇痛剂及抗交感神经兴奋的药物可以延长胃排空时间，最好在行胃排空试验前2天停用这些药物，以能获得可靠的评估值。

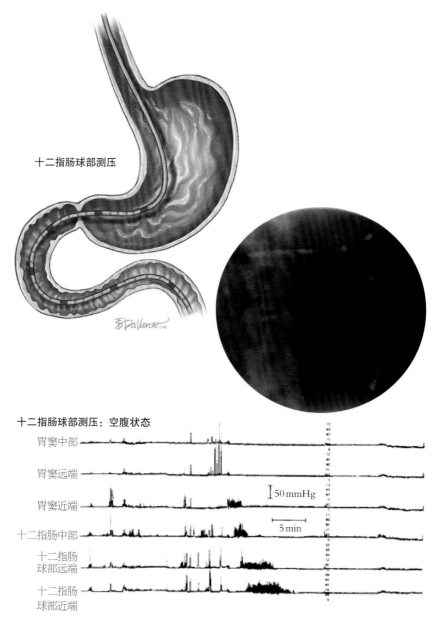

十二指肠球部测压

十二指肠球部测压：空腹状态

胃窦中部

胃窦远端

胃窦近端 $\text{I}\,50\,mmHg$

十二指肠中部   ├─── 5 min ───┤

十二指肠
球部远端

十二指肠
球部近端

胃部疾病的辅助诊断：十二指肠球部测压法

　　十二指肠球部测压法是指胃窦和十二指肠随时间变化的压力。它是在X线或者内镜辅助下将一导管自鼻腔或口腔进入胃，然后从幽门进入小肠，记录5小时（静态记录）至24小时（动态记录）的数值，测量来自胃、小肠及胃和小肠协同收缩时的压力，包括空腹及餐后反应。十二指肠球部压力测定评估包括三个主要指征：①无法解释的恶心和呕吐；②胃和小肠淤滞的原因（例如神经性的肌肉功能紊乱）；③诊断不明确的慢性假性肠梗阻。

　　在胃轻瘫时可见到胃窦收缩力降低和起源于小肠的而不是胃的Ⅲ相运动复合波。间断的幽门痉挛或不规则的小肠收缩增加了流出道的阻力。通

过准确的静态记录，餐后胃窦远端动力指数降低与固体排空降低有关。餐后胃窦收缩均值低于1次／分可作为明显胃肠动力不足的简单评价指标。超过24小时的应用固态传感器的动态研究可以实现症状与异常动力研究相结合的评价，但是导管的移动会影响对胃窦的收缩力的量化评估。

　　十二指肠球部测压法可以区分神经源性和肌肉源性的动力失调，且可以提示不易发现的小肠梗阻或反刍综合征。肌肉源性疾病，如硬皮病或淀粉样变，有正常的传播速度但伴有低而宽大的收缩波（在小肠通常小于10 mmHg，在十二指肠球部小于40 mmHg）。神经源性疾病有正常的

振幅，但有不正常的传导收缩力量，很容易在Ⅲ相运动复合波中观察到，例如高耸的和持续的不协调压力活动，进食后不能诱导餐后模式。不明原因的小肠机械性梗阻有两种模式：（1）餐后聚集性收缩，超过30 s，而不是静止状态；（2）同时延长（大于8 s）累加收缩，提示在正常腔道存在扩张的节段。十二指肠球部测压法可以显示反刍模式的特征；近端小肠所有节段的腹内压增加（R波），尤其在餐后出现提示反刍发生。

　　运动复合波的缺乏意味着对促动力物质的低应答。一些研究通过输注红霉素和奥曲肽来预测患者对这些药物治疗的反应。

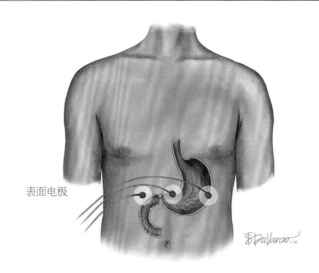

表面电极

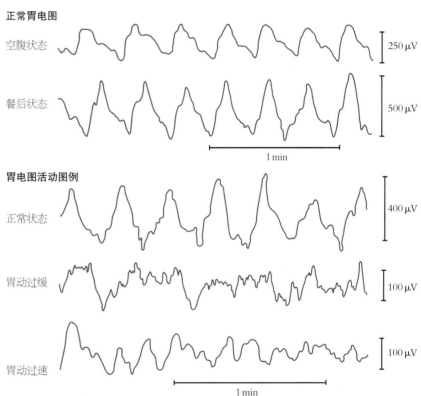

正常胃电图

空腹状态 ┤ 250 μV

餐后状态 ┤ 500 μV

├──── 1 min ────┤

胃电图活动图例

正常状态 ┤ 400 μV

胃动过缓 ┤ 100 μV

胃动过速 ┤ 100 μV

├──── 1 min ────┤

胃部疾病的辅助诊断：胃电图

胃电图（EGG）记录胃肌肉电活动。通过在胃表面的腹部皮肤放置电极，记录下的信号即为胃电图。通常每分钟3个循环，反映胃慢波活动（起搏波），设定后续胃收缩的基本频率。进食或者胃扩张可以增加胃电信号的振幅及胃电节律。EGG评估胃肌电活动的频率和规律，检测胃肌电活动在餐后异常的节律、振幅和功率。

EGG信号异常已在胃轻瘫和功能性消化不良的患者中得到证实。这部分患者很大比例有非常快（胃动过速）或非常慢（胃动过缓）的慢波频率。使用更高级的EGG，可以检测到胃电慢波传播速度、电肌解耦联或异位胃起搏点活动。这些检测可以通过将多波段记录仪的电极放到胃不同位置而实现的。外科手术中将电极放置到浆膜层也可以记录EGG信号。

EGG显示的异常胃节律（胃动过速，胃动过缓）和餐后EGG振幅下降（或功率），可见于先天性的及糖尿病性胃轻瘫。研究显示胃排空延迟和异常的记录有很好的相关性，特别是餐后节律和振幅的异常。约有75%的胃轻瘫患者出现异常EGG记录，而有症状的正常胃排空患者仅占25%。胃节律障碍比胃排空延迟对症状有更好的预测性。糖尿病患者中，高血糖症可以激发节律障碍，主要是胃动过速。

对于存在不明原因恶心、呕吐等腹部不适及功能性消化不良的患者，EGG可用于检测胃的肌电活动异常。这项技术通常被认为是胃排空检查闪烁扫描术的补充，可以作为难治性上消化道动力障碍患者综合评价的一部分。

胃液分析

胃液分析是一种测量胃酸生成的技术，可归类为定性或定量分析。定性胃液分析是确定胃腺是否分泌胃酸，定量分析是试图确定胃分泌盐酸的量和确定基础分泌水平或胰岛素低血糖症时的反应分泌水平。

胃液分析为消化性溃疡、恶性贫血、对迷走神经切断术后患者的管理提供有效的临床工具。由于幽门螺杆菌的发现、内镜的完善和质子泵抑制剂的发展，胃液分析的应用减少，然而它仍是胃泌素血症和胃泌素瘤（ZES）的有效诊断工具。

胃液分析检测的是一段时间内胃酸的分泌量，以评定基础胃酸分泌量。病人在夜间及检查当日禁食，因为胃内食物可以刺激胃酸分泌并且干扰胃酸的基础分泌量。将鼻胃管放置在胃内最稳定的部位。如果放置得当，只有5%～10%的胃酸进入十二指肠而不被收集到。鼻胃管的位置可以通过荧光透视法或水回吸方式来确定。对于水回吸，20～50ml的水被注入鼻胃管内并吸出。回吸至少90%的注入水被认为是成功置入。一旦放置成功，在40～50mmHg的负压吸引下，胃液将被持续引出。每隔15分钟，将胃内容物收集在单独的容器内。将托普芙试剂（二甲氨基偶氮苯：当 PH>2.0～4.0时由红色变成黄色）加入到样本中以保证样本的酸度。样本收集后，两种方法可以检测氢的浓度：一种方法是用氢氧化钠将胃内容物滴定至pH=7.0，根据氢氧化钠的量得到胃酸的浓度（毫摩尔或毫当量）；另外一种方法是应用pH计测定胃液中氢的"活性"进而用于计算H^+浓度。1小时内所有酸的排出值为基础胃酸排出量，正常情况下，男性低于10毫当量/小时，女性低于5毫当量/小时。

以前，基础胃酸排出量确定后，可以通过五肽胃泌素（一种人工合成的胃泌素）的刺激来计算最大胃酸排出量。然而，十二指肠溃疡患者的胃酸排出量会增加。由于五肽胃泌素不易采购，这项检测已不再作为常规检查。

当检测不到残余胃酸或者基础分泌量时可以采用组胺检测。皮下注射组胺（0.01mg/kg）或倍他唑酸盐（0.5mg/kg）后，连续每隔15分钟检测胃酸直至样本中第一次出现胃酸为止。如果到90分钟时，仍未检测到胃酸，那么将采用扩大剂量的组胺检测法（在给予抗组胺药物的基础上，注射更大剂量的组胺）来证实分泌的不稳定性（这种方法基于抗组胺药物可以阻断除了胃酸分泌以外的其他分泌作用）。应用抗组胺药物30分钟后，注射0.04mg/kg的组胺，应用托普芙试剂每隔15分钟连续检测胃内容物。托普芙试剂加到胃内容物中，当颜色变为黄色时，说明pH已经大于4，此时立即使用pH计来检测pH值，以避免诊断为"完全胃酸缺乏"。

胃酸分析结合临床特点及血清胃泌素水平，可用于诊断ZES，这是高泌酸性的，以上段小肠远端到十二指肠球部的消化性溃疡、多种内分泌疾病和分泌大量盐酸甚至需要进行全胃切除来治疗溃疡为特征的疾病。当基础胃酸排出量大于15毫当量/小时或者胃切除后大于5毫当量/小时，可以诊断此综合征。

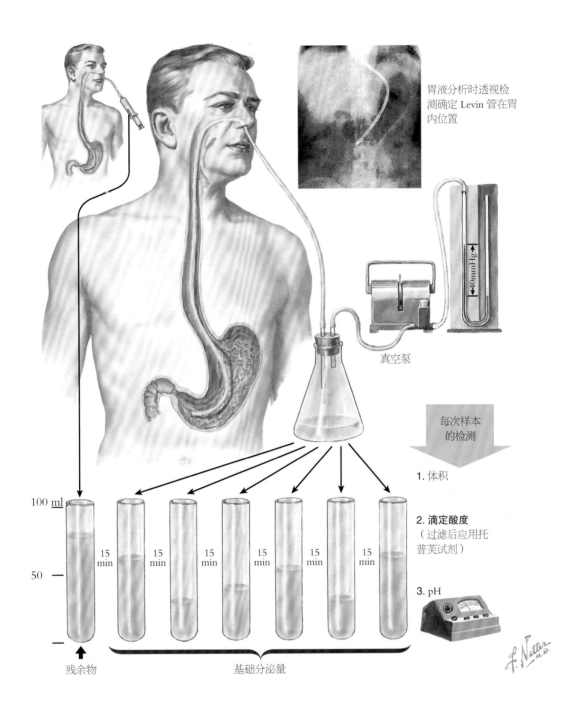

胃液分析时透视检测确定 Levin 管在胃内位置

真空泵

每次样本的检测

1. 体积

2. 滴定酸度
（过滤后应用托普芙试剂）

3. pH

100 ml

15 min   15 min   15 min   15 min   15 min   15 min

50

残余物   基础分泌量

幽门螺杆菌感染

幽门螺杆菌（Helicobacter pylori, Hp）是一种革兰氏阴性菌，1982年首次从人的胃腔中分离培养出来，它被认为是胃黏膜损伤的最常见原因。Hp能产生大量的尿素酶，保护它免受胃酸的杀伤，便于其穿透胃上皮细胞层。Hp的传播机制尚不清楚，人际传播可能是主要的途径；通过环境物质，比如受细菌污染的水源，可能是另一个传播途径。在全球人群中，Hp的感染率高达50%；发达地区如北欧和北美的Hp患病率比亚洲和非洲低一些，大约为30%。在全球范围内尤其是发达国家，年轻一代人群的Hp感染的患病率正在逐渐下降。

Hp会引起胃炎；如果Hp感染持续存在，可发生胃黏膜萎缩和肠上皮化生，最终影响到胃酸的分泌水平，当然这要取决于胃炎的发病部位和严重程度。Hp能够减少胃黏膜的黏液层并影响到黏膜血流量。Hp促使十二指肠球部的胃酸/胃蛋白酶和胃上皮化生增多，这是导致十二指肠溃疡的主要原因。除了宿主因素和饮食习惯，Hp的毒力因子（CagA、VacA、DupA、IceA、OipA以及BabA）可以作为胃萎缩、肠化生、十二指肠溃疡以及胃癌的预测指标。不过这种通过检测Hp毒力因子来预测上述胃病的策略对于单个病人来说可能是没有用的。

尽管Hp感染不一定引起临床疾病，但它会使各种上消化道疾病如胃炎、消化性溃疡、胃癌、MALT淋巴瘤、特发性血小板减少性紫癜以及缺铁性贫血等的患病风险明显增加。通常而言，Hp感染状况对胃食管反流病患者的症状严重程度、复发频率以及治疗效果均没有影响。许多Hp感染患者会出现功能性消化不良的症状，而不是消化性溃疡的表现。

内镜活检及后续的细菌培养和组织学检查使得Hp检出率大大提高。胃活检标本的快速尿素酶试验和聚合酶链反应也可以提高Hp的检出率。无创的碳13-尿素呼气试验和粪便抗原检测具有较高的敏感性和特异性，这两种检测方法也是Hp诊治指南所推荐的。不过质子泵抑制剂和抗生素可以影响甚至抑制尿素酶的活性。不同的抗Hp抗体血清学检测结果并不是等价的，由于不同的检测试剂结果变异较大，推荐应用抗Hp免疫球蛋白G血清学检测，可使结果更加稳定可靠。

Hp感染是公认的胃癌危险因素，根除Hp是减少胃癌发病率和降低复发性消化性溃疡出血风险的最有效策略。因此，指南提倡对有溃疡出血史、非甾体抗炎药和（或）阿司匹林使用史的患者采取Hp检测和治疗策略。

一线治疗方案是质子泵抑制剂联合克拉霉素和阿莫西林治疗10~14天。含克拉霉素的方案只有在克拉霉素耐药率较低（≤20%）的地区才能作为一线治疗方案。含有铋剂的四联治疗方案是替代的一线治疗方案。如果该方案不能应用，建议使用序贯治疗方案或不含铋剂的四联治疗方案。如果质子泵抑制剂联合克拉霉素治疗失败，推荐使用含有铋剂的四联药物治疗方案，或者含有左氧氟沙星的三联治疗方案（不过要考虑到左氧氟沙星的耐药率正在逐步升高）。选择第三线方案应该尽可能在抗生素敏感性试验指导下使用。

检测Hp是否根除应在治疗结束4周后进行。尿素呼气试验或者粪便Hp单克隆抗体检测可以作为一种无创性试验来确定Hp根除是否成功；目前，抗Hp抗体血清学试验对于判断Hp是否根除是没有作用的。在Hp肆虐的国家，针对毒力因子和抗生素敏感性的研究可能会改善预后，有助于减少并发症和死亡风险。

Hp根除后再复发的概率并不大，主要发生在一些社会经济不发达的地区。根除Hp降低了非甾体类药物或小剂量阿司匹林相关的难治性或者非难治性消化性溃疡的发病率。在非甾体抗炎药使用之前，根除Hp对患者是有益的，对有盆腔溃疡病史的病人则必须进行Hp根除治疗。根除Hp治疗使1/12的功能性消化不良患者消化不良症状得到长期缓解，这一比例优于其他现有的治疗方法。

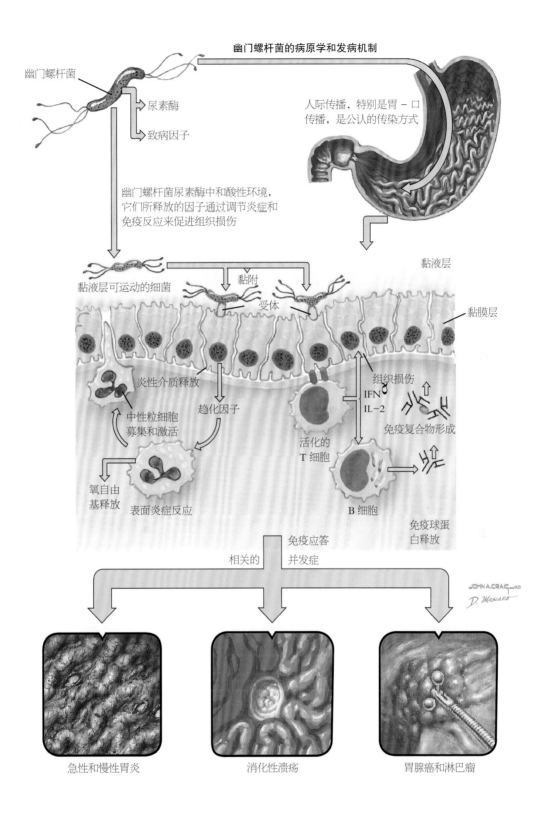

幽门螺杆菌的病原学和发病机制

幽门螺杆菌

尿素酶

致病因子

人际传播，特别是胃－口传播，是公认的传染方式

幽门螺杆菌尿素酶中和酸性环境，它们所释放的因子通过调节炎症和免疫反应来促进组织损伤

黏液层可运动的细菌

黏附

受体

黏液层

黏膜层

炎性介质释放

趋化因子

组织损伤

IFN
IL-2

免疫复合物形成

中性粒细胞募集和激活

活化的T细胞

氧自由基释放

表面炎症反应

B细胞

免疫球蛋白释放

免疫应答

相关的 并发症

急性和慢性胃炎

消化性溃疡

胃腺癌和淋巴瘤

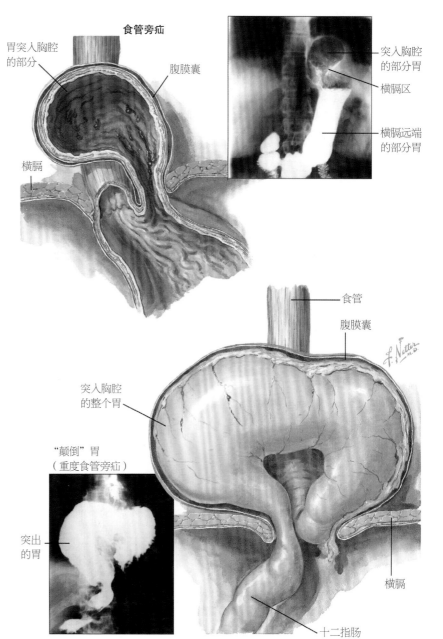

食管旁疝

胃突入胸腔的部分

腹膜囊

横膈

突入胸腔的部分胃

横膈区

横膈远端的部分胃

食管

腹膜囊

突入胸腔的整个胃

"颠倒"胃（重度食管旁疝）

突出的胃

横膈

十二指肠

食管旁疝和胃扭转

贲门或食管旁疝比滑动性膈疝更少见，其特点是胃底突入到与食管紧邻的胸腔内，而胃的长度和固定的位置均没有发生变化。贲门以及毗连的胃膈韧带保持完好，其基底部经过纤维肌性缺损处直接滑到胃食管交界处的左侧或右侧。壁腹膜通常覆盖在膈肌腹侧的表面，也会脱垂到胸腔，成为疝囊的外壁。这些解剖学上的结构就可以解释尽管有食管旁疝，却没有导致食管下括约肌压力下降的机制，因此也就不会发生反流性食管炎。

食管下端与膈角（或者说膈食管系带）之间的缝隙通常情况下非常狭小，可能会妨碍胃底疝出部分的血液循环，导致局部充血。静脉性充血会引起黏膜炎症反应，尤其是在裂孔的狭窄处，糜烂或出血的风险增加。在某些情况下，造成的失血量可能如此之大，以致于产生慢性和复发性贫血，这可能是该病的首发也是唯一的临床症状。不过食管旁疝的主要临床意义在于疝出部分有发生绞窄的潜在危险。这种类型疝的主要症状是上腹部和胸骨下疼痛、恶心以及比较少见的吞咽困难。间歇性疼痛发作频率增加，出现呕血以及心血管衰竭倾向就应该怀疑绞窄的可能。仔细检查胸片可能会发现一个气泡从疝出的胃底部分延续到正常位置的食管，并且胃食管连接处的局部解剖关系也没有发生改变。

对食管旁疝的极度变异有一个形象的描述叫做"颠倒胃"。这种情况下，膈肌裂孔明显增宽，使得整个胃部突入胸腔，位于壁腹膜疝出的囊内。胃围绕其纵轴旋转，活动度较大的胃大弯侧就成为疝的顶部。在这样一个器官完全疝出的情况下，贲门和幽门紧紧的并列在一起，并处于同一水平。

一旦食管旁疝的诊断确立，其手术修复的指征就非常明确，不仅是因为患者的症状和体征（上腹部疼痛和贫血），更多是因为迫在眉睫的绞窄风险。

肥厚性幽门狭窄

肥厚性幽门狭窄是主要发生在新生儿的疾病，其确切病因和发病机制仍未明确，可能是由于局部缺乏一氧化氮合酶，而这种酶通常情况下起到松弛平滑肌的作用。一氧化氮合酶缺乏是主要的还是次要的病因，目前尚不清楚，因为不是在所有病例中都出现一氧化氮合酶的缺乏。在肥厚性幽门狭窄患者中，Cajal间质细胞（胃肠道起搏细胞）只存在于幽门附近的黏膜下层而不是整个幽门部位。表皮生长因子（EGFs）及其受体，以及肝素结合表皮生长因子样生长因子在肥厚性幽门狭窄患者的平滑肌细胞中表达增加，但导致这些生长因子表达增加的触发机制尚不清楚。

肥厚性幽门狭窄其实是一个误称，因为这种疾病不是由于幽门肥大，而是在于幽门前区的平滑肌层特别是环状肌层的增生所致。平滑肌数量的增加导致管腔狭小，进而阻塞。根据阻塞程度和持续时间不同，胃腔有不同程度的扩张。幽门向前突起，形似肿块，界限位于十二指肠起始部和十二指肠远端近侧约2 cm处。这种情况下幽门的硬度增加，几乎和软骨一样坚硬。肥厚性幽门狭窄在男孩中的发生率约为女孩的5～7倍，在活产儿中发生率约为3‰，在北欧后裔中更为常见。

呕吐是典型的首发症状，通常发生在出生后第2～6周。一开始表现为轻微的吐沫，随着发作频率增加和病情进一步加重，表现为喷射状呕吐。婴儿会哭着表示饥饿和愿意进食。通过梗阻幽门的食物和液体逐渐减少，患儿会出现体重减轻和脱水。在这个阶段，代谢性碱中毒是一个严重的问题。膨大的幽门触诊呈橄榄状，腹壁的简单视诊就可以观察到胃的强烈蠕动。成人通常表现为恶心、呕吐、早饱感和餐后上腹痛。在成人体格检查中，膨大的幽门不会轻易触及。

婴儿肥厚性幽门狭窄一般可以通过病史和体格检查来建立诊断。在决定做手术修补前可行X线检查。钡餐检查胃部表现出异常的膨大和扩张，

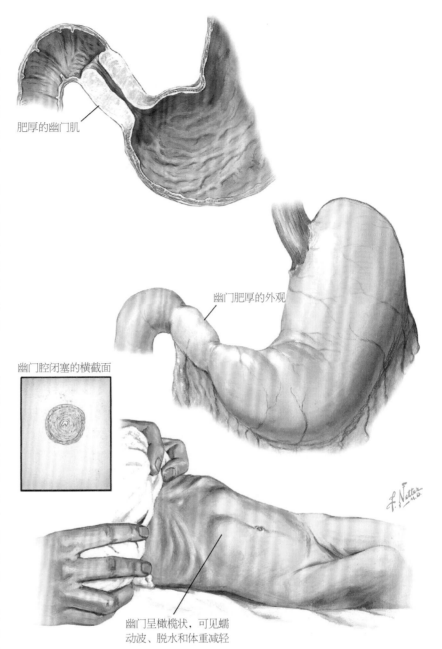

肥厚的幽门肌

幽门肥厚的外观

幽门腔闭塞的横截面

幽门呈橄榄状，可见蠕动波、脱水和体重减轻

而十二指肠没有钡剂通过，直到半小时至2小时后才会出现钡剂经过十二指肠的影像。腹部超声有助于明确诊断，表现为肥大的管腔结构，超声可以透过，管壁厚约3 mm，就像"甜甜圈"。成年患者推荐上消化道内镜检查来排除慢性消化性或恶性疾病。

肥厚性幽门狭窄的治疗从液体复苏和纠正电解质紊乱开始。抗胆碱能药物治疗的失败率很高，因此很少使用。确切有效的治疗方法是Ramstedt幽门环状肌切开术，通过肥大的环状肌到黏膜下层作一个纵切口。另一个备选的手术是幽门肌成形术，用Babcock夹将幽门夹起，使两端肌肉的位置发生改变。腹腔镜下幽门肌切开术也是常规开展的术式。在行幽门环肌切开术后，婴儿恢复正常生长发育，由此获得的治愈效果是永久性的，不会遗留上消化道疾病的倾向。在成人患者中，建议切除幽门以排除恶性肿瘤。内镜下幽门扩张术也可用于肥厚性幽门狭窄的治疗，但成功率不高。

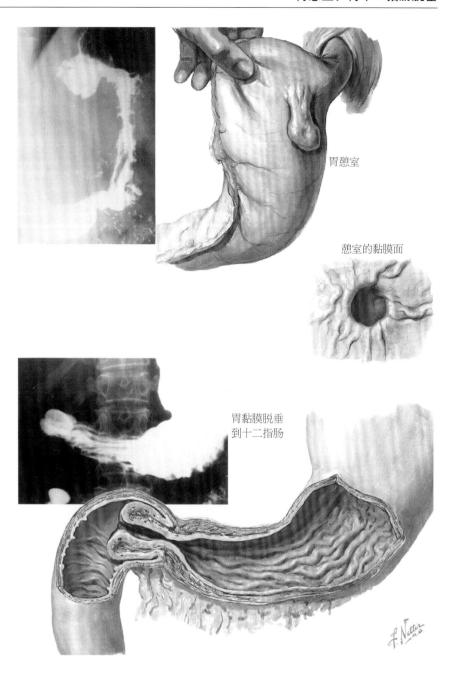

胃憩室

憩室的黏膜面

胃黏膜脱垂到十二指肠

胃憩室；胃十二指肠脱垂

胃憩室是胃壁外翻的病变。胃憩室比较罕见，通常是在常规检查诊断过程中，比如胃镜和上消化道X线检查中偶然发现的。这些胃部憩室的临床意义不大，但对于鉴别诊断有帮助。大部分胃憩室是没有症状的，少数可以出现上腹部不适或隐约的腹胀感。这些主诉可能是急性上消化道出血或穿孔等胃憩室并发症的表现。

胃憩室几乎都位于贲门后壁、食管的左侧，而憩室位于胃幽门部或贲门前壁，只有几个孤立的病例报道。至于胃憩室是出生后发生还是源于胎儿期间目前无法确定。偶尔可在胎儿的胃部后壁观察到小囊状结构袋。另一方面，胃后壁纵行肌的结构薄弱，有向胃腔外突出的机制，在患者一生中都有发生胃憩室的可能性。这两个理论可以解释胃憩室的好发部位和罕见的发生率。

通常，胃壁各层均参与胃憩室囊袋的组成，但是偶尔会有一层或另一层的部分或完全缺失。胃憩室通常约长2~3cm，直径1~2cm。大多数情况下憩室的开口足够宽，以便食物能在憩室和胃腔之间自由流动，这些病人没有临床症状。偶尔，食物可能嵌塞在憩室内，导致炎症发生，穿孔的危险性相对较小。X线钡餐检查要让病人躺下几分钟后站起来，憩室表现为充满钡剂的囊状结构。在食管入口左侧的一定距离内可见贲门气泡内的后壁囊袋。胃内钡剂过度充盈会使病变部位模糊不清。有时可能需要让病人倾斜，右侧对着屏幕或胶片，然后憩室会从胃小弯侧伸出。胃上部区域的穿透性溃疡可能会产生与憩室相似的X线图像，如果临床表现非常明显，最好

考虑溃疡的存在。

胃黏膜脱垂至十二指肠可能是由于胃窦黏膜层和黏膜下层活动度太大，出于某种原因，与胃壁外层的连接比较松弛。胃窦部黏膜通常比胃其他部位的黏膜要厚一些，有时就像坐垫一样被推进幽门环，在十二指肠内呈现为袖口翻转的袖筒状。胃黏膜完全脱垂是罕见的，但部分脱垂是十分常见的，尽管它们几乎没有临床意义。在X线照片中，十二指肠球部看

起来像是填充了一个结节状的肿块，它的轮廓不规则，因为造影剂仅位于黏膜皱襞的顶端，而在黏膜皱襞的底部没有造影剂填充。由于病变特征典型，胃黏膜脱垂的诊断比较简单。只有在少数特殊病例中，很难将黏膜脱垂、息肉或急性溃疡伴周围黏膜明显水肿加以鉴别。脱垂部分的嵌顿和黏膜极度的膨出，随后会出现幽门狭窄或黏膜血管充血、出血等征象，不过这种情况很少发生。

外伤性胃损伤

腹部创伤可对胃、小肠和结肠造成严重损伤。损伤的性质和严重程度取决于损伤机制是钝性还是穿透性。钝性胃肠损伤导致肠道受到身体固体结构（如脊柱或骨盆）和外部钝力（如方向盘、安全座椅或把手）的挤压。胃肠道钝性损伤通常发生在小肠，其次是结肠，然后是胃。胃的破裂比较少见，因为胃的解剖位置使其处于相对受保护的状态。

胃损伤在腹部穿刺伤或穿透伤（比如枪击伤和刀刺伤）时较为常见。根据战伤外科的统计数据，大约有8%的腹部创伤波及胃部，还有大约5%是胃部单独受伤。上腹部受到钝伤时，胃部会发生撕裂，如果胃腔内充满食物，在受到冲击时发生膨胀，就会发生破裂。

子弹或尖锐器械造成的胃伤口类型取决于致伤器械的大小、形状、过程和速度。子弹从胃前壁进入，沿着前后位方向行进，往往只会导致胃壁细小的穿孔。大的弹壳碎片可以产生广泛的锯齿状伤口，使胃和十二指肠完全离断，特别是伤及胃窦时。贲门的创伤常累及食管下端和纵隔。

胃穿孔伤的临床表现往往非常剧烈，根据伤口大小的不同，会出现失血、伴或不伴合并伤、休克或腹膜炎征象等胃穿孔伤的主要临床症状。小的穿孔会造成轻微的损伤，可能首先造成局限性继之弥漫性的疼痛，随后出现腹壁僵硬、恶心、呕吐血性物质。放射学检查可以证实空气进入腹腔。小的贲门穿孔伤开始时很少出现或没有临床症状。在大多数情况下，由于膈腹膜存在炎症反应，仅表现为

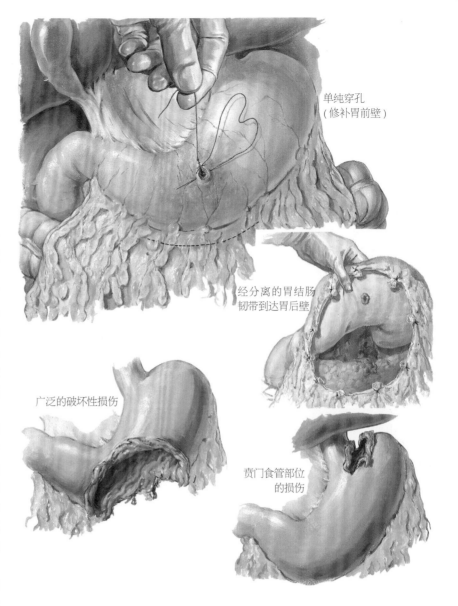

单纯穿孔
（修补胃前壁）

经分离的胃结肠韧带到达胃后壁

广泛的破坏性损伤

贲门食管部位的损伤

左肩疼痛。

无论哪种胃损伤，其预后都取决于是否及时、恰当、准确地治疗（主要是手术治疗），而不是根据损伤的类型和程度。在第一次世界大战期间，由于失血性休克和腹腔感染的频繁发生，所有胃创伤的死亡率为50%~60%，局限于胃部的单纯创伤其死亡率为25%~50%。此后，治疗休克和感染方面取得了很大进展，创伤中心伤者获得医疗护理的机会增加，使得胃创伤的死亡率大大降低。

对于这类胃损伤的治疗主要是外科手术，必须尽快进行。既有枪伤又有刺戳伤，前壁和后壁可能同时受伤，因

此对于每一例患者都必须充分的分离胃结肠韧带，将胃向上牵拉。即便子弹或穿刺物通过前腹壁进入腹腔，胃前壁保持完整，胃后壁单独穿孔的病例也有报道。如果在事故发生时，胃被紧紧地填满，胃大弯沿纵轴向前和向上旋转，这种状态下胃后壁的下方贴近了前腹壁，这样胃后壁单独穿孔的情况就会发生。

广泛的毁坏性损伤，如果胃的主要结构缺失无法修补，行经典的全胃切除或胃大部切除术将不可避免。如果贲门受伤，食管也被累及，行左胸切开术也是有必要的，以确保有足够的视野和空间进行胃食管切除术。

胃炎

胃炎是胃黏膜层的炎症，它可以突然（急性）或逐渐地（慢性）发生。应激、过度饮酒、使用某些药物（如阿司匹林或其他抗炎药）可能引起胃部炎症。幽门螺杆菌以及其他细菌和病毒的感染、恶性贫血和胆汁反流也可以引起胃炎。过多地摄入酒精、咖啡、烟草、化学药品（如非甾体抗炎药和皮质类固醇药物）引起的胃刺激是急性胃炎的主要原因。许多发热性感染（如伤寒、肺炎和白喉）患者也可能发生急性胃炎。幽门螺杆菌感染可表现为急性胃炎，急性胃炎的胃黏膜出现红斑，常伴有糜烂，可覆盖一层厚厚的黏液。胃炎的症状因人而异，许多胃炎患者没有症状。最常见的症状包括剑突下疼痛或不适、恶心或消化不良、呕吐，在两餐之间或夜间，胃部有烧灼或隐痛的感觉，并且呼出的气体有令人不舒服的味道。误服强碱之类烈性化学物质发生的腐蚀性胃炎，可导致胃内局部或弥漫性坏死和永久性疤痕形成。

出血糜烂性胃炎表现为黏膜炎症基础上多发、弥漫的糜烂面，可出现恶心、食欲减退、疼痛和胃出血等症状。这具有特殊的临床意义，有可能导致严重的、有时危及生命的出血。较大的动脉常常向胃黏膜上皮层延伸，可能与一些小的、但绝不是表浅的糜烂有关。无论何时，胃肠道出血的起源都无法确定，都必须认真考虑出血糜烂性胃炎的可能性，特别是那些有严重疾病的住院患者。内镜检查对诊断出血糜烂性胃炎很重要，即便在急性出血的一段时间内，黏膜显示可能不太清楚。剖腹探查诊断出血糜烂性胃炎仍有困难，因为即使通过胃造口直接观察胃黏膜，也可能无法凭借肉眼直接看到小糜烂（即出血的来源）。

类似的出血性胃炎在胃部分切除术、胃肠吻合术或溃疡后患者中可以见到。如果一个患者怀疑"吻合口溃疡"出血，而X射线检查、内镜检查或者剖腹探查均无法明确诊断，就应该考虑出血性胃炎的可能。在这种情况

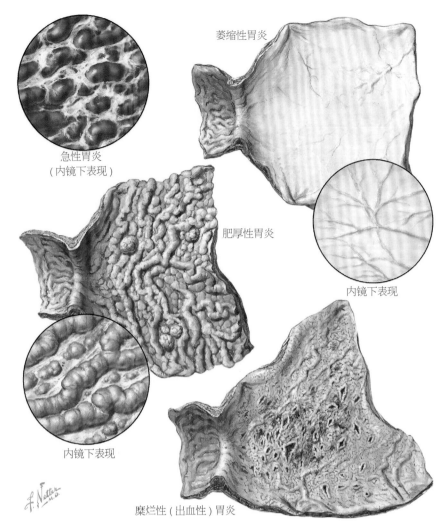

萎缩性胃炎

急性胃炎
（内镜下表现）

肥厚性胃炎

内镜下表现

内镜下表现

糜烂性（出血性）胃炎

下，迷走神经切断术可能是阻止出血最好的方法。迷走神经切断术在许多此类病例中都已显效，无论如何要好于追加胃切除术。

慢性萎缩性胃炎是胃黏膜的慢性炎症过程，它导致胃的腺泡细胞逐渐减少，最终由肠组织和纤维组织代替。这可能是急性胃炎的后果，但还需要考虑其他众多的外源性或内源性病因。慢性萎缩性胃炎与恶性贫血和维生素B$_{12}$缺乏有一定的关系，但慢性萎缩性胃炎和恶性贫血与恶性肿瘤的关系尚未阐明。慢性萎缩性胃炎的内镜特点是褶皱消失，黏膜变薄，下方的血管网显露。显微镜下，主细胞和壁细胞的体积和数量均明显减少；上皮细胞在很大程度上转变为杯状细胞，或出现化生改变。慢性萎缩性胃炎的临床表现不具有特异性，上消化道内镜检查结合胃黏膜活检可以明确

诊断。

慢性肥厚性胃炎的临床情况与慢性萎缩性胃炎很类似，但是在大多数病例中表现为胃酸过多。X线摄片可见弥漫分布的黏膜皱褶，黏膜表面呈"鹅卵石"外观，可为诊断提供更多线索；内镜检查对于明确诊断是必需的。胃皱褶非常厚，甚至在尸检中拉伸胃壁的时候，皱褶都无法平坦。梅内特里耶病（也被称为低蛋白血症性肥厚性胃炎）是一种罕见的获得性疾病，特点是胃内大而厚的皱襞和过多的黏液分泌，导致蛋白丢失并引起腹泻。其他情况如淋巴瘤和ZES，可引起胃黏膜皱襞肥厚，使用质子泵抑制剂也能导致胃壁增厚。ZES或胃泌素瘤患者，血清胃泌素水平增高导致壁细胞肥大，主要表现在胃底和胃体。使用质子泵抑制剂导致低胃酸状态，促使胃泌素水平升高，也会导致壁细胞肥大。

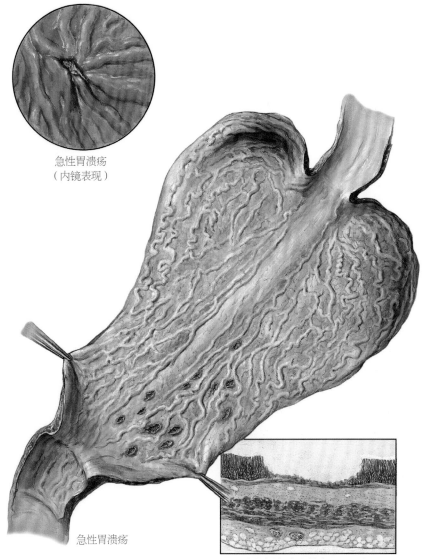

急性胃溃疡
（内镜表现）

急性胃溃疡

（苏木精-伊红染色，×80）

急性胃溃疡

胃溃疡或十二指肠溃疡的病因近几十年来存在争论，现在已知有两个主要原因：幽门螺杆菌感染是消化性溃疡的重要发病原因，但其致病作用似乎在下降；阿司匹林和其他非甾体抗炎药也是公认的导致胃溃疡的原因。极少数溃疡是非幽门螺杆菌感染或非甾体抗炎药所致。

尽管内镜医师常常发现胃黏膜糜烂，但胃黏膜的小的表浅糜烂，甚至那些有出血倾向的糜烂，可能并不产生症状。急性溃疡的特征是黏膜层更严重的损伤，有时甚至深达黏膜下层的表层。它们的大小变化很大，从几毫米至 3～4 cm 之间。急性溃疡通常是多发性的；溃疡数量越多，直径越小。单发的急性溃疡罕见。急性溃疡好发部位是幽门前区，但偶尔也会在胃体及胃大弯处出现非常小的溃疡。相反，较大的急性溃疡有时好发于所谓的胃道，即小弯侧的凹槽，食物和液体沿此向幽门移动。

在最早期，急性溃疡表现为浅层坏死区，周围有轻微软组织隆起，边缘组织可能有或没有轻微的炎症反应。溃疡的基底呈黑色，是溃疡损伤面的渗血与盐酸的化学反应所致。有时相对小的溃疡可能出现更显著、甚至严重的出血。如果溃疡深达黏膜肌层，黏膜肌层收缩，把溃疡边缘向下牵拉向对侧。急性溃疡的最初的形状是椭圆形，当胃壁收缩时，溃疡表现为裂隙样。

虽然人们普遍认为急性溃疡可能衍变为亚急性或慢性溃疡，但一般来说，它们有一个良好的相对快速的愈合趋势。愈合过程始于上皮细胞从溃疡边缘向坏死组织已脱落的中心区生长。从新形成的上皮层向下生长。甚至黏膜肌层也可以在这一过程中完全修复。

急性溃疡的诊断通常不是基于临床表现，除非采用内镜检查。溃疡症状，如果有的话，可以忽略不计，当然不比急性弥漫性胃炎明显。

一种特殊类型的急性胃十二指肠消化性溃疡，即所谓的应激性溃疡，已被广泛地讨论；其病理生理的关系尚未完全阐明。它可能发生在广泛的烧伤时（Curling溃疡）、在破伤风过程中、脑部手术后（Cushing溃疡）在皮质类固醇（类固醇溃疡）或非甾体抗炎药治疗过程中。这类溃疡的特点是发生快，溃疡周围无炎症反应，无疼痛感，穿孔和出血风险高。激素治疗过程中的溃疡发生率存在争议，近期研究发现，在接受激素治疗的患者中溃疡发生率仅轻度增加。

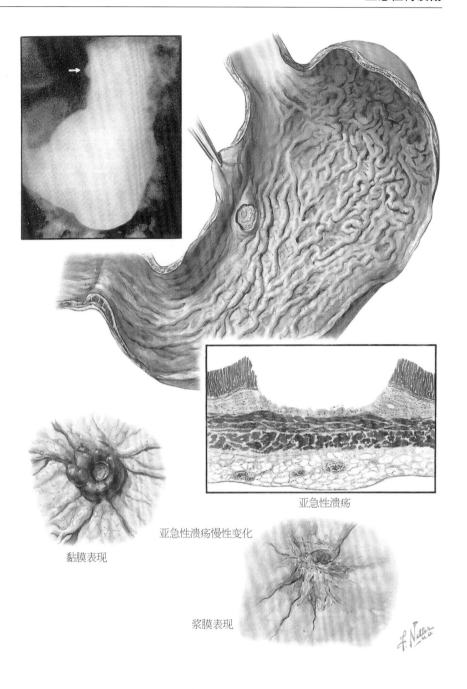

亚急性溃疡

亚急性溃疡慢性变化

黏膜表现

浆膜表现

亚急性胃溃疡

由急性期向慢性期过渡过程中的溃疡被称为亚急性溃疡。亚急性溃疡与急性溃疡在形态学上存在程度差异，亚急性溃疡更圆、更深。它的壁更厚、更高，常呈漏斗状，轮廓不规则。消化性溃疡的亚急性期累及黏膜和黏膜下层，但有时深达肌层。无论如何，亚急性溃疡可能与急性或慢性溃疡穿孔或大量出血的潜在危险相同。溃疡底部有脓性、浅黄色、坏死性物质。在溃疡底部或边缘的灰白色物质可能来源于增殖的成纤维细胞，是溃疡愈合倾向和瘢痕开始形成的标志。

通常只有一个亚急性溃疡。如果存在多个亚急性溃疡，它们比单一或多个急性溃疡更大，但一般来说，比完全发育的慢性溃疡更小。

亚急性溃疡的概念主要来源于病理学观察。考虑到在这一病理过程中，过渡期溃疡大小、形态、深度及其他特征的多样性，亚急性溃疡的定义不能明确界定。临床上，几乎不可能明确诊断亚急性溃疡，除非患者的病程和影像上表现的溃疡深度刚好符合亚急性溃疡的诊断。亚急性溃疡的症状与急性或慢性溃疡是相同的。此外，亚急性溃疡可能一段时间内并无无症状，可能只有在突然发作大出血、剧烈的急性穿孔征象或亚急性穿孔征象后才被确诊。

在X线透视或平片上，亚急性溃疡通常发生在胃小弯或近小弯处。龛影通常轮廓清晰，与胃小弯的轮廓有明显的界限。这是一个固定的畸形，在影像学观察中，大部分小弯侧胃壁自由蠕动，溃疡部位却保持静止。当溃疡壁水肿时，影像学上表现出的深度可能被夸大。

（苏木精–伊红染色，×5）

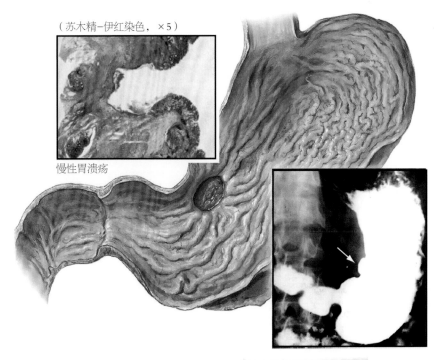

慢性胃溃疡

胃溃疡穿孔，胰腺–胃壁粘连

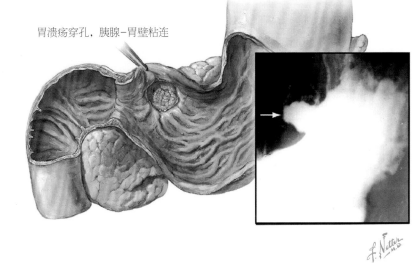

慢性胃溃疡

虽然可以发现以前溃疡愈合的疤痕，慢性胃溃疡几乎都是单发的。但十二指肠溃疡同时伴有慢性胃溃疡并不罕见。

大多数慢性良性胃溃疡好发于胃小弯，经常在小弯中央区或胃后壁靠近小弯处。它们不太常见于胃体部或幽门环附近。只有很少的大弯溃疡被证明是良性的。

慢性胃溃疡的大小有很大的不同，但大约80%的直径小于1.8 cm。溃疡通常是圆的，但它有时会呈椭圆形。慢性溃疡的边缘通常隆起且形态不规则，这是由于肌层的连续性被破坏，影响肌层收缩。有时纤维化的组织由纤维素性、脓性渗出物覆盖，形成溃疡的底部。穿透性溃疡侵及浆膜，随后产生的纤维组织使浆膜增厚。

有时，慢性消化性溃疡底部出现闭塞性动脉内膜炎。相关的静脉有时显示增厚的证据。有时动静脉血栓和动脉内膜炎发生在同一血管中。溃疡底部神经偶尔出现神经周围纤维化。

慢性胃溃疡主要、典型的症状是上腹痛，疼痛位置位于剑突与脐之间，或者剑突与脐连线左侧至左肋缘。疼痛可呈刀割样疼痛、绞痛、烧灼感，疼痛的强度和性质与多种因素相关，如溃疡位置、大小、活动期以及个体敏感性等。疼痛可能会放射到背部，通常是第8～10胸椎的水平。有节律和周期性复发的疼痛是其典型表现，但并非是慢性溃疡特有的（或足够不变以排除恶性增长的可能性）。进食后不久，疼痛通常消失，只在餐后0.5～1小时复发。疼痛可以在下次进食前自发减轻。这种进食–缓解–疼痛的节律可能持续存在或对药物治疗有反应。如果溃疡、穿孔或伴随的炎症过程缓解或停滞，慢性胃溃疡可能逐渐减轻和突然消失，数月甚至数年无复发。相反，如果疼痛加剧，或失去其周期节律，呈持续性，提示发生远期并发症的风险明显增加。

虽然病人的病史、主诉，以及仔细的体检对胃溃疡的诊断有一定的帮助，但最后的诊断一般基于内镜和影像学的对比研究。慢性胃溃疡的典型影像学特征是突出于钡灌注胃腔的龛影。由于胃壁水肿程度不同，从龛影的大小推断溃疡确切深度并不可靠，但慢性溃疡的龛影通常较亚急性龛影更深。

贲门卡梅伦病变

　　卡梅伦病变是食管裂孔疝囊患者在膈肌水平发生的胃黏膜糜烂或线样溃疡。Cameron和Higgins在一系列患者中发现此病，并于1986年首次描述。约5%的接受胃镜检查并发现有食管裂孔疝的患者合并卡梅伦病变。此病在老年人和大的滑动性食管裂孔疝患者中更为常见。这些病变的原因是机械损伤或食管滑动裂孔疝继发的缺血。非甾体抗炎药以及消化性溃疡的药物作用在病变形成过程中也发挥作用。虽然可见明显上消化道出血，大多数卡梅伦病患者可表现为缺铁性贫血。卡梅伦溃疡的治疗方法多样；使用抑酸剂可作为首选治疗方法。此外，建议停用任何腐蚀性药物。对于症状或内镜下病变持续存在的患者，建议手术治疗以减少食管裂孔疝和预防复发。

　　胃溃疡是根据溃疡部位及其与十二指肠溃疡的关系而分类的。位于贲门的溃疡是4型溃疡，其基础胃酸分泌少，与十二指肠溃疡无相关性。在这方面，4型溃疡非常类似于位于胃体的1型溃疡。位于胃窦的2型溃疡和位于幽门3 cm以内的3型溃疡更可能有较高的基础胃酸排出量，并与十二指肠溃疡有关。4型胃溃疡产生是由于碳酸氢钠或黏液分泌减少，或前列腺素分泌增加，导致胃防御机制异常。幽门螺杆菌由胃窦向近端迁移导致萎缩性胃炎也在这一过程中发挥作用。这些因素加重非甾体抗炎药导致的胃黏膜损伤。

　　贲门肠上皮化生是幽门螺杆菌感染的主要结果。在这种情况下，整个胃部通常受到这种微生物的感染，导致萎缩性胃炎和肠化生的病理后果。在这些个体中，胃通常为苍白或片状白色，胃皱襞减少。胃活检提示典型的萎缩，pH测试往往发现pH值高达6~7。组织学检查可能不能发现幽门螺杆菌感染，所以建议用其他试验，如大便抗原或呼气试验来检验HP感

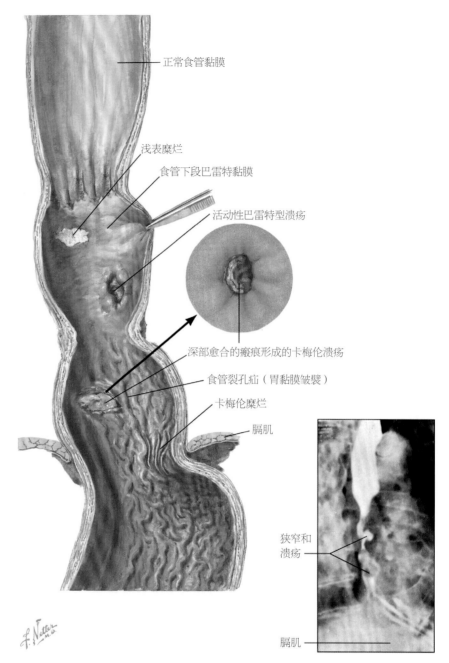

正常食管黏膜

浅表糜烂

食管下段巴雷特黏膜

活动性巴雷特型溃疡

深部愈合的瘢痕形成的卡梅伦溃疡

食管裂孔疝（胃黏膜皱襞）

卡梅伦糜烂

膈肌

狭窄和溃疡

膈肌

染。这是不同于远端食管肠上皮化生或巴雷特食管，其机制是病理性酸性、非酸性或胆汁反流。一个显著的特点就是在食管远端真的肠上皮化生，杯状细胞可以被阿尔辛蓝染色，而贲门的肠上皮化生并非如此。

　　贲门癌的发病率呈上升趋势，但远端胃癌的患病率呈下降趋势。区分贲门癌远端食管癌极其具有挑战性。真正的贲门来自于胃食管连接处并向近端胃延伸1~4 cm。在某些情况下，贲门黏膜向食管远端延伸1~2 cm，使

食管贲门在解剖学上的区分更困难。贲门癌一般都是由于感染幽门螺杆菌（A类癌）。在这些患者中，胃镜检查显示弥漫性萎缩，食管检查显示没有巴雷特食管。第二亚类癌症，即B型贲门癌，病因与巴雷特食管有关，肿瘤延伸到贲门。这些癌症通常与起源于胃食管连接处的真正的远端食管癌难以鉴别；内镜检查发现巴雷特食管，但胃部检查往往是在肉眼和显微镜下正常。自身免疫性胃炎也可以导致癌症，虽然其非常罕见。

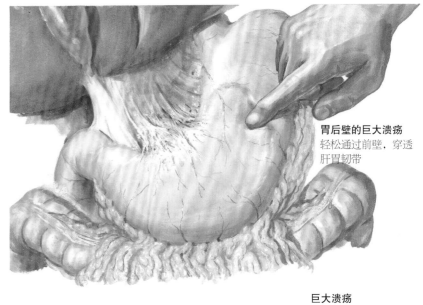

胃后壁的巨大溃疡
轻松通过前壁，穿透
肝胃韧带

巨大溃疡
从黏膜表面观察相同溃疡

溃疡

溃疡

胃巨大溃疡

巨大胃溃疡是罕见的，尤其是普及上消化道内镜检查及质子泵抑制剂和抗HP感染治疗后。溃疡通常起源于胃体后壁并可能逐步扩大至小弯侧。溃疡可穿透肝胃韧带，甚至侵及肝和胰腺。溃疡底部平而广泛，类似于胃黏膜的萎缩区域，因此容易漏诊。酸或碱的腐蚀作用会产生非常相似的病理改变。如果病人摄入食物后立即呈仰卧位，腐蚀性物质就会聚积在幽门前区和胃后壁。

在过去，胃巨大溃疡通常被认为是癌。它们现在被认为是良性病变，可以通过积极的医疗管理得到妥善治疗。需要胃镜活检评估癌和幽门螺杆菌感染。良性溃疡用质子泵抑制剂治疗，愈合需要数月时间。手术探查可能导致扩大手术。巨大的溃疡，特别是在无腐蚀性物质摄入史的幽门前区溃疡病人，必须考虑恶性肿瘤，除非活检证明其为良性。与胃小溃疡相似，巨大溃疡的火山口状黏膜可以发现腺瘤性的恶性改变。

巨大良性胃溃疡患者相比小溃疡者年龄更大，有更严重的疾病，有较高的出血、厌食、体重减轻发生率，急诊入院率。病人通常有很长的溃疡病史，通常溃疡症状至少存在4～6个月。这些病人中绝大多数是50岁以上的人。病人可能已经有明显的体重减轻，可能出现营养不良的晚期阶段。许多有进展期的周围血管疾病，出现肠系膜小动脉硬化，也许因为减少的血液供应，溃疡逐渐增大。穿孔、大出血等终点事件时常发生。

相关胃 / 食管疾病

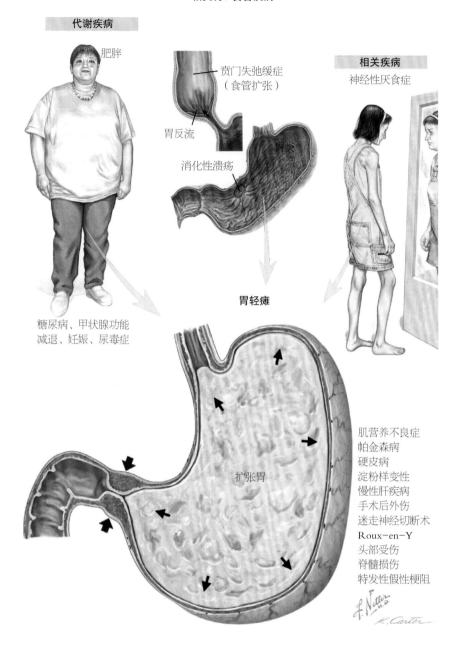

代谢疾病

肥胖

贲门失弛缓症
（食管扩张）

胃反流

消化性溃疡

胃炎

相关疾病

神经性厌食症

糖尿病、甲状腺功能
减退、妊娠、尿毒症

胃轻瘫

扩张胃

肌营养不良症
帕金森病
硬皮病
淀粉样变性
慢性肝疾病
手术后外伤
迷走神经切断术
Roux-en-Y
头部受伤
脊髓损伤
特发性假性梗阻

胃轻瘫

胃轻瘫是一种慢性症状性胃疾病，无机械性梗阻的胃排空延迟。胃排空延迟可能有多种原因，包括胃窦运动减弱、幽门痉挛、胃抑郁、缺乏 Cajal 间质细胞。胃轻瘫的症状包括恶心、呕吐、早饱、餐后饱胀感，部分患者出现上腹部疼痛。这个经典的胃动力障碍可导致明显的功能障碍，降低患者生活质量。胃轻瘫是根据临床症状和记录胃排空延迟来定义的。三个主要的原因是糖尿病、术后、特发性。

管理包括评估和纠正可能存在的胃轻瘫的脱水和营养不良。保持营养摄入，缓解症状，改善胃排空，控制糖尿病人血糖。应通过经口进食管理营养状态。医疗治疗需要使用促动力和止吐治疗。虽然许多患者的症状可以通过药物治疗来控制，但有些病人仍有明显的症状，体重逐渐减轻。

对于难治性病例，可能需要考虑空肠置管、胃电刺激器和幽门环肌切开术。不幸的是，目前公认的治疗方案没有充分解决临床需要。我们正在注意制定有效的对症治疗新疗法。

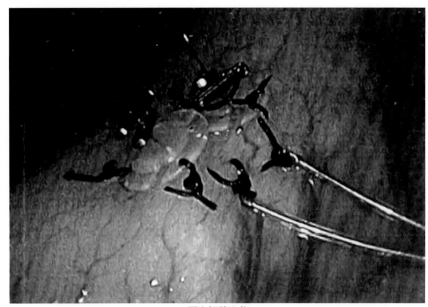

胃电极的定位

胃电刺激治疗胃轻瘫

胃电刺激治疗难治性胃轻瘫的一种新兴的治疗。刺激胃的技术有几种。第一，胃电起搏的目的是以低频、高能、长脉冲波起搏胃的慢蠕动波。以比基础蠕动频率高10%的脉冲波来加速胃排空，改善消化不良症状。第二，以高频、低能、短脉冲波刺激可以减少症状，但对胃排空的影响较小；它可能会影响近端胃功能和激活感觉传入神经，以减轻症状。第三、连续的胃神经刺激用于控制胃慢波频率。

高频率胃电刺激每分钟12次，已得到美国食品药物监督管理局的人道主义批准，用于治疗继发于糖尿病或原发性胃轻瘫的慢性顽固性恶心和呕吐。刺激丝通过腹腔镜手术或剖腹探查术放入胃大弯测的肌层。这些导线被连接到一个电刺激器（起搏器），它被放置在腹部皮下囊。初步研究表明，26名患者中有20人在第3个月和6个月恶心呕吐的发生有效减少；该方法可以促进胃液体的排空，但对固体的排空无提高。在长期的随访中，24例患者中有3例由于效果不理想行全胃切除术，3例患者由于糜烂或感染取出刺激器。随后的一项研究报道了33例慢性胃轻瘫。植入后，随机、双盲、交叉打开或关闭电刺激器。当电刺激器打开时，患者感觉更好，虽然呕吐

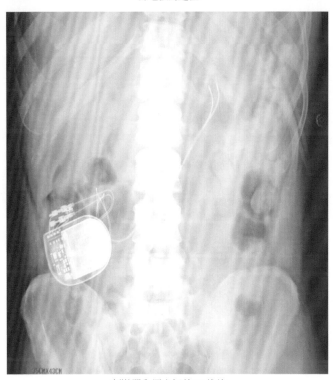

刺激器和胃电极的 X 线片

的减少无统计学意义。超过1年的长期随访发现平均呕吐频率从25次/周下降至6次/周。此外，患者总体生活质量提高，胃排空得到轻度改善。3例患者并发感染，1例发生电极穿透胃壁。纳入25名患者的开放研究显示，40%患者的恶心和呕吐症状得到了从"严重"到"中度"的改善。有15%的感染率，需要移除刺激器。最近的糖尿病和特发性胃轻瘫患者的双盲实验显示，患

者症状在刺激开放期和关闭期没有明显差异。然而，在1年以上的长期开放实验中发现，电刺激减轻了患者症状。

需要仔细设计的研究来确定胃电刺激的整体有效性，哪种类型的病人可能会有效，以及最佳的刺激参数。研究认为，最有可能有效的患者是以恶心和呕吐为主要症状的糖尿病胃轻瘫，以及那些不常规服用麻醉性镇痛药的患者。

功能性消化不良

消化不良是指来源于上消化道的症状；这个术语用来描述上腹部疼痛或不适、早饱、餐后腹胀。一些导致消化不良的结构或生化紊乱的因素（包括胃十二指肠溃疡、胃炎、GERD和胃癌、药物副作用）也可能是原因之一。在许多患者中，消化不良的原因是特发性的，评价病史、体格检查、血液学检测和上消化道内镜检查后仍未发现明显原因，这称为功能性消化不良。罗马标准协助诊断功能性消化不良，包括以下要求：①满足以下一个或多条：餐后胀满、早饱、上腹疼痛或胃脘灼热；②没有可以解释症状的结构性疾病（包括上消化道内镜检查）。功能性消化不良的罗马标准分类分为：①餐后不适综合征表现为早饱、餐后饱胀；②上腹痛综合征表现为上腹部疼痛和胃灼热。

已经提出了几种消化不良的发病机制。胃酸或炎症假说提示胃酸、胆汁、GERD、HP感染引发的胃酸或炎症引发不适症状。运动障碍假说认为胃运动障碍在疾病发生中起重要作用，如胃轻瘫、胃扩张、胃底容受性受损或胃电节律紊乱。内脏高敏感性假说提出了对物理化学刺激（如膨胀、收缩、酸和胆汁等反应）的过激反应。心理学假说提出，一些症状的发生或增强与抑郁、焦虑或躯体化障碍有关。

功能性消化不良包含多种胃动力和感觉的病理生理改变。胃排空延迟、胃容受性受损和内脏高敏感性是功能性消化不良重要的病理生理因素。2/3的功能性消化不良患者有一个或多个上述病理生理改变。

接近1/3的功能性消化不良患者存在胃排空延迟。有人认为餐后饱胀和呕吐的严重程度与胃排空延迟有关，虽然这一观点在部分研究中并未得到证实。促动力剂治疗功能性消化不良伴有胃排空延迟的患者较胃排空正常的患者疗效好。但是促胃肠动力药在改善症状和促进胃排空的作用方面是不一致的。

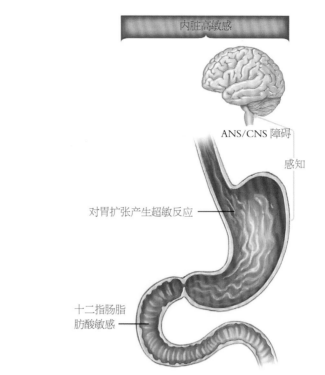

内脏高敏感

ANS/CNS 障碍

感知

对胃扩张产生超敏反应

十二指肠脂肪酸敏感

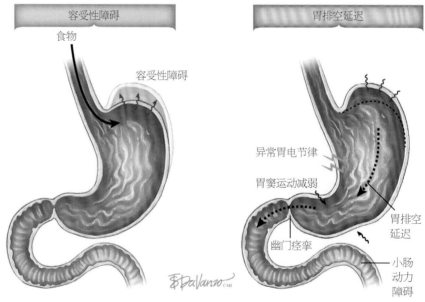

容受性障碍

食物

容受性障碍

胃排空延迟

异常胃电节律

胃窦运动减弱

幽门痉挛

胃排空延迟

小肠动力障碍

区域性胃功能异常可能存在于许多消化不良的患者，与消化不良的症状相关。正常情况下，餐后胃体和胃底出现容受性扩张，使胃容积增加，但不增加胃内压。1/3的功能性消化不良的患者存在胃底容受性障碍。近端胃容受性障碍与早饱和随后的体重减轻有关。在研究中，胃容受性障碍的评估方法有胃恒压器、闪烁显像、超声、胃壁放射性核素单光子发射计算机断层显像、用水或液体营养饮料进行饱试验。

内脏感觉过敏或内脏传入感觉增强（伤害）可能是功能性消化不良症状的主要原因。1/3的患者对胃和小肠扩张的敏感性增加。当胃受到体积增加或胃内压力增加刺激时，患者在正常生理量刺激下即发生疼痛（痛觉超敏），且他们在生理状态开始引起疼痛的刺激量下会感受到更多的痛苦（痛觉过敏）。症状可能是由于内脏感觉对于正常生理活动的过度感知。利用PET和MRI研究功能性消化不良内脏扩张对脑的激活。功能性消化不良患者可能有针对胃扩张的大脑皮层和皮层下部位的异常激活。

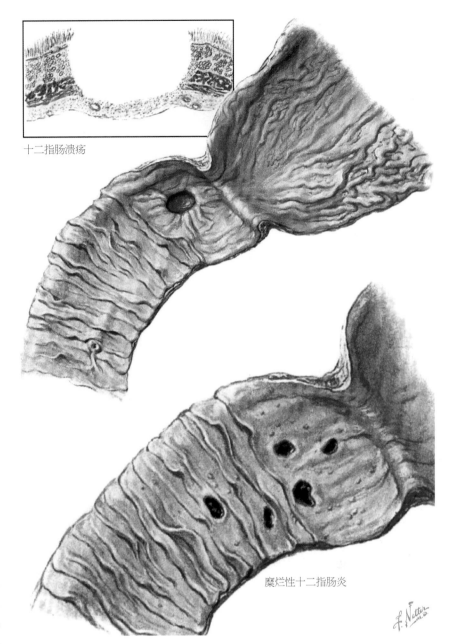

十二指肠溃疡

糜烂性十二指肠炎

消化性溃疡：十二指肠炎和十二指肠球部溃疡

十二指肠炎是指十二指肠球部黏膜的炎症，通常在胃镜下发现，是腹痛、急、慢性消化道出血的原因之一。X线钡餐检查中，可见十二指肠近端黏膜呈现斑点状，十二指肠球部肌痉挛、蠕动增强的表现。十二指肠炎即使未进展为溃疡，也有较强的出血倾向。十二指肠炎有时表现为十二指肠多发性浅表糜烂的症状；弥漫性十二指肠炎也可表现为典型慢性消化性溃疡的症状。十二指肠炎通常局限于十二指肠近端，胃窦部的黏膜也可被累及。十二指肠炎的药物治疗与消化性溃疡相同。在罕见情况下，糜烂性十二指肠炎可发生大出血，需进行手术探查，但十二指肠炎一般不建议手术干预，除非已经确定出血来源。

临床上更常见、更严重的是慢性十二指肠溃疡。病变绝大部分位于十二指肠球部，发生于前壁与后壁的概率基本相同。溃疡平均大小为0.5cm，但后壁的溃疡通常比前壁的大，主要是因为后壁溃疡下方有胰腺，胰腺阻挡后壁溃疡的进展，增加溃疡面的大小但不增加游离穿孔发生率。十二指肠溃疡的病因包括幽门螺杆菌

的感染、非甾体抗炎药的副作用。

十二指肠溃疡的形状通常呈圆形，鸟眼状外观，小的溃疡可成裂缝样、新月形或三角形。急性十二指肠溃疡仅累及黏膜层及黏膜下层，慢性溃疡可累及全层，尚可深达黏膜肌层或者更深。前壁溃疡通常表现为一定程度的增生，后壁溃疡则通常表现为水肿和纤维化。十二指肠溃疡的愈合过程与胃溃疡愈合类似，包括火山口样溃疡面的消失，纤维组织形成，新的黏膜层覆盖。然而，当肌层破坏过

多，则愈合较难。

慢性十二指肠溃疡的典型临床症状：疼痛位于上腹部，性质常为"咬蚀样"，呈周期性发作，通常于餐后1~2小时发作，进食后可缓解。

X线下溃疡的典型特征：①龛影：对应于溃疡的缺损部分；②十二指肠球部上曲率缩小；③对边收缩，原因主要有溃疡周围水肿、环状肌痉挛、瘢痕收缩（瘢痕组织愈合过程）。有时会在龛影的边缘发现放射状褶皱，由瘢痕褶皱形成。

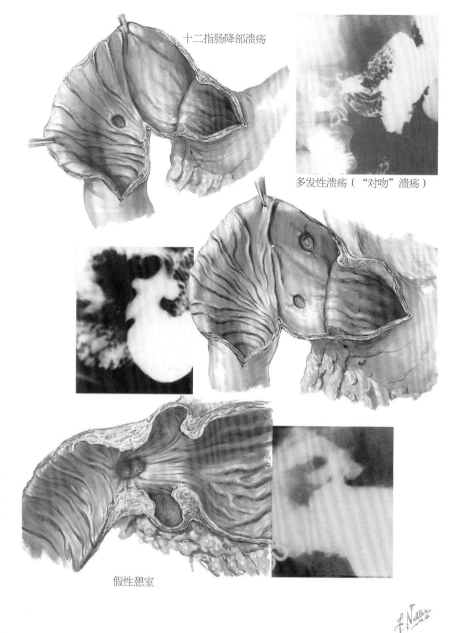

十二指肠降部溃疡

多发性溃疡（"对吻"溃疡）

假性憩室

消化性溃疡：十二指肠球后溃疡；多发性溃疡

　　十二指肠球后溃疡，发生率小于十二指肠溃疡的5%，距离幽门部越远，发生率越小。十二指肠降部溃疡的症状、危险、并发症与球部溃疡相近。然而，由于周围脏器的功能和解剖特点的影响，球后溃疡急性期临床表现和后期的性质有时要远远复杂于球部溃疡。由于其边缘和周围组织水肿、穿孔、收缩，溃疡可能会引起Vater壶腹乳头、胆总管下部和1～2个胰管的梗阻、狭窄，最终可导致慢性胰腺炎和（或）梗阻性黄疸的发生。深部的穿孔可导致胆总管十二指肠瘘。十二指肠球后溃疡发生时，应警惕佐林格-埃利森综合征（又称胃泌素瘤，即胃泌素分泌过多，导致胃酸分泌过多的综合征）。

　　令人惊异的是，慢性十二指肠多发性溃疡并不少见。根据从尸检中得到的统计数据，它们的发生率可达10%～20%。通常情况下，溃疡数目在2个以内，只有在极少数情况下在2个以上。当溃疡发生在2个相对应的十二指肠前壁和后壁时，被称为"对吻"溃疡。仅有少部分患者同时患有活动

性十二指肠溃疡和胃溃疡。

　　伴随溃疡的进展可出现解剖学的改变及X线下表现出的十二指肠畸形及愈合。其中，假性憩室是溃疡过程中最典型十二指肠畸形。内镜下表现，底部相对平坦，窦样凹陷，通常位于幽门与溃疡之间或幽门与溃疡瘢痕所致十二指肠狭窄的近端。虽然十二指肠壁全层都参与憩室的形成，但与真正的十二指肠憩室不一样，假性憩室

的肌层并未膨出。假性憩室无任何临床症状，存在特征性的X线影像学表现，在一些慢性消化性溃疡的例子里被描述为"典型的球变形"，但其与活动性的十二指肠溃疡的龛影鉴别困难。假性憩室通常是单发的，但是多发假性憩室的发生并不少见。通常两个假憩室可对称出现在十二指肠球部的上部和下部，当出现第三个憩室时，球部将变形，在X线下表现为"蝶式球"。

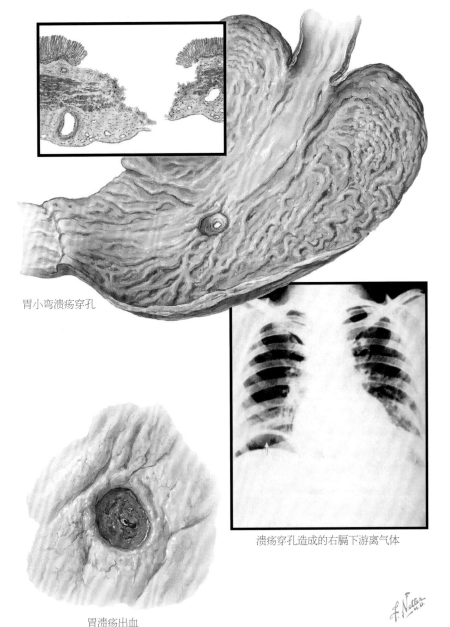

胃小弯溃疡穿孔

胃溃疡出血

溃疡穿孔造成的右膈下游离气体

胃十二指肠溃疡的并发症

胃穿孔

穿孔和出血是胃十二指肠溃疡最严重的并发症。在住院治疗的消化性溃疡患者中，急性穿孔发生率约2%~25%。男性患者发生率远远高于女性患者，25~50岁的人群穿孔发生率最高。在过去的几十年里，由于胃镜的广泛使用、质子泵抑制剂的出现、幽门螺杆菌的治疗，这两种并发症的发生率已下降。

胃十二指肠溃疡的持续时间似乎对溃疡和炎症穿透肌层、浆膜层的进展速度没有影响。急性消化性溃疡可快速穿透胃壁或肠壁，甚至使其穿孔，因此某些患者可能没有典型的溃疡症状。尽管一些慢性溃疡可能存在数年而病变没有浸润到浆膜层，但所有症状严重的持续性慢性溃疡、复发性溃疡、增生性溃疡都有发生穿孔的风险。因此，强酸性胃液的消化作用破坏胃壁各层、侵及浆膜层的速度是无法预料的。

溃疡的位置与穿孔患者的临床表现关系密切。胃和十二指肠前壁溃疡比后壁的溃疡更易侵入"游离"腹膜腔。后壁溃疡可继续穿透至下方邻近的器官，如肝左叶、胰腺或肝胃韧带。由此可阻止溃疡进展，防止胃或十二指肠内容物进入腹腔。某些隔离穿孔溃疡形成的新壁层是由周围器官脏层面构成的，此被称为慢性穿孔或

穿透；亚急性穿孔是指浆膜层的某些微小破裂，发生于慢性胃溃疡的相对缓慢进展的穿孔中。在这种情况下，在溃疡穿透浆膜层之前，由于炎症组织反应，相邻的实质器官和腹膜形成纤维蛋白粘连。粘连阻断了少量胃内容物从非常小的孔隙溢出，并将这些渗出物包裹形成局部脓肿。

游离穿孔最易发生于十二指肠球部前壁溃疡。急性穿孔通常为圆形，直径约为2~4mm。这些孔的典型特征

之一是边缘锐利，呈鸟眼状。周围组织无慢性硬化、水肿及炎性迹象。

胃或十二指肠溃疡的急性游离穿孔临床表现剧烈，常起病急，剧痛难忍，可弥漫全腹，可放射到胸部和肩膀。患者面色苍白，伴冷汗，表情痛苦。为尽量缓解腹部疼痛，患者呈被迫性体位，身体蜷曲，大腿靠近胸前，呈"双重对折"姿势。早期阶段，症状可持续10分钟至数小时，在一定程度上取决于流入腹腔的胃肠内

胃十二指肠溃疡的并发症（续）

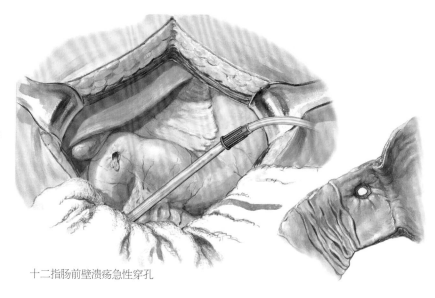

十二指肠前壁溃疡急性穿孔

容物的量和类型，此阶段出现低热，呼吸浅快，脉搏和血压仍在正常范围内（或脉搏减慢）。有时在之前溃疡的症状改善后，短时间内可突然出现急性弥漫性腹膜炎表现，其典型临床表现为剧烈的腹痛、恶心、呕吐、速脉、发热、白细胞增多。在早期阶段，压痛局限于上腹部，逐渐蔓延，延及全腹部。十二指肠溃疡穿孔后，肠道内容物可沿着升结肠分散到右侧腰椎间隙，疼痛可转为右下腹部。

十二指肠后壁溃疡侵及胰头（壁穿孔）

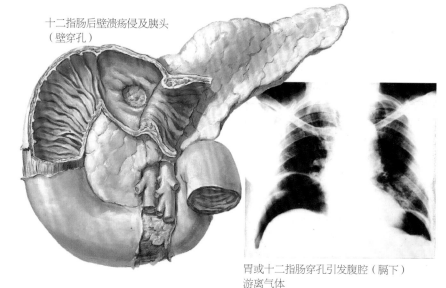

胃或十二指肠穿孔引发腹腔（膈下）游离气体

胃或十二指肠溃疡穿孔、胰腺炎及肠系膜血栓的鉴别诊断困难，但与阑尾炎穿孔较易鉴别。在某些情况下，也需要与如异位妊娠、憩室破裂、肾绞痛、胆管疾病的急性发作、急性肠梗阻或肠扭转及冠状动脉血栓形成所引发的腹痛相鉴别。

腹腔特别是膈下游离气体的存在有助于溃疡穿孔的确诊，可通过立位腹平片检查发现。患者取坐位或站位时，游离气体会积聚在膈下，右侧常见，双侧也有，游离气体局限在左侧的较少见。

溃疡穿孔后需要进行剖腹探查术、穿孔闭合和腹腔冲洗等外科治疗手段。如果患者无感染、一般状态稳定，在外科会诊后，可进行保守治疗，包括静脉补液、应用抗生素、鼻饲和肠道休息。一旦发现膈下游离气体，应尽快手术。胃十二指肠溃疡手术越早，预后越好。手术时间超过穿孔后6小时，患者的死亡率增加。一般状态良好的年轻患者通常选择胃大部切除术。如果患者在溃疡穿孔后6小时以内行手术，拥有最佳的医疗条件、密切麻醉监护、必要的支持治疗等条件，循环衰竭以及感染可以成功治愈。当患者的一般情况欠佳，积极进行保守治疗，包括胃肠减压、大剂量使用抗

生素、支持治疗，少数患者可以被挽救生命。然而与手术治疗相比，仍会承受更大的风险和较小的成功率。以下情况建议简单修补术，待患者一般状态改善后必要时行进一步性手术：①患者就诊时病程超过穿孔后6小时；②年龄>60岁；③休克；④心肺功能不全。其中60%简单缝合患者，在后期仍需要进一步的根治性手术。

自发闭合性溃疡穿孔（所谓的亚急性穿孔）缺乏急性或游离穿孔的典型的急症者通常无剧烈的疼痛。某些

穿孔在出血或难治性溃疡的治疗过程中未被发现，仅在手术或病理标本检查时才发现，这种情况并不少见。在其他情况下，虽然病人和医生可能对突发事件有较强的意识，但当有关穿孔的表现（例如上腹部锐痛、腹肌紧张、体温升高和脉率增加）在短时间内消失时，则不能给予及时的手术治疗。然而，大多数患者早晚会因为出现局限性腹膜炎、膈下或肝下脓肿、后期出现的胃十二指肠部分梗阻（由瘢痕组织造成）等并发症而必须进行

胃十二指肠溃疡的并发症（续）

手术治疗。

位于胃和十二指肠后壁的慢性消化性溃疡侵蚀到浆膜层并穿透到其邻近器官的过程缓慢，穿孔很少被患者察觉。溃疡典型的疼痛症状逐渐变为持续的、咬蚀样、锥心的疼痛，进食后不缓解。疼痛可放射到背部、肩部、锁骨区及脐区，或者向下放射到腰椎和耻骨或腹股沟区域。鉴于疼痛路径的末梢神经分布及其在脊髓节段的起源，通过放射痛分布区域或皮肤某些区域感觉过敏的检查，可判定受累器官。十二指肠球后壁溃疡就是慢性穿孔的一个典型例子，它穿透到胰腺并被胰腺隔离。在这种情况下，试图手术从底部（位于胰腺组织中）切除整个溃疡，可能出现胰腺副胰管损伤。因此，在这种情况下应从十二指肠壁仔细地剥离溃疡后，保留溃疡的底部。

位于十二指肠后壁上部的溃疡易穿透于肝十二指肠韧带。由于大网膜的参与，这一过程通常伴随着广泛纤维化和增生粘连。邻近的胆总管十二指肠上段、十二指肠后段可能已在粘连中受损，由于胆总管的狭窄或变形，轻度梗阻性黄疸的出现，导致临床误诊。幸运的是，溃疡穿透于胆管进而发生胆管炎的情况很罕见。在这类溃疡的手术治疗中，无论是否有累及胆总管的迹象，都必须牢记胆总管的解剖关系。通过胆管的初步暴露和T型管的置入可以避免灾难性的损伤，并且在粘连组织分离及十二指肠壁和溃疡部位暴露中起着很好的引导作用。在位于胃后壁的急性穿孔中，食糜很少进入网膜囊内，只产生局限性腹膜炎而无腹腔游离气体。

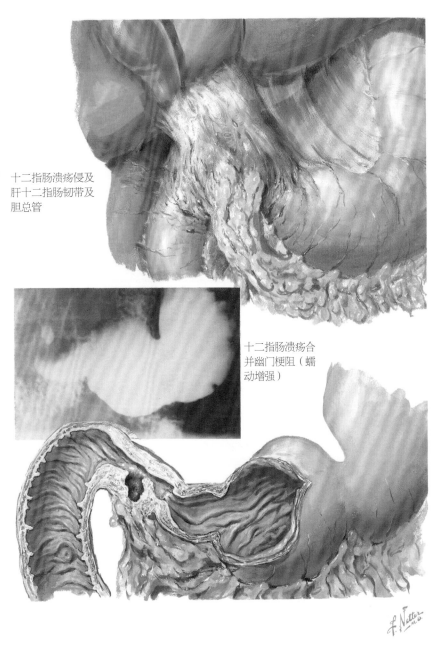

十二指肠溃疡侵及肝十二指肠韧带及胆总管

十二指肠溃疡合并幽门梗阻（蠕动增强）

幽门狭窄

幽门狭窄是慢性复发性十二指肠、幽门溃疡及幽门前溃疡的并发症之一，它是由十二指肠壁的逐渐增生和肠腔的进行性纤维化收缩形成的。近几十年来，由于改善了这类溃疡的药物治疗方法，及时识别出它的早期临床症状，由溃疡导致的完全性幽门狭窄的发生率已降低。药物治疗包括质子泵抑制剂、抗幽门螺杆菌的治疗，必要时可行内镜下幽门扩张术。幽门腔开始变窄时，胃蠕动增强以克服梗阻，从而导致肌壁肥厚，此阶段被称为代偿性幽门狭窄，胃可顺利地排出食糜，只有轻度的胃潴留。之后，当腔体明显缩窄，胃排出受阻，胃不断扩张，有时会变得非常大，临床表现主要为持续性呕吐和剧烈疼痛。一般来说，由失代偿性幽门狭窄所导致的消化物和胃分泌物的潴留是不可逆的，是手术干预的绝对适应证。手术选择胃大部切除术。鉴于患者的一般状态欠佳，外科医生有时只能采取非根治性手术，如胃空肠吻合术。在有活动性溃疡的情况下，除了胃大部切除术，还应切除双侧迷走神经。

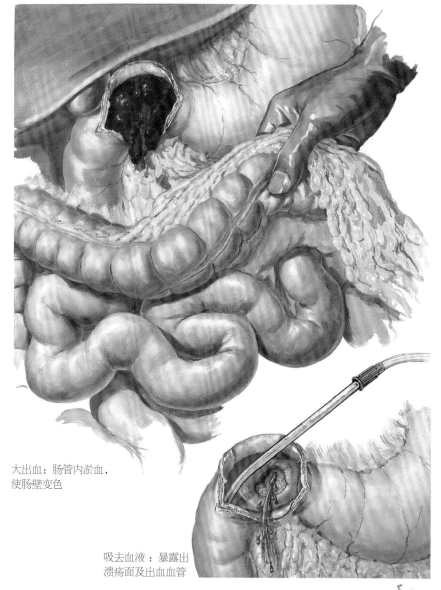

大出血：肠管内淤血，
使肠壁变色

吸去血液：暴露出
溃疡面及出血血管

胃十二指肠溃疡的并发症（续）

上消化道出血

　　大多数急性或慢性消化性溃疡的患者仅出现轻微出血。大多数溃疡患者通过大便或胃液常规检查可发现隐血，这是溃疡的渗透性损害的结果。大出血并发穿孔是最危险的溃疡并发症，极少发生。目前尚未提供发生率的可靠数据，但据估计，所有的胃肠道大出血有60%～75%源于消化性溃疡。溃疡组织黏膜和黏膜下层的闭塞性动脉内膜炎或血栓形成可能是一种自然保护机制，以防止浅表溃疡的出血。通常，出血是因为溃疡侵蚀了大血管，但是大出血偶尔也来源于受损的小动脉或回流静脉。溃疡的位置决定出血程度。胃溃疡往往引起大失血，但最常见的溃疡大出血的来源是十二指肠球后部分，因为这里的溃疡可以侵及胃十二指肠的肠壁和十二指肠后壁（胰十二指肠的后部和上部）的动脉，动脉恰好位于十二指肠球部后方。

　　十二指肠溃疡侵及动脉的基本临床症状是大量黑便和急性循环衰竭。患者动脉破裂不久后可突然出现休克，也可延迟数小时后。与由胃溃疡、食管溃疡、食管静脉曲张引起的出血对比，由十二指肠溃疡出血造成的呕血情况较少见，因为出血来源于痉挛性幽门的远端，血液被推进小肠并不能反流回胃里。有些患者从未有溃疡症状的主诉，也无溃疡的体征，但可出现突发出血，这可能为无症状性溃

疡的首发症状。出血来源的鉴别诊断及其定位有时极其困难。上消化道出血是急症胃镜探查的指征。由于龛影里充满了血液凝块，X线检查通常无意义，无法显示病灶周围典型改变。内镜治疗包括高频电凝止血、套扎止血或药物注射止血，同时给予静脉输液、输血及质子泵抑制剂治疗。

　　大量持续性出血且在内镜下无法止血的溃疡患者应进行手术治疗。反复出血也是手术干预充分的指征。快速大量失血、高龄的患者，经适当治

疗后无法改善的休克患者都需要实施手术治疗。

　　在手术过程中，如果术前未用胃镜确定出血部位，则术中出血部位常常难以确定。但是，如果出血量大，内镜也很难确定出血部位。空肠管上部的蓝色斑点往往提示出血来源于胃十二指肠或食管。术中无法直接探查到溃疡，只有通过十二指肠切除术才能发现溃疡的火山口样外观。套扎出血血管可暂时止血，但是，最终的止血仍需大部分切除术。

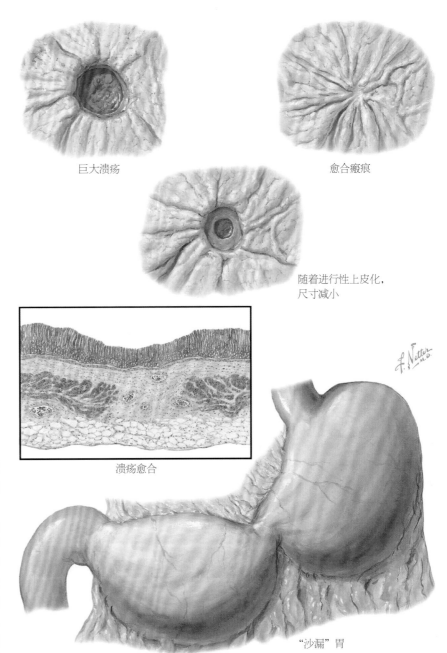

巨大溃疡

愈合瘢痕

随着进行性上皮化，
尺寸减小

溃疡愈合

"沙漏"胃

胃溃疡的愈合

在大多数情况下，愈合期的胃溃疡没有并发症，表现为溃疡壁的炎症和水肿消退。之后，胃壁变得平坦。溃疡底部的纤维素性化脓性渗出物消失，正常的肉芽组织及纤维组织形成。瘢痕形成（伤口愈合的过程中产生瘢痕组织）以及溃疡底部、损伤的胃壁中的成纤维细胞的收缩使溃疡面变小，深度变浅。此外，上皮细胞从边缘向内生长，覆盖溃疡面。上皮细胞层向下生长，形成简单的腺体。最后，整个区域被上皮细胞覆盖。纤维组织收缩可生成永久性的呈放射状的黏膜瘢痕。

在愈合的过程中，肌层可与肌黏膜层互相融合。尽管在愈合中，肌层的断端修复不断接近正常，但是仍不能完全恢复，则在原发部位留下永久的痕迹。且慢性胃溃疡愈合后可在浆膜表面生成内镜下可见的褶皱和放射状条纹。医疗实践表明，以上现象在溃疡愈合之前可在内镜下观察到。虽然有些慢性胃溃疡能够完全愈合，但复发现象仍屡见不鲜，特别是当新形成的黏膜很薄并且血管供应不足时。

有些溃疡症状复发是来源于新的溃疡，原损伤部位瘢痕仍一直存在。

慢性胃溃疡逐渐愈合的过程可通过内镜或X线下溃疡火山口相应的龛影的变化来检测。慢性溃疡愈合后，龛影逐渐消失，直至完全消失。另外，随着临床症状的复发，溃疡也会重新活动，而龛影也会重新出现。

巨大胃溃疡的愈合多伴有畸形的形成，其中最典型的是"双囊"胃或"沙漏"胃。尽管男性的胃溃疡发病率较女性高，但女性巨大溃疡的发病率比男性高。在"沙漏"胃，胃被分成两个腔，这两个腔由缩窄的胃腔相连。畸形往往来源于胃体巨大溃疡愈合时生成大量的疤痕收缩。畸形的胃腔很少引起完全性梗阻，但临床症状无特异性，尤其是在原发性溃疡活动期，因此诊断往往依赖于X线检查的结果。X线检查并不能够确诊，因为恶性肿瘤引起的收缩、活动性胃溃疡引起的暂时性痉挛，以及罕见的梅毒在胃部表现，都可能与溃疡愈合引起的"沙漏"胃的X线影像相似。

胃良性肿瘤

与恶性肿瘤相比，良性肿瘤相对少见。它们通常很小，多无症状。随着内镜和放射影像技术的应用增多，越来越多小的良性肿瘤在检查中偶然被发现。

根据组织层次或来源，良性肿瘤可以分为上皮性、黏膜下或者异位性。上皮性肿瘤包括增生性息肉、胃底腺息肉和腺瘤性息肉。黏膜下肿瘤包括胃肠道间质瘤（GISTs）、平滑肌瘤、脂肪瘤、纤维瘤、错构瘤、神经纤维瘤、血管瘤、嗜酸粒细胞性肉芽肿和炎性息肉。异位胰腺组织（又称为异位胰腺），以及布伦纳腺增生也是胃内的良性肿瘤。

良性肿瘤多无症状，通常因其他指征进行内镜或放射影像学检查时被发现。如果病变位于幽门附近，体积较大，则可能会导致梗阻症状；还可引起慢性出血，在临床上表现为贫血或急性上消化道出血；这些肿瘤极少引起上腹痛，一旦出现腹痛，则须行上消化道内镜检查，以区分良性肿瘤和消化性溃疡。

如果良性肿瘤是在放射线检查、钡剂造影、计算机断层成像扫描或者核磁共振成像检查中首次发现，那么进一步最好的诊断方法是进行上消化道内镜检查并取活检，活检能够帮助做出组织学诊断。部分良性肿瘤可经上消化道内镜治疗完全切除。肿瘤通常也需要用超声内镜（EUS）做进一步的评估，以判断病变深度和来源的组织层次，EUS是评估上皮下肿瘤的最有效手段。

良性肿瘤最重要的临床意义是其恶性潜能。因此，内镜进行活检或者完全切除病变是必要的。在广泛使用质子泵抑制剂以后，起源于上皮层的胃底腺息肉已成为一个普遍的问题。而仅在家族性腺瘤性息肉病综合征时，胃底腺息肉才具有恶性潜能。若经上消化道内镜检查及活检，组织学

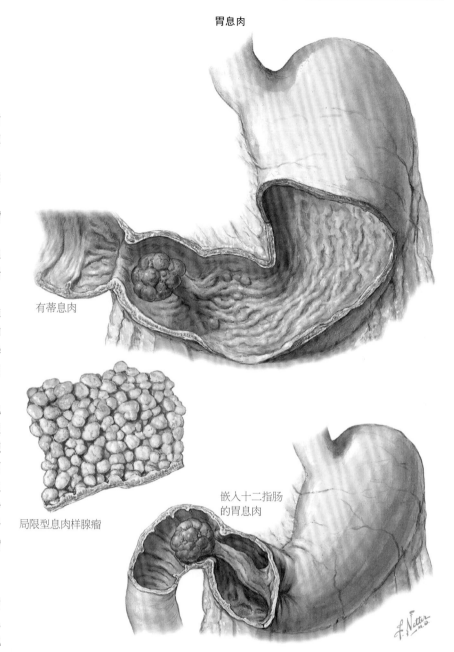

胃息肉

有蒂息肉

局限型息肉样腺瘤

嵌入十二指肠的胃息肉

证实为胃底腺息肉，并且没有症状，则不需要进一步治疗或者监测。增生性息肉也是上皮性来源的，与胃底腺息肉相比，增生性息肉发生胃癌的风险增高，尤其是体积增大者，因此推荐意见是，所有的息肉都至少要进行活检，大的息肉则需要进行完全切除。

胃腺瘤，不论是广基底或是有蒂的，在其疏松结缔组织中或多或少都含有排列规整的上皮性腺管样结构。这样一个孤立性胃"息肉"的蒂通常较宽，连接在胃壁上，茎部细长，活动度大。如果肿瘤在幽门前或者因为

蠕动被推到幽门部，可间断出现不全梗阻症状。长蒂息肉往复运动的刺激和牵拉肿瘤黏膜，可引起上腹痛和出血，部分病例以反复或大量呕血为首发临床表现。

腺瘤性息肉一般比胃底腺性或增生性息肉要大，可并发癌变。诊断明确的胃腺瘤须在内镜下完全切除。通过内镜下黏膜切除的技术，可确保整个腺瘤被切除。该技术过程中息肉切除前需在黏膜下注射生理盐水，以抬举病变。息肉被完全切除后，患者需要进行内镜随访，以确认腺瘤无复发。

胃良性肿瘤（续）

遍布胃肠道的诸多息肉见于家族性息肉病综合征。它们通常是胃底腺性息肉，但也可以是腺瘤，两者均可发展为胃腺癌。因此，这些患者需要进行常规的上消化道内镜监测。错构瘤性息肉或错构瘤见于 PeutzJeghers 综合征和幼年性息肉病，多见于胃和小肠，尽管恶变风险小，患者仍需要进行常规上消化道内镜监测。

胃肠道间质瘤（GIST）是最常见的来源于间叶基质的胃肿瘤，起源于平滑肌层，通常生长缓慢，在40~50岁或50~60岁时才出现腹痛或出血等症状。GISTs的恶性潜能与病变大小和核分裂象计数相关，后者要在切除病变获取组织以后才能得以判断。EUS能够帮助判断病变是否源于上皮下层，细针穿刺能提供组织学诊断。EUS也可以判断病变累及的深度和淋巴结受累情况。细胞学标本可以显示纺锤样的细胞，免疫组织化学检测能够证实诊断。已确诊的小GIST可以用超声内镜密切随访，而大的以及出现腹痛、出血等症状的GIST，则应该完全切除。

脂肪瘤是胃和胃肠道其他部位常见的良性肿瘤，生长缓慢，通常在进行上消化道内镜检查时被偶然发现。根据其大小和在胃内的部位，可以出现腹痛、出血、梗阻或者套叠等症状。脂肪瘤在内镜下表现为光滑、黄色的黏膜下病变，以关闭的活检钳轻轻触碰，会感到质地柔软（Pillow征）。组织学显示，在胃肠道的壁内有脂肪组织沉积。脂肪瘤没有恶变潜能，目前没有推荐切除所有的脂肪瘤。

平滑肌瘤属于一组平滑肌组织的肿瘤，包括了一些混合性肿瘤组织，如纤维肌瘤、腺肌瘤和其他类型的肿瘤。组织学上，胃平滑肌瘤与其他部位的肌瘤具有相同的特性，通常有完整的包膜，切面呈灰白色，起源于肌层，在黏膜下层之下或其内生长。一些极少见的平滑

肌瘤可以长大突出于浆膜外，形成一个胃外型肿瘤。壁内型平滑肌瘤可以向胃腔内生长，占据胃腔的大部分，从而导致梗阻，或至少会严重影响胃腔的充盈和排空。小的平滑肌瘤包括偶见的多发性生长者，通常没有临床症状。大的平滑肌瘤表面的黏膜因过分被牵拉可产生溃疡，继而发生大量出血。此外，在极少见的情况下，平滑肌瘤可出现恶变。

神经纤维瘤生长缓慢，通常起源于沿小弯分布的神经鞘。该肿瘤偶尔也会成为广义的多发性神经纤维瘤病的一

部分（I型多发性神经纤维瘤病或von Recklinghausen病）。神经纤维瘤可以向胃腔方向生长，形成一个黏膜下突起，或者也可以向外生长进入腹腔，有时会形成一个有蒂的肿瘤。像其他良性肿瘤一样，如果胃腔内神经纤维瘤黏膜被过分牵拉，也可以导致出血。除此之外，它们几乎不产生临床症状。神经纤维瘤发生囊性变已被报道。

另一个少见的胃部良性肿瘤是血管瘤（未做图示），其特点是具有显著的出血倾向。

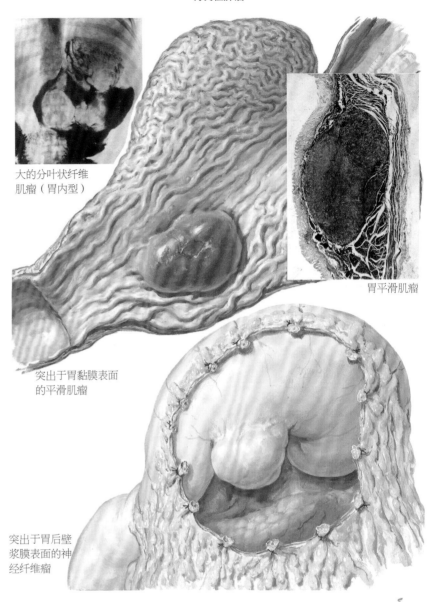

胃良性肿瘤

大的分叶状纤维肌瘤（胃内型）

胃平滑肌瘤

突出于胃黏膜表面的平滑肌瘤

突出于胃后壁浆膜表面的神经纤维瘤

胃癌

每年有超过22 000名美国人罹患胃癌。男性发生胃癌的概率是女性的2倍以上。胃癌基本上是一个发生于中老年的疾病，约85%的病例都在40岁以后发病。在以前，胃癌是男性最常见的恶性肿瘤死因，目前其发病率逐步下降至约16% ~ 25%。肺癌和食管癌的发病率在上升，尤其是食管腺癌，这两个肿瘤居于男性恶性肿瘤死因的前两位。在女性，相对于胃癌而言，子宫和乳腺癌是更为常见的两种恶性肿瘤。

胃癌最常见的类型是腺癌，它起源于胃黏膜的腺体，其他类型有淋巴瘤、GIST和类癌。

胃癌是一个多因素导致的疾病，有一些潜在的致病因素。世界范围内，幽门螺杆菌感染是70%胃癌患者的危险因素，但只有2%的感染者发展为胃癌。HP导致胃癌的潜在机制包括幽门螺杆菌的毒力因子如CagA等的作用以及慢性炎症。吸烟增加了胃癌发生的风险，在吸烟者中，大多数胃癌发生于胃的上半部，靠近食管。一些研究显示，酒精摄入使胃癌发生的风险增加。尽管腌肉中的硝酸盐和亚硝酸盐被转换的化合物在动物实验中可以导致胃癌，但饮食因素并未被证实为胃癌发生的原因。人体也可能具有一些特定的危险因素，比如，体质性或者遗传性的因素，能够影响他们发生胃癌的易感性。遗传可能是一个重要因素，在同一家庭中连续几代都能观察到胃癌患者的情况并不太少见。CDH1基因缺失是胃癌发生的一个基因风险因素，已知与遗传性弥漫型胃癌有关。虽然萎缩性胃炎并不都会最终发展成胃癌，但多被认为是一种癌前病变，或至少是一种潜在的癌前病变。从黏膜萎缩到增生性和乳头状瘤样病变区域的迁变过程已被证实。少部分慢性胃溃疡可以恶变，约17%的胃癌来自溃疡，约10%的良性不愈合的溃疡最终会发展成胃癌。胃溃疡患者的首要处理措施是采用内镜下评估和活检以除外恶性溃疡，并密切随诊以确

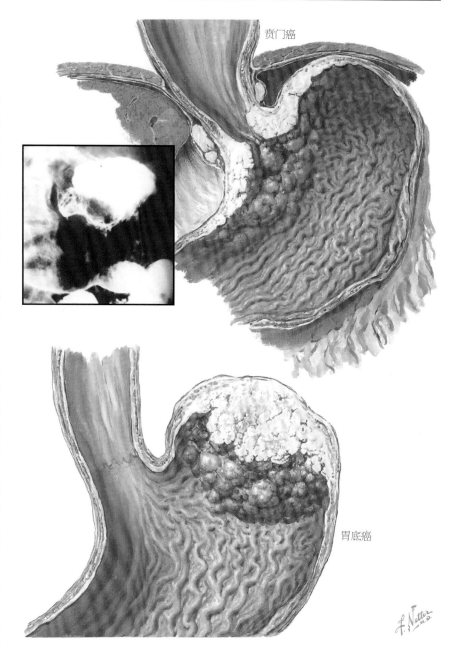

贲门癌

胃底癌

认良性溃疡完全愈合。

胃癌的治疗通常需要多学科协作，包括外科、内科和放射肿瘤科医生。进行恰当的淋巴结清扫的外科切除是治愈的基础。术前或术后进行化学药物治疗和放射治疗近年来被证实有助于提高该病的治愈率。一些患者可能在术前或术后仅需要进行化学药物治疗。

贲门癌和胃底癌

胃癌可以发生在胃的任何部位。从临床角度看，基于诊断、预后和手术等方面的原因将上半胃的胃癌分为两种类型是合理的，即位于贲门的癌（累及胃食管结合部）以及位于胃底的胃癌。

贲门癌即使在早期也会影响食物自由通过，导致显著的吞咽障碍。这一症状使其得以相对早期被诊断。因此，在所有胃癌患者中，贲门癌的手术治疗很可能取得最长时间的获益，这不足为奇。相反，像其他发生于被称为胃"沉默"区域的肿瘤一样，胃底癌通常在很长一段时间内都不能被发现，导致沿大弯方向浸润，当肿瘤

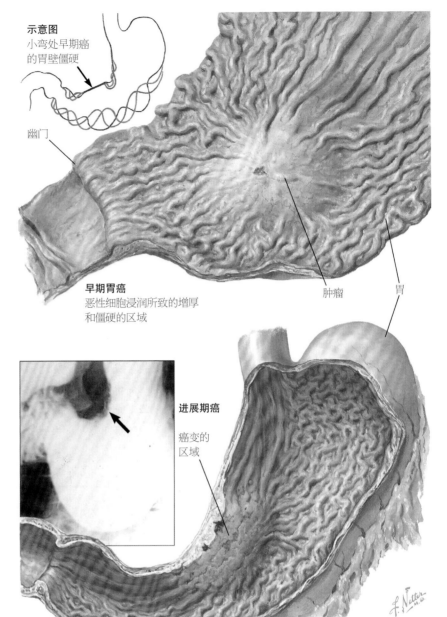

示意图
小弯处早期癌
的胃壁僵硬

幽门

早期胃癌
恶性细胞浸润所致的增厚
和僵硬的区域

肿瘤

胃

进展期癌

癌变的
区域

胃癌（续）

生长到一定大小后出现显著的出血倾
向，严重的慢性贫血或突发出血多成
为晚期肿瘤的最初诊断线索。

贲门癌经常通过黏膜下浸润或在
表浅黏膜延伸而超出胃的范围，导致
贲门口乃至远端食管的狭窄。在这种
情况下，通过X线，甚至内镜都很难
区分贲门癌和原发于远端食管的癌。
该问题有时候可以通过内镜下活检和
病理科医生评估判断而得以解决。另
外，上半部的胃癌用X线诊断相对容
易，尤其是当胃癌的生长改变了胃和
食管的解剖关系，出现狭窄时邻近的
食管腔会扩张，进入胃内的钡剂将会
延迟。诊断不明时，患者的年龄、既
往病史和内镜结果将有助于区分贲门
失弛缓症和其他良性狭窄性疾病（比
如食管炎、食管溃疡、腐蚀导致的食
管狭窄）。如果通过贲门没有受到影
响，尤其是没有同时仔细检查胃底区
域时，病变可能会被漏诊。胃底癌的
生长方式有时候表现为平坦型，浸润
非常表浅且范围广泛，胃的轮廓几乎
不受影响。

在外科处理上，贲门癌最佳的手
术方式是左侧开胸术或者胸腹联合切
开术，这些术式能够提供空间以备必
要时进行食管切除。对于距离贲门口
有合适距离的胃底肿瘤，经腹部手术
进行处理、从膈下切除食管可以满足
彻底切除肿瘤组织的需求。如果术中
发现经膈下切除食管对肿瘤的治疗仍
不充分，可以通过延伸切口至胸壁或
横膈，以拓宽手术视野，或者实施单
独的开胸手术来继续切除肿瘤。通常
远端胃不应被切除，除非由于肿瘤的
侵犯使切除成为必需。保留部分胃的
生理意义已经被实验和临床所证实。

早期胃癌

部分胃癌起始于一个相对局限的
浸润区域，在表浅层伸展、呈平坦型
生长，没有息肉样的增生，不伴发溃
疡，即使有，通常也很小。在胃癌的
诸多病理解剖学形态中，这种形态的
胃癌最难被临床早期识别，因为在很
长时间内黏膜形态和胃的轮廓并不发
生改变，直到恶性生长占据了很大范
围。该型胃癌早期仅在黏膜内生长，
然后侵犯至黏膜下层，只在后期才会
侵犯到肌层组织。最常见的病变部位
是在幽门和胃角之间的小弯侧。黏膜
皱襞的不规则平坦、破损，病变起始
部位的皱褶扭曲，或多或少明显的上
皮缺损以及有时出现在糜烂区域小的

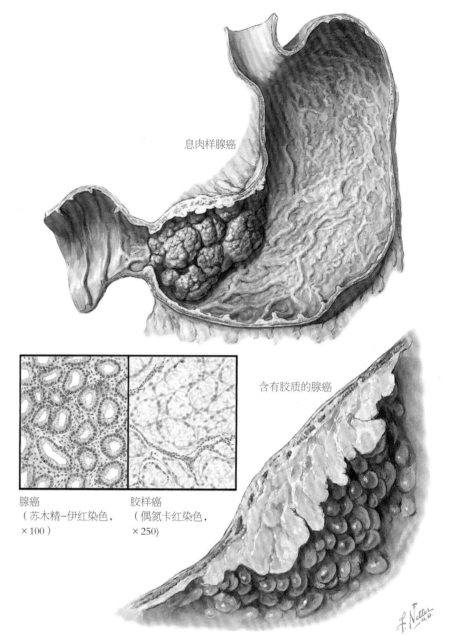

息肉样腺癌

含有胶质的腺癌

腺癌
（苏木精-伊红染色，
×100）

胶样癌
（偶氮卡红染色，
×250)

胃癌（续）

出血，是这些慢性生长肿瘤在早期阶段的大体形态特征，随着时间推移，会发生局部炎症反应和肿瘤向肌层生长。在X线检查中，早期胃癌开始是几乎不可见的改变，随着病变持续生长，可发展成为胃壁局部明显僵硬及正常蠕动波中断。用反复X线照相所观察到的多个时相的蠕动波进行描记，可以为这些病例的诊断提供信息。鉴于缺乏因溃疡形成或者内生性生长而导致的器官形态改变，只有通过荧光内镜仔细检查胃黏膜或一系列点片或电视透视（钡餐）检查才有可能发现这种类型的胃癌。

胃腺癌

从组织学的角度来看，胃最常见的恶性肿瘤是腺癌。它的大体形态，就像外科医生或者病理科医生所看到的那样，根据其被发现时的早晚或者发展程度而定。在早期，胃腺癌可以相对较小，呈菜花样的肿块，直径约数厘米，突入腔内。在出现局部症状或者转移到远处脏器之前，肿瘤会达到更大的直径，但依然呈局限性生长。肿瘤的大小并不是判断病变是否扩展至邻近脏器的依据。如果病变生长在幽门前区（约占胃癌发生的2/3），可以导致早期梗阻、胃腔扩大、胃运动功能失调，胃癌因此而被

发现。大体形态观察胃腺癌仅仅生长于幽门或者胃腺癌侵犯十二指肠非常少见。

胃腺癌通常基底部较宽。更为少见的乳头状腺癌起源于息肉或者有蒂的腺瘤，通过茎部侵犯胃壁。一些腺癌表现为息肉样或蕈伞型外观，伴有坏死和溃疡。观察标本切面，这些被称为菜花样的病变表现为一种在灰色纤维基质上的黄色固体肿块。腺癌的组织学特征，有时候表现为典型的

柱状上皮结构，形成腺管样，但也常常会更为复杂多变。不规则的管状腺体可以替代正常的黏膜上皮结构，侵入黏膜肌层，或者一直向下侵犯至黏膜下层乃至浆膜层，肿瘤细胞的细胞核染色比周围正常腺体显著加深。有时，肿瘤由紧密排列的巢团构成，呈圆柱状和立方形的细胞，细胞核浓染。在一些病例中，巢团内的细胞可能含有大量的黏液，有时肿瘤会被胶状或黏滑的胶质样物质替代，在其间

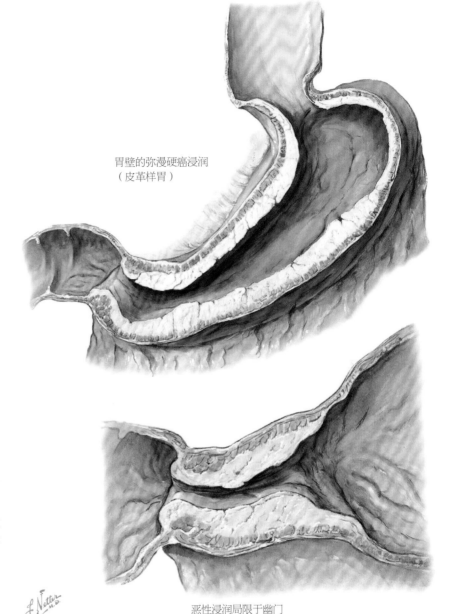

胃壁的弥漫硬癌浸润
（皮革样胃）

恶性浸润局限于幽门

胃癌（续）

仅能见到少量的肿瘤细胞。在这种情况下，在黏液湖中极性（位置）偏移的细胞核和过分延伸、破裂、不完整的细胞形成一张非常复杂的组织学图片。

皮革样胃

皮革样胃，也被称为Brinton病、硬癌或皮革样胃，是一种形态学上表现为弥漫和浸润类型的胃癌。这一类型的胃癌少见，起源于胃黏膜，浸润至胃壁的肌层，导致胃壁变厚、变硬，像皮革一样，发生消化食物困难。皮革胃的另一个原因是肿瘤转移浸润到胃所致，尤其是来源于乳腺或者肺癌。

皮革胃使胃壁全层弥漫性增厚，累及大部分胃壁（有时候是全胃），导致胃腔挛缩和胃壁僵硬。这些硬癌性的恶性病变通常起源于幽门管，在一些病例中病变局限在该区域，但很快会发生梗阻，其纤维成分大量生长导致胃腔显著缩小。同样的现象可以发生在全胃，硬癌的生长可以弥漫扩散到整个胃黏膜。黏膜皱襞蠕动度和柔韧性差，同时由于纤维组织的大量形成导致胃腔挛缩，形成被描述为皮革样胃的形态。

组织学上，上皮细胞巢散在致密的纤维组织中，使正常的胃结构不复存在，可识别的恶性细胞的数目显著减少，除非在显微镜下仔细观察，否则在进展期都很难找到它们的存在。在一些病例中，纤维生长非常严重，

几乎无法识别病变的起源。基于结缔组织呈这样的一种增生，该病变初始被考虑为是一个慢性的炎性过程，并随之接受了皮革胃这样的命名，也是不难理解的。

皮革胃或硬癌在X线下的表现根据其胃壁受累的程度而大不相同。如果局限于幽门区域，表现为局部区域狭窄、胃轮廓显著不规则，以及丧失正常黏膜相，根据这些表现诊断将毫无疑问。幽门管发生充分的纤维化将导致不同程度的完全梗阻，而近端的胃

壁仍保留正常的结构和伸展性，胃腔显著扩张，胃内会潴留24小时甚至更长时间之前进食的食物。然而，如果肿瘤累及了更多的胃壁，或者少见地侵犯到了整个胃内壁，胃腔将会成为一个狭窄的管子，看不到胃黏膜的征象。在这些病例中，胃腔轮廓不规则扭曲，钡餐会很快通过胃腔，因为幽门僵硬呈持续开放状态，而患者胃蠕动显著地丧失。由于进展期皮革胃的梗阻会发生于贲门部，食管最终也会发生扩张。

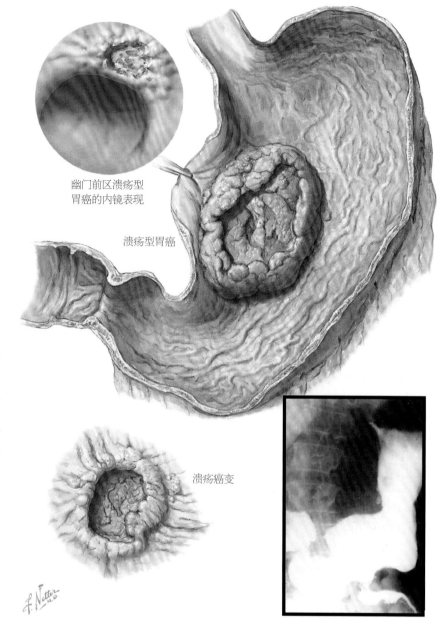

幽门前区溃疡型
胃癌的内镜表现

溃疡型胃癌

溃疡癌变

胃癌（续）

通过上述X线的典型表现，硬癌的诊断应该不难，实验室数据如胃酸缺乏、低色素性或高色素大细胞性贫血，以及因腺体破坏或糜烂导致的潜血阳性所能提供的支持或依据并不多。上消化道内镜检查可以帮助诊断，但因胃壁僵硬、无法充气有时很难操作；此外，浸润性癌的内镜图像有时类似淋巴瘤或者增生性胃炎，需要病理活检以鉴别诊断。遗憾的是，这种特征性的X线征象仅仅在疾病晚期才能看见，而此时往往已经出现淋巴结转移。因为症状过于隐匿，患者就医时往往连全胃切除（这是对该病唯一合理的治疗）都无法实施，而仅能予以姑息治疗。与胃内其他类型的肿瘤一样，只有提高早期诊断，而且当类似于癌症预防诊所这样的机构广泛建立以后，浸润型胃癌的预后才能被改善。

溃疡型胃癌

很多病理科医生将溃疡型胃癌区别对待成一种特殊类型的癌，认为它是最常见的可被早期发现的胃癌。虽然所有类型的胃癌都可以局部坏死产生溃疡性病变，但腺癌及其乳头状和息肉样改变的类型更容易在病变相对小的时候出现溃疡。弥漫浸润的硬癌发生坏死和表面物质脱落的情况相对

罕见且表浅，而蕈样、增生性和更为局限（但仍然广泛浸润）的胃癌通常更容易因病变中央部分表面的脱落而产生深的溃疡，可能由于它的血供跟不上其快速生长的速度。在这种情况下，尤其是早期表浅扩展的胃癌，要将溃疡型胃癌从良性、慢性、硬结样和有一定累及深度的消化性溃疡中区分出来是极其困难的。同时因为一部分初始诊断为良性溃疡的病变可能会发生恶变，并且这种情况占据了一定

比例，使得上述问题变得更为复杂。

胃癌导致的功能异常取决于肿瘤的部位和大小。绝大多数患者在早期阶段并无不适感或疼痛，只有当肿瘤长大到一定程度引起幽门或贲门口梗阻，或者使整个胃腔挛缩或消化分泌功能明显减退时，患者才会就医。此时可出现多种表现，如上腹部隐约不适、恶心、食欲缺乏、体重下降和恶病质等。如果肿瘤侵犯了神经，疼痛可能就成为了一个早期症状，或者实

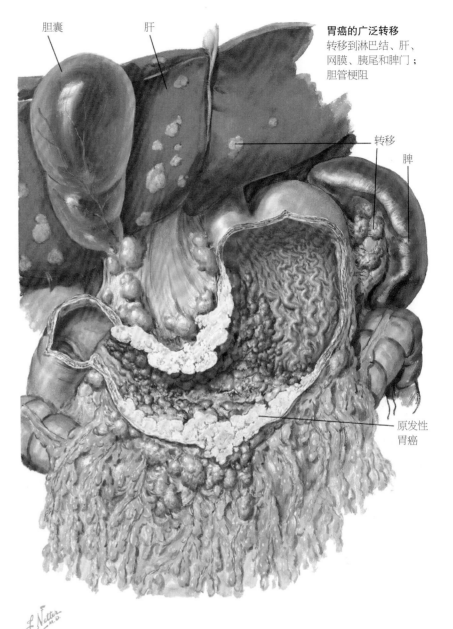

胆囊　　肝

胃癌的广泛转移
转移到淋巴结、肝、网膜、胰尾和脾门；胆管梗阻

转移

脾

原发性胃癌

胃癌（续）

际上是最早的症状。在这种情况下，与溃疡型胃癌的表现一样，医生所面临的最困难问题是区别癌症和良性溃疡。据估计，无论何种情形、何种症状、何时出现症状，至少有一半的胃癌患者在其肿瘤扩散到胃外之前不会去寻求医生帮助。

胃癌的播散

所有类型的胃癌都可以直接扩散至邻近脏器，或者通过淋巴或血运进行转移。有些类型有较高的转移倾向，有些类型（如硬癌）则转移倾向较低。区域淋巴结受累可很早发生，虽然并不总是这样，但也较为常见。在某种程度上，小弯侧是常见的病变部位，胃壁的左上、前壁和后壁的淋巴结，以及沿着胃左动脉和冠状静脉的引流系统往往是首发和最常见的淋巴结受累部位。幽门区域淋巴结的早期受累具有相当重要的预后意义，包括胰上淋巴结和肝门附近的淋巴结，识别这些淋巴结有助于判断病变是否可以被完全切除。幽门前、幽门和胰腺区域的淋巴结以及肝十二指肠韧带内继发的肿瘤细胞生长可以伴发黄疸，这是胆总管梗阻的结果，继而导致胆汁淤积和胆囊扩张(Courvoisier法则或Courvoisier征)。肝是胃癌最容易转移的部位，通过直接扩散或通过上述的淋巴转移。癌细胞也可以通过门脉循环进入肝，但不常见。尽管少见，胃癌也可以转移到下段食管、结

肠、胰腺和胆囊。

与胃小弯相比，沿胃大弯的淋巴结转移以及在胃结肠韧带和大网膜的淋巴结转移发生较少。癌细胞偶尔可以通过腹腔淋巴结转移到胸导管和纵隔，乃至锁骨上淋巴结（Virchow淋巴结）。

胃癌通过血行转移至肺、骨和脑（以这样的播散顺序）相对少见，仅见于极晚期患者。

癌细胞脱落直接种植到腹膜是一种特殊类型的播散，发生前提是胃壁全层浸润，因此也是进展期胃癌的一

个表现。一旦浆膜层受累，癌细胞可以自由地播散到腹腔内的任何脏器的表面。卵巢是最常见的受累部位，有时也是种植转移的唯一部位，形成一个组织学上具有特征性的继发肿瘤，被称为Krukenberg瘤。如果情况允许，同时切除原发肿瘤和卵巢转移瘤是合理的、有待认真考虑的问题。

癌细胞脱落种植于盆腔腹膜并不少见，病变会形成板样结构突入直肠（直肠Blumer's shelf，直肠周围结节状板样肿块），直肠检查时可被发现。

部分胃切除术及 Billroth 吻合术

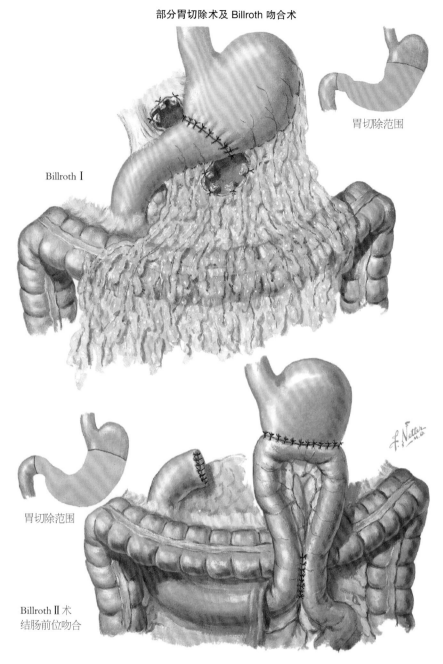

胃切除范围

Billroth Ⅰ

胃切除范围

Billroth Ⅱ 术
结肠前位吻合

手术操作的原则

消化性溃疡（胃和十二指肠溃疡）的患者一般开始于内科治疗，比如饮食调节，抑酸药物、抗分泌药物治疗等。无统一规定内科治疗需要多长疗程才能明显改善这些患者的症状。如果经过规范的饮食调节、生活习惯的改变以及抑制胃分泌治疗后，疗效仍不明显，那么应该进一步分析患者的个体因素。但是，一般来讲，患者经过数个月严格规范的内科综合治疗后，症状仍未得到明显缓解的情况下，应该考虑外科手术治疗。公认的外科手术的指征是：严格充分的内科治疗后患者病情仍无缓解；严重的并

发症反复出现；不能耐受的溃疡性疼痛；胃镜下溃疡无明显改善（即使患者自觉症状明显改善）；大便持续出血以及出现有危及生命的并发症。

当胃内病变疑有恶变倾向时，应该选择外科治疗，对已确诊或疑诊的恶性肿瘤的患者，手术方式主要取决于病变的大小、部位和恶变程度。如果患者具备根治手术的可行性，一般实施胃大部切除或全胃切除术，如果肿瘤位于胃窦或胃体远端部分，可保留胃底；如果肿瘤局限于胃体近端区域，可保留胃窦。胃溃疡或十二指肠溃疡的外科手术方式一般是胃大部切

除术，通过切除胃远端的 2/3~3/4 来减少泌酸胃黏膜，以达到胃酸缺乏或至少是胃酸过少的程度。只有完全切除胃窦才能保证胃酸分泌持久减少，因此切除范围必须超过幽门。

维也纳外科医生 Billroth 开创性地实施了胃部分切除术，通过切除幽门部，将保留的胃体远端与十二指肠开口末端吻合，这种残胃与十二指肠无张力吻合对十二指肠蠕动影响较小。由于术后保留食物运行通道，对患者的消化功能影响较小，因此较其他手术方式更优良，被称为 Billroth Ⅰ 式胃切除术。然而，行 Billroth Ⅰ 式胃切除

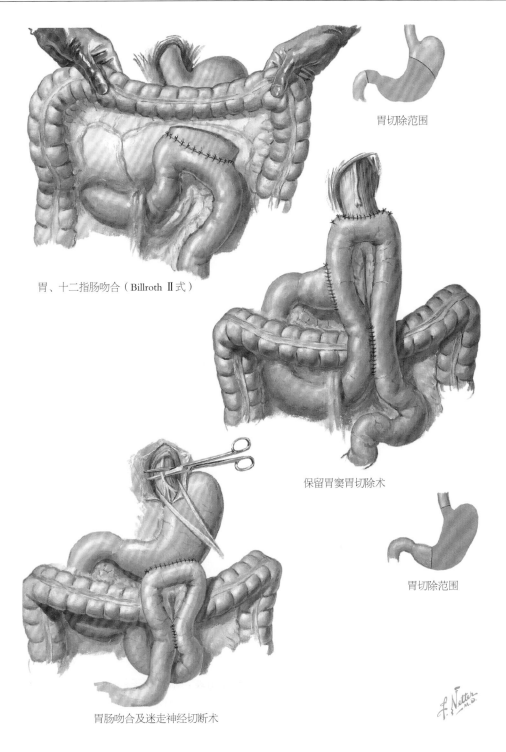

胃切除范围

胃、十二指肠吻合（Billroth Ⅱ式）

保留胃窦胃切除术

胃切除范围

胃肠吻合及迷走神经切断术

手术操作的原则（续）

术的前提条件是十二指肠开口要足够宽大，便于与残胃切口吻合，部分患者因为十二指肠壁的纤维化和瘢痕形成而无法开展此项手术。

    对于无法实施Billroth Ⅰ术式的病例，Billroth开创了另外一种被称为Billroth Ⅱ式的胃切除术，即切除胃远端后，缝闭十二指肠残端，将残胃和空肠吻合。胃空肠吻合口位于横结肠前或横结肠后均可，并通过横结肠系膜裂口向上拉伸空肠至必要的长度。在行结肠前胃空肠吻合术时，必须将距离胃空肠吻合口较远的空肠输入端和输出端行侧侧吻合，这种Braun吻合可以防止空肠弯曲输入端淤积，从而减少十二指肠残端爆裂的发生。

    双侧迷走神经切断术（即在食管的交感神经部分水平分离双侧迷走神经）目的在于消除和减少头相胃酸分泌。但寄希望于这种简单的方法彻底治愈溃疡还无法实现，事实证明，在大多数情况下，这种迷走神经切断术对胃酸的分泌抑制作用还不够充分和持久。而且，阻断神经旁路容易引起持续性的幽门痉挛及肠运动障碍，导致严重的便秘。如果患者因为某种原因不能实施胃大部切除术，而迷走神经切断术是唯一的缓解溃疡症状的途径，那么必须同时行胃空肠吻合术或幽门括约肌切开术来防止胃潴留。

肥胖的外科治疗

肥胖严重影响患者生活质量和预期寿命，尽管药物治疗和饮食控制仍是肥胖的一线治疗手段，但外科减肥手术却是持续控制体重最有效的方法，主要适用于体重指数超过 $40 kg/m^2$ 或者未达到 $40 kg/m^2$ 但有肥胖相关性疾病的患者，通过改变胃肠道的解剖结构和生理功能使患者体重下降。减重主要通过两种途径实现：食物的摄入减少和对摄入食物吸收减少。此外，近来研究发现，外科减肥手术后神经激素的调节对减轻患者体重和改善伴随的疾病也起了重要作用。实施减肥术后的患者，随着体重的下降，其肥胖相关的疾病（糖尿病、高血压、高脂血症、睡眠呼吸暂停综合征和胃食管反流病）也得到相应改善。手术相对禁忌证包括控制不佳的精神疾病、饮食失调、不良饮食习惯或患者依从性差等。

目前常用的外科减肥术包括：①腹腔镜下可调节胃束带术（LAGB）；②袖状胃切除术；③Roux-en-Y胃旁路术（RYGB）；④胆胰转流－十二指肠转位术（BPD/DS）。手术通常在腹腔镜下进行，如果术中出现并发症和操作技术难度高，可转行开腹手术。

腹腔镜下可调节胃束带术（LAGB）是在近胃端、离胃食管连接处约20～30cm His角处放置一个充气束带，将胃的前表面缝在束带上以将其位置固定。带有连接端口的管道连接到束带并放置在前腹壁中以控制通气。术后根据体重减轻情况来调整胃的束缚程度。尽管这种技术有效，但是其减肥的效果较另外三种手术方式差。并发症包括束带移位、破裂、远端胃脱垂及导管故障。由于袖状胃切除术具备更好的减肥效果，这种手术正在逐渐被淘汰。

袖状胃切除术已经快速成为最受欢迎的减肥手术。用胃切割吻合器切除从胃窦至His角的部分，使胃腔变小。术中使用探条或内镜支撑，以确保袖状胃足够的内径。袖状胃切除术与腹腔镜下可调节胃束带术比较，减

Roux-en-Y胃旁路术

胃小囊
缝合分割线
胃袋和 Roux-en-Y
支端侧吻合
十二指肠
胃旁路部分
空肠

胃的吻合
（垂直束状胃成形术）

食管
胃小囊
束带

袖状胃切除术

腹腔镜下可调节胃束带

可调节束带
胃
皮肤
皮下充气阀
腹直肌

肥效果更明显，与Rouxen-Y胃转流术比较，其手术难度低且术后营养不良风险小，因而得到了广泛的应用。其主要的并发症包括近端吻合口漏和持续性的胃食管反流病（GERD），因此术前存在胃食管反流病的患者更倾向于推荐Roux-en-Y胃旁路术。

尽管减肥手术逐渐从开腹手术向腹腔镜或机器人手术过渡，ouxen-Y胃旁路术仍然是一个主流的术式。手术首先在距Treitz韧带下约50cm处切断空肠，将空肠分为两段，跟胃相连的空肠段被称为胆胰支，与小肠相连的空肠段被称为Roux支。将胆胰支与Roux支进行端侧吻合，在近胃端创建一个小胃袋，将Roux支另一端与小胃袋吻合，手术完成。其并发症包括吻合口漏和狭窄、切缘溃疡以及吸收障碍引起的营养不良。Roux-en-Y胃旁路术的减肥效果仅次于胆胰转流－十二

指肠转位术（BPD/DS）。

胆胰转流－十二指肠转位术（BPD/DS）是最有效的减肥手术，为病理性肥胖患者的首选术式。首先，用类似袖状胃切除术的方法切除胃大弯，十二指肠残端关闭，然后在距回盲瓣250cm处切断回肠，游离十二指肠，胃延续的十二指肠端与远侧回肠断端吻合，接收胰酶的十二指肠端与末端回肠吻合。尽管胆胰转流－十二指肠转位术对肥胖患者疗效显著，但因其手术难度大及严重的营养吸收障碍和大便量显著增加的不良反应，只有少数人愿意接受该手术治疗。

术后早期并发症包括切口感染、吻合口漏、出血、深静脉血栓形成和肺栓塞。远期并发症包括胆石症、短肠综合征、吻合口狭窄、切缘溃疡、营养不良和倾倒综合征。术后饮食指导和定期随访至关重要。

胃切除术后的并发症

胃切除术后的患者由于部分胃功能的丧失，可能出现一些严重的健康问题。一旦部分胃或全胃切除后，其所承担的功能将会受到影响，术后并发症可在早期或远期出现，且与术后胃贮备功能、迷走神经阻断或手术重建后解剖结构改变相关。

手术并发症包括吻合口出血或吻合口漏，这种情况更易出现在胃空肠吻合术的患者。在行 Billroth II 式手术的患者中，十二指肠残端漏发生率高达5%，这种并发症出现在十二指肠残端切开和缝合后，主要由于十二指肠残端的异常牵拉和局部缺血引起。残端漏往往引起上腹部疼痛、白细胞增多和败血症，一般通过上胃肠道造影可见造影剂溢出就能做出诊断，其治疗包括禁食、胃肠减压和抗感染治疗。如果保守治疗失败，则需要手术修补。另外一个并发症是输入袢综合征，在 Billroth II 式手术的患者中发生率为1%，主要是由于输入袢扭曲、疝形成或肠扭结引起的机械性梗阻，结石、溃疡和肿瘤复发也可引起，输入段长度超过30 cm以及结肠前位吻合也是其发生的危险因素。典型的症状是患者进食30～60 min后突发上腹部剧痛、剧烈呕吐，但很少出现黄疸、胆囊炎、胰腺炎及十二指肠残端漏，通过择期或急诊手术可以完全治愈。

倾倒综合征也是一种常见的术后并发症，发生率约为25%～50%。早期倾倒综合征发生在进食高渗食物1 h内，导致液体快速从细胞间隙进入空肠腔，患者表现为恶心、上腹饱胀不适、头晕、大汗淋漓、心动过速、腹泻等。晚期倾倒综合征发生在进食高渗食物1～3 h内，由于高渗食物的快速吸收，血糖急速升高，刺激胰岛素大量分泌引起反应性低血糖症，患者出现伴有意识丧失和震颤等各种临床症状。上消化道造影显示造影剂从食管和残胃快速而彻底的排空，导致空肠输出端扩张。无论早期倾倒综合征还是晚期倾倒综合征，其治疗手段

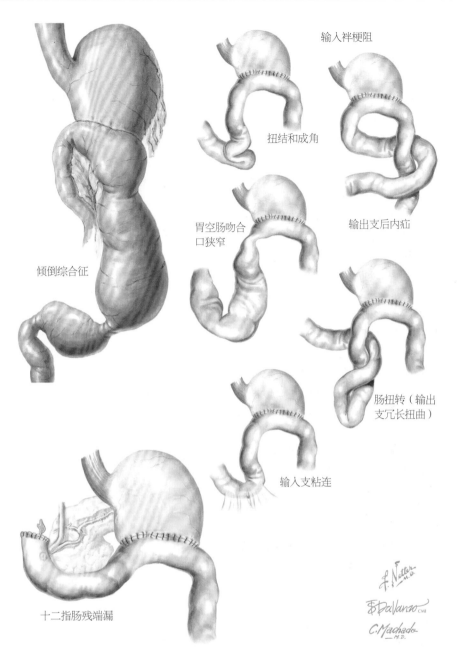

输入袢梗阻

扭结和成角

胃空肠吻合口狭窄

输出支后内疝

肠扭转（输出支冗长扭曲）

输入支粘连

倾倒综合征

十二指肠残端漏

主要是通过调整进食习惯，少量多次细嚼慢咽高蛋白、低碳水化合物、富含纤维素的食物予以调节，摄食固态与液态食物至少间隔30 min以上，如果保守治疗疗效欠佳，可以给予延缓肠道运送食物的药物治疗。

由于迷走神经对胃的容受和包括排空功能在内的运动功能起重要调节作用，意外损伤或选择性阻断都会导致腹泻，这种腹泻与倾倒综合征无关。由胃潴留引起的腹胀和上腹部疼痛也是常见的并发症。药物治疗主要是以促进胃排空为主的综合治疗，如果内科保守治疗失败，可考虑外科手

术治疗。

其他胃切除术后并发症包括贫血和骨质疏松，贫血主要是由铁吸收障碍和维生素B$_{12}$缺乏引起的。由于胃酸分泌的减少，食物中的铁不能有效转化为可吸收铁供小肠吸收。如果近端胃被切除，分泌结合维生素B$_{12}$并促进小肠吸收维生素B$_{12}$的内因子会减少，导致维生素B$_{12}$缺乏。由于胃快速排空至小肠，近端空肠对钙的吸收会减少，相应的骨质疏松症就会在这类患者中出现。这些并发症一般会在手术后数年，一直等到患者身体内储备的铁、钙、维生素B$_{12}$消耗殆尽时才会发生。

胃切除术（肥胖的外科治疗）后的并发症

减肥外科手术作为一个新型的胃切除术，目的为缩小胃容积、减轻肥胖人群的体重，方法为通过Rouxen-Y胃旁路术和袖状胃切除术等技术再造一个小胃囊。特征性并发症与所实施的手术方式相关。

在Roux-en-Y胃旁路术中，由胃底和部分贲门组成的小胃囊一般只能容纳15～30 ml的液体，并与提升的空肠端直接吻合，空肠支一般75～150 cm长，过长会导致吸收障碍和体重大幅度下降。

Roux-en-Y胃旁路术的并发症分为早期并发症和远期并发症，在术后早期并发症中，吻合口漏是最严重的并发症，会导致脓肿和败血症。其他早期并发症包括溃疡形成，一般出现在胃空肠吻合口的空肠端，其原因可能是局部缺血，也可能是由胃酸对空肠的直接腐蚀引起。治疗药物主要包括抑酸剂和黏膜保护剂，同时必须禁用非甾体抗炎药并戒烟。

远期并发症包括吻合口狭窄，一般出现在有早期吻合口溃疡的患者中，常常表现为吞咽困难、恶心、呕吐及不能耐受饮食。通过内镜检查可以诊断，治疗主要通过吻合口扩张来缓解症状，同时必须禁止使用非甾体抗炎药以免再次出现吻合口溃疡和狭窄。其他远期并发症包括空置胃和胃小囊之间窦道形成或肠外瘘。

另外一个针对肥胖患者的常用外科手术是袖状胃切除术，即垂直胃成形术，比RYGB创伤小，常常通过腹腔镜实施。手术从His角附近开始垂直缝合至幽门上6 cm处，对胃进行垂直分割，形成一个管状胃，最终通过限制容量来减轻患者体重。此项手术针对存在高风险外科因素的肥胖患者越来越普及。

袖状胃切除术的并发症一般与胃分割缝合线有关，包括出血、漏和狭窄，有些漏比较局限，不出现临床症状，有些漏会引起广泛的腹膜污染而

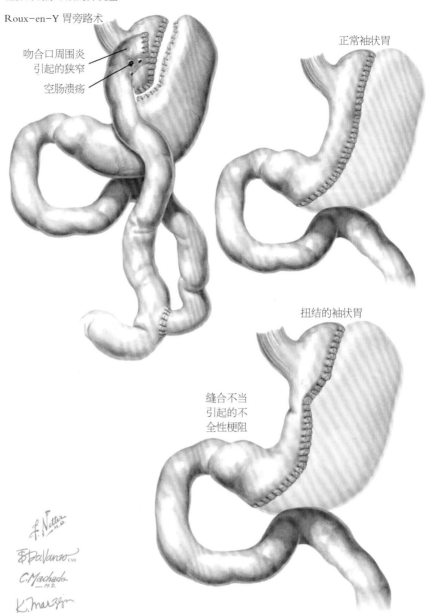

肥胖胃切除术后的并发症

Roux-en-Y 胃旁路术

吻合口周围炎引起的狭窄

空肠溃疡

正常袖状胃

扭结的袖状胃

缝合不当引起的不全性梗阻

出现发热、心动过速、上腹部疼痛和败血症，漏的形成可能由局部缺血、机械性损伤以及黏膜破坏等多因素引起。治疗取决于漏形成的严重程度、局部炎症反应状况以及形成的时间。通常，临床症状不明显的漏可以通过抑酸、抗感染、局部引流以及内镜下支架植入进行治疗，而严重的漏会造成更多的并发症，通常需要手术处理，局部感染会影响对漏合理的手术修补。胃分割缝合处出血可表现为胃肠道内出血或者出血进入腹腔，如果出血部位在胃肠道内，内镜下治疗可能有效，而其他部位的出血需要行保守治疗、引流或外科手术来处理。

在远期并发症中，由于胃分割缝合线破裂，出现胃通道狭窄和扭曲可导致不全或完全性梗阻；如果选择胃分割缝合部位不合适，也会引起此类并发症。对不全性梗阻的患者，内镜下支架植入可能有效，对难治性梗阻患者需要行手术处理。

营养不良是上述所有胃切除术共同的并发症，一般来说，袖状胃切除术的患者表现最轻，主要是维生素B_{12}、叶酸、铁、钙等吸收障碍引起的营养不良。胃食管反流病（GERD）是袖状胃切除术的特有并发症，其机制尚不清楚，抑酸剂治疗一般能改善患者症状。